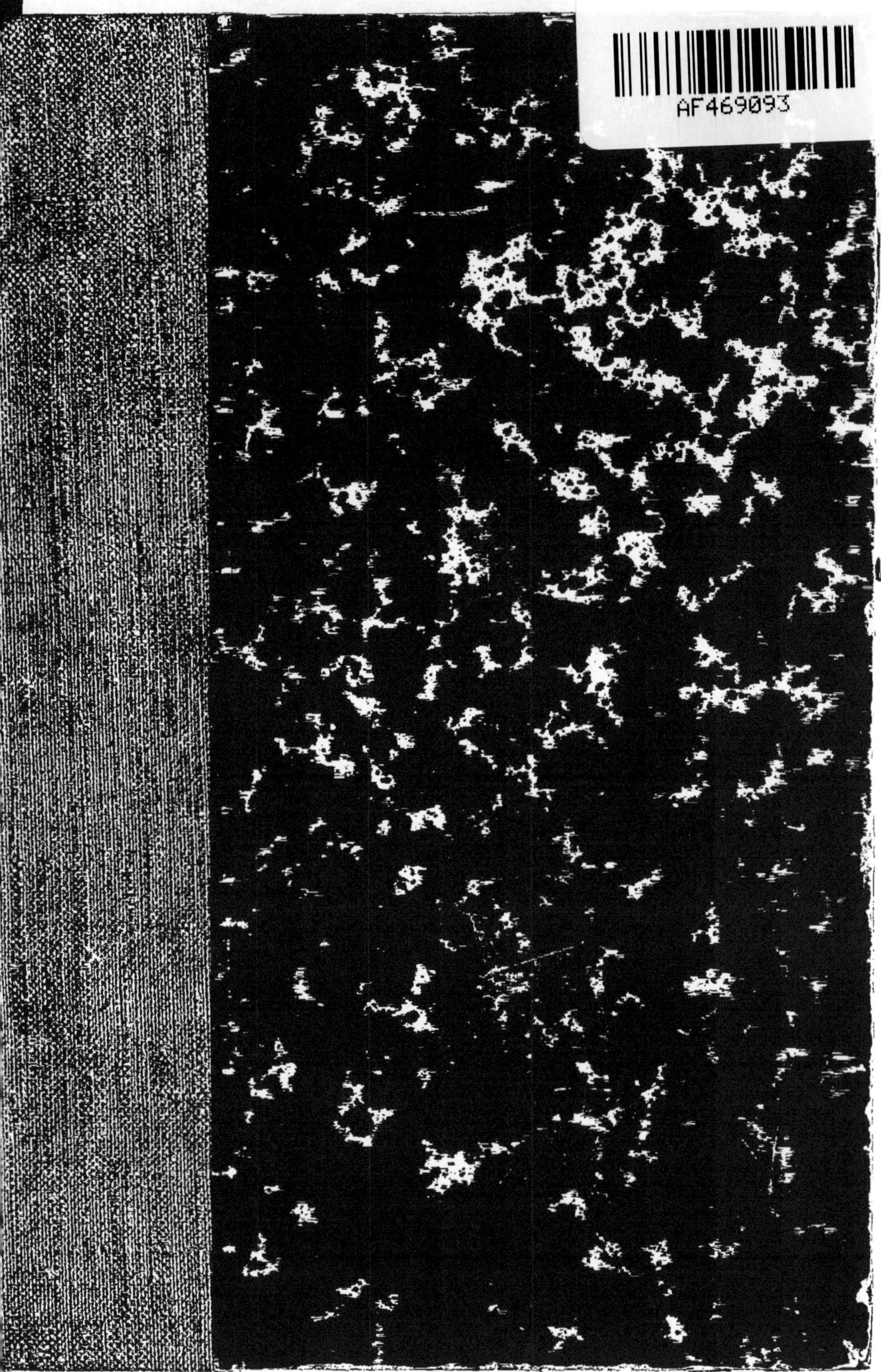

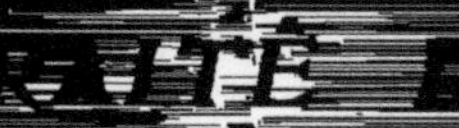

PUBLIÉ

BROUARDEL — A. MOSNY

LE SOL ET L'EAU

planches coloriées et 78 figures dans le texte.

PARIS

LIBRAIRIE J.-B. BAILLIÈRE ET FILS

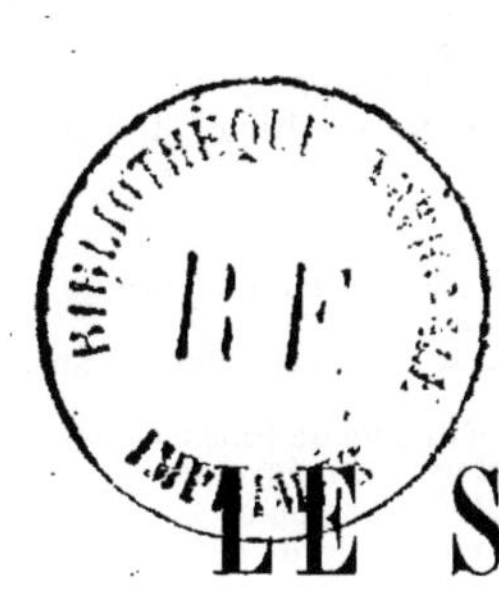

II

LE SOL ET L'EAU

LISTE DES COLLABORATEURS

ACHALME .... Directeur du laboratoire colonial de l'École des Hautes-Études.
ALLIOT .... Médecin des Colonies.
ANTHONY .... Secrétaire de la Société d'Anthropologie.
BLUZET .... Inspecteur général adjoint des Services sanitaires.
BONJEAN .... Chef du Laboratoire du Comité consultatif d'hygiène.
BOREL .... Directeur de la IIe Circonscription sanitaire maritime, lauréat de l'Institut.
BOULAY .... Ancien interne des Hôpitaux de Paris.
BROUARDEL (G.) .... Médecin des Hôpitaux de Paris.
BROUARDEL (P.) .... Professeur à la Faculté de médecine de Paris, membre de l'Institut et de l'Académie de médecine.
CALMETTE .... Directeur de l'Institut Pasteur de Lille et Professeur à la Faculté de médecine de Lille.
CHANTEMESSE .... Professeur d'Hygiène à la Faculté de médecine de Paris, médecin des Hôpitaux, membre de l'Académie de médecine.
CLARAC .... Médecin-inspecteur du Service de Santé des colonies.
COURMONT (J.) .... Professeur d'Hygiène à la Faculté de médecine de Lyon.
COURTOIS-SUFFIT ...... Médecin en chef des Manufactures de l'État.
DINET .... Secrétaire de la Ligue pour l'Hygiène scolaire.
DOPTER .... Professeur agrégé à l'École du Val-de-Grâce.
DUCHATEAU .... Directeur du Service de Santé de la Marine, à Lorient.
DUPRÉ (E.) .... Professeur agrégé à la Faculté de Médecine de Paris, médecin de l'Hospice La Rochefoucauld.
FAIVRE (Paul) .... Inspecteur général adjoint des Services sanitaires.
FONTOYNONT .... Professeur à l'École de Médecine de Tananarive.
GAUTHIER (Arthur) ..... Inspecteur sanitaire à Suez.
IMBEAUX .... Ingénieur des Ponts et Chaussées, directeur du Service municipal de Nancy.
JAN .... Médecin en chef de la Marine.
JEANSELME .... Professeur agrégé à la Faculté de médecine de Paris, médecin de l'Hôpital Tenon.
LAFEUILLE .... Médecin-major de l'Armée.
LAUNAY (de) .... Ingénieur en chef des Mines, Professeur à l'École des Mines.
LECLERC DE PULLIGNY. Ingénieur en chef des Ponts et Chaussées, Secrétaire de la commission d'Hygiène industrielle près le Ministère du Commerce.
LESIEUR (CH.) .... Chef des travaux d'hygiène à la Faculté de médecine de Lyon.
LEVY-SIRUGUE .... Ancien interne des Hôpitaux de Paris.
MARCH (L.) .... Chef des Services de la Statistique générale de la France.
MARCHOUX .... Médecin principal de deuxième classe des troupes coloniales.
MARTEL (E.-A.) .... Auditeur au Comité consultatif d'hygiène.
MARTIN (A.-J.) .... Inspecteur général de l'assainissement et de la salubrité de l'habitation de la Ville de Paris.
MARTIN (L.) .... Médecin en chef de l'Hôpital Pasteur.
MASSON .... Sous-directeur de l'Assainissement de Paris.
MORAX .... Ophtalmologiste des Hôpitaux de Paris.
MOSNY (E.) .... Médecin de l'Hôpital Saint-Antoine.
NETTER .... Professeur agrégé à la Faculté de médecine de Paris, médecin de l'Hôpital Trousseau, membre de l'Académie de médecine.
NOC .... Médecin-major de deuxième classe des troupes coloniales.
OGIER (J.) .... Chef du Laboratoire de toxicologie de la Faculté de médecine de Paris.
PLANTÉ .... Médecin principal de la Marine.
RIBIERRE .... Ancien interne des Hôpitaux de Paris.
ROUGET .... Professeur agrégé à l'École du Val-de-Grâce.
SERGENT (Ed.) .... De l'Institut Pasteur.
SERGENT (Et.) .... De l'Institut Pasteur.
SIMOND (L.) .... Médecin principal de deuxième classe des troupes coloniales.
THOINOT .... Professeur agrégé à la Faculté de médecine de Paris, médecin de l'Hôpital Saint-Antoine.
WIDAL .... Professeur agrégé à la Faculté de médecine de Paris, médecin de l'Hôpital Cochin.
WURTZ (R.) .... Professeur agrégé à la Faculté de médecine de Paris, médecin des Hôpitaux de Paris.

4652-05. — Corbeil. Imprimerie Éd. Crété.

TRAITÉ D'HYGIÈNE

PUBLIÉ EN FASCICULES

SOUS LA DIRECTION DE MM.

P. BROUARDEL
PROFESSEUR A LA FACULTÉ DE MÉDECINE DE PARIS
MEMBRE DE L'INSTITUT

E. MOSNY
MÉDECIN
DE L'HOPITAL SAINT-ANTOINE

II

LE SOL ET L'EAU

PAR

L. DE LAUNAY
PROFESSEUR A L'ÉCOLE DES MINES

E.-A. MARTEL
AUDITEUR AU COMITÉ CONSULTATIF D'HYGIÈNE

Ed. BONJEAN
CHEF DU LABORATOIRE DU COMITÉ CONSULTATIF
D'HYGIÈNE DE FRANCE

J. OGIER
CHEF DU LABORATOIRE DE TOXICOLOGIE
DE LA FACULTÉ DE MÉDECINE DE PARIS

Avec 2 planches coloriées et 80 figures dans le texte.

PARIS
LIBRAIRIE J.-B. BAILLIÈRE ET FILS
19, Rue Hautefeuille, près du Boulevard Saint-Germain

1906

TRAITÉ D'HYGIÈNE

PUBLIÉ SOUS LA DIRECTION DE

MM. P. BROUARDEL et E. MOSNY

LE SOL

ÉTUDE GÉOLOGIQUE

PAR

L. DE LAUNAY

Professeur à l'École des Mines.

L'hygiène de l'habitation et celle de la cité sont à bien des égards influencées par la constitution géologique du sol. Cette action se traduit surtout par la façon dont le sol se comporte en présence des eaux superficielles, c'est-à-dire par la manière dont ces eaux y pénètrent et y circulent, ou, restant au-dessus de lui, demeurent stagnantes ou s'écoulent, puis par l'épuration ou, au contraire, la contamination que peut entraîner pour elles ce circuit souterrain. On devrait donc examiner ici le sol en ce qui concerne son humidité ou sa sécheresse, la stagnation des eaux avec le paludisme qu'elle provoque, ou leur cours torrentiel avec les ravinements connexes, l'évacuation des liquides insalubres, la filtration et la désinfection des eaux profondes destinées à reparaître en sources, le régime et la disposition réciproque de ces sources, qui déterminent comme corollaire le mode de distribution des maisons dans la campagne, les causes de contamination souterraine par des rencontres que la géologie peut faire prévoir, etc. C'est une étude que l'on trouvera plus loin détaillée dans le chapitre spécial consacré aux eaux, mais qui nécessite au préalable certaines notions de géologie.

D'autre part, la composition géologique du sol influe immédiatement sur la nature, l'abondance et la qualité des végétaux produits, ainsi que sur la façon dont cette végétation peut être modifiée : qu'il s'agisse de cultures à introduire, de forêts à planter, d'herbages à développer, etc., et c'est encore un côté de la question qui peut être à considérer, soit directement pour l'hygiène humaine, soit, indirectement, pour celle des animaux dont l'homme se nourrit.

Puis la géologie nous renseigne sur l'origine, le mode d'émergence et les propriétés des sources thermales, dont elle nous donne le moyen d'accroître le débit, d'élever la température, d'éviter la contamination superficielle.

Enfin, accidentellement, certaines substances minérales contenues dans le sol peuvent, dans des circonstances spéciales, produire des sels nuisibles, des gaz délétères comme l'acide carbonique ou l'acide sulfhydrique, des composés d'arsenic, de plomb, de cuivre, etc., qu'on est exposé à rencontrer dans les eaux.

D'une façon générale, l'exploitation de toutes les substances minérales entraîne d'ailleurs, pour le mineur qui les extrait de terre, une hygiène particulière, dans laquelle certains côtés, dont il sera question plus tard, sont indépendants du minéral à extraire, mais dont d'autres aussi sont particuliers à la nature de celui-ci.

Sans qu'il y ait besoin d'insister, on voit donc la nécessité pour l'hygiéniste de posséder quelques connaissances géologiques, et cette nécessité apparaît tout spécialement quand il s'agit d'apprécier la qualité d'une eau potable. On est loin, en effet, des temps où une eau de source semblait nécessairement devoir être saine, parce qu'elle était claire, froide et agréable au goût. On se rend même compte de plus en plus qu'une seule analyse bactériologique et chimique ne suffit pas pour apprécier une source, car elle ne fait connaître que l'état de la source au moment où la prise d'essai a été opérée et n'indique pas ce que cette source pourra devenir, quelques semaines ou quelques mois plus tard, quand un cas de fièvre typhoïde se sera produit sur un de ses points d'infiltration : points d'infiltration dont il faut demander la position à la géologie. Ce besoin d'une étude géologique relative aux eaux potables, qui a passé maintenant dans la pratique légale, force l'hygiéniste à pouvoir tout au moins comprendre les termes géologiques élémentaires et le mode de raisonnement dont le géologue n'aura pu manquer de se servir. Il faut donc, de toute nécessité, — quoique la chose pût paraître un hors-d'œuvre, si les connaissances géologiques étaient plus vulgarisées, ou si les traités de géologie ordinaires étaient plus accessibles aux non-initiés, — commencer ici par quelques indications de pratique géologique. Ces notions seront extraites en principe d'un ouvrage antérieur, auquel je demanderai la permission de renvoyer pour les détails (1). Mais, quoique l'objet de ce petit livre soit précisément de

(1) L. De Launay, Géologie pratique, Paris, Armand Colin, 1901.

faire connaître au public les avantages pratiques qu'il peut tirer de la géologie et la façon dont il doit opérer en conséquence, le chapitre donné ici sera encore plus spécialement consacré aux cas qui peuvent se présenter pour un hygiéniste.

DÉFINITION ET BUT DE LA GÉOLOGIE. — PRINCIPES FONDAMENTAUX. — DISTINCTION DU SOL ET DU SOUS-SOL. — La *géologie*, dont je n'ai pas à apprécier en ce moment le côté théorique, intéresse surtout l'hygiéniste comme la science par le moyen de laquelle on peut deviner la nature des terrains qui, en un point donné, existent à diverses profondeurs et prévoir la relation souterraine de ces terrains avec ceux qui un peu plus loin apparaissent, « affleurent » à la superficie : par conséquent, imaginer la circulation des eaux qui s'infiltrent, viennent sourdre ou passent souterrainement en ce point.

Les inductions pratiques de la géologie ont pour base des théories scientifiques, dont une expérimentation constante permet d'apprécier la justesse, notamment par la manière dont les prévisions relatives à l'existence de tel terrain, de tel niveau d'eau, se trouvent vérifiées dans les travaux de mine, les tranchées, les tunnels, les puits, les sondages, etc., exécutés en conséquence. Indépendamment des confirmations d'un autre genre, plus délicates à apprécier, que la science géologique peut obtenir par l'accord de nouvelles données expérimentales avec les explications antérieurement adoptées, il existe, pour des théories parfois très subtiles et pouvant au premier abord sembler bien hasardeuses, une démonstration brutale mais frappante dans le fait que l'existence d'un terrain prévu à une profondeur déterminée apparaît à tous les yeux le jour où l'on descend à cette profondeur par un puits. La géologie est, contrairement à l'idée qu'ont pu en faire concevoir autrefois des hypothèses formulées trop vite et à la légère, une science d'observation et d'expérimentation précise, de plus en plus rigoureuse.

Cette science part de cette idée fondamentale que l'apparence actuelle de la terre, que la structure extérieure de ses mers et de ses montagnes, que toute notre géographie, en un mot, est un phénomène éphémère, incessamment soumis à des modifications, non pas seulement à des retouches de détail, mais à des bouleversements complets. La terre a constamment changé de forme au cours de son histoire ; son écorce superficielle (qui, pour nous, la constitue tout entière, puisque nous ignorons absolument ce qui peut exister à quelques kilomètres de profondeur) a subi une évolution. Les mers, les montagnes, les lacs, les continents se sont succédé tour à tour ou alternativement en chaque point et chacune de ces phases a laissé son empreinte caractéristique dans les terrains; en sorte que l'examen de ces terrains permet de reconnaître la succession de telles périodes, variables pour chaque point de la superficie. Pas un point de la terre, par exemple, qui n'ait, à un moment donné et souvent à plusieurs époques diverses, vu passer les flots de la mer; l'emplacement de Paris, celui des Alpes ou des Pyrénées ont été maintes fois recouverts par des océans; presque pas un point non plus, même parmi les plaines les mieux caractérisées aujourd'hui, où il ne se soit dressé jadis quelque chaîne montagneuse. Les crêtes alpestres ont surgi là où avaient existé d'abord les mers; puis elles ont été détruites; leur vie a subi le sort commun des individus, des familles, des nations ou des races et, dans une étape nouvelle de l'évolution cosmique, une mer profonde a pu recouvrir de nouveau la place de quelque mont Blanc apparu, puis disparu. Cela veut dire que la géographie a une histoire: il existe ce qu'on appelle une *paléogéographie*, dont le but scientifique est de reconstituer la figure de la terre à toutes les époques successives, en appuyant la distinction de ces époques sur l'évolution parallèle des êtres vivants. C'est par les résultats déjà acquis de cette reconstitution que nous arrivons à savoir quels ont été, en un point déterminé, les mouvements de la mer et du sol, la profondeur, la salure et la pureté des eaux marines, la nature de leurs dépôts, le sens des courants, les altérations continentales, les apports ignés de la profondeur et, par conséquent, à prévoir les « facies » des divers terrains superposés, qu'un sondage doit recouper l'un au-dessous de l'autre, comme, sous la Rome moderne, on a retrouvé la Rome des Césars, puis la Rome de Romulus et, en ce moment, la Rome préhistorique.

Cette histoire de la terre, cette longue évolution qui commence au chaos originel, n'est nullement terminée; elle continue toujours et il est à présumer que la période géologique où nous vivons ne se distingue pas en principe de celles qui l'ont précédée. Les modifications géologiques qui se produisent ainsi constamment sous nos yeux ont une importance toute spéciale, que la géologie théorique a peut-être un peu trop négligée autrefois, mais que la géologie pratique ne saurait, en tout cas, passer sous silence. C'est, en effet, par ces modifications récentes, par des altérations chimiques, par des apports mécaniques, par des interventions organiques, que se produit et se transforme sans cesse, au-dessus du *sous-sol* représentant des époques géologiques achevées, le *sol*, qui est le résultat bien défini de l'époque géologique actuelle.

Ce sol, les théoriciens de la géologie, les auteurs des cartes géologiques par exemple, n'ont pas besoin de le figurer; car, plus ou moins épais, il doit, par définition même, exister partout; partout il se passe, à la surface actuelle de la terre, quelque chose qui correspond à la période géologique contemporaine et, si l'on voulait représenter ces produits sur une carte géologique, c'est-à-dire sur une carte où l'on note en chaque point l'âge des terrains qui forment la superficie, il faudrait les figurer partout avec une épaisseur plus ou moins grande. Les cartes géologiques en font donc abstraction et mentionnent seulement au-dessous le terrain le plus élevé du sous-sol. Mais, dans toutes les applications pratiques et spécialement dans les études relatives aux eaux potables ou à l'hygiène, ce sol superficiel, ce sol récent et en voie de modification incessante, joue un rôle, non seulement essentiel, mais prépondérant ; c'est sa nature chimique et physique, c'est sa perméabilité, c'est son altérabilité, c'est son mode et son degré de fissuration, c'est la présence ou l'absence au milieu de lui des restes organisés, qui rendent un terrain et ses eaux plus ou moins salubres. Il y a donc là, entre la géologie théorique et la géologie pratique, un désaccord nécessaire, sur lequel il fallait attirer l'attention dès le début ; car, trop souvent, les praticiens, qui ont eu l'idée de consulter des cartes géologiques, se sont étonnés de ne pas y trouver directement indiqué ce qu'ils cherchaient avant tout, ce qui ne pouvait pas y être et ce qu'ils auraient dû cependant, avec un peu plus de connaissances scientifiques, savoir déduire, dans une certaine mesure, des renseignements immédiats que la carte leur fournissait.

Entre le sol et le sous-sol, que nous venons de distinguer d'abord avec insistance, il existe, en effet, une certaine solidarité. Le sol est constitué, pour une forte proportion, par les éléments altérés du sous-sol, auxquels viennent s'ajouter les apports des eaux, des vents, quelquefois les produits de l'industrie humaine, et enfin les débris des corps organisés, surtout des végétaux, qui, en pourrissant, constituent l'humus. Or les effets de l'altération superficielle sur un terrain déterminé peuvent se prévoir par la géologie. Je n'en citerai ici, pour me faire comprendre, qu'un cas particulièrement typique, celui des terrains calcaires. Le premier effet des eaux superficielles, toujours plus ou moins chargées d'acide carbonique et d'oxygène, sur un calcaire est de faire entrer le carbonate de chaux en dissolution, tandis que l'alumine et l'oxyde de fer, toujours mélangés au carbonate dans un calcaire, restent à l'état de résidu. Ce résidu, toutes les fois qu'on est à la superficie même, c'est-à-dire en présence d'oxygène en excès, voit son fer se peroxyder ; par suite, il se rubéfie ; plus bas, les sels de fer peuvent rester à l'état de sels de protoxyde à teintes claires, en même temps que la proportion de chaux augmente. D'autre part, les progrès de cette altération sont directement en rapport avec la fissuration du calcaire, dont les eaux suivent les plans, et surtout les intersections de fractures, qui constituent des zones de moindre résistance. La conséquence pratique est la formation, sur la plupart des plateaux calcaires, d'un dépôt d'argile rouge qui y pénètre en poches pouvant atteindre une dizaine de mètres d'épaisseur. Cette argile ne manque que lorsqu'elle a été mécaniquement entraînée par le ruissellement des eaux (ce qui produit des formes de récifs), ou lorsque le calcaire était exceptionnellement pur, comme cela arrive pour certains calcaires coralliens. Inversement, la présence de semblables dépôts argileux qui, malgré leur épaisseur, ne constituent pas toujours un étage à proprement parler géologique, c'est-à-dire une formation antérieure à l'époque actuelle, peut faire présumer l'existence d'un calcaire dans le sous-sol.

J'ai cité ce cas en commençant, parce que c'est un de ceux où le phénomène acquiert souvent une intensité et prend des dimensions qui ont une importance pratique considérable ; il serait facile d'en ajouter beaucoup d'autres (1) : le mode d'altération est, en principe, déterminé par la nature du terrain qui y est soumis et, quand on consulte une carte géologique, on doit avoir toujours présent à l'esprit ce fait essentiel que, pour les raisons théoriques exposées plus haut, de semblables formations y sont d'ordinaire passées sous silence, ou simplement indiquées par une modification peu apparente des figurés.

Cette réserve faite, le besoin de connaissances géologiques, que nous croyons exister chez les hygiénistes, et auquel ce bref exposé a pour but de répondre, est strictement limité et nous ne nous proposons pas ici d'apprendre à personne les moyens de faire de la géologie : ce qui, même en nous bornant à des notions tout à fait sommaires, nous forcerait à récrire précisément le petit livre de *Géologie pratique*, auquel nous avons demandé la permission de renvoyer ; mais nous voulons simplement donner le moyen de comprendre un rapport géologique annexé à une étude de captage ou d'adduction d'eau et fournir la possibilité d'utiliser les cartes géologiques, qui, pour toutes les questions d'hygiène urbaine ou rurale comme en agronomie, comme dans toutes les applications pratiques de tranchées, tunnels, ouvertures de carrières, etc., constituent, malgré leur apparence uniquement scientifique, la base la plus essentielle.

Il s'agit donc d'apprendre, non pas à parler, mais à comprendre une langue nouvelle : la langue géologique, qui, comme celle de tout métier quelconque, a son vocabulaire particulier (2), et il faut donner la clef des documents graphiques, plans et coupes géologiques, qui ont pour but d'exprimer, sous une forme plus parlante aux yeux et plus directement utilisable, les résultats des investigations, les conclusions des hypothèses. Pour cela nous allons avoir besoin de nous appuyer sur quelques notions de géologie tout à fait élémentaires.

NOTIONS ÉLÉMENTAIRES. — ROCHES IGNÉES ET SÉDIMENTS. — ALLURE DES PRINCIPAUX TERRAINS. — GROUPEMENT DES DIVERS FACIES DANS UN MÊME ÉTAGE GÉOLOGIQUE. — Les matériaux solides dont se compose l'écorce terrestre, que nous observons à la surface dans nos mon-

(1) Voir L. De Launay, La Science géologique, Paris, Armand Colin, 1905, ch. x.

(2) Le traité de géologie pratique, auquel nous renverrons à diverses reprises, contient, en 42 pages, un petit dictionnaire technique des termes géologiques les plus usuels.

tagnes, dans nos plaines, sur les rivages de nos côtes, ou que nous retrouvons plus profondément dans nos travaux souterrains, puits, carrières, etc., appartiennent à deux groupes principaux tout à fait distincts : différents par l'origine que nous sommes en droit de leur attribuer, dissemblables aussi par leur allure, leur continuité, leur mode de répartition. Les uns impliquent l'action des forces ignées, ils ont passé par l'état de fusion et leur cristallisation s'est faite ensuite, en coulées superficielles, en dykes intrusifs, en amas compacts plus profonds, ce sont les *roches ignées*; les autres ont été déposés dans un milieu aqueux, dans une mer, dans un lac, dans une rivière, soit mécaniquement par simple transport et classification, ainsi que les galets de nos rivières ou le sable de nos plages, soit chimiquement après avoir d'abord été en dissolution, ce sont les ***sédiments.*** Entre ces deux groupes de terrains, la démarcation est absolument tranchée; pour la plupart des conséquences pratiques comme pour les conclusions théoriques, ils se comportent différemment; il est donc indispensable d'être renseigné d'abord sur une notion aussi fondamentale, et c'est ce que les cartes géologiques s'efforcent de faire, comme nous le verrons plus loin, en employant des couleurs très différentes pour signaler la zone d'étendue des roches éruptives et celle des sédiments. Par exemple, pour les premières, les couleurs rouges, oranges, ou tout au moins les tons foncés, sont, en général, adoptés de préférence.

Comme cas intermédiaire, je signalerai seulement les sédiments rendus cristallins ainsi que les roches ignées par une transformation profonde, attribuable elle-même en principe à des actions ignées, et nommée le *métamorphisme*. Les terrains ainsi « métamorphisés » se comporteront, pour la plupart, en pratique comme les roches ignées elles-mêmes. Par exemple, les gneiss, et plus généralement les terrains dits cristallophylliens, c'est-à-dire, comme l'indique l'étymologie, à la fois cristallins et feuilletés, ne différeront guère, pour notre cas particulier, des roches ignées, avec lesquelles ils présentent souvent une grande ressemblance d'aspect.

Chacun de ces deux groupes principaux se subdivise à son tour en quelques sous-groupes, dont, pour nos applications d'hygiène, on peut restreindre fortement le nombre. Ce qui nous intéresse en effet pour les roches ignées, ce n'est pas leur structure, leur agrégat minéralogique, c'est seulement leur disposition habituelle et, à titre secondaire, leur composition chimique et, pour les sédiments, ce n'est pas, à moins qu'il s'agisse d'établir une coupe verticale, leur âge géologique absolu, mais c'est leur disposition physique et la forme de leur dépôt.

A cet égard, les *roches ignées* constituent tantôt de grandes *masses*, que l'on peut pratiquement considérer comme indéfinies en profondeur et dont il n'y a donc pas lieu de chercher le substratum, telles que des granites, des syénites, des gabbros, etc. ; ou bien elles peuvent former des *dykes* ou *filons*, c'est-à-dire s'intercaler au milieu de la série des terrains quelconques ainsi que de grands murs verticaux, dont les porphyres, les diabases, les porphyrites offrent de nombreux exemples ; ou encore elles peuvent se présenter à l'état de *coulées*, de *nappes*, semblables aux coulées volcaniques et approximativement horizontales (basaltes, trachytes, andésites, etc.).

Pour les *sédiments*, l'allure est plus simple et surtout plus uniforme, à la condition que ces sédiments n'aient pas été affectés après leur dépôt par les dislocations mécaniques (plissements, failles, etc.), dont il va être bientôt question. Un sédiment, qui est par définition un dépôt dans les eaux, peut, en effet, être assimilé, au moins avec le degré d'approximation qui nous importe ici, à une couche à peu près horizontale, à ce que l'on appelle une *strate*. Ces strates sont composées de trois ou quatre éléments principaux qu'il est indispensable de savoir distinguer. Tantôt on aura des *sables* plus ou moins grossiers, plus ou moins agglutinés, passant à des *grès*, à des *quartzites*, ou, quand les galets s'y développent, à des *conglomérats* ou *poudingues*. Tantôt il s'agira d'*argiles* fines, qui, lorsqu'elles se sont trouvées durcies et laminées, deviennent des *schistes* ou des *ardoises*. Tantôt enfin on rencontrera des *calcaires*, composés de carbonate de chaux avec un peu d'alumine, d'oxyde de fer et de silice. Comme cas intermédiaire, les grès peuvent être argileux ou calcaires ; les argiles peuvent passer aux calcaires par l'intermédiaire des *marnes*.

En ce qui concerne la circulation des eaux et, par conséquent, pour toutes les questions d'hygiène où cette circulation intervient, les divers sous-groupes de terrains, que je viens de signaler, se comportent très différemment les uns des autres. Si nous ramenons toujours les faits (en réalité fort compliqués) à des notions simples et, par suite, seulement approchées, on peut dire que les masses de roches ignées sont, dans la profondeur, compactes et impénétrables ; à la surface, elles laissent passer les eaux dans leurs fissures étroites ou dans les intervalles des grains de sable résultant de leur transformation en arènes ; elles constituent alors un filtre excellent, bien que le caractère généralement assez superficiel de ces circulations aqueuses puisse amener des contaminations locales faciles à prévoir le cas échéant.

Les filons de roches dures constitueront des plans de drainage verticaux pour les eaux souterraines. Les coulées de roches ignées absorberont par leurs fissures des eaux abondantes, qui se concentreront à leur base, sur quelque couche argileuse, en masses d'eaux souvent volumineuses et donnant lieu à des sources abondantes, ainsi qu'on l'observe pour une cause semblable à la base des calcaires. Puis les sables, étant poreux, pourront donner lieu à des nappes d'infiltration, dont il faut d'ailleurs se garder d'exagérer la continuité et, par conséquent, alimenteront des lignes de sources à la base de leur affleurement. Les argiles, schistes et marnes formeront, au contraire (sauf quand les schistes sont redressés et absorbent l'eau entre leurs feuillets), des cloisons étanches arrêtant la circulation des eaux. Enfin, en terrain calcaire, on verra les eaux de surface disparaître par d'innombrables fractures, qu'elles élargissent en donnant lieu aux systèmes compliqués d'excavations et de perforations superficielles ou souterraines étudiées par M. Martel (1). Ces eaux descendent ainsi jusqu'à ce qu'elles rencontrent, sous le calcaire, une strate argileuse et, suivant la profondeur à laquelle se trouve celle-ci, les conditions diffèrent pratiquement. Tantôt les maisons établies sur le calcaire pourront aller atteindre l'eau par des puits profonds, tantôt tout le plateau sera dénudé et, un peu plus bas, dans des ravines ou des vallées qui le recoupent, viendront sourdre des eaux abondantes et claires, dont le débit, l'aspect et la température ont souvent illusionné de la façon la plus dangereuse sur leur pureté. Sur ces mêmes plateaux calcaires, les poches d'argile rouge laissées par l'altération superficielle, dont il a été question plus haut, arriveront parfois à constituer un colmatage suffisamment étanche pour retenir les eaux, tout au moins dans des mares, comme on en voit de tous les côtés en Normandie.

Ce ne sont là que des exemples sommaires; ils montrent néanmoins l'utilité pratique de pouvoir, pour un point déterminé, connaître d'avance la nature des terrains qui affleurent à la surface ou qui existent à telle ou telle profondeur, leur ordre de superposition et surtout la disposition de leurs contacts, qui joue toujours un rôle prépondérant dans la circulation souterraine des eaux. Tel est le renseignement que doivent fournir les cartes et coupes géologiques, dont nous nous occuperons bientôt; mais, ici encore, il est nécessaire de faire une remarque préliminaire, afin d'éviter un malentendu qui se produit sans cesse entre praticiens et théoriciens. On ne doit pas s'attendre à trouver immédiatement et expressément signalés sur les documents géologiques ces renseignements pratiques, ces notions sur la constitution physique des terrains, qui, pour les applications, sont nécessaires à connaître. Il faut savoir les déduire des indications fournies par la carte; mais celle-ci n'a pas pour but de les donner et ne *peut pas* les donner, à moins d'être exécutée à une échelle tout à fait démesurée, qui entraînerait des frais généralement inutiles et un travail disproportionné avec le but à atteindre.

Le but d'une carte géologique est de mentionner, en chaque point de la terre, l'*âge* du terrain géologique qui y affleure à la superficie, de manière que le géologue, en consultant cette carte dans son cabinet, puisse savoir d'avance quel *étage* géologique existe en chaque

(1) M. Martel. Voy. l'article *L'eau, étude hydrologique*.

point, relier ainsi les divers points entre eux et en tirer des conclusions générales. La carte géologique note donc l'*âge* du terrain et non sa *nature* : ce qui est tout à fait différent ; car, pendant la même période géologique, si courte, si subdivisée qu'on la suppose, au même instant du temps, il a pu se déposer, ici des argiles, là des sables ou des conglomérats, là des calcaires, absolument comme nous le voyons se produire simultanément aujourd'hui sur la longueur de nos côtes. Tous ces facies divers sont rigoureusement synchroniques et, de plus, ils passent latéralement les uns aux autres : c'est par des transitions progressives que le schiste devient un grès ou un calcaire : la carte signale donc tous ces dépôts contemporains les uns des autres comme représentant une même formation ; elle les note, suivant la convention adoptée, d'une même couleur et d'un même signe, et c'est ensuite ce signe et cette couleur qu'il s'agit d'interpréter en utilisant le texte descriptif ou la légende ordinairement annexés à toute carte géologique pour en déduire le renseignement pratique sous la forme où on le désire.

Les choses sont même d'habitude plus compliquées encore que je ne viens de le supposer. On ne pourrait, en effet, sans entraîner un fouillis de noms et de figurés inextricable, subdiviser l'échelle des terrains géologiques au point de donner à chaque banc, à chaque couche de terrain son individualité, son numéro d'ordre dans la série chronologique, bien qu'à strictement parler chacun d'eux corresponde à une période précise et distincte et que, de plus en plus, les géologues soient conduits à subdiviser pour établir, entre des observations faites en divers points de la superficie terrestre, une rigoureuse concordance. On établit donc, entre ces petits bancs, des groupements ; on les réunit par des accolades, un peu comme pourrait le faire un historien, qui grouperait ensemble les divers ministères d'un même règne. Il en résulte qu'une seule couleur déterminée de la carte géologique peut représenter un ensemble de plusieurs terrains très différents, par exemple des alternances de calcaires, schistes et grès plusieurs fois multipliées, qui correspondent tous à des subdivisions d'une même période générale établie dans le temps. Suivant les points, tel ou tel de ces terrains affectés de la même couleur formera le sol et la carte géologique ne permettra pas d'abord de savoir si l'on est sur un calcaire ou sur un schiste, c'est-à-dire de se prononcer d'avance entre deux terrains, qui ont une allure tellement différente pour l'hygiène et pour la circulation des eaux. Plus la carte est détaillée, plus ce défaut s'atténue, et c'est une des raisons pour lesquelles les géologues français appellent de tous leurs vœux l'établissement d'une carte topographique à grande échelle, dont plusieurs pays étrangers nous ont déjà donné l'exemple ; mais, pour atténué qu'il soit, l'inconvénient ne peut complètement disparaître.

Ces réflexions préliminaires auront pu paraître un peu longues à ceux qui ont déjà l'habitude et la pratique des cartes géologiques; l'expérience montre néanmoins qu'elles ne seront pas inutiles à tous ceux qui veulent utiliser ces documents sans une préparation suffisante. C'est un de ces cas très fréquents dans tout essai de vulgarisation, où les uns sont tellement familiarisés avec une idée qu'ils ne songent même pas à l'énoncer, tandis que les autres, ne la soupçonnant pas, ne comprennent rien aux déductions qu'on en tire, faute d'un simple mot d'explication qui leur en donnerait la clé.

Il nous reste maintenant, avant d'aborder l'étude des cartes et des coupes géologiques, à parler des dislocations subies par les sédiments postérieurement à leur dépôt, des plissements et failles qui les ont souvent bouleversés, divisés par compartiments et parfois même renversés de fond en comble.

DISLOCATIONS DES TERRAINS. PLISSEMENTS, RENVERSEMENTS, FAILLES, ETC. — Quand nous avons tout à l'heure indiqué d'un mot l'allure des sédiments pour la comparer à celle des roches éruptives, nous avons admis approximativement qu'une strate sédimentaire se présentait sous la forme d'un banc horizontal et homogène composé de tel ou tel terrain, grès, schiste, calcaire, etc... L'expérience la plus courante montre qu'il n'en est rien et, sans recourir à des théories compliquées ni raccorder par des hypothèses savantes des observations de détail, il suffit de se promener quelques jours dans une région montagneuse ou de suivre une falaise de nos côtes pour y apercevoir des terrains plissés, contournés, repliés sur eux-mêmes en sinuosités compliquées.

L'observation la plus fréquente des mineurs montre également qu'après avoir suivi en galerie un banc de terrain horizontal, il arrive de rencontrer tout à coup, au même niveau, un terrain différent, d'un âge géologique beaucoup plus ancien ou plus récent, séparé du premier par un plan de fracture qu'on appelle une *faille*; le fait apparaît avec une netteté particulière quand le banc, dans lequel la galerie horizontale était creusée, se trouvait constitué par une substance utile, houille, minerai de fer, phosphate de chaux, etc.; la brusque disparition de cette substance est alors un désastre industriel, ou du moins elle semble telle jusqu'au jour où des recherches méthodiquement conduites permettent de retrouver, au delà de la faille, le prolongement du terrain utile disparu, dans la position qui résulte pour lui de son rejet par cet accident mécanique désigné sous le nom de *faille*.

Une constatation analogue peut encore se faire d'une façon un peu moins nette, quand, sur un plateau où tout le terrain apparaissait formé pendant longtemps d'un même étage géologique bien horizontal, on voit brusquement apparaître un étage géologique tout à fait différent et dont la nature physique peut faire contraste avec celle du premier. Bien des gens ont ainsi, sans aucune connaissance

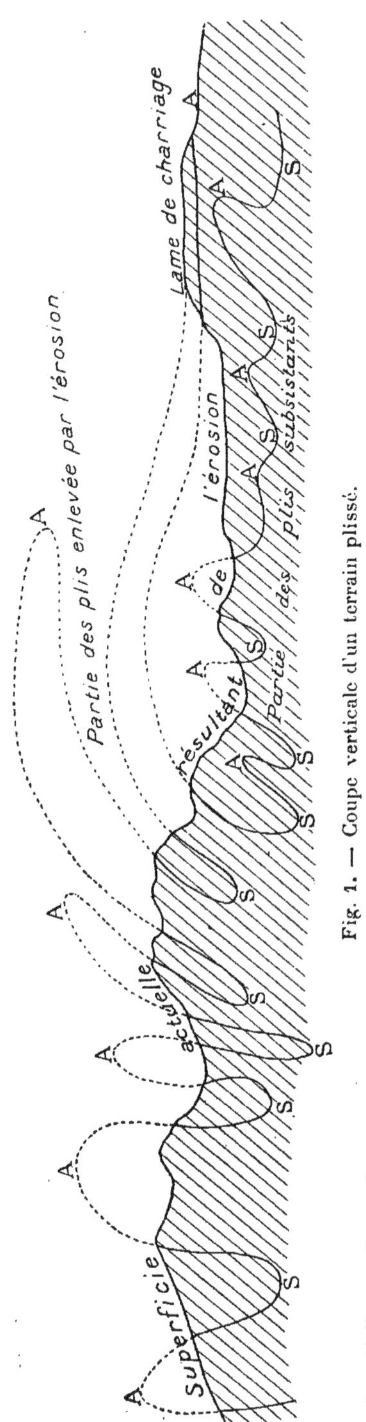

Fig. 1. — Coupe verticale d'un terrain plissé.

A, anticlinaux; S, synclinaux.

géologique, soupçonné l'existence d'une faille au milieu de leur propriété en remarquant le contraste que présentent, des deux côtés d'une certaine ligne, les terrains, les cultures et, par suite, la valeur même du sol.

On arrive ainsi tout naturellement à l'idée que les terrains sédimentaires ont subi, depuis leur dépôt, des mouvements multipliés : idée qui résulterait d'ailleurs de ce fait seul que des couches marines se trouvent aujourd'hui portées au sommet des Alpes, tandis que d'autres dépôts marins plus récents existent, en même temps, à leur pied, et c'est ainsi que s'est constituée toute une science, dite la *tectonique* ou l'*orogénie*, l'une des plus ingénieuses, mais aussi des plus compliquées, parmi toutes celles entre lesquelles se partage l'attention des géologues, qui a pour but d'étudier ces mouvements du sol, de les coordonner, d'en rechercher la loi et de reconstituer ainsi l'histoire de ces chaînes montagneuses, si importantes dans la structure terrestre et pourtant, comme nous le remarquions en commençant, si éphémères. Il ne saurait être question de donner ici une idée, même très sommaire, de la tectonique; mais quelques définitions sont nécessaires pour comprendre le moindre rapport géologique.

Les accidents, dont les terrains peuvent porter l'empreinte, se divisent, suivant la nature du mouvement subi, en deux grandes catégories, qui viennent déjà d'être mentionnées en passant, les *plissements* et les *failles*.

Les plissements ont agi sur les terrains les plus durs comme peut le faire une action de compression sur une lame flexible, c'est-à-dire que ces terrains ont pris des sinuosités comportant alternativement des saillies et des creux, des selles et des fonds de bateau, ou, suivant l'expression technique, des *anticlinaux* A, dans lesquels les deux versants plongent en sens inverse à partir de leur rencontre, et des *synclinaux* S, vers lesquels ces deux versants viennent se réunir (fig. 1). Une complication très grande est introduite dans ces mouvements par le fait que les plis saillants ont pu, au lieu de monter verticalement, s'incliner à droite où à gauche, se *coucher*, se *renverser*, ainsi qu'on le voit sur la partie droite de la figure, arriver à produire ainsi ce qu'on appelle des *charriages* horizontaux et finalement laisser, à des kilomètres de leur origine, des épaves, des témoins de leur mouvement, des lambeaux exotiques, qui apparaissent à l'improviste au-dessus de terrains totalement différents, sans qu'on puisse d'abord en comprendre l'origine, jusqu'au jour où l'on est arrivé à découvrir leur *racine*, l'origine de leur mouvement.

Quant aux *failles*, nous en avons suffisamment indiqué plus haut la nature. Il suffira de remarquer qu'une faille n'apparaît guère comme un accident isolé, mais fait ordinairement partie de tout un système de cassures, d'effondrements, ou même de plissements poussés jusqu'à la limite de rupture. Dans une faille, par définition même, il faut voir un plan de fracture à peu près vertical, suivant lequel s'est produite une dénivellation relative entre deux morceaux contigus de l'écorce terrestre ; quel que soit le sens absolu de ce mouvement, l'effet relatif peut toujours se traduire par la descente de l'un d'entre eux par rapport à l'autre. La faille étant généralement inclinée, on appelle *toit* sa paroi supérieure, *mur* sa paroi inférieure. Dans le cas le plus habituel, le toit a glissé sur le mur en pente et est descendu ; mais quelquefois, quand il y a *faille inverse*, il a pu remonter.

Ce qui complique beaucoup dans la pratique tous ces phénomènes déjà difficiles à distinguer par eux-mêmes, c'est que, réalisés à une époque plus ou moins ancienne dont la tectonique s'efforce de déterminer la date précise, ils ont été ultérieurement soumis à une érosion superficielle, qui en a enlevé toutes les parties hautes par des sortes de coups de rabot gigantesques ; il en résulte que la partie inférieure des plissements subsiste seule encore et est seule susceptible de quelque vérification. Tout ce qui existait au-dessus de la superficie actuelle et qui a été enlevé ne peut plus être reconstitué que par hypothèse ; les géologues sont forcés de faire, dans une certaine mesure, comme les archéologues qui, d'après le plan d'un monument et les débris épars des colonnes ou du fronton, essayent d'en retrouver la forme. Ainsi, quand on aborde l'emplacement d'une ancienne chaîne plissée, soumise ensuite à une érosion tellement avancée qu'elle a pris aujourd'hui l'aspect d'un plateau, comme cela se passe en Bretagne, la carte géologique de la superficie nous donne une section horizontale opérée à travers tous ces terrains plissés, et il en résulte que cette succession de saillies et de fonds de bateau, d'anticlinaux et de synclinaux se traduit sur la carte par des bandes parallèles de terrains appartenant à des étages divers et apparaissant, avec plus ou moins de symétrie, des deux côtés de chaque pli. La

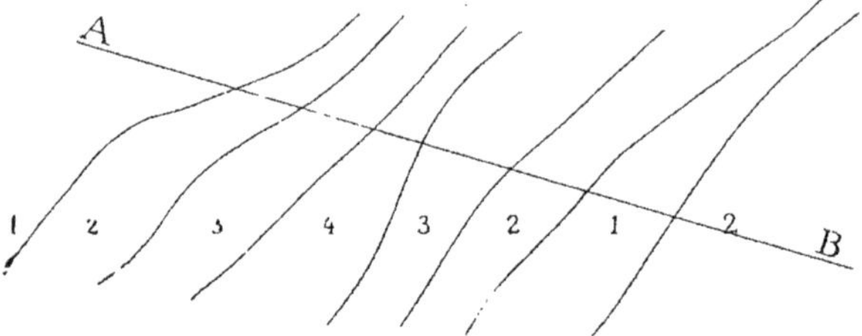

Fig. 2. — Plan géologique.

disposition relative de ces diverses bandes donne alors immédiatement une notion très importante en pratique sur leur allure profonde. Si, par exemple, nous admettons que l'ordre de succession des terrains soit 1, 2, 3, 4, 1 étant le plus ancien et 4 le plus récent, l'existence du plan représenté sur la figure 2 impliquera, suivant AB, la coupe de la figure 3 avec les plongements représentés (la partie en pointillé étant celle qui, suivant la remarque précédente, a été

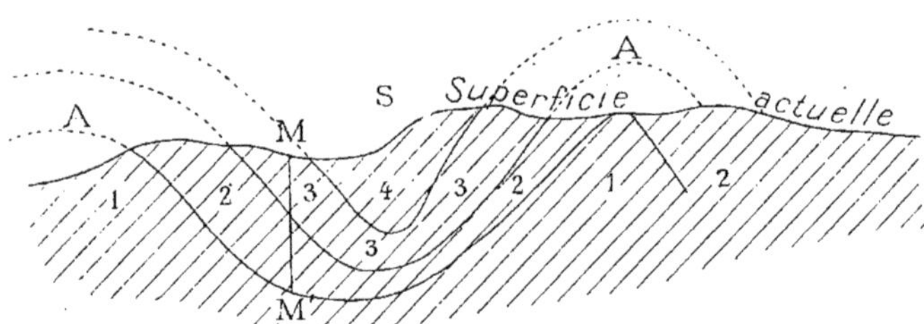

Fig. 3. — Coupe verticale correspondante.

enlevée par l'érosion); et, s'il y a par exemple une couche poreuse 2 intercalée entre deux couches imperméables 1 et 3, cette couche 2 pourra constituer un niveau d'eau sinueux, avec une pression hydrostatique telle au point M qu'un sondage placé au-dessus de ce point donnerait une source artésienne.

Quand un terrain est incliné comme ceux que nous venons de supposer, on le définit par deux droites perpendiculaires situées dans son plan : l'une horizontale, qui est sa *direction*, l'autre suivant sa ligne de plus grande pente, qui est son *inclinaison*.

La direction est ordinairement comptée en degrés à partir de la ligne nord-sud de 0 à 180° dans le sens des aiguilles d'une montre : le nord-est correspondant à 45° et le nord-ouest (qui équivaut au sud-est) à 135° ; l'inclinaison s'évalue également en degrés à partir de l'horizontale comprise dans le plan vertical qui renferme la ligne de plus grande pente.

USAGE DES CARTES ET COUPES GÉOLOGIQUES. — NOTIONS FONDAMENTALES SUR L'ALLURE RÉCIPROQUE DES DIVERSES CATÉGORIES DE ROCHES ET DE TERRAINS. — Nous en savons maintenant assez pour pouvoir aborder l'étude pratique des cartes géologiques et, par la même occasion, indiquer les relations réciproques des divers terrains, que ces cartes et les coupes correspondantes permettront d'envisager plus clairement. Comme nous l'avons vu précédemment, les cartes dont il s'agit ont pour but de signaler l'âge géologique des sédiments, l'étage auquel ils appartiennent ou la nature pétrographique des roches ignées qui forment la superficie en chaque point : données permettant plus tard de connaître la composition même de l'étage géologique ou celle de la roche cristalline, les alternances de terrains dans le premier cas avec les fossiles contenus, etc. A cet effet, chaque étage géologique a reçu, dans la série chronologique, un numéro d'ordre, dont on pourra juger sur le tableau ci-contre emprunté à notre ouvrage de la *Science géologique* (1), et, d'autre part, chaque type de roche ignée a pris un nom, auquel correspond également un numéro d'ordre ou un signe conventionnel. Ce sont ces numéros d'ordre, affectés chacun d'une couleur correspondante ou d'un figuré spécial, que l'on trouve sur les cartes, et c'est là l'indication qui sert de point de départ à tout usage pratique de la géologie.

En ce qui concerne l'âge des terrains, base de leur série chronologique, on doit bien s'imaginer que cet âge n'est jamais connu d'une façon absolue, mais seulement d'une manière relative. C'est comme si l'on savait en histoire qu'Henri IV a précédé Louis XIII ; mais en quelle année Louis XIII est-il monté sur le trône, on l'ignore totalement. D'autre part, cet âge relatif des étages géologiques implique en principe leur ordre de superposition : c'est-à-dire qu'un terrain plus récent, s'étant déposé après un terrain plus ancien, l'a recouvert et se trouve ordinairement au-dessus de lui. Mais, dans les terrains plissés et bouleversés, cette conclusion n'est plus nécessaire ; il a pu se produire des renversements complets, par suite desquels les terrains nous apparaissent aujourd'hui superposés dans l'ordre inverse de leur dépôt : le plus ancien étant par-dessus le plus récent. Un tel fait n'est pas aussi exceptionnel qu'on pourrait le supposer, et il arrive d'en rencontrer l'application dans la pratique de la géologie, par exemple dans les recherches de mines ; mais pour

(1) L. De Launay, La Science géologique, 1 vol. gr. in-8°, 1905.

Tableau chronologique

(extrait de *La Science*

GROUPE I.	**PRIMAIRE OU**										
SYSTÈMES.	PRÉCAMBRIEN		SILURIEN					DÉVO			
ÉTAGES.	1 Précambrien ou Algonkien.		2 Cambrien (Faune primordiale).			3 Ordovicien (Faune première).	4 Gothlandien ou Bohémien (Faune seconde).	5 Gédinnien	6 Coblentzien.	7 Eifélien.	
SOUS-ÉTAGES.	Huronien.	Keweenawien.	Géorgien.	Acadien.	Postdamien.						

GROUPE II.	**SECONDAIRE OU**													
SYSTÈMES.	TRIASIQUE			JURASSIQUE										
				1° SÉRIE LIASIQUE OU INFRA-JURASSIQUE.					2° SÉRIE MÉDIO-JURASSIQUE.		3° SÉRIE			
ÉTAGES.	17 Werfénien ou Vosgien ou Scythien.	18 Virglorien ou Dinarien (Muschelkalk).	19 Tyrolien et Juvavien (Keuper).	20 Rhétien.	21 Hettangien.	22 Sinémurien.	23 Charmouthien ou Liasien.	24 Toarcien.	25 Bajocien.	26 Bathonien.	27 Callovien.		28 Oxfordien.	
SOUS-ÉTAGES.											Inférieur.	Divésien.	Neuvizyen.	Argovien.

GROUPE III.	**TERTIAIRE OU**								
SYSTÈMES.	ÉOGÈNE (Nummulitique méditerranéen								
	1° SÉRIE ÉOCÈNE.						2° SÉRIE OLIGOCÈNE.		
ÉTAGES.	41 Thanétien.	42 Sparnacien.	43 Yprésien.	44 Lutétien.	45 Bartonien.	46 Ludien ou Priabonien.	47 Tongrien.		48 Aquitanien.
	(Suessonien.)			(Parisien.)					
SOUS-ÉTAGES.							Sannoisien.	Stampien.	

des terrains sédimentaires

géologique par L. De Launay).

PALÉOZOIQUE

NIEN			CARBONIFÉRIEN			PERMIEN		
8 Givétien.	9 Frasnien.	10 Famennien.	11 Dinantien (Culm.)	12 Moscovien ou Westphalien.	13 Ouralien ou Stéphanien.	14 Artinskien ou Autunien.	15 Penjabien ou Saxonien (Rothliegende).	16 Thuringien (Zechstein).

MÉSOZOIQUE

			CRÉTACIQUE								
SUPRA-JURASSIQUE.			1° Série infra-crétacée.				2° Série supra-crétacée.				
29 Séquanien.	30 Kimeridgien.	31 Portlandien.	32 Néocomien.	33 Barrémien.	34 Aptien.	35 Albien (Gault)	36 Cénomanien.	37 Turonien.	38 Emschérien ou Sénonien infér.	39 Aturien ou Sénonien supér.	40 Danien.
Rauracien. Astartien.	Ptérocérien. Virgulien.	Bononien. Berriasien ou Purbeckien, ou Aquilonien.	Valanginien. Hauterivien.	Rhodanien.	Bedoulien. Gargasien.			Ligérien. Angoumien.	Coniacien. Santonien.	Campanien. Maestrichtien.	

NÉOZOIQUE

NÉOGÈNE										
1° Série miocène.					2° Série pliocène.			3° Série pléistocène.		
49 Burdigalien.	50 Helvétien.	51 Tortonien.	52 Sarmatien.	53 Pontien.	54 Plaisancien.	55	56 Sicilien	57 Age de l'Elephas antiquus (climat chaud).	58 Age de l'Elephas primigenius (faune de toundras).	59 Age du Renne (Cervus tarandus) (faune de steppes).
								Ces trois périodes se fondent l'une dans l'autre et se pénètrent mutuellement.		

notre cas spécial, on peut négliger une telle hypothèse et admettre la superposition des terrains dans l'ordre normal, du plus ancien au plus récent.

L'hygiéniste n'aura jamais besoin de faire lui-même une carte géologique ; mais il devra être en état de lire les cartes existantes ; il faut donc qu'il connaisse tout au moins le principe adopté pour les établir ; il faut qu'il ait quelque idée sur la façon de transformer une carte en une coupe verticale : c'est ce que nous allons essayer de montrer. Dans les explications suivantes, je prendrai toujours comme exemple le cas de nos cartes françaises ; les différences légères qui peuvent exister entre les cartes d'un pays et d'un autre ne sauraient empêcher d'appliquer aisément la même méthode à des documents géologiques étrangers.

En France, la carte pratique dont on peut avoir à se servir, est la carte au 1/80 000, à l'échelle de la carte de l'État-major, dont elle n'est que le coloriage conventionnel, chaque teinte employée représentant un étage géologique. Cette carte monumentale est, dès aujourd'hui, sauf dans les Pyrénées, presque complètement terminée et à la disposition du public. Il serait, pour la plupart des applications, fort utile de lui adjoindre une carte plus détaillée au 1/40 000 ou au 1/50 000, comme en ont déjà divers pays étrangers : carte que des raisons budgétaires ont seules empêché d'attaquer jusqu'ici. Cette carte au 1/40 000 n'a encore été publiée que pour quelques points très spéciaux et c'est presque uniquement les cartes au 1/80 000 que l'on pourra se trouver appelé à consulter.

Une telle carte (Planches I et II) comprend : 1° au centre, une feuille de l'État-major, coloriée et notée suivant un principe sur lequel nous aurons à revenir, avec, des deux côtés, une légende donnant la signification géologique des couleurs et des notations employées (par exemple : J^4, jaune : séquanien, ou γ, rouge : granite) ; 2° une notice explicative en deux colonnes, décrivant sommairement chacun des terrains représentés ; 3° enfin, au bas de la feuille, une légende technique indiquant les principaux gisements de substances utiles, les mines, les carrières, les tuileries, fours à chaux, etc. (1).

Ces cartes sont souvent accompagnées, dans le *Bulletin du service de la carte géologique*, de mémoires descriptifs beaucoup plus développés qui forment alors un ouvrage distinct.

Quelques points, et notamment le système de notations adopté, demandent un mot de commentaire.

Ce système de notations s'est trouvé en effet compliqué, soit par son principe même, soit par des intercalations successives qu'a nécessitées l'obligation de l'unifier pour toute la France et, quand on

(1) Les planches en couleurs que nous reproduisons (Planches I et II) donnent les parties essentielles d'une telle carte dans les deux cas les plus typiques et vont permettre de suivre nos explications.

ne connaît pas le système adopté, il peut en résulter de l'embarras.

Prenons, par exemple, les divers étages du crétacé, tous désignés par la lettre c ; ces terrains considérés de bas en haut, dans l'ordre normal de leur superposition et de leur dépôt, portent des numéros croissants c^1, c^2, c^3... c^4 (parfois réunis de la façon suivante : c^{3-1}, si, dans la région considérée, on s'est trouvé dans l'impossibilité de distinguer les étages c^1, c^2, c^3). Mais, au-dessous de c^1, on retrouve de haut en bas, toujours dans le crétacé, avec des indices croissants par conséquent en sens inverse, c_{I} , c_{II} , c_{III}, etc. (c prime, c seconde, c tierce).

« D'après les auteurs primitifs de la légende, on a pris pour origine commune un horizon choisi en raison de sa constance et de sa netteté, et l'on a attribué des exposants 1, 2, 3, 4 aux étages supérieurs, des indices I, II, III, IV aux étages inférieurs. »

Ailleurs, on s'est trouvé dans la nécessité locale de distinguer plusieurs niveaux dans un même étage m_{III} ; on aura alors $m_{\text{III}a}$ tongrien, calcaire lacustre, $m_{\text{III}b}$ tongrien, sidérolithique : ces subdivisions, parfois noyées dans la même couleur, n'ayant alors qu'un caractère purement local et ne se répétant pas d'une carte à l'autre.

Dans le cas le plus ordinaire, celui qui consulte une carte pour un usage pratique désire savoir l'âge et surtout la nature des terrains qui se trouvent en un point donné, soit à la surface, soit à une profondeur quelconque.

Je rappelle ici la remarque déjà faite sur le sol et le sous-sol. Le sol, dont nous ferons bientôt une étude plus détaillée, est laissé de côté et c'est le sous-sol que figure la carte géologique.

Ceci étant bien admis, supposons, par exemple, que le point intéressant pour nous soit noté J^1. Nous nous reportons à la notice et nous trouvons, j'imagine, sur la feuille en question, que J^1 signifie l'étage séquanien ; ou bien encore un rapport géologique sur quelque captage d'eau potable nous signale, en un point, la présence du séquanien.

Qu'allons-nous en conclure ? Faudra-t-il donc que l'hygiéniste, qui n'est pas géologue, se reporte à un traité de géologie pour chercher le sens du mot *séquanien* ? Si la curiosité lui venait de le faire, il apprendrait que le séquanien s'intercale dans le suprajurassique, entre l'oxfordien et le kiméridgien, que lui-même se subdivise en rauracien et astartien, que le rauracien comprend la zone à *Peltoceras bimammatum* et celle à *Perisphinctes Achilles*, etc.... S'il poussait plus loin, on lui apprendrait que ce séquanien inférieur ou rauracien est représenté par le calcaire à polypiers de Trouville, par l'oolithe de Saint-Mihiel, par des marnes en Souabe, par des argiles en Russie. Au besoin, avec un peu de patience, le lecteur soigneux que je suppose découvrirait la coupe du séquanien dans une dizaine de pays avec les fossiles caractéristiques de chaque niveau ; mais, cela fait, il ne serait pas sans doute beaucoup plus avancé qu'auparavant. Et il faut bien dire que le résultat pratique serait à peu près le même si, au lieu de fouiller son traité de géologie comme un dictionnaire, il avait tenté de l'apprendre par cœur avec persévérance afin de satisfaire à quelque examen élémentaire. La géologie est une de ces sciences qu'il est fort inutile et souvent dangereux de savoir à moitié ; une demi-science risque de conduire aux plus grossières erreurs et la science complète est longue à acquérir, elle exige surtout beaucoup de travaux sur le terrain, en même temps que l'enseignement verbal d'un maître expérimenté. Le lecteur auquel nous nous adressons ici, et qui, par hypothèse, est ignorant de la géologie, fera donc beaucoup mieux de ne pas se perdre en de telles recherches bibliographiques ; il devra se résigner à ignorer ce que c'est exactement que le séquanien et se contenter d'apprendre, par la légende de sa carte ou par le texte de son rapport, que cet étage comprend, dans la région considérée, de haut en bas : 1° 10 à 20 mètres de marnes et calcaires noduleux ; 2° 8 mètres de calcaires lithographiques compacts ; 3° 30 mètres de calcaires blancs crayeux avec calcaires schisteux à la base. Cette science purement empirique est, dans son cas particulier, la plus importante et la seule d'ailleurs qu'il puisse espérer acquérir.

La connaissance du sous-sol immédiat ou du premier terrain géologique affleurant sous la terre végétale est très souvent insuffisante quand on veut apprécier la circulation des eaux souterraines et découvrir par exemple leur zone d'infiltration, d'où résultent leurs chances de contamination possible. Il faut alors, en outre de ce premier étage géologique représenté à la superficie, savoir deviner les étages géologiques qui peuvent exister au-dessous, c'est-à-dire faire une *coupe géologique*. Sur ce point encore, nous ne pouvons avoir la prétention de donner en quelques lignes un enseignement complet et, quand nous parlons ici d'une coupe, il doit être entendu que nous laissons de côté tous les cas un peu compliqués, qui sont ceux des chaînes de montagnes, ou, plus simplement, des régions disloquées et plissées, pour nous borner aux cas les plus ordinaires et les plus faciles. Les explications qui vont suivre auront bien moins pour but d'apprendre précisement à faire une coupe géologique que d'enseigner comment celles que l'on rencontre dans un livre ou un rapport ont été établies et comment on peut les utiliser.

Si l'on veut bien se reporter aux planches en couleurs ci-jointes (Planches I et II), on y trouvera deux types bien caractéristiques de cartes géologiques correspondant aux deux cas les plus essentiels que l'on peut être appelé à rencontrer : 1° le cas de terrains sédimentaires horizontaux, ou à peu près horizontaux, comme ceux qui forment, par exemple, ce qu'on appelle en géologie le bassin de Paris, c'est-à-dire la région naturelle limitée par l'Ardenne, le Plateau central et la Bretagne ;

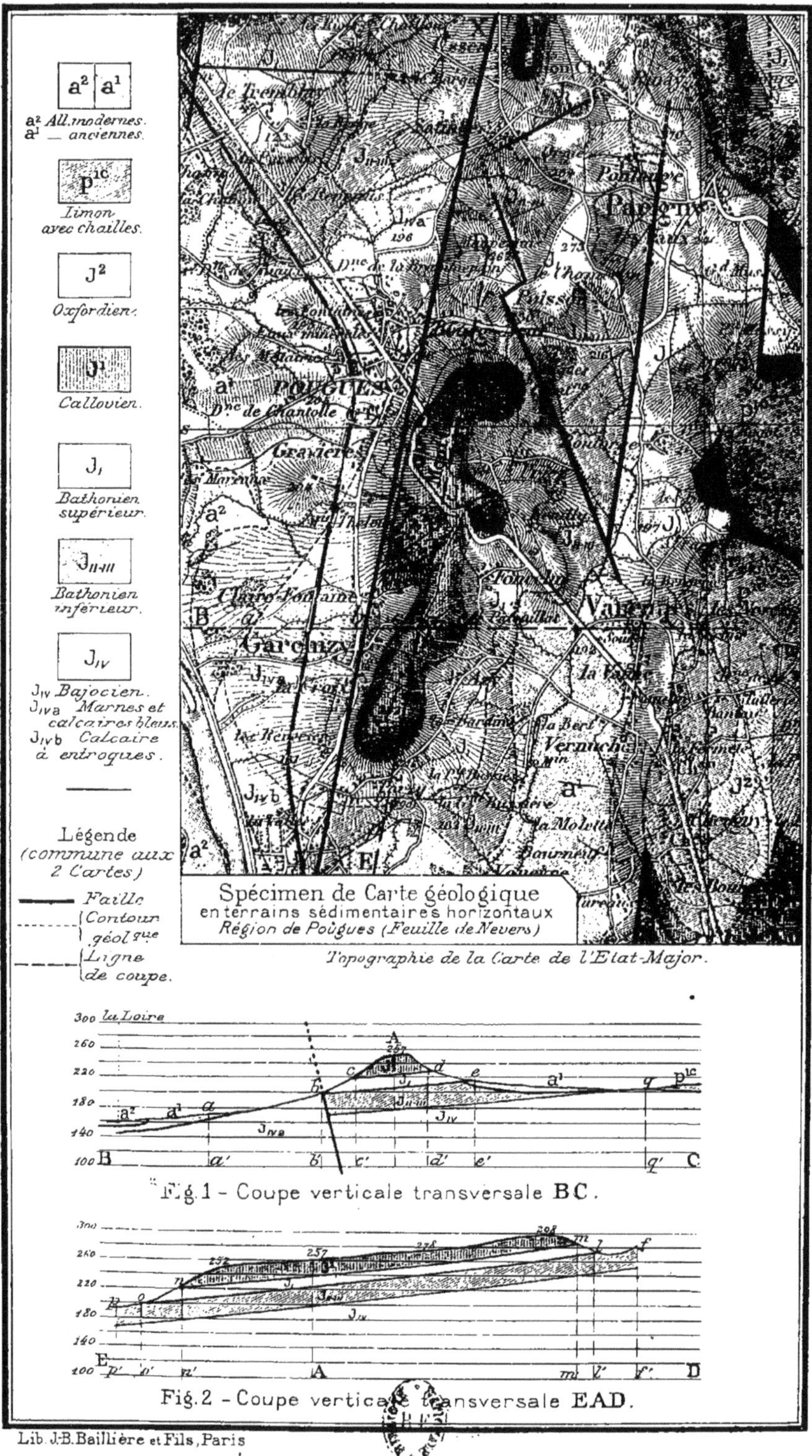

Lib. J-B. Baillière et Fils, Paris

Pl. I. – Spécimen de Carte géologique

Région de Pougues (Feuille de Nevers)

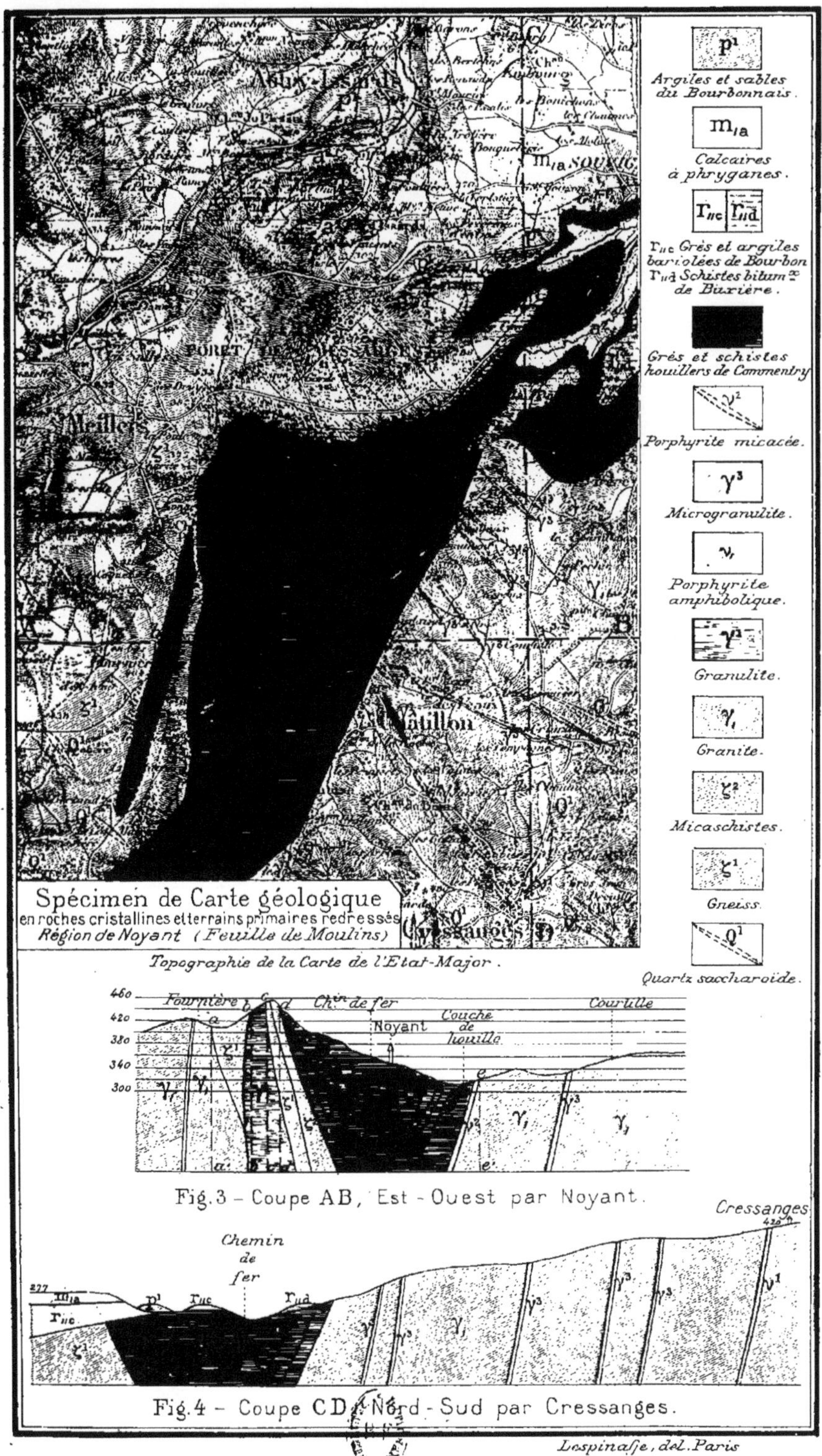

Lespinasse, del. Paris

Pl. II. Spécimen de Carte géologique

Région de Noyant (Feuille de Moulins)

2° le cas de roches cristallines et de terrains primaires redressés comme on en trouve dans tout le centre de la France, la Bretagne, etc... Pour être complet, il aurait fallu encore donner un exemple de carte en région de roches éruptives comme le mont Dore; mais, pour l'hygiéniste, les divers types de roches éruptives, que le pétrographe distingue sur sa carte avec un soin minutieux, sont assez analogues dans leurs applications et il aurait été compliqué d'apprendre à raisonner sur des variétés de roches dont les noms mêmes échappent aussi complètement aux non-spécialistes. Nous aurions pu également nous proposer de montrer comment les choses se passent dans une région de terrains violemment refoulés, plissés, renversés sur eux-mêmes comme les Alpes; mais, comme je viens de le remarquer, la complication des phénomènes qui constituent ce qu'on appelle la tectonique est alors telle qu'à moins d'être un homme du métier on ne peut songer à se hasarder dans un tel domaine, où les hommes du métier eux-mêmes ne s'avancent qu'avec hésitation. Les deux cas choisis sont, au contraire, les plus ordinaires, ceux que l'on rencontre dans la plus grande partie de la France et ceux sur lesquels il est possible de donner en quelques mots une explication compréhensible.

Rappelons d'abord en deux mots comment on fait une coupe, une section verticale topographique; c'est une notion élémentaire dont on ne saurait se passer quand on prétend appliquer le moins du monde les observations de la géologie.

Je prends, par exemple, le cas de notre première carte, feuille de Nevers (Planche I), et je suppose que nous ayons besoin de savoir ce qui se passe en profondeur en un point A ou, plus exactement, dans un plan vertical BAC. Nous devrons d'abord tracer suivant cette ligne BAC le profil de la superficie : chose facile quand on possède une carte par courbes de niveau, beaucoup plus difficile et plus aléatoire quand on ne dispose que d'une carte par hachures, comme celle de l'État-major français. Dans les deux cas, nous commençons par reporter sur une horizontale BC (fig. 4) les points a' b' c' d' e' relevés sur la carte avec leurs distances mesurées directement et, en chacun de ces points, nous élevons une verticale, sur laquelle nous portons une hauteur proportionnelle à l'altitude relevée ou appréciée au point correspondant. Il en résulte un profil *abcde*, sur lequel nous pouvons aussitôt marquer les limites de terrains géologiques constatées sur la carte. Jusqu'ici la méthode est absolument indépendante de toute notion géologique; mais pour aller plus loin, il faut avoir recours à ces connaissances fondamentales, sur lesquelles toute hypothèse, si simple soit-elle, repose nécessairement. Il faut donc distinguer maintenant entre les deux cas représentés sur nos planches, et je supposerai d'abord qu'il s'agisse des terrains sédimentaires horizontaux (région de Pougues).

La région choisie présente deux parties distinctes, séparées par une grande ligne de dislocation, par une faille XY, c'est-à-dire par un plan à peu près vertical, suivant lequel s'est fait le déplacement relatif de deux compartiments juxtaposés dans l'écorce terrestre.

A droite de cette faille, nous avons la superposition normale d'une série de terrains presque horizontaux (malgré une légère pente du nord au sud et de l'est à l'ouest que les coupes mettent aussitôt en évidence). Ces terrains superposés ont, dès lors, des limites qui dessinent approximativement des courbes de niveau, sur le pourtour du mamelon allongé, dont la partie haute est occupée par le terrain J^1. A gauche de la faille, on voit, en contact anormal avec des terrains supérieurs, c'est-à-dire remonté (relativement) jusqu'à eux, le terrain inférieur J_{IV}.

La notice explicative consultée apporte souvent des renseignements complémentaires sur l'épaisseur moyenne totale de chacun des étages géologiques représentés sur la carte. Mais supposons que ces renseignements fassent défaut et que nous voulions, comme il a été dit déjà, prévoir les résultats du forage d'un puits au point A.

Il faut, pour cela, mener sur la carte des coupes transversales, telles que BAC ou DAE, et, à cet effet, commencer par tracer, suivant ces deux directions, et d'après la méthode que j'ai sommairement rappelée, les deux profils extérieurs du terrain, avec le relevé des indications géologiques prises sur la carte : par exemple d'*a* en *b* le terrain J_{IV} ; puis le terrain J_I de *b* en *c* ; J^1 de *c* en *d*, de nouveau J_I de *d* en *e*, etc...

Les deux points *c* et *d* se correspondent : ils représentent, des deux côtés du mamelon, la base du terrain J^1 ; comme il s'agit, par hypothèse, d'un terrain sédimentaire horizontal, en les joignant, la ligne *cd* du profil représentera cette base. La limite inférieure du terrain J_I manque à l'ouest, mais nous l'avons en *e* à l'est. Si les deux étages J_I et J^1 sont « en stratification concordante », c'est-à-dire s'il ne s'est pas produit de mouvements du sol entre leurs dépôts (ce dont la notice jointe à la carte avertirait), il suffit de mener par *e*, une parallèle à *cd* pour avoir la base du terrain J^1, etc...

Cette première coupe se vérifiera et parfois se complétera par la coupe DAE, qui lui est à peu près perpendiculaire. Les deux verticales du point A devant naturellement sur les deux coupes donner, pour les divers terrains, des épaisseurs semblables, on a là un moyen de vérification et une méthode pour combler les premières lacunes. Plusieurs coupes parallèles pourront également s'éclairer l'une l'autre et, finalement, on obtiendra une coupe exacte, qu'il suffira d'interpréter en cherchant, dans la notice de la carte, le sens exact, la composition et l'épaisseur des divers terrains J^1, J_I, J_{II-III}, J_{IV}, qu'un puits foré en A serait appelé à traverser. Dans une foule de cas, on pourra ainsi prévoir, à quelques mètres près, les profondeurs auxquelles un sondage rencontrerait les terrains divers, dont la nature peut être connue d'autre part en explorant un peu la superficie, où on les rencontrera presque toujours à une distance plus ou moins grande, en utilisant les indications de la carte géologique (feuille de Moulins).

Le cas de la seconde carte géologique reproduite sur notre figure diffère entièrement de celui de la première et il suffit d'une comparaison rapide entre les deux cartes pour s'apercevoir à quel point on se tromperait si l'on voulait appliquer à une région de roches cristallines ou à des terrains redressés violemment, comme cela arrive généralement pour le houiller dans tout le plateau central, les méthodes qui conviennent à des terrains horizontaux.

Ici nous avons, en effet, comme précédemment, tracé notre profil et, sur ce profil, marqué les limites *a*, *b*, *c*, *d*, *e* des terrains (fig. 3): mais allons-nous par exemple joindre par une horizontale les deux limites *a* et *e* du granite, comme nous avons joint celles d'un étage jurassique, puis faire de même pour les limites *a* et *c* du gneiss ou pour celles de la granulite ? Ce serait la plus grossière des erreurs. Tandis que, sous l'étage J^1 nous avions (parce qu'il s'agissait de sédiments non déplacés) les étages successifs J_I , J_{II-III} et J_{IV}, ici, quand nous trouvons à la surface une roche cristalline comme le granite (γ_1) ou la granulite (γ^1), un filon éruptif comme la microgranulite (γ^3) ou la porphyrite (v^2), nous pouvons admettre en pratique, et tout au moins dans la limite des applications, qu'au-dessous de leurs affleurements ces roches se prolongent indéfiniment en profondeur. De même, l'observation montre que les couches de gneiss et de micaschistes sont à peu près verticales, que celles de houille remplissent un bassin aux parois redressées. Il faut partir de ces faits d'observation pour tracer une coupe, comme la coupe AB.

La coupe CD, un peu plus compliquée, représente une sorte de combinaison des deux phénomènes : à la base, granite, gneiss et terrains houillers avec leurs contacts presque verticaux; au-dessus, un terrain peu incliné ayant ce qu'on appelle une allure *transgressive* sur les premiers, le permien (*r*) et, sur le permien, un autre terrain qui, lui, est tout à fait horizontal, qui par conséquent est, suivant l'expression consacrée, *discordant* sur le permien un peu incliné : le miocène horizontal (*m*, *a*).

Cet exemple, qui est pourtant pris dans une région assez simple, suffit à montrer les difficultés que présente toute interprétation d'une carte géologique pour qui n'est pas un peu familiarisé avec la science géologique et avec ses principes. Parce que l'on connaît la méthode à appliquer dans un ou deux cas, il ne faut pas s'imaginer que l'on puisse sans conseil éclairé en traiter un autre qui paraît d'abord tout semblable. Des médecins me comprendront aussitôt si j'ajoute qu'il est à peu près aussi dangereux, sinon aussi grave dans les conséquences, de faire de la géologie sans l'avoir apprise que de vouloir soigner une maladie sur un diagnostic d'amateur.

Je n'ai donc pas, je le répète, voulu donner ici une connaissance réelle qui serait illusoire, mais simplement faire comprendre comment les géologues opèrent. A moins de tomber dans d'inutiles redites, il était indispensable d'exposer ces données préliminaires, avant de passer aux applications de la géologie en hygiène.

Ayant maintenant la possibilité de lire une carte et une coupe géologiques, possédant de plus un lexique qui nous donne le sens des diverses expressions techniques de la géologie et qui nous permet, si nous le voulons, de chercher dans un ouvrage plus détaillé l'explication d'un cas embarrassant, nous sommes suffisamment armés pour aborder enfin d'une façon plus précise cette application à l'hygiène qui a été le but de notre exposé, et nous pouvons chercher comment la nature du sol, celle du sous-sol immédiat et celle des divers terrains géologiques représentés plus ou moins profondément peuvent influer sur l'hygiène des villes ou des simples habitations. Ainsi qu'il a déjà été dit à diverses reprises, cette influence se traduit surtout par le mode de pénétration ou de circulation des eaux. C'est donc là le premier point que nous devons examiner.

INFLUENCE DU SOL ET DU SOUS-SOL SUR LA PÉNÉTRATION ET LA CIRCULATION DES EAUX. ROLE DE LA CONSTITUTION GÉOLOGIQUE ET INFLUENCE DE LA DISPOSITION TOPOGRAPHIQUE. — Pour qu'une habitation soit établie dans des conditions hygiéniques, il est, en ce qui concerne la géologie, deux conditions essentielles à remplir : d'abord éviter les influences directement nuisibles à la santé qui peuvent résulter de la stagnation des eaux, de l'empoisonnement de l'air par des gaz délétères, etc.; ensuite assurer l'alimentation en eau potable.

Le mode de circulation des eaux à la surface dépend en grande partie de la disposition topographique et de l'écoulement plus ou moins rapide, qui se trouve assuré sur la surface même aux précipitations pluviales ou aux afflux des eaux courantes; il dépend aussi de la facilité plus ou moins grande avec laquelle le terrain absorbe l'eau et transforme une circulation superficielle en une circulation souterraine. La disparition des eaux, qui, en séjournant, finissent toujours par devenir un danger, peut, en effet, être obtenue par trois modes principaux : évaporation, écoulement suivant la pente, absorption en profondeur. Et cette remarque s'applique naturellement non seulement aux eaux relativement pures venant de la pluie ou des cours d'eau, mais aussi aux eaux contaminées par une cause quelconque, pour lesquelles elle prend une importance spéciale.

De ces trois modes d'évacuation, le premier est, on le conçoit, le plus lent et le plus défectueux; il laisse dans le bassin d'évaporation tous les principes minéraux et organiques que l'eau pouvait contenir et qui, en s'accumulant, deviennent de plus en plus un péril. La circulation superficielle, tout en amenant peu à peu l'évaporation des eaux qui déposent leurs produits en suspension et transforment leurs matières organiques en présence de l'eau et de la lumière, a néanmoins ses défauts suffisamment connus. L'absorption en profondeur élimine immédiatement les eaux nuisibles, mais ce peut être au détriment de voisins plus ou moins éloignés, qui retrouvent dans leurs sources ces mêmes eaux insuffisamment purifiées. En outre, si le terrain se prête à une telle absorption, comme cela arrive pour les calcaires très fissurés, il boit, avec les eaux nuisibles, toutes les eaux pluviales et il en résulte une sécheresse, une aridité, qui ont des défauts d'un autre genre. Chaque cas a donc ses inconvénients. L'eau, qui est le grand élément de vie à la surface, est aussi, et par ce fait même, le principal agent de contamination. On ne saurait apporter trop d'attention à cette question des eaux, et c'est pourquoi il faut examiner avec quelques détails l'influence respective des divers terrains géologiques et des divers modes de superposition ou de contact de ces terrains sur leur circulation.

Pénétration des eaux dans le sol. Constitution du sol. — Les eaux, qui tombent du ciel ou qui affluent par les ruisseaux ou les rivières, se partagent en proportions variables entre les trois modes d'évacuation signalés plus haut. Et, quand il s'agit d'apprécier la part de l'évaporation, le régime des vents, la chaleur solaire, le développement de la végétation, etc., entrent en ligne de compte ; de même, pour l'écoulement superficiel, la pente du terrain, la largeur des issues interviennent ; mais, par le fait de la pesanteur, l'eau, à moins d'être entraînée sur une pente très rapide, ou d'être aussitôt évaporée par un soleil intense, tend à s'enfoncer, d'abord dans le sous-sol, puis dans le sol, toutes les fois qu'elle trouve de ce côté un accès, c'est-à-dire toutes les fois que le terrain n'est pas par lui-même imperméable ou déjà rempli d'eau.

Dans une telle descente, l'eau rencontre d'abord ce que nous avons appelé le *sol*, c'est-à-dire la zone altérée dont la partie tout à fait superficielle est la *terre végétale* ou la *terre franche* des agriculteurs, avant d'arriver au sous-sol géologique. Aussi avons-nous insisté précédemment sur le rôle essentiel de cette couche supérieure, récemment constituée sous sa forme actuelle et à l'état de transformation constante. C'est également cette couche supérieure sur laquelle le travail humain peut avoir une action directe et, bien que certains travaux plus coûteux, plus compliqués, puissent faciliter la circulation, la disparition, l'épuration des eaux jusque dans le sous-sol géologique, la plupart des mesures qui ont pour but d'améliorer l'hygiène, de rendre une contrée plus salubre, portent seulement sur le sol immédiat.

Ce sol comporte, comme nous l'avons vu, une part d'éléments empruntés à l'altération chimique du sous-sol, avec quelques produits d'apport mécanique, des restes organisés, et des débris d'industrie humaine. Nous allons examiner successivement le rôle de ces divers éléments.

Phénomènes d'altération qui interviennent dans la formation du sol. Tendance à devenir plus argileux. — En ce qui concerne les produits d'altération, une remarque importante à faire est que, tout en étant solidaire du sous-sol, le sol a toujours une tendance à devenir plus argileux que lui. D'une façon générale, les éléments chimiques y deviennent d'autant plus abondants qu'ils sont moins solubles dans l'eau pure, dans l'eau chargée d'oxygène et d'acide carbonique, ou même dans l'eau minéralisée par les quelques sels que l'on trouve à peu près partout dans les cours d'eau et dont je dirai, dans un chapitre suivant, l'origine habituelle : chlorures, sulfates et nitrates. Les éléments chimiques des roches cristallines et des terrains sont fort peu nombreux, si on laisse de côté ceux qui se présentent à l'état de simples traces ; c'est la silice, l'alumine, les oxydes de fer et de manganèse, la chaux, la magnésie, les alcalis. Dans les roches cristallines, ces éléments ont été d'ordinaire associés, combinés par la fusion sous la forme de silicates ; dans les sédiments, ils ont déjà subi une première séparation, puisque le plus souvent, avant de se sédimenter, ils ont commencé par être soumis à une dissolution. Quand l'altération superficielle agit sur un terrain quelconque, elle a pour premier effet de rompre les combinaisons silicatées, en leur substituant des combinaisons plus ou moins durables ou précaires avec d'autres acides, tels que l'acide carbonique en excès, les acides sulfurique, chlorhydrique ou nitrique. Les sulfates, chlorures ou nitrates passent ensuite dans les eaux courantes et vont finalement aboutir pour la plus grande part à la mer, où la proportion de ces sels doit par suite avoir une tendance constante à s'accroître ; les carbonates sont, au contraire, presque totalement décomposés et leurs bases reprécipitées par dégagement d'acide carbonique en excès.

Il arrive ainsi que, dans les produits altérés dont est formé le sol superficiel, la quantité de silice et d'alumine se trouve toujours accrue, tandis que celle des bases alcalines ou alcalino-terreuses est diminuée. Le résultat normal de l'altération est de rendre tous les terrains argileux. Cela se produit sous une forme particulièrement marquée, par les poches d'argile rouge dont il a déjà été question à la surface des plateaux calcaires, et par les limons des cavernes qui sont une autre forme du même phénomène, puis, avec moins d'intensité, par les terres grasses et collantes qui souvent deviennent des terres noires en se chargeant de matières organiques sur tous les calcaires, par les décompositions argileuses des schistes et des ardoises, ou même, quoiqu'à un degré bien moindre, par la production de kaolin dans les arènes granitiques.

Effet pratique de la nature argileuse du sol sur la pénétration des eaux. — La première conséquence pratique à déduire des observations précédentes est que, sur un sol qui par lui-même pourrait être très perméable, sur un calcaire fissuré, sur un schiste à feuillets disjoints, sur un granite plein de ces cassures que l'on appelle des diaclases, ou même réduit en arène sableuse, il peut exister un dépôt argileux sans cesse accru, séparant ces fissures profondes de la superficie et en détruisant l'effet. Sur un plateau calcaire où les eaux s'engouffreraient et disparaîtraient profondément, un mince manteau argileux peut retenir l'humidité, déterminer des accumulations d'eau stagnante, permettre à la végétation de se développer. Crevez intentionnellement ou par accident ce lit d'argile, vous transformez tout le régime : les eaux sont absorbées et se perdent. Par contre, le progrès continu de l'altération superficielle peut, en accroissant ce dépôt d'argile, obstruer d'anciennes fissures, colmater des chenaux d'écoulement, amener une stagnation des eaux.

Autres altérations ; silicofixation, dolomitisation. Réactions plus profondes. — La mise en mouvement d'un peu de silice dans les eaux amène également des silicifications, qui ont pour effet de durcir superficiellement des terrains meubles. Le même phénomène, qui rend le sol argileux, y modifie la proportion des autres éléments chimiques en raison inverse de leur solubilité. C'est ainsi que l'on voit s'accroître superficiellement la proportion de la magnésie par rapport à la chaux, de la potasse par rapport à la soude, du manganèse par rapport au fer et de ce dernier, à l'état de peroxyde, par rapport à la chaux ou aux alcalis. Par exemple, les calcaires deviennent dolomitiques et les argiles se chargent de grains noirs d'oxyde de manganèse.

A ce mode d'altération qui, sans être limité à la superficie, ne descend jamais bien bas, s'ajoute, dans une zone un peu plus profonde, une réaction connexe de la première, qui amène, elle aussi, certaines conséquences pratiques.

Parmi les sels dissous à la surface, un certain nombre descendent, entraînés par les eaux jusqu'à une zone plus profonde où ils se reprécipitent. Ainsi la « décalcification » superficielle peut être accompagnée d'une surcalcification profonde. Il arrive également que la silice et l'oxyde de fer se précipitent à la base d'un terrain meuble, en le durcissant. Le phénomène est connu dans les sables des Landes où il entraîne la formation d'une croûte dure et impénétrable aux eaux, d'un mâchefer ou *alios* qui provoque superficiellement l'accumulation des eaux dans des marécages. Connaître la cause de tels accidents, c'est voir aussitôt le moyen d'y remédier, en allant défoncer cette croûte durcie et rendant aux eaux de surface leur libre accès vers la profondeur.

Certaines des réactions que je viens de citer peuvent descendre très profondément et bien au delà de la zone superficielle qui nous intéresse en ce moment, surtout dans les régions à relief topo-

tions de leur teneur en acide nitrique et apprécier par là les causes qui ont pu influer sur le bassin d'alimentation.

Une fois les eaux ainsi chargées de nitrates, elles peuvent se purifier par diverses réactions, dont la principale est la fixation de l'acide nitrique dans des terrains traversés, où sa présence peut se traduire extérieurement par des efflorescences de salpêtre. Il suffit, d'ailleurs, pour assainir l'eau, que la combustion des matières organiques ait été complète : ce qui se produit chimiquement dans les fissures capillaires des terrains poreux, où les éléments en suspension sont d'autre part mécaniquement arrêtés.

Ce rôle de filtre est surtout attribuable au sous-sol, aux terrains géologiques dont il nous reste maintenant à parler en examinant successivement le cas des principaux terrains : roches cristallines, sables, calcaires, schistes, etc.

Sous-sol de roches cristallines. — Quand on se trouve sur des roches cristallines, telles que des granites, on observe d'ordinaire à leur surface une décomposition, arrêtée à quelques mètres de profondeur, qui forme l'arène granitique. Cette altération commence à partir de fissures et s'étend progressivement, de sorte qu'entre des parties arénacées peuvent subsister des masses dures, souvent en outre préparées par la cristallisation même de la roche. C'est le phénomène bien connu qui amène peu à peu, par l'entraînement de ces arènes dans le ruissellement des eaux, l'isolement de gros blocs granitiques sur les sommets et la formation de roches singulières, auxquelles on a parfois voulu attribuer une origine cyclopéenne on mégalithique. Avant que l'érosion ait été poussée jusque-là, l'arène granitique fournit aux eaux un accès facile ; ces eaux, filtrées entre les grains de granite, ou drainées par les minces fissures de la roche, vont se rassembler par mille canaux disséminés à la naissance des thalwegs qui constituent une zone de moindre pression hydrostatique, et l'on a ainsi en pays granitique des sources nombreuses, disséminées, généralement purifiées par la filtration qu'elles ont subie. De telles sources accusent cependant parfois une teneur en acide nitrique, qui provient des fumiers épars sur leur bassin d'alimentation ; elles peuvent être, en outre, acidifiées par leur contact avec des tourbières qui se développent aisément au-dessus de cette arène perméable, dès que l'écoulement de l'eau est insuffisant. Ces tourbières existent souvent sur la source même que l'on veut utiliser et la rendent impure ; mais il suffit alors de pousser les travaux de captage jusqu'à une certaine profondeur pour assainir l'eau.

Les terrains granitiques ont, en général, besoin d'être drainés pour diminuer l'humidité, qui se produit par la stagnation des eaux sur leur relief confus. Les hauts plateaux granitiques manquent, pour la plupart, d'écoulement. En outre, le phénomène général qui décalcifie les terrains altérés de la superficie, portant ici sur des roches dont la teneur en chaux est par elle-même très faible, entraîne pour les terres cultivables une pauvreté en chaux, qui, si l'on n'y remédie par des apports artificiels, détermine l'épuisement des cultures et la pauvreté des habitants, avec les conséquences nécessaires d'insalubrité pour les demeures.

Sous-sol calcaire. — Sur un terrain calcaire, les conditions sont totalement différentes. Il est bien rare qu'un calcaire ne soit pas assez fissuré pour laisser passer les eaux. Celles-ci vont alors se concentrer à sa base au-dessus du premier terrain argileux, schisteux, ou plus généralement, imperméable qu'elles rencontrent en s'enfonçant, et il en résulte, à l'affleurement de ce contact inférieur, un certain nombre de sources, qui ont parfois fait croire très inexactement à la présence de nappes d'eau, à l'existence de strates filtrantes et, par suite, à la pureté de ces sources calcaires. On verra bientôt plus en détail quelles sont les lois réelles de la circulation en terrain calcaire. Mais, vu la gravité de la question, il faut dire, dès à présent, et dire avec insistance que l'action filtrante des calcaires est, en général, tout à fait insuffisante et, par conséquent, que les sources des terrains calcaires doivent être en principe suspectées. La circulation dans les calcaires ne se fait, en effet, nullement, dans la plupart des cas, par les fissures capillaires ou les pores que l'on avait imaginés; elle se réalise par des fractures plus ou moins larges, qui, pour n'être pas toujours susceptibles de laisser passer un homme, sont néanmoins impuissantes à assurer l'épuration. Et c'est bien pour cela que les sources sont si belles, si tentantes à la base des calcaires, parce que les eaux s'y accumulent dans des réservoirs souterrains, y suivent parfois de véritables rivières et se concentrent donc sur quelques points favorables avec une remarquable abondance. Cela ne veut pas dire qu'une source de terrain calcaire fissuré soit nécessairement mauvaise : la longueur des circuits souterrains, dont on se fait une idée par le retard de la courbe des débits sur celle des précipitations pluvieuses, a pu au contraire amener l'intervention d'agents épurants dans des conditions encore très discutées ; mais sa composition chimique et sa température sont en tout cas à surveiller.

La présence d'un sol calcaire entraîne d'autres conséquences hygiéniques. Tout d'abord un semblable sol, pour les raisons mêmes indiquées plus haut, se prête parfaitement à l'absorption des eaux contaminées dans des puits creusés à cet effet ; mais la facilité de la solution ne doit pas empêcher de prendre garde ; il faut toujours songer à la possibilité de fissures assez larges pour laisser ces eaux contaminées arriver jusqu'à des sources, ou jusqu'à la zone d'alimentation des puits. Aussi une étude spéciale est-elle nécessaire pour reconnaître dans quel sens ont lieu les circulations souterraines et éviter du moins de souiller les nappes d'eau les plus proches.

Il faut remarquer encore que, sur les plateaux calcaires, l'alimentation d'eau peut être très difficile, parce que les eaux absorbées dans le terrain descendent trop bas pour pouvoir être cherchées au moyen de puits. Il existe des régions entières (Haute-Normandie, etc.) où l'on n'a d'autre eau potable que celle des mares et des citernes.

Sur ces mêmes plateaux, l'existence du résidu argileux signalé précédemment constitue souvent ce que l'on appelle l'*argile à silex* (dont les silex sont ceux de la craie décomposée). La présence de l'argile détermine alors une acidité des eaux qui y séjournent ; en outre, la décalcification de ces terrains superficiels nécessite comme correctif pour les cultures l'addition de chaux par le chaulage ou le marnage.

Sous-sol schisteux. — Un autre cas à considérer est celui des terrains schisteux. Dans la plupart des cas, le schiste, qui est le résultat d'un métamorphisme exercé sur une argile, a subi ce métamorphisme dans les mouvements tectoniques du sol ; il est donc rare que des schistes soient horizontaux sur une certaine étendue. Presque toujours leurs bancs sont plus ou moins redressés et se présentent ainsi à la surface par leurs tranches, en sorte que, malgré l'imperméabilité du schiste lui-même, les interstices des feuillets se prêtent fort bien à l'infiltration des eaux et, en même temps, par suite de leurs dimensions très restreintes, à leur épuration. Ces eaux, ainsi descendues entre les feuillets des schistes, peuvent s'enfoncer très profondément et un assez grand nombre de sources thermales ont ainsi leur bassin d'alimentation dans un terrain schisteux. Échauffées par la profondeur de leur circuit souterrain, ces eaux remontent alors à la surface brusquement et rapidement, quand quelque accident géologique (faille, filon, etc.) leur ouvre, à partir de cette profondeur jusqu'au jour, une libre issue. A côté de ces eaux particulièrement profondes, on a, au contraire, dans les schistes, des multitudes de sources précaires à la rencontre des ravins qui traversent les feuillets schisteux et y exercent un drainage. Très abondantes après une pluie, ces sources superficielles sont exposées souvent à tarir.

Sous-sol sableux. — Enfin la présence d'un sous-sol sableux est une condition favorable, puisqu'il n'est pas de meilleur filtre qu'un sable ; il faut cependant faire attention au phénomène de durcissement plus ou moins superficiel que nous signalions tout à l'heure à propos des Landes et qui intervient fréquemment dans les sables. La plupart des sables tendent à devenir des grès, bien que, tout à fait à la surface, un grès, d'abord cimenté par du calcaire, puisse parfois se désagréger. Les grès des terrains calcaires sont d'anciens sables agglutinés, de même que les quartzites sont des grès soumis ultérieurement à un métamorphisme. C'est le phénomène qui peut produire la fixation naturelle des dunes. La conséquence hygiénique est que, sur un semblable terrain de sable, si meuble et si poreux d'apparence, le développement de l'alios peut amener la stagnation des eaux et la formation de marécages.

Ces quelques exemples pourraient être longuement multipliés. L'étude spéciale qui va être faite par Martel de la circulation des eaux permettra d'y revenir et nous en avons assez dit pour faire comprendre, ce qui était ici notre but, l'influence générale de la constitution géologique du sol sur l'hygiène.

Nous allons, pour terminer ce côté du sujet, ajouter quelques mots sur des questions accessoires.

COMPOSITION MOYENNE DE L'ÉCORCE TERRESTRE. SELS EN DISSOLUTION DANS LES EAUX. LEUR ORIGINE. — Toutes les eaux sont plus ou moins chargées de substances minérales empruntées aux terrains qu'elles ont traversés souterrainement ou à la surface desquels elles ont coulé : substances qui interviennent ensuite dans les effets plus ou moins hygiéniques de ces eaux.

Quand on fait l'analyse moyenne des roches, on voit que toute l'écorce terrestre est un silicate d'alumine, de fer, de chaux, de magnésie, et d'alcalis, où entrent seulement pour environ 1 p. 100 de substances étrangères. Plus exactement, cette composition moyenne est la suivante :

Silice	59,80
Alumine	15,40
Sesquioxyde de fer	2,70
Protoxyde de fer (correspondant à 3,80 de sesquioxyde)	3,40
Chaux (correspondant à 8,55 de carbonate)	4,80
Magnésie	4,40
Potasse	2,80
Soude	3,60
Eau (dont 0,40 persistant au-dessus de 110°)	1,50
Oxyde de titane	0,50
Acide phosphorique	0,20
	99,10

Ou, en éléments chimiques, par ordre d'importance :

Oxygène	47,10	99,00 (Oxygène à Potassium)
Silicium	27,90	
Aluminium	8,10	
Fer	4,70	
Calcium	3,50	
Sodium	2,70	
Magnésium	2,60	
Potassium	2,40	
Titane	0,30	
Hydrogène	0,20	
Chlore	0,17	
Carbone	0,10	
Phosphore	0,10	
Manganèse	0,07	
Soufre	0,06	
A reporter	100,00	

Report	100,00
Baryum	0,03
Fluor	0,03
Azote	0,02
Chrome	0,01
Zirconium	0,01
Nickel	0,005
Strontium	0,005
Lithium	0,005
	100,115

Ce sont ces quelques éléments chimiques qui interviennent dans tous les phénomènes géologiques et dont les combinaisons diverses ou les séparations par voie mécanique ou par précipitation forment toutes les variétés de nos roches et de nos terrains.

Les eaux agissent sur eux suivant leur solubilité, et nous avons déjà vu qu'il en résultait dans les terrains altérés un accroissement relatif immédiat de certains éléments par rapport à d'autres : par exemple de la magnésie ou de la baryte par rapport à la chaux. Inversement la proportion des éléments solubles se trouve rapidement accrue dans les eaux et c'est ainsi que celles-ci arrivent bientôt à contenir une proportion sensible d'alcalis et particulièrement de soude, avec une quantité de chaux qui, très forte au moment où ces eaux émergent d'un terrain calcaire, a toujours une tendance à se reprécipiter.

Les métalloïdes qui viennent acidifier ces bases sont surtout le soufre, le chlore, le carbone et l'azote, dont les deux derniers ont en grande partie une origine organique.

Le *soufre* est un élément très répandu dans le monde minéral. Sans qu'il soit même nécessaire de faire intervenir des filons métallifères dans lesquels le soufre est ordinairement l'élément minéralisateur essentiel, beaucoup de roches cristallines et surtout les roches dites basiques, c'est-à-dire celles où la silice est peu abondante par rapport aux bases, renferment de la pyrite dans leur constitution. On retrouve du soufre, quelle que soit alors son origine, dans les fumerolles volcaniques qui contribuent à en répandre à la surface, et, pour ces deux raisons, l'acide sulfurique, produit par l'oxydation superficielle du soufre, se trouve être un principe à peu près constant de toutes les eaux qui en apportent constamment à la mer. Les anciens dépôts d'évaporation marins compris dans certains terrains géologiques renferment, par une conséquence directe, des amas fréquents de sels sulfatés, dont le principal est le sulfate de chaux (anhydrite ou gypse), et le sulfate des terrains géologiques, étant soluble, contribue à son tour à enrichir en sulfates les eaux qui circulent sur les terrains gypseux, dont le trias et le tertiaire renferment en France de nombreux spécimens.

Le sulfate de chaux n'est d'ailleurs pas le seul sulfate qui se rencontre dans la nature ; il s'est produit, dans des conditions analogues, des sulfates de magnésie, de soude, etc., qui donnent à certaines eaux une action spéciale.

Le soufre peut en outre se présenter à l'état d'acide sulfureux, de sulfures alcalins ou alcalino-terreux et d'hydrogène sulfuré dans des conditions sur lesquelles nous reviendrons bientôt.

Pour le *chlore*, certains éléments du problème sont les mêmes. Toutes les roches cristallines renferment un peu de chlore dans leur constitution même ; les fumerolles volcaniques sont en grande partie chlorurées quand elles se dégagent à haute température. Les dépôts lagunaires des anciennes époques géologiques comprennent de grands amas de chlorure de sodium ; la mer est un réservoir inépuisable du même sel et la pulvérisation des vagues entraînées par le vent contribue à répandre des chlorures jusqu'à une grande distance des côtes. Toutes les eaux de surface sont donc un peu chlorurées, le chlore pouvant être associé surtout aux alcalis, à la chaux ou à la magnésie.

Mais les chlorures des eaux peuvent, en outre, avoir une origine organique, qui est particulièrement à retenir dans les questions d'hygiène. Le chlorure de sodium entre, en effet, dans la constitution des êtres vivants et dans leurs déchets; la surabondance des chlorures dans une eau peut, quand elle est accompagnée de nitrates, mettre sur la voie d'une infiltration organique.

Le *carbone* est à rapprocher des éléments précédents. Lui aussi existe dans toutes les roches, dans les fumerolles, dans les terrains, dans la mer, dans les eaux, dans les corps organisés. Indépendamment du carbone qui a déjà passé par des formes vivantes et de l'acide carbonique des terrains calcaires, qui représente lui-même en grande partie un semblable phénomène organique des temps passés, l'écorce terrestre dégage incessamment du carbone, soit à l'état de carbure d'hydrogène, soit, après combustion, en acide carbonique. Ces dégagements de carbure d'hydrogène et d'acide carbonique constituent un danger dont il va être question plus en détail.

C'est à l'état d'acide carbonique que le carbone entre en composition minérale et cet acide carbonique est surtout associé à la chaux, mais peut aussi se trouver uni aux alcalis, à la magnésie, au protoxyde de fer, etc. Il présente cette particularité, qui joue un grand rôle dans la forme affectée par ses cycles superficiels, qu'un excès d'acide carbonique dissout fréquemment des carbonates, appelés à se reprécipiter quand cet acide carbonique en excès se dégage. C'est ainsi que se produisent notamment les concrétions calcaires. Il ne faut pas oublier qu'elles sont accompagnées par un dégagement d'acide carbonique susceptible de devenir dangereux s'il n'est pas emporté par l'aérage.

Enfin, bien que les roches renferment des traces d'azote, l'origine principale de l'*azote* est dans l'air, auquel il est généralement emprunté par l'intermédiaire d'une activité organique. Cet azote prend deux formes principales, auxquelles on est convenu de donner pratiquement les noms d'*azote ammoniacal* et d'*azote nitrique* suivant qu'il y est associé avec l'hydrogène ou avec l'oxygène. L'une des formes passe d'ailleurs facilement à l'autre.

Nous n'avons pas ici à insister sur ce qui sera dit plus loin du mode de fixation de l'azote atmosphérique par les microorganismes, surtout avec intervention de certaines plantes telles que les légumineuses. D'après Berthelot, un hectare de terrain ne fixe pas moins de 16 à 32 kilogrammes d'azote dans une année par cette seule action directe. Cet azote, lorsqu'il ne passe pas dans les plantes cultivées et n'est pas emporté avec elles, reste dans le sol où il se transforme en nitrates solubles et en grande partie emportés par les eaux. Un hectare de terre en jachère peut perdre ainsi par an 200 kilogrammes d'azote correspondant à 1250 kilogrammes de nitrate de soude.

Ce nitrate de soude, nous le retrouvons dans les eaux accompagné d'azote ammoniacal, qui a une origine directement organique et, par suite, un rôle beaucoup plus suspect. Puis l'azote ammoniacal se transforme peu à peu en azote nitrique et c'est ainsi que les eaux les plus contaminées, celles de la Seine par exemple en aval de Paris, arrivent, dans un espace relativement court, à se purifier.

Une fois dans la mer, le nitrate est ensuite ramené en grande partie à l'état d'ammoniaque par une fermentation inverse sous l'influence des organismes, et l'on attribue au carbonate d'ammoniaque un grand rôle dans la fixation de la chaux. Puis cette ammoniaque se dégage, passe dans l'air et revient contribuer à la nourriture des plantes.

LES EAUX THERMO-MINÉRALES ET LEUR MINÉRALISATION. — Ce serait sortir de notre sujet spécial que de traiter ici la question des eaux thermo-minérales, où la géologie et la médecine se tiennent pourtant de si près et où la première science peut apporter à la seconde un si utile concours. Mais il faut au moins dire un mot de ces eaux souterraines spéciales, qui jouent aujourd'hui un rôle si important en thérapeutique et dont l'emploi, surtout comme eaux de table, pourrait, dans certaines circonstances de captage vicieux, constituer une hygiène à rebours.

Quelle que soit l'origine profonde de ces eaux chaudes et minéralisées (1), leur particularité est d'arriver au jour par un accident géologique, par une fracture profonde largement ouverte, qui permet la brusque remontée jusqu'à la superficie d'eaux accumulées en profondeur sous pression et échauffées par le fait seul de cette profondeur. L'existence de cette fracture béante, dont l'orifice au jour constitue ce qu'on nomme le *griffon*, est l'élément caractéristique d'une source thermale, qui, arrivant à nous par un plan de cassure vertical, se

(1) Voy. pour tous les détails sur cette question : L. De Launay, Recherche, captage et aménagement des sources thermo-minérales, 1 vol. gr. in-8°, Paris, Baudry, 1899.

distingue aussitôt des sources ordinaires, dont l'émergence s'opère en principe, au contraire, suivant un plan de contact horizontal. Une source thermale se trouve ordinairement à l'intersection d'une semblable fracture géologique (faille ou filon), qu'il ne faut pas confondre avec les cassures restreintes et localisées des terrains (ou diaclases), et d'une dépression topographique, telle qu'une vallée, pied de falaise, etc. Comme cas intermédiaire, il existe des eaux minérales formant des nappes horizontales, que l'on va chercher par des sondages en profondeur et offrant, dès lors, des conditions géologiques analogues à celles des eaux douces : ces eaux minérales pouvant d'ailleurs avoir une origine quelconque, soit qu'elles représentent l'épanchement d'une source thermale filonienne, soit qu'on doive les attribuer simplement à la rencontre par les eaux presque superficielles de quelques minéraux solubles, tels que le chlorure de sodium ou le sulfate de chaux.

Le captage d'une source thermale doit — et c'est le point sur lequel je crois utile d'insister ici — viser au moins autant à éviter l'introduction des eaux superficielles qu'à recueillir le plus possible de l'eau thermale. La combinaison de ces deux desiderata s'exprimera en disant qu'on cherchera à obtenir la source thermale dans les conditions de débit maximum correspondantes au maximum de température. Ces variations de température sont, en effet, un indice certain que la source profonde (dont la température peut être, dans les limites d'application pratique, considérée comme à peu près invariable) est mélangée avec une eau froide superficielle qui la refroidit.

Ce captage peut être obtenu par bien des méthodes dont je ne saurais songer à donner une idée. L'une des plus ingénieuses consiste à utiliser le jeu des pressions hydrostatiques et à refouler l'eau thermale vers le point choisi par une contre-pression, obtenue précisément au moyen de ces eaux superficielles qui étaient une gêne et qui deviennent un utile instrument. L'eau froide et l'eau chaude peuvent, en effet, se trouver en contact dans leurs canaux souterrains et se faire équilibre statique sans qu'il en résulte un mélange, dont le thermomètre avertirait aussitôt.

Cette méthode est souvent nécessaire dans les terrains meubles, tels que les alluvions des rivières au milieu desquelles sourdent de nombreuses sources thermales, et il était utile de la signaler en passant pour éviter les appréciations erronées auxquelles ses applications ont parfois donné lieu de la part des hygiénistes, qui ont cru y voir un danger de mêler l'eau froide à l'eau thermale. Bien appliquée, elle est, au contraire, excellente. Dans tous les autres cas, on cherche à atteindre le même résultat en allant capter la source thermale, qui vient de la profondeur, le plus profondément possible.

ACTION DE CERTAINS PRINCIPES MINÉRAUX DU SOL. ACIDES CARBONIQUE, SULFHYDRIQUE, ETC. — Nous avons en commençant fait allusion à l'insalubrité qui peut résulter, soit pour les mineurs, soit même pour ceux qui restent à la superficie dans certaines conditions spéciales, de tel ou tel produit minéral contenu dans le sol.

Les premiers de ces produits à considérer sont deux gaz, l'*acide carbonique* et l'*acide sulfhydrique* ; il faudra ensuite examiner l'action plus exceptionnelle de tel ou tel minerai (composés de mercure, d'arsenic, de plomb, de cuivre, etc.).

L'*acide carbonique* est une substance qui se dégage ou se produit spontanément en une foule de points dans le sol et que sa densité rend, comme on le sait, particulièrement dangereuse puisqu'elle s'accumule dans les parties basses où rien n'en décèle la présence.

Cet acide carbonique est particulièrement abondant dans les régions de volcans actuels ou de volcans récemment éteints comme ceux de l'Auvergne. Il y a ainsi des régions où l'on ne peut faire un puits sans risquer de rencontrer de l'acide carbonique. Par endroits ce gaz est assez abondant pour former de véritables soufflards ou mofettes; mais ailleurs, quoiqu'en quantités plus faibles, il peut également constituer un danger.

Avec ou sans relation avec le volcanisme, des régions de sources thermales donnent également lieu souvent à de semblables émanations d'acide carbonique. Par exemple à Vichy les travaux de captage nécessités par les sources pénètrent fréquemment dans une véritable nappe d'acide carbonique.

On retrouve le même gaz très abondant dans certaines mines de houille, non seulement dans celles dont une partie est en ignition : ce qui rentre alors dans le cas des foyers ordinaires, examiné ailleurs, mais même sans aucune cause appréciable. De grands dégagements d'acide carbonique en certaines exploitations (Haute-Loire, etc.) ont paru dernièrement un danger comparable à celui plus anciennement connu du grisou. On s'est demandé si cet acide carbonique ne viendrait pas de terrains calcaires attaqués par des eaux acides chargées d'acide sulfurique comme le sont presque toujours les eaux des mines. Il est bien plus probable que l'on a affaire à un phénomène en relation plus directe avec la houille et comparable aux dégagements grisouteux.

En dehors de l'acide carbonique, il peut y avoir également lieu de surveiller la présence de l'*hydrogène sulfuré*, qui est habituellement produit par une réduction de sulfates en présence de matières organiques, donnant d'abord des sulfures et persulfures ensuite décomposés. Une eau qui a circulé sur un terrain gypseux et qui s'y est chargée de sulfates de chaux, arrivant ensuite dans une vase organisée, donne aisément une réaction semblable.

Enfin l'*acide sulfureux*, produit par la combustion de l'hydrogène sulfuré, est plus spécialement réservé aux régions volcaniques, où son odeur appelle suffisamment l'attention sur lui.

Parmi les substances minérales nuisibles, nous nous contentons d'appeler l'attention sur les dangers des sels *mercuriels*, *plombeux*, *cuprifères*, *arsenicaux*, etc. Les mines de mercure sont d'autant plus insalubres qu'avec le cinabre ou sulfure de mercure, minerai habituel peu dangereux par lui-même, il s'y présente fréquemment du mercure natif. Les sels de cuivre donnant des combinaisons oxydées solubles passent dans les eaux et il peut en être de même des arséniates. Les régions contenant des minerais de cuivre ou des sulfures arsenicaux tels que le mispickel peuvent donc renfermer des eaux dangereuses à boire, mais dont la couleur et le goût signalent d'ordinaire le péril, etc.

LE SOL

ÉTUDE CHIMIQUE, BACTÉRIOLOGIQUE. SON ROLE EN HYGIÈNE.

PAR

EDMOND BONJEAN

Chef du laboratoire du Comité consultatif d'Hygiène publique.

L'homme puise dans le sol la presque totalité de ses moyens d'existence : il lui rejette ses résidus. A ce double point de vue, l'étude de l'influence du sol sur l'homme intéresse l'hygiéniste.

Dès le début de cette étude, on est obligé de reconnaître qu'il est impossible de dissocier nettement le rôle du sol de celui de l'atmosphère; c'est en effet avec le concours des agents atmosphériques, de la chaleur, de la lumière, de l'air, de l'état hygrométrique, de la pression, qui sont tous en étroites relations avec les dispositions géographiques et topographiques, que le sol a pu imprimer à l'homme qui l'habite ses caractères, ses mœurs, ses maladies : la stérilité ou la fécondité du sol est sous la dépendance de ces agents autant que de sa nature même. Des régions immenses du globe sont incultes malgré la bonne qualité des terres, en raison des trop grandes sécheresses ou humidités, des températures trop basses ou trop élevées. Un même sol transformera plus ou moins complètement les matières usées, suivant les quantités de chaleur, d'eau, de lumière qu'il recevra.

Aidé des conditions atmosphériques nécessaires, le sol est fécond ou stérile en raison de sa *composition chimique*, de sa *constitution*, de ses *propriétés physiques* et suivant les éléments vivants qu'il recèle ou reçoit. Il est riche ou pauvre de par lui seul, suivant la nature des mines et minerais qu'il renferme.

Ces données sur le sol intéressent le bien-être des individus et leur indiquent le choix du vêtement, des matériaux de construction des abris, des aliments, des eaux d'alimentation, des exploitations industrielles, des moyens de destruction des résidus, de défense contre les maladies ; elles fixent les règles de l'hygiène des individus sur le sol qu'ils habitent.

On conçoit aisément le développement considérable que peut

comporter l'étude du sol au point de vue de l'hygiène. Dans ce traité, chacune des questions : vêtements, habitations, aliments, eaux potables, eaux résiduaires, etc., dans lesquelles le sol joue un grand rôle sera traitée suivant les compétences spéciales.

De ce fait, notre travail est très simplifié et nous le bornerons à l'étude chimique, physique, bactériologique, microscopique du sol en ce qui intéresse particulièrement l'hygiène.

COMPOSITION CHIMIQUE DU SOL

Les matériaux qui composent le sol sont de deux sortes :

1° *Éléments minéraux*;

2° *Éléments organiques* vivants et morts : animaux, plantes.

La terre arable et les terrains agricoles sont formés aux dépens de ces éléments minéraux et organiques.

ÉLÉMENTS MINÉRAUX

Les éléments minéraux renferment tous les corps simples reconnus jusqu'à ce jour.

Répartition des éléments. — Parmi ces éléments, il y en a trente-cinq environ qui existent en proportions appréciables; les autres n'ont été mis en évidence qu'en très petites quantités ou à l'état de traces.

Voici, approximativement par ordre d'importance, la répartition des éléments simples les plus répandus dans toutes les régions :

1. Silicium.	5. Calcium.	9. Fer.	13. Soufre.
2. Oxygène.	6. Sodium.	10. Hydrogène.	14. Fluor.
3. Carbone.	7. Potassium.	11. Azote.	15. Manganèse.
4. Aluminium.	8. Magnésium.	12. Chlore.	16. Phosphore.

Les éléments suivants existent en fortes proportions, mais sont plus localisés :

Iode.	Nickel.	Bismuth.	Bore.
Brome.	Cobalt.	Cuivre.	Chrome.
Lithium.	Cadmium.	Mercure.	Arsenic.
Baryum.	Étain.	Argent.	Sélénium.
Strontium.	Antimoine.	Platine.	Titane.
Zinc.	Plomb.	Or.	Argon.

Enfin les terres rares renferment les éléments suivants à l'état de petites quantités ou de traces; elles sont très localisées :

Uranium.	Zirconium.	Rubidium.	Cœsium.
Molybdène.	Yttrium.	Thorium.	Thallium.
Tungstène.	Palladium.	Cœrium.	Gallium.
Tellure.	Lanthane.	Rhodium.	Erbium.
Vanadium.	Didyme.	Ruthénium.	
Iridium.	Osmium.	Niobium.	
Glucinium.	Tantale.	Pelopium.	

Pour compléter la liste des corps simples, nous citerons encore :

Prasédyme.	Scandium.	Néodyme.	Décipium.
Samarium.	Indium.	Ytterbium.	
Germanium.	Thullium.	Niobium.	

qui existent en si faibles quantités que leur découverte et leur mise en évidence ne sont basées que sur des raies spectroscopiques spéciales.

Principales combinaisons minérales. — Ce sont les combinaisons de quelques-uns des éléments simples du premier groupe qui produisent l'infinie variété des roches. Par exemple la combinaison du silicium avec l'oxygène donne la silice et, suivant les conditions de cette production et les actions subies par cette simple combinaison binaire, a donné lieu à de grandes variétés : quartz, cristal de roche, calcédoines, caillou du Rhin, agate, onyx, silex, jaspe, opale, tripoli, sable

Une autre combinaison très simple également du carbone, de l'oxygène et du calcium forme le carbonate de chaux qui présente également de grandes variétés (Voy. p. 47).

Le carbonate de chaux est également un des composés prédominants du sol.

Suivant les conditions dans lesquelles ces éléments se sont combinés, suivant les conditions de température, de dépôt, de cristallisation, de mouvement auxquelles les combinaisons ont été soumises depuis la formation du sol, ils ont formé des masses dont les caractères servent aux géologues pour les classer (1). Ces terrains sont principalement constitués de silice, de chaux et d'acide carbonique, puis viennent la magnésie, l'alumine, la soude, la potasse, les oxydes de fer, le carbone : l'ensemble de ces corps représente 97,7 p. 100 de l'écorce terrestre.

L'oxygène constitue, à lui seul, la moitié en poids de la croûte terrestre accessible : la silice, composé de silicium saturé d'oxygène SiO^2 (renfermant 53,33 p. 100 d'oxygène + 46,67 p. 100 de silicium), combinaison par conséquent extrêmement stable et presque inattaquable, est l'instrument de consolidation du sol.

Composition minérale des terrains. — Les roches primitives sont aussi constituées par des combinaisons chimiques extrêmement stables d'éléments saturés d'oxygène : les silicates et l'alumine, corps durs, réfractaires, inattaquables. Les combinaisons de ces corps avec les alcalis (soude, potasse, lithine), les terres alcalines (chaux, magnésie, baryte, strontiane), les oxydes de fer, etc., ont donné naissance aux différents types de roches : granitiques, granulitiques, pegmatitiques, porphyriques, trachytiques, microlithiques, ophitiques, sphénolithiques, basaltiques, cristallitiques, dont les

(1) Voy. article de De Launay, Le sol, étude géologique.

principaux types sont le granite, le porphyre, le trachyte, le basalte, ainsi qu'aux roches cristallophyliennes : micaschistes, gneiss.

Composition chimique des roches. — Comme exemple de composition chimique des roches, nous reproduisons dans le tableau ci-dessous les analyses de quelques roches que nous avons eu l'occasion d'effectuer pour les études de Michel-Lévy (1) sur l'étoilement périphérique du Mont-Dore et pour celles de Dollfus (2) sur les recherches géologiques dans les environs de Vichy, ainsi que quelques analyses de types de roches d'après De Launay (3).

Les résultats sont rapportés en grammes pour 100 de roches sèches.

	SILICE SiO^2.	ALUMINE Al^2O^3.	OXYDE DE FER Fe^2O^3.	MAGNÉSIE MgO.	CHAUX CaO.	POTASSE K^2O.	SOUDE Na^2O.	ACIDE SULFURIQUE SO^3.	AC. PHOSPHORIQUE P^2O^5.
Phonolite (1)............	58,70	22,36	5,08	1,27	3,39	5,45	5,13	Traces.	0
Trachyte (1).............	56,36	21,32	7,29	2,06	5,07	3,65	6,17	0	0
Téphrite (1).............	54,00	24,10	8,95	2,35	4,65	1,58	5,60	0	0
Micropegmatite (2).......	67,60	13,03	5,83	»	»	1,80	11,76	»	»
Tuf porphyrique (2)......	66,10	18,12	6,28	T. faib.	Traces.	0,56	8,03	Traces.	Traces.
Porphyre gris (2)........	66,96	8,25	4,27	0	Traces.	4,60	15,10	Traces.	Traces.
Poudingue-Arkose (2)....	84,70	3,93	2,62	»	»	0,86	7,17	»	»
Granite (3)..............	68,0	15,0	2,5	0,1	1,1	6,0	7,0	»	»
Basalte (3)..............	45,0	16,0	10,4	9,6	13,0	1,1	4,5	»	»
Gneiss (3)...............	71,0	14,0	6,0	»	3,0	3,0	2,0	»	»

Les réactions biologiques du sol s'effectuent principalement dans les terrains stratifiés : ces terrains dont la formation est d'origine externe, se divisent en trois sortes de dépôts :

1° *Dépôts détritiques* ou *fragmentaires*;

2° *Dépôts chimiques* ou *concrétionnés*;

3° *Dépôts organiques.*

Dépôts détritiques ou fragmentaires. — **Dépôts détritiques arénacés.** — Les dépôts détritiques arénacés comprennent : les sables, les graviers, les galets, les blocs erratiques, les moraines glacières : les conglomérats sous formes de brèche anguleuse ou de poudingues roulés constitués de fragments de roches réunis par un ciment ;

Les arkoses, roches de quartz (silice cristallisée) et de feldspath (composé de silice, d'alumine et des bases alcalines ou alcalino-terreuses) ;

(1) Michel-Lévy et Ed. Bonjean, Roches volcaniques de l'étoilement périphérique du Mont-Dore. *C. R. Acad. des Sc.*, t. CXXVIII.

(2) Ed. Bonjean, Recherches géologiques sur les environs de Vichy. G. F. Dollfus, 1894.

(3) L. De Launay, Géologie pratique, 1901.

Les *grès* formés par l'agglutination d'un sable par un ciment quelconque et comprenant les *grès quartzeux*, *psammites* (ciment argileux, micacé), les *grauwackes* (schistes siliceux et calcaires décalcifiés et oxydés), les *macignos* (grès argilo-calcarifères), *grès ferrugineux*, *grès verts*, dont la couleur provient des grains de *glauconie* (hydrosilicate de fer et de potasse), les *grès calcarifères*, les *grès lustrés*, la *quartzite*, la *lydite* (schiste siliceux noir).

Dépôts détritiques argileux. — Ils se composent de silicates d'alumine hydratés mélangés de quartz, mica, oxyde de fer, charbon, calcaires ; ils comprennent :

Les argiles réfractaires dont le type est le *kaolin* (terre de pipe) ;
Les argiles smectiques (terre à foulon) ;
Les argiles ferrugineuses (ocres) ;
Les jaspes (dures), gaizes (légères), limons (sans consistance) ;
Les argiles schisteuses, les phyllades (ardoises).

Dépôts chimiques ou concrétionnés. — Ils comprennent :

Les meulières (pierres à silex) ;
La geysérite (silice hydratée) ;
Les travertins calcaires ;
Les tufs (dépôts de carbonate de chaux des eaux) ;
La limonite (fer hydroxydé) ;
Les pisolithes (grains calcaires) ;
Sel gemme (chlorure de sodium) ;
Anhydrite (sulfate de chaux non cristallisé) ;
Gypse (sulfate de chaux cristallisé).

Dépôts organiques. — Ils se divisent en deux catégories : les *calcaires* et les *combustibles minéraux*.

Les calcaires présentent une grande variété :

Calcaires : terreux, *grossiers*, *oolithiques*, *pisolithiques* ;
Calcaires marneux (carbonate de chaux et argile) ;
Chaux hydraulique (lorsqu'il y a plus de 10 p. 100 d'alumine et de silice) ;
Ciments (lorsque la proportion d'alumine et de silice est plus forte ;
Pierres lithographiques ;
Lumachelles (agglomération de coquilles d'ostracées) ;
Calcaires à entroques (articles de crinoïdes ou de radioles d'oursins) ;

Les *craies* constituées par des agrégats de protozoaires et de microphytes (foraminifères, polypiers, échinodermes, mollusques, radiolaires, éponges, diatomées, coccolithes) ; *craies : marneuse*, *noduleuse*, *glauconieuse* ;

Les *marbres saccharoïdes* ou *grenus* ;
Les *marbres lamellaires* et *spathiques* ;
La *dolomie* (calcaire magnésien) ;

Les *cargneules* (dolomie caverneuse) ;

Le *tripoli* (roche siliceuse).

Telles sont les différentes variétés de terrains sur lesquels s'effectuent les réactions de la vie animale et végétale.

On comprendra de suite la nécessité de connaître la nature des terrains en envisageant uniquement les réactions auxquelles ils sont soumis d'après leur différence de constitution chimique, tels que les calcaires si facilement attaquables par l'eau, l'acide carbonique et les acides nitreux, nitrique, et les roches granitiques relativement inattaquables.

La densité moyenne de ces terrains est voisine de celle des sables, soit environ 2,75.

Les combustibles n'intéressent pas notre sujet.

Désorganisation des roches. — Les terrains peuvent donc être considérés comme des composés chimiques sur lesquels s'effectuent toutes les réactions du règne végétal et animal : ils ont été formés par des réactions chimiques vives ou lentes ; ces réactions se poursuivent de tout temps, parfois intenses, notamment autour des volcans, comme celles toutes récentes de la Martinique où des coulées de laves et de cendres sont venues transformer superficiellement les terrains existants, mais généralement lentes, telles que celles produites par l'action des eaux : phénomènes de dissolution et de dépôts ; par les actions simultanées de l'air, de l'acide carbonique, de l'humidité produisant continuellement l'attaque des roches superficielles les plus résistantes, formant la *kaolinisation* des composés feldspathiques, et attaquant même la silice du silex qui, par suite, se dissout lentement.

Kaolinisation des roches feldspathiques. — Parmi ces phénomènes, un des plus importants est la transformation des roches feldspathiques en kaolin ou argile si répandue à la surface du globe et qui joue un rôle capital dans la qualité des terres. Le feldspath, qui est un silicate double d'aluminium et de potassium (K^2O, Al^2O^3, $6\,SiO^2$), sous l'influence prolongée de l'eau, se dédouble en silicate de potassium soluble, en silice, et en silicate d'aluminium qui constitue les argiles, notamment le kaolin.

Les analyses suivantes montrent les différences de composition (1) :

	Feldspath.	Kaolin.	Composition du kaolin rapportée à 18,4 d'alumine.
Silice	62,2	46,8	23,1
Alumine	18,4	37,3	18,4
Potasse	17,0	2,5	1,1
Eau	0	13,0	6,4

(1) WURTZ, Dictionnaire de chimie.

Il en est de même pour les basaltes :

	Basalte.	Basalte altéré.	Basalte altéré rapporté à 13,2 d'alumine.
Silice	46,1	36,7	15,9
Alumine	13,2	30,5	13,2
Chaux	7,3	8,9	3,8
Magnésie	7,0	0,6	0,3
Sesquioxyde de fer	16,6	4,3	1,9
Alcalis	4,5	1,5	0,6
Eau	4,9	16,9	7,2

Dans cet ordre d'idées relatives aux actions chimiques, la surface du sol constitue une zone d'oxydation : c'est, en effet, dans les couches superficielles que l'on rencontre les minerais les plus oxydés, par exemple pour le fer, les oxydes de fer (hématite rouge et brune). Les pyrites ou sulfures sont transformées par oxydation en sulfates, les oxydes en carbonates ; les eaux de pluie tombant sur certaines masses sulfurées en voie d'oxydation deviennent acides et attaquent ainsi des roches environnantes : nous avons eu l'occasion d'analyser une eau des régions de Penaroya ayant lavé ainsi certaines roches et d'y trouver en solution des proportions élevées de sels de manganèse.

Des actions mécaniques concourent aussi à la désorganisation des roches : les grandes différences brusques de température, la congélation sous l'action du froid de l'eau interposée dans les pores qui, en augmentant de volume, fait éclater les corps les plus résistants (1), le ruissellement des eaux, la force du vent désagrègent constamment les roches dont les fragments ou les poussières, sous l'influence de la gravité, sont entraînés dans les vallées et forment ce qu'on appelle l'*arène granitique* et les *alluvions* qui peuvent atteindre dans nos régions 20 à 30 mètres de profondeur. Ces particules rocheuses extrêmement divisées sont plus facilement attaquées que la roche compacte, elles constituent une masse poreuse dans laquelle les eaux et les gaz circulent. Enfin, les végétaux peuvent y prendre racine, et c'est la vie organique qui entre en jeu avec toutes ses réactions les plus multiples et importantes.

ÉLÉMENTS ORGANIQUES

FORMATION DE LA MATIÈRE ORGANIQUE. — Sur ces terrains minéraux, le règne végétal a apporté la matière organique sous toutes ses formes, en empruntant les éléments de sa constitution à l'atmosphère.

Apport du carbone. — Les travaux de Bonnet (1749), de Priestley (1771), de Ingenhousz (1780), de Senebier de Genève, de Saussure, de Boussingault, ont démontré que les végétaux décomposent l'acide

(1) Dans certaines régions de l'Afrique Australe, ces phénomènes sont assez brusques pour faire éclater les roches pendant la nuit.

carbonique sous l'influence de la lumière en rejetant l'oxygène et en fixant du carbone sous l'influence de la fonction chlorophyllienne ou de « certaines matières colorantes » (1). Pour expliquer cette énorme absorption de carbone dans une atmosphère qui renferme peu d'acide carbonique (3 p. 10 000), Dehérain et Maquenne signalent l'agitation continuelle par les feuilles de l'atmosphère qui est ainsi renouvelée et la rapidité de l'absorption par la grande surface du système feuillu. D'autre part, Cloez et Gratiolet (2), Timiriazeff, Reinke, Engelmann (3) ont démontré l'influence indispensable de l'action lumineuse sur la fixation du carbone par les plantes.

En établissant le bilan de l'acide carbonique enlevé à l'air et de l'oxygène restitué, on constate que les plantes purifient l'atmosphère ; ce fait d'ailleurs avait été déjà signalé par Priestley.

Apport de l'hydrogène et de l'oxygène. — Les plantes empruntent ces deux éléments à l'eau [Boussingault (1838), von Mohl, Naegeli, Sachs] ; cette assimilation accompagne celle du carbone (Saussure).

Les plantes renferment cependant un peu plus d'hydrogène qu'il n'en faut pour que la formule de leur matière carbonée corresponde exactement à celle d'un hydrate de carbone qui serait représenté schématiquement par l'équation : $CO^2 + H^2O = CH^2O + O^2$.

Cet excès d'hydrogène qui se manifeste par la présence chez les végétaux de corps peu ou pas oxygénés, résines, carbures, etc., s'explique par le dégagement constaté expérimentalement d'un volume d'acide carbonique supérieur à celui de l'oxygène absorbé pendant la respiration.

Th. Schlœsing fils (1892), en signalant dans certaines conditions l'insuffisance de l'apport de l'oxygène par cette voie, a établi que l'excédent nécessaire pouvait être emprunté aux azotates, sulfates, phosphates du sol.

Apport de l'azote. — L'atmosphère fournit également de l'azote aux végétaux. Boussingault, G. Wille, Lawes, Gilbert et Pugh, Berthelot ont étudié la fixation directe de l'azote atmosphérique ; ce dernier savant a démontré le rôle important des influences électriques qui, oxydant une petite quantité de l'azote sous forme d'acides nitreux et nitrique, rend sous cette forme l'azote plus assimilable.

Les belles recherches de Hellriegel et Wilfarth sur les graminées et les légumineuses ont fixé plus encore les idées sur cette question, en établissant que les excédents d'azote apportés par les légumineuses (4) dans le sol étaient dus à la présence de germes

(1) Van Tieghem, Traité de Botanique, I, p. 667.
(2) *Annales de chimie et de physique*, 1851.
(3) *Ann. agron.*, t. VIII, IX, X, XII.
(4) On sait que les plantes des autres familles prélèvent leur azote uniquement dans le sol ; par conséquent une culture enlevée du sol appauvrit le sol en azote.

spéciaux dans leurs nodosités ; ces germes, véritables fixateurs d'azote atmosphérique, jouant un rôle comparable à celui de la chlorophylle pour la fixation du carbone. Bréal, Th. Schlœsing fils et Em. Laurent, Mazé, Beijerinck et Prazmowski confirmèrent et complétèrent l'étude de ces phénomènes très importants. B. Franck a étendu ce fait de l'enrichissement du sol en azote aux algues, notamment aux nostoccacées. Kossowitch et Duclaux ont reconnu qu'en l'absence de ces bactéries la fixation de l'azote n'a pas lieu. Il existe aussi dans le sol des microbes aérobies (Berthelot) et anaérobies (Winogradsky), notamment le *Clostridium Pasteurianum* et l'*Azotobacter* de Beijerinck et Delden qui sont capables de fixer directement l'azote atmosphérique.

Je signalerai en passant que d'autres espèces de germes jouent un rôle opposé en décomposant les substances azotées et en restituant l'azote libre à l'atmosphère ; tels sont le *Bacterium denitrificans* α et β de Gayon et Dupetit et les bactéries isolées par Giltay et Aberson : mais ce phénomène est d'ordre extrêmement restreint, comparé au précédent. Indépendamment de cette source d'azote atmosphérique il y a lieu de signaler l'importance que Schlœsing attribue à la fixation continuelle de l'ammoniaque atmosphérique par le sol : d'après cet auteur, l'apport serait de 12 à 30 kilogrammes par hectare et par an dans les terres sèches et jusqu'à 50 kilogrammes dans les terres humides. Ces faits sont contestés par Berthelot et André qui ont, au contraire, démontré que c'était la terre végétale qui dégageait de l'ammoniaque dans l'atmosphère. Bien entendu qu'en dehors de cette source d'azote atmosphérique, les végétaux puisent dans le sol l'azote des nitrates provenant de la matière organique azotée, transformée en produits assimilables sous l'influence de phénomènes que nous examinerons.

SYNTHÈSE DE LA MATIÈRE ORGANIQUE. — Avec le carbone, l'oxygène, l'hydrogène, l'azote atmosphériques, voici donc formée la matière organique sur les terrains minéraux et, comme le dit Th. Schlœsing fils, « toute matière organique s'est constituée par la synthèse végétale, aux dépens de l'atmosphère » (1).

Les algues d'une part et, d'autre part, les légumineuses dont les nodosités radiculaires recèlent des microorganismes qui empruntent le plus d'azote à l'atmosphère, pourvoient donc le plus facilement les terrains en matière organique : en se développant, les végétations successives, laissant après la mort de chacune d'elles leurs résidus, chargent le sol de matière organique.

C'est ainsi que prennent naissance l'infinité des combinaisons organiques depuis les plus simples, représentées par exemple par l'action de l'eau sur l'acide carbonique en présence de certaines cel-

(1) Th. Schlœsing fils, Principes de chimie agricole.

lules végétales donnant l'aldéhyde formique ($CO^2 + H^2O = COH^2 + O^2$) susceptible de donner, par polymérisations et transformations successives, des substances de plus en plus complexes, sucres, amidons, celluloses, etc., dont la complication moléculaire s'élève de plus en plus, comme, par exemple, l'oléo-stéaro-margarine $C^{55}H^{104}O^6$, etc. De même que, par l'introduction de l'azote, les molécules aussi simples que celles du cyanogène CAz, de l'acide cyanhydrique CAzH, de l'acide cyanique COAzH arrivent à donner, sous l'influence des transformations incessantes et continues des cellules vivantes et de leurs sécrétions, des molécules les plus complexes telles que celles des matières albuminoïdes $C^{72}H^{112}Az^{18}SO^{22}$ qui représentent le terme ultime de ces réactions.

Toutes ces substances infinies dans leur nombre, leur variété, leur qualité, leur constitution moléculaire, tombent sur le sol soit comme déchets, soit avec les organismes qui les ont élaborées : elles continuent à se transformer et forment cette masse indéterminée que l'on nomme la *matière organique du sol*, plus généralement désignée sous le nom d'*humus* (terreau) : elle a une composition complexe et variable, plus riche en carbone que la cellulose végétale. Certaine théorie s'appuyant sur ce fait admet que des transformations analogues, en formant des substances de plus en plus carburées, ont pu former le lignite, la houille, l'anthracite. En présence des bases (chaux, carbonates de chaux, de magnésie, etc.), la réaction de l'humus est alcaline : dans ces conditions, il constitue un *milieu de culture* pour les germes susceptibles de le transformer en produits oxydés dont les termes les plus stables sont : nitrate, eau, acide carbonique, sulfate, phosphate.

En l'absence des bases, la réaction de cette matière organique est acide : elle est de ce fait un mauvais milieu pour les germes, et le travail de solubilisation et d'oxydation ne se fait pas. C'est ainsi qu'au sein de l'eau, elle peut donner des substances imputrescibles (tourbe).

Cette matière organique joue un rôle considérable : non seulement elle est la source des nitrates, aliment principal des végétaux, mais elle favorise la dissolution du carbonate de chaux, du phosphate de chaux et d'autres éléments minéraux ; elle fixe des principes fertilisants qui résistent ainsi à l'entraînement par les eaux ; enfin elle concourt efficacement à l'ameublissement du sol. L'acide humique isolé de l'humus ou les humates constituent, en effet, un véritable ciment organique de la terre végétale.

TERRE ARABLE, TERRAINS AGRICOLES

TERRE ARABLE. — Le mélange de cette matière organique avec les particules minérales des couches superficielles des terrains constitue la *terre arable*, c'est-à-dire le *sol actif*, dont l'épaisseur et la répartition sur le globe sont variables suivant la nature géologique, les conditions atmosphériques des régions et l'entretien artificiel de la surface du sol.

L'homme et les animaux restituent au sol la matière organique qu'ils ont empruntée au règne végétal pour leur alimentation, sous forme de résidus de toute espèce de leur existence (excréments, urines, eaux résiduaires, cadavres, détritus, ordures ménagères, fumiers, etc.); en réalité, cette matière organique animale provient des végétaux : les cellules végétales (plantes, moisissures, bactéries) sont en effet seules capables de créer la matière organique; les cellules animales ne peuvent que l'utiliser et la transformer.

TERRAINS AGRICOLES. — Les terrains ainsi constitués au point de vue minéral et organique sont propres à la végétation et, suivant leur composition chimique, sont plus ou moins appropriés à la culture de certaines familles de plantes. Thaer, Schwerz, Gasparin, Masure ont donné des classifications de sols agricoles auxquels on ne doit attacher qu'une médiocre importance, parce qu'elles n'envisagent pas assez la composition chimique qui, en réalité, donne encore les meilleurs renseignements. En effet, il est bien établi en physiologie végétale que, dans la culture de chaque espèce végétale, il y a un élément qui joue le rôle de « dominante » ; en principe, c'est celui qui existe le plus abondamment dans la plante même : par exemple, les légumineuses absorbent beaucoup de potasse, les graminées beaucoup de silice, d'autres beaucoup de nitrates, etc. Les principaux éléments minéraux utiles aux plantes sont l'acide silicique, la potasse, la chaux, la magnésie, l'acide sulfurique, l'acide phosphorique, l'oxyde de fer, puis viennent l'acide chlorhydrique, la soude, le manganèse.

L'excès de certains éléments minéralisateurs peut être nuisible à la végétation, et le tableau ci-dessous donnera des exemples de ce fait ; néanmoins quelques plantes s'accommodent de terrains extrêmement chargés de sels solubles, par exemple de chlorures alcalins, la composition de la plante s'en ressent généralement : c'est ainsi que nous (1) avons vu des vignes actives sur les bords des lacs salés de la province d'Oran donnant du jus de raisin renfermant jusqu'à $7^{gr},40$ de chlorures alcalins par litre.

C'est en utilisant les végétaux pour leur nourriture que les hommes et les animaux introduisent dans leur organisme la plus grande partie des éléments minéralisateurs que ces plantes auront puisés dans le sol.

(1) Ed. Bonjean, *C. R. Acad. des Sc.*, 2 mai 1898.

Résultats des analyses de quelques terres.

	Terre noire de Russie (P.-P. Dehérain.)	Terre de Brie (Tournan). (P.-P. Dehérain.)	Sol du lac de Harlem (Hollande). (Wœlcker.)	Terre conquise sur la mer (Hampshire). (Wœlcker.)	Sol imprégné de sel et de nitrate. (Wœlcker.)
Eau	»	»	»	5,45	10,86
Matière organique	»	»	14,71	9,93	4,84
Oxyde de fer et alumine	19,1	5,038	9,27	7,18	11,28
Acide phosphorique	1,546	0,900	0,27	»	2,35
Chaux	7,153	4,374	»	»	29,1
Magnésie	3,403	5,038	0,73	0,51	»
Silice soluble	3,84	17,300	»	»	»
Carbone organique	23,00	7,208	»	»	»
Azote organique	2,01	0,888	0,52	»	0,24
Sulfate de protoxyde de fer.	»	»	1,84	1,39	»
Sulfure de fer (pyrites)	»	»	0,71	0,78	»
Sulfate de chaux	»	»	1,72	0,34	»
Potasse	»	»	0,53	} 0,83	»
Soude	»	»	0,32		
Argile	»	»	69,83	73,55	49,22
Chlorure de sodium	»	»	»	0,04	11,61
— potassium	»	»	»	»	2,31
Nitrate de chaux	»	»	»	»	2,32
	Extrêmement fertile.	*Fertile.*	*Infertile* en raison du sulfate de fer.	*Infertile* en raison du sulfate de fer.	*Infertile.*

PROPRIÉTÉS PHYSIQUES DU SOL

Les propriétés physiques du sol sont aussi importantes, sinon plus que la constitution chimique ; ce sont elles qui régleront, dans le sol, le régime de la température, de l'humidité, de l'atmosphère et la pénétration des éléments de la surface.

Le poids moyen d'un mètre cube de terre fraîchement remuée et peu tassée est de 1 200 à 1 300 kilogrammes.

1° ***RÉGIME DE LA TEMPÉRATURE***. — Dans les couches superficielles du sol, la température suit à peu près les oscillations de la température atmosphérique : les écarts sont en rapport de la disposition et de la nature des terrains, du voisinage de sources thermales ou de régions *volcaniques*. La chaleur apportée du centre de la terre à la surface est d'environ un degré par 30 à 35 mètres, au fur et à mesure qu'on s'éloigne de la surface du sol. Michel Lévy a trouvé un degré géothermique plus faible dans la Limagne, en constatant la température de 79° à 1005 mètres de profondeur ; De Launay estime que la chaleur apportée à la surface du sol par les sources thermales situées en France correspond à environ 100 000 tonnes de houille (1).

L'*humidité* du sol influe sur sa température en raison de l'évaporation qui absorbe de la chaleur et par conséquent le refroidit.

(1) Ed. Bonjean, Les eaux minérales au point de vue de la thermalité. *Bull. Sc. pharmacologiques*, n° 4, avril 1900.

La *couleur* du sol joue un rôle important : les terres noires, foncées, rouges, absorbent plus de chaleur que les terres claires. Cette observation est mise en pratique dans certaines régions où l'on répand des terres noires pour faciliter la fonte de la neige ou hâter la végétation.

La *disposition* du sol permettant la réception directe ou oblique des rayons solaires présente une notable influence sur la température.

D'après Schlœsing fils, l'échauffement produit par la combustion des matières organiques serait insignifiant.

2° ***RÉGIME DE L'HUMIDITÉ.*** — Les eaux atmosphériques en tombant sur le sol subissent le contact des produits existant à la surface de la terre, puis arrivent au support géologique, c'est-à-dire au terrain.

Une partie de ces eaux est restituée directement à l'atmosphère, évaporée soit par le sol, soit en majeure partie par les plantes (1), une autre partie est retenue par les végétaux pour leur nutrition, la troisième partie tend à se rendre aux thalwegs, en suivant les lignes de plus grande pente sous forme de ruissellement, enfin la dernière partie, celle qui nous intéresse particulièrement, tend à s'infiltrer dans le sol.

Cette eau d'infiltration, avec les corps qu'elle véhicule, est soumise à deux influences : la *gravité*, qui est la conséquence de l'attraction de la masse terrestre et qui tend à entraîner l'eau vers le centre de la terre, et la *capillarité*, qui est le résultat de l'attraction intramoléculaire exercée par les molécules matérielles du terrain, c'est-à-dire l'attraction par les grains solides qui tend généralement à faire pénétrer l'eau dans les vides souterrains et qui quelquefois agit dans un sens absolument opposé, en attirant l'eau souterraine vers la surface lorsque les terrains sont séchés par les phénomènes atmosphériques (chaleur, vent). L'intensité que présente ce phénomène de la capillarité est inversement proportionnelle à la cinquième puissance du diamètre des vides $\frac{1}{D^5}$ et l'on comprendra facilement son influence au milieu des masses souterraines poreuses imprégnées d'eau. Lorsqu'il y a une grande masse d'eau pour une petite surface attractive, par exemple lorsque les vides sont grands, la gravité est plus grande que la capillarité : le liquide descend. Si au contraire les vides sont très fins, la capillarité retient ou fait même remonter l'eau comme dans les tissus spongieux, à l'exemple d'un tube capillaire que l'on met en contact avec l'eau : l'eau monte dans ce tube jusqu'à une certaine hauteur (hauteur capillaire) déterminée par la tension superficielle du liquide ; le poids de la colonne d'eau ainsi soulevée représente l'effort total de la membrane qui la supporte. Ce phénomène est régi

(1) En une heure, au soleil, une feuille verte évapore son poids d'eau.

par la loi de Jurin : la hauteur de la colonne soulevée dans un tube capillaire est en raison inverse du diamètre du tube. Nous savons que ce même tube, retiré de l'eau, peut soutenir une colonne de liquide double de la hauteur capillaire.

Hauteurs d'eau soulevée par la capillarité en différents terrains :

Graviers	0
Sables rugueux moyens	0,30
Terres sables argileuses	0,60
Marnes	1,50

Les terres grasses, tourbes, donnent des chiffres supérieurs.

C'est en raison de ces phénomènes que tous les terrains sont imprégnés d'une quantité d'eau très variable, et c'est sous leur influence que l'eau s'introduit dans le sol, y circule tant qu'elle rencontre des vides ou des pressions plus faibles au-dessous d'elle. D'après Daubrée, le volume d'eau incorporé dans toute la terre est égal au volume d'eau de la surface, et, en tenant compte des eaux superficielles totales (océans, lacs, cours d'eau) et des eaux souterraines, notre sphéroïde aurait environ cinq parties d'eau pour une de terre.

Le rôle de l'eau dans le sol est considérable : sans eau, il n'y a pas de vie végétale ou animale possible.

Suivant la résistance que les terrains présentent à leur pénétration par l'eau, on les classe en sols *imperméables* et sols *perméables.* Les *sols imperméables* comprennent notamment les roches cristallophylliennes, éruptives, granitiques, cristallines, les dépôts détritiques argileux ; les *sols perméables* sont représentés par les dépôts détritiques arénacés et organiques, les sables, grès, graviers, galets, blocs erratiques, moraines, glacières, laves, basaltes, trachytes, ponces, conglomérats poreux, tufs, scories, enfin les calcaires.

Il résulte des faits précédents que le nombre des cours d'eaux superficiels est en rapport avec le degré de perméabilité des terrains sur lesquels se produisent les précipitations atmosphériques.

Plus un terrain est perméable, moins il y a de cours d'eau superficiels et plus de cours d'eau souterrains : le contraire ayant lieu pour les roches imperméables.

Voici quelques chiffres très intéressants déterminés par Belgrand, d'après ses études sur le bassin de la Seine :

Proportion des cours d'eau superficiels par rapport à la perméabilité des terrains :

Terrains imperméables.

	Un cours d'eau par :	
Granit	3,3	kilom. carrés.
Lias	3,3	—
Crétacé inférieur	2,1	—
Argile à meulière de Brie	4,5	—
Marnes kimméridgiennes	5,3	—

Terrains perméables.

Calcaires oolithiques	45,0	kilom. carrés.
Craie blanche	74 à 143	—
Marnes lacustres	35,0	—
Sables de Fontainebleau	231,0	—

On sait en effet que les lacs, étangs, cours d'eau abondent dans les pays granitiques ou à sols argileux, quand au contraire ils sont très rares dans les calcaires et les sables.

Le volume maximum d'eau retenue par les terrains est fort variable ; Delesse (1), dans une série d'expériences intéressantes, a déterminé le pouvoir absorbant maximum de quelques roches pour l'eau. Voici les chiffres qu'il a trouvés :

	En fragments.		En poudre.	
100 de craie peuvent absorber	24,00 d'eau.		41,00 d'eau.	
100 de schiste noirâtre	2,85	—	36,00	—
100 de gypse	2,20	—	26,00	—
100 de grès quartzeux fin	0,66	—	»	
100 de schiste ardoisier	0,19	—	31,00	—
100 de marbre gris	0,08	—	17,00	—
100 de granite amphibolique	0,06	—	27,00	—

Chalon (2) a déterminé expérimentalement la quantité d'eau qu'un mètre cube de silex de différentes grosseurs peut retenir dans ses vides :

Sable très fin homogène	200	litres.
Sable fin ordinaire	300	—
Petit gravier (8 à 10 millim.)	350	—
Gravier (jusqu'à 25 millim.)	400	—
Cailloux roulés, galets (6 à 7 centim.)	400 à 450	—
Gros cailloux (jusqu'à 10 centim.)	450 à 500	—
Pierres (de 10 à 20 centim.)	500	—

Ces nombres, qui peuvent avoir une grande importance pratique, notamment au point de vue de la filtration des eaux, ont été déterminés de la façon suivante : les roches étaient préalablement séchées à l'air (dans ce cas particulier la quantité d'eau restant pouvait être considérée comme négligeable), puis introduites dans un baril de 110 litres. On versait des quantités mesurées d'eau jusqu'à commencement d'écoulement par le haut.

Schubler a trouvé les nombres suivants :

Sable	25 à 60	p. 100.
Sol calcaire	27	—
Glaise et argile	40 à 70	—
Terreau	190	—
Carbonate de magnésie	456	—

(1) Delesse, Recherches sur l'eau dans l'intérieur de la terre. *Bull. de la Soc. géol. de France*, 2e série, t. XIX, 1861.

(2) P. Chalon, Sur la recherche des eaux souterraines. *Mémoires de la Société des ingénieurs civils de France*, juillet 1897.

Ces chiffres ont été déterminés dans des conditions expérimentales de laboratoire qui s'éloignent notablement de la réalité.

Schlœsing, en dosant l'humidité naturelle dans les terres, a trouvé des chiffres en poids variant de 30 à 45 d'eau pour 100 de terre : pour les sables grossiers, on peut trouver dix fois moins.

Il est encore intéressant de signaler à ce sujet les recherches de Pichard « sur l'aptitude des terres à retenir l'eau » (1). Pichard a évalué la résistance de quelques sols au passage de l'eau. Ces chiffres, que nous reproduisons ci-dessous, ont été déterminés en opérant sur des couches de 50 centimètres de terres préparées de diverses compositions :

		Durée de l'imbibition totale.
Argile grasse de Bollène		55 jours.
Argile	30	45 —
Sable calcaire palpable	70	
Argile	20	42 —
Calcaire palpable	80	
Argile	30	36 —
Calcaire palpable	15	
— impalpable	55	
Argile	20	20 —
Calcaire impalpable	25	
— palpable	55	
Argile	20	8 —
Silex impalpable	30	
— palpable	50	
Argile	10	5 —
Silex impalpable	40	
— palpable	50	
Argile	10	6 —
Calcaire impalpable	90	
Argile	10	28 heures.
Silex impalpable	90	

Enfin, dans cet ordre de faits, nous rappellerons que, d'après Beardmore (2), l'eau de pluie met de quatre à six mois pour traverser une colline crayeuse sans fissures de 60 à 90 mètres d'épaisseur.

Les terrains sont plus ou moins hygroscopiques et, sous ce rapport, sont susceptibles d'absorber de la vapeur d'eau atmosphérique, mais le pouvoir hygroscopique varie très peu entre 9 et 35 degrés, c'est-à-dire que le sol gardera sensiblement la même quantité d'eau, malgré les variations de température de l'atmosphère, si l'état hygroscopique de l'atmosphère est constant.

Cette affinité pour l'eau est telle que le calcaire jurassique séché absorbe à l'air atmosphérique 1gr,981 pour 100 d'eau.

L'expérience démontre que toutes les roches — et sous le nom de « roches » il faut entendre toutes les masses géologiques d'un volume considérable, aussi bien les plus dissociées que les plus compactes — sont imprégnées d'une quantité d'eau variable avec la nature de cette

(1) *C. R. Acad. Sciences*, 1883, 2e s., t. XCVII, p. 301.

(2) Prestwich, Adress of the geological society. *Quaterly Journal*, 1872, p. 38.

roche : c'est l' « eau de constitution » ou « eau de carrière ».

Delesse, Durocher, Bischof ont déterminé la quantité d'eau de carrière contenue dans les roches suivantes :

Craie blanche	19,30 à 20,66
Calcaire grossier à milliolithes	23,35
Argile plastique de Vaugirard	19,56 à 23,20
— enveloppant la meulière de Meudon	24,48
Calcaire grossier dur	3,02
Gypse	1,50
Granite à grains de Semur	0,08
Silex de la craie de Meudon	0,12
— meulière	1,12
Eurite noirâtre de Chevigné	0,07
Gneiss très micacé et friable	3,00

Au point de vue bactériologique, l'humidité joue un grand rôle. La proportion d'eau nécessaire au développement des germes dépend de la nature et de la finesse des éléments. Schlœsing a montré que la nitrification se produit normalement dans du sable à 4 ou 6 p. 100 d'eau, mais qu'il en faut le double lorsque ce sable est additionné d'argile.

3° ***ATMOSPHÈRES DES SOLS.*** — Boussingault et Lœwy ont démontré que les sols renferment un mélange gazeux analogue à celui de l'air dans lequel l'oxygène serait partiellement remplacé par de l'acide carbonique ; dans les sols agricoles, il y en a environ 1 p. 100 aux profondeurs de 30 à 40 centimètres. La température et la profondeur ont une notable influence sur les variations de l'acide carbonique ; Risler a trouvé :

Profondeur.					
A 25 cent...	0,37	p. 100 de CO^2	pour les	basses	températures.
—	0,65	—	—	hautes	—
à 1 m.......	0,57	—	—	basses	—
—	1,74	—	—	hautes	—

En tout cas, les sols perméables, d'une façon générale, tout au moins jusqu'à 1 mètre de profondeur, renferment de larges proportions d'oxygène, comme en témoigne la composition chimique des eaux qui les ont traversés, notamment la présence de l'oxygène dissous, des nitrates ; accidentellement ils peuvent ne pas en renfermer. Dans un même sol, la proportion d'acide carbonique peut varier notablement comme l'ont établi Schlœsing et Louis Mangin. Ce dernier auteur a même trouvé des quantités considérables d'acide carbonique, 8 p. 100 et même plus, dans les sols recouverts d'un enduit imperméable, c'est le cas spécial aux sols des villes bitumés, par exemple. Au niveau du sol dans l'air, divers auteurs ont trouvé que l'air renfermait $\frac{3}{10\,000}$ d'acide carbonique. Cet acide carbonique provient presque exclusivement de la destruction de la matière carbonée organique du sol par les microorganismes.

Pendant longtemps on a cru que la terre avait la propriété de *condenser les gaz* et on faisait intervenir ce phénomène pour expliquer certaines combustions. Schlœsing a démontré que le volume des espaces vides correspondait avec celui des gaz et Berthelot a constaté que la terre végétale n'absorbait pas l'oxyde de carbone : la terre ne condenserait donc pas les gaz.

L'atmosphère des sols est un facteur important dans les phénomènes biologiques qui s'y effectuent. Les gaz dégagés par la terre et la matière organique sont favorables à la végétation : récemment E. Demoussy (1) a établi l'influence des atmosphères riches en acide carbonique émis par le sol sur les plantes ; comme nous le verrons dans la suite de cet article, son influence est considérable sur la vie et les réactions produites par les microorganismes.

Schutzenberger a déterminé la composition des gaz de l'atmosphère des sols dans lesquels on enfouit des cadavres (2) :

	Oxygène.	Azote.	Acide carbonique
A la surface du sol...........	20,7	79,2	0,1
A une profondeur de 40 cent...	14,8	80,0	5,2
— 80 — ..	8,1	79,3	12,6

L'acide carbonique produit par les microbes dans le sol s'achemine par les canaux souterrains jusqu'à l'atmosphère où il est remplacé par une égale quantité d'oxygène (Schlœsing).

4° ***ROLE FIXATEUR DU SOL POUR LES ÉLÉMENTS EN SUSPENSION OU EN DISSOLUTION DANS LES EAUX***. — L'eau, en tombant sur le sol, rencontre des matières organiques végétales et animales, vivantes et mortes, solubles et insolubles. Nous avons indiqué succinctement les phénomènes qui entraient en jeu pour établir le régime de l'eau dans les terrains ; mais les éléments véhiculés par cette eau sont soumis à l'action d'autres phénomènes qui tendront à les dissocier de l'eau même : le plus important de ces phénomènes est ce que nous appellerons le *pouvoir fixateur* du sol, généralement dénommé *pouvoir absorbant* ou *pouvoir sélectif* (Duclaux) (3). Lorsque l'on fait passer des liquides putrides (Bronner), des purins (Huxtable et Thomson, 1840), une dissolution d'ammoniaque ou de sel ammoniacal (Thomson), diverses bases en solution (Th. Way, 1850), des solutions de silicates alcalins (Liebig), sur de la terre, on constate que le liquide recueilli après la traversée de cette terre est décoloré, désodorisé, et ne renferme plus ou qu'en très faible proportion les éléments primitivement véhiculés par l'eau. Brustlein et Schlœsing ont démontré qu'il ne s'agissait pas de réactions chimiques, mais d'actions de contact et d'adhérences, analogues au fixage d'une ma-

(1) E. Demoussy, *C. R. Acad. des Sc.*, 2 février 1903, 1er février 1904.
(2) *Recueil des travaux du Comité d'Hyg. publ. de France*, t. XXVI p. 45.
(3) Duclaux, Traité de microbiologie, t. I, 1898.

tière colorante sur un tissu ; une partie de ces phénomènes est également comparable au « mouillage » d'un corps par l'eau.

Les phénomènes dialytiques doivent, à notre avis, jouer un rôle important dans ces actions et séparer les substances colloïdales organiques des substances cristallisables.

Certaines substances sont mieux fixées sur les terres que d'autres : par exemple les matières organiques, les substances colloïdales le seront mieux que les cristalloïdes qui seront entraînées avec l'eau plus ou moins profondément (chlorure de sodium, nitrates, etc.). Le pouvoir fixateur des sols varie beaucoup avec la nature des cristalloïdes : tandis que les nitrates, les chlorures, les sels de sodium sont peu ou pas retenus, les carbonates, les phosphates, les sels de potassium (1) et d'ammonium sont bien fixés, ce qui explique la persistance des engrais que les cultivateurs incorporent à leurs terres. De même, les supports qui fixent le mieux les substances sont les corps colloïdaux et les corps poreux : silicates, oxyde de fer, acide silicique, substances humiques (Van Bemmelen et de Mondésir).

Dans cet ordre d'idées, l'humus et l'argile sont de meilleurs fixateurs que les calcaires et le sable quartzeux, et un terrain poreux fixera d'autant mieux les substances dissoutes ou en suspension (notamment les germes) que les espaces libres seront plus fins et que par conséquent les grains solides, c'est-à-dire les surfaces des éléments fixateurs, seront en contact plus intime avec les matières susceptibles de se fixer.

Le rôle fixateur du sol est très important : c'est grâce à lui en grande partie que les matières organiques de toutes espèces, que tous les déchets de la vie végétale et animale, que les microorganismes sont retenus dans les régions superficielles où vont s'effectuer les transformations de la matière organique par les germes.

Nous ne pouvons entrer dans plus de détails dans l'étude des propriétés du sol.

Afin de fixer les idées, nous donnons ci-dessous les chiffres déterminés par Way, d'après un grand nombre d'analyses sur les éléments contenus dans les eaux de drainage qui représentent les substances ayant échappé aux influences des propriétés sélectives du sol.

Résultats exprimés en milligrammes et rapportés à un litre d'eau :

Potasse	De 0 à 3	Silice	De 6 à 25
Soude	De 12 à 15	Acide phosphorique	De 0 à 1,7
Chaux	De 33 à 185	Ammoniaque	De 0,1 à 0,3
Magnésie	De 3 à 35	Acide azotique	De 27 à 165
Oxyde de fer et alumine	De 0 à 18	Chlore et acide sulfurique	extr. var.

(1) Sur ce sujet, on consultera avec intérêt les récents travaux de M. Berthelot, notamment Recherches sur les composés alcalins insolubles formés par les substances humiques d'origine organique et leur rôle en physiologie végétale et en agriculture, *C. R. Ac. Sc.*, 4 sept. 1905.

ÉTUDE BACTÉRIOLOGIQUE DU SOL

RÉGRESSION DE LA MATIÈRE ORGANIQUE. — ÉPURATION NATURELLE PAR LE SOL. — Nous avons indiqué en quelques lignes la formation de la matière organique du sol. Cette matière tend constamment, depuis le moment où elle a atteint la constitution moléculaire la plus complexe sous forme de matière albuminoïde, à se désagréger et à se désorganiser sous les influences que nous allons résumer, de manière à revenir à des formations de plus en plus simples jusqu'à sa résolution finale en éléments de départ, azote ou nitrates, carbone ou acide carbonique, hydrogène, oxygène ou eau.

Les cellules des organismes animaux et végétaux, leurs sécrétions, les réactions des substances élaborées, agissent également dans un sens opposé à celui que nous avons précédemment mis en relief pour arriver à la formation de produits à molécules de plus en plus simples.

Cette matière albuminoïde que nous avons vue se former de constitution aussi complexe que $C^{72}H^{112}Az^{18}SO^{22}$ par exemple va se désagréger suivant les actions qu'elle subira en produits plus simples, tels que les peptones, les amides, les leucomaïnes, les uréides : les phénomènes aérobies et anaérobies, diastasiques, hydrolytiques, etc., qui se passent dans les organismes végétaux et animaux vivants suffiront à produire déjà une forte désorganisation qui se continuera *post mortem* par d'autres actions.

Une certaine partie des déchets des résidus de la vie végétale et animale sont donc des corps bien simplifiés : mais il ne faudrait pas croire qu'ils sont plus faciles à résoudre en leurs éléments pour cela, tout au contraire : il n'est pas plus difficile à certains germes de désorganiser une molécule de matière albuminoïde en produits plus simples parmi lesquels il y aura l'urée, que de dissocier la molécule urée en ses éléments.

L'état de division de ces matières organiques facilite beaucoup leur attaque, et pour cette opération souvent les insectes, les vers, les acariens remplissent un rôle utile en émiettant, en hachant, en digérant, en transformant déjà ces matières organiques solides.

Rôle des microbes. — La régression totale de tous les résidus organiques complexes en produits simples, élémentaires est l'œuvre des germes bactériens du sol. D'autres fonctions incombent encore à ces germes : ils influencent notamment d'une façon heureuse la culture des végétaux. Duclaux a en effet démontré que la germination des graines dans des sols privés de germes riches en matière organique donnait des cultures chétives (1) : c'est là un fait extrême-

(1) Duclaux, Sur la germination d'un sol riche en matières organiques, mais exempt de microbes. *C. R. Acad. des Sc.*, C, 1886, p. 68.

ment important. De même que la synthèse de la matière organique s'est effectuée par un ensemble de réactions oxydantes et réductrices, de même la désorganisation s'effectue par des phénomènes réducteurs et oxydants ; toutefois ce sont ces derniers qui achèvent la transformation ultime en carbonates, nitrates, eau : mais en dehors de ces termes, de petites quantités d'azote, d'hydrogène ont pu être mises directement en liberté.

Dans cette désorganisation moléculaire nous ne pouvons guère saisir des étapes bien marquées, tant est variée la matière organique, et nous pouvons encore moins caractériser nettement des termes fixes de régression par la disparition, l'apparition ou la prédominance de germes particuliers, à l'exemple de la décomposition méthodique des cadavres par la présence d'escouades successives d'acariens spéciaux, suivant les stades de cette décomposition, comme l'a démontré Mégnin.

Toutefois certaines de ces phases dans la destruction de la matière organique sur le sol sont exceptionnellement nettes, telles que les fermentations forméniques des celluloses végétales donnant d'une façon constante naissance au gaz des marais et aboutissant à la destruction des tissus végétaux les plus résistants.

Une phase également intéressante à citer est celle des fermentations aérobies du fumier de ferme étudiées par Dehérain et C. Dupont à la station agronomique de Grignon : cette fermentation se produit à la partie supérieure des fumiers et la température atteint jusqu'à 60-70 degrés : il n'y a que peu de variétés de germes qui soient capables de vivre dans ces conditions ; en effet, C. Dupont (1) n'a pu obtenir que des cultures du *Bacillus mesentericus ruber*, du *Bacillus thermophilus Grignoni*, du *Bacillus subtilis*. Ces germes existent en abondance dans les excréments des animaux de ferme. L'auteur a établi que, sous l'action de ces germes, les hydrates de carbone facilement attaquables : sucres, amidons, gommes, étaient partiellement brûlés et que les matières albuminoïdes étaient violemment attaquées. La cellulose n'est pas altérée, et c'est la fermentation forménique qui la détruit, en mettant en liberté la vasculose et les matières azotées, qui en se dissolvant dans le purin alcalin donnent la « matière noire » qui est le but de la fabrication du fumier.

Les termes de transformation des matières organiques du sol ne peuvent pas se dissocier aussi nettement que ceux de la transformation du sucre en glucose, du glucose en alcool, de l'alcool en acide par des produits diastasiques ou des germes caractérisant ces stades de régression, car une foule de réactions s'effectuent concurremment par tout un ensemble de germes d'espèces variées, et c'est

(1) C. Dupont, Sur les fermentations aérobies du fumier de ferme. *Annales agronomiques*, XXVIII, 19.

tout au plus si l'on peut dissocier quelques variétés dominantes de germes dans les grandes phases telles que celles de la réduction et celles de l'oxydation, certains germes pouvant, suivant les exigences des milieux, fonctionner en aérobies et en anaérobies.

Sous l'influence de la multitude des actions et réactions produites et entraînées par les cellules, les germes, les produits de sécrétions diastasiques, les agents atmosphériques, la matière organique du sol est disloquée, décomposée, réduite à l'état de composés relativement simples : sels ammoniacaux, amines, etc., prêts à subir le phénomène très important de la « nitrification » dont nous parlerons plus loin. Dans ces phénomènes de transformation de la matière organique, la dilution des matières joue un rôle important; par exemple, d'après la quantité moyenne de chlorure de sodium renfermée dans un litre d'eau souterraine, dans laquelle la matière organique est bien transformée, l'urine détruite correspondrait à une dilution d'au moins 200 fois son volume d'eau (1).

Ces réactions naturelles qui régissent le « rôle épurateur du sol » ont conduit à des applications artificielles qui tendent à se perfectionner de plus en plus, en recherchant les conditions scientifiques qui permettront d'exalter ces phénomènes en les condensant dans des installations pratiques. C'est ainsi qu'on essaie d'utiliser la filtration à travers des sols artificiels dans le but de transformer des eaux impures en eaux pures; l'action des germes anaérobies et aérobies, des ferments solubilisants et oxydants, des germes de la nitrification, etc., pour l'épuration des eaux résiduaires de toutes sortes (Voy. *Épuration des eaux résiduaires*).

NITRIFICATION. — Le terme ultime de régression des composés organiques azotés est l'acide nitrique (AzO^3H) qui, se combinant aux bases minérales du sol, donne les nitrates (nitrates de potasse, de soude, de chaux) : ce phénomène acquiert parfois une intensité remarquable dans les salpêtrières.

Boussingault, en 1871, démontra que cette transformation avait lieu aux dépens de l'azote organique, et Schlœsing et Muntz établirent que certains germes qu'ils dénommèrent « ferments nitriques » étaient indispensables à la production du phénomène et que celui-ci cessait lorsqu'on stérilisait le milieu.

La présence de l'oxygène est nécessaire et la nitrification est d'autant plus intense qu'il y a plus d'oxygène : nous savons d'ailleurs que, dans les couches superficielles du sol, il y a toujours une atmosphère riche en oxygène.

Ce phénomène étant d'origine microbienne, il va de soi que le milieu de culture doit être humide, légèrement alcalin et à une

(1) Pour cette estimation, nous prenons comme base une urine renfermant 10 grammes de chlorure de sodium par litre transformée en eau tenant finalement en solution 50 milligrammes de chlorure.

température convenable. La nitrification est presque nulle à 5 degrés et au-dessous ; elle atteint son maximum de 25 à 37 degrés et cesse à partir de 55 degrés.

L'étude de la nitrification au point de vue bactériologique a fait l'objet de nombreux travaux (Warington, Enrich, Heraeus, M. et Mme Frankland) ; nous citerons particulièrement ceux de Winogradsky, Omeliansky, Godlewski, qui ont fait faire un grand progrès à l'étude de cette question.

Winogradsky (1), à la suite de recherches remarquables, est arrivé à isoler deux germes correspondant à deux stades de la transformation de l'ammoniaque en nitrates :

1° La transformation de l'ammoniaque en nitrite, première phase d'oxydation par le ferment nitreux : nitrosomas, nitrosococcus ou nitrosomonade ;

2° La transformation des nitrites en nitrates, deuxième phase d'oxydation par le ferment nitrique ou nitromonade ou nitrobacter.

Ce qu'il y a encore d'extrêmement remarquable dans les fonctions de ces germes, c'est qu'ils peuvent se développer en l'absence de toute matière organique et emprunter aux carbonates ou à l'acide carbonique le carbone nécessaire à leur constitution.

Isolement du ferment nitreux. — V. Oméliansky (2), pour isoler le ferment nitreux de la terre, source première du ferment, pratique une série de cultures successives dans le milieu suivant :

Sulfate d'ammoniaque	2
Chlorure de sodium	2
Phosphate de potasse	1
Sulfate de magnésie	0,5
Sulfate ferreux	0,4
Eau distillée	1000

Dès que l'ammoniaque a disparu, on fait un autre passage. Après quatre passages on peut effectuer l'isolement. Le microbe nitreux ne se développe pas sur les milieux riches en matière organique, et pour l'isoler on emploie des plaques de silice gélatineuse additionnée de :

1° 5 p. 100 de la solution suivante :

Phosphate de potasse	1
Sulfate d'ammoniaque	3
Sulfate de magnésie	0,5
Eau distillée	100

2° 2 p. 100 de sulfate ferreux à 2 p. 100.

On ajoute encore 2 gouttes de solution saturée de chlorure de sodium et une quantité suffisante de lait de carbonate de magnésie pour donner au mélange un aspect laiteux.

(1) Winogradsky, *Ann. de l'Institut Pasteur*, 1890-1891. *C. R. Acad. des Sc.*, t. CXIII, 1891.

(2) Oméliansky, *Arch. des Sc. biol. russes*, t. VII, n° 4, 1899.

graphique très accidenté. Elles sont toutes limitées à la base par une surface aquifère que l'on appelle le *niveau hydrostatique* et dont le rôle est prépondérant dans l'alimentation en eau des maisons par des puits, dans l'usage de ce que Daubrée a appelé la *nappe phréatique*.

Telle est la part prise par les altérations dans la constitution du sol superficiel et dans son intervention en hygiène. Mais nous avons dit en commençant que ce sol renfermait, en outre, des produits d'apports mécaniques, sur lesquels nous n'avons à faire aucune observation spéciale, et des restes organisés, dont il nous reste, au contraire, à parler.

Restes organisés dans le sol. Humus. Nitrates. — Les débris des végétaux qui tombent à terre forment (comme on le verra plus en détails, dans une autre partie de cet ouvrage) de l'*humus* ou *terreau* et se mélangent avec les produits les plus meubles du sol, en partie apportés par les vents, pour constituer la partie tout à fait supérieure de ce sol, celle sur laquelle portent principalement les cultures, la *terre végétale*, qui, lorsqu'on s'y enfonce, a généralement une tendance à devenir plus argileuse et plus compacte dans la zone de décalcification, avant d'arriver, par l'intermédiaire de la zone surcalcifiée, au sous-sol inaltéré. Dans cette terre végétale sont également apportées, sous la forme de fumiers, d'autres matières organiques. Toutes les eaux qui pénètrent dans la terre ou ruissellent à sa surface se trouvent d'abord en contact, dans cette zone, avec les divers restes organiques de composition azotée, et ce contact a pour effet d'y introduire des éléments de contamination que nous devons envisager.

Quand on analyse la terre végétale, on trouve, d'après Durand Claye, par 1000 kilogrammes d'humus, 5 à 10 kilogrammes d'azote, environ 0,1 d'azote ammoniacal et 0,15 d'azote nitrique, auxquels s'ajoute environ 1 p. 100 d'une substance jaunâtre, soluble, capable d'attaquer les calcaires et assez improprement appelée l'*acide humique*. Il y a donc, dans l'humus, un commencement de nitrification, qui ne fait que s'accentuer peu à peu sous l'influence des nitromonades et dont la conséquence est l'introduction de l'azote dans les eaux, sous la forme de nitrates. Cette présence de nitrates dissous est la conséquence forcée de la nitrification, opérée par les microorganismes sur les matières organisées de la terre végétale. Constatée dans une eau, elle est inversement la preuve que cette eau a rencontré des matières organiques; quand la proportion de nitrates devient élevée dans une eau, on peut être assuré qu'il s'y est infiltré des purins et cette teneur en nitrates a, par suite, été signalée comme un moyen particulièrement sûr de reconnaître les eaux susceptibles d'être contaminées; car, en même temps que les nitrates, ont pu s'introduire dans ces eaux des germes infectieux ayant la même origine organisée.

On a, par exemple, proposé de faire, à intervalles périodiques, l'analyse de certaines sources importantes pour reconnaître les varia-

Après huit à dix jours l'ammoniaque disparaît ; le carbonate de magnésie se dissout et l'on peut reconnaître les colonies à leur aspect de grain de sable.

On ensemence la colonie dans des tubes contenant le premier liquide ou dans des tubes de silice gélatineuse. On reconnaît la pureté du germe en ce que, ensemencé dans le bouillon ordinaire, celui-ci demeure stérile, et, ensemencé dans le milieu spécial, il produit l'acide nitreux.

Isolement du ferment nitrique. — On purifie le ferment par cultures successives dans le milieu strictement minéral suivant :

Nitrite de soude pur	1 gramme.
Carbonate de soude calciné	1 —
Phosphate de potasse	0gr,5
Chlorure de sodium	0gr,5
Sulfate ferreux	0gr,4
Sulfate de magnésie	0gr,3
Eau distillée	1000 grammes.

Après quelques passages, Winogradsky isole sur gélose ainsi constituée :

Nitrite de soude pur	2 grammes.
Carbonate de soude calciné	1 gramme.
Phosphate de potasse	0gr,5
Gélose	15 grammes.
Eau ordinaire	1000 —

Dans cette dernière formule, on ajoute de la gélose pour solidifier le milieu de culture ; elle n'est pas gênante, mais sa présence en tant que matière organique est inutile. Il est à remarquer que toutes les autres matières organiques sont nuisibles, plus ou moins ; ainsi en bouillon ordinaire les ferments ne cultivent pas, ce qui constitue un caractère précieux pour reconnaître leur pureté.

Quelle est donc l'origine du carbone de la matière vivante de ces microbes ?

Influence des substances organiques et de l'acide carbonique. — S. Winogradsky et Oméliansky (1) ont étudié l'influence des substances organiques sur le travail des microbes nitrificateurs et ont constaté que le travail des deux ferments de la nitrification est entravé par la présence de faibles doses de matières organiques déterminées et que sous ce rapport le microbe nitreux était encore plus sensible que le microbe nitrique. Les auteurs ont alors été conduits à admettre que ces microbes puisent leur carbone dans les carbonates alcalins ou alcalino-terreux présents dans les milieux de culture.

(1) Winogradsky et Oméliansky, *Arch. des Sc. biol. russes*, t. VII, nº 3, juillet 1899.

Godlewski (1), en étudiant l'influence de l'acide carbonique gazeux sur la nitrification, reconnut que le ferment nitreux est incapable de prendre son carbone au carbonate de magnésie ; que c'est l'acide carbonique qui est la source du carbone de la nitrosomonade. Winogradsky a montré qu'il fallait la présence simultanée de carbonate alcalino-terreux et d'acide carbonique, c'est-à-dire d'un bicarbonate. Il en est de même pour la nutrition du ferment nitrique. Il y a donc là un exemple extrêmement curieux, et presque unique d'un être vivant capable de faire, à partir de l'acide carbonique, la synthèse de matière carbonée organique en l'absence de lumière et de chlorophylle.

Nitrification de l'azote organique. — Oméliansky (2) n'a jamais observé d'apparition d'ammoniaque par l'action des ferments nitrificateurs purs sur des produits organiques déterminés et même sur l'urine.

Munro et Demoussy (3) ont constaté que dans la transformation des amines sous l'influence des microbes variés l'amine passait toujours à l'état d'ammoniaque avant d'être nitrifiée.

L'azote organique, quelle que soit sa forme, ne subit pas directement l'action oxydante des germes nitrificateurs. Ce sont d'autres germes, notamment le *Bacillus racemosus*, qui attaquent les matières carbo-azotées avant que les nitrificateurs puissent entrer en jeu.

Par exemple, avec l'association des trois germes : *Bacillus racemosus*, *Nitrosomas*, *Nitrobacter*, le cycle de la transformation des amines est complet : elle est réalisable expérimentalement. Dans la terre beaucoup de germes sont susceptibles d'amener ainsi les matières organiques en l'état favorable au travail des agents de la nitrification.

Production d'azote libre. — Godlewski a établi que, pendant l'oxydation de l'ammoniaque par les ferments nitrificateurs, il se dégageait de l'azote libre d'où il résulte une perte de nitrate.

Il y a d'autres germes qui sont susceptibles de pousser aussi loin l'œuvre de simplification moléculaire. Dehérain et Maquenne ont prouvé que lorsque tout l'air a été chassé d'une terre par de l'azote pur, non seulement il ne se fait plus de nitrates, mais ceux qui existent seraient décomposés en nitrites, en composés oxygénés inférieurs de l'azote, en azote libre ou même en ammoniaque. Gayon et Dupetit ont isolé le *Bacterium denitrificans* α et β ; Giltay et Aberson ont également isolé des germes dégageant l'azote et l'oxygène des nitrates.

Influence de l'ammoniaque et des sels minéraux. — Un

(1) Godlewski, *Bulletin international de l'Académie des Sciences de Cracovie*, juin 1895.

(2) Oméliansky, *Arch. des Sc. biologiques*, t. VII, n° 3, juillet 1899.

(3) Demoussy, *Ann. agron.*, t. XXV, 1899, p. 232.

des phénomènes des plus remarquables serait la puissance antiseptique de l'ammoniaque dont 5 millionièmes entraveraient l'oxydation des nitrates et 15 p. 100 000 l'empêcheraient totalement.

Le ferment nitrique ne travaillerait que lorsque toute l'ammoniaque a disparu, dans ces conditions plus l'acide nitrique apparaît tardivement, plus il a de chances de se conserver.

Godlewski a en outre, conformément aux observations de Winogradsky, constaté que le ferment nitreux a pour seule fonction de transformer l'ammoniaque en acide nitreux.

E. Demoussy (1), grâce à l'exaltation du ferment nitrique, a obtenu en milieu liquide la transformation directe de l'ammoniaque en acide nitrique sans observer l'apparition de l'acide nitreux : le ferment nitrique paraissant s'accoutumer dans une certaine mesure à la présence de l'ammoniaque.

Avec la terre arable, en raison de la matière organique ou humus, des sels minéraux et des germes qu'elle renferme, les phénomènes sont moins nets et, pour les savants qui se sont occupés d'une façon si remarquable de ces recherches, une des grandes difficultés a été de les dissocier si nettement les uns des autres.

Il est facile d'observer, comme nous avons pu le faire nous-même, qu'en suivant quantitativement l'oxydation de l'ammoniaque en présence de « terre », il se produit de notables quantités d'acide nitrique avant que l'ammoniaque ait disparu, et dans certaines eaux nous constatons la présence concurrente d'azote ammoniacal, organique, nitreux et nitrique toujours avec prédominance de l'azote nitrique.

E. Rolants (2), Gallemand, à l'Institut Pasteur de Lille, ont étudié l'influence de l'ammoniaque sur la nitrification. Lorsqu'elle est en faible proportion ($0^{gr},2$ par litre), l'ammoniaque favorise la nitrification : en plus forte proportion ($0^{gr},5$) elle nuit et peut même, à l'exemple de certaines substances, le glucose entre autres, favoriser l'action des microbes dénitrificateurs ; avec 1 gramme par litre on obtient la stérilité. Mais si l'ammoniaque est à l'état de carbonates d'ammoniaque, la nitrification, même avec 2 grammes par litre, n'est en rien altérée. Cette expérience est d'autant plus intéressante que l'urée, élément normal de l'urine, un des plus simples produits de régression de la matière organique, avant d'être nitrifiée, doit passer à l'état intermédiaire de carbonates d'ammoniaque. Boullanger et Massol ont reconnu que la production de nitrites est arrêtée dans les liquides contenant 30 grammes par litre de sulfate d'ammoniaque, 13 grammes de nitrite de magnésie, 1 à 5 grammes de nitrate de soude ou de potasse, 10 grammes de nitrate de chaux ou de magné-

(1) Demoussy, *Ann. agron.*, t. XXV, 1899, p. 97. — *C. R. Acad. des Sciences*, 17 janvier 1898.

(2) E. Rolants, *Revue d'hygiène*, nov. 1901, déc. 1902, juin 1903.

sie. La transformation des nitrites en nitrates serait arrêtée par 20 à 25 grammes de nitrite ou nitrate de chaux. Les réactions de nitrification des sels ammoniacaux s'effectuent avec perte d'azote; il en est de même pour les peptones, les hydrates de carbone.

L'exemple ci-dessous démontre l'intensité de ces phénomènes de régression : il s'agit de cadavres enfouis dans une fosse commune du cimetière d'Ivry ayant déjà servi deux fois.

Schützenberger (1) a déterminé, en 1884, l'apport de matière organique dans la terre des cimetières par les cadavres en dosant le carbone, l'hydrogène et l'azote total.

Résultats exprimés en grammes pour 100 grammes de matière :

	Terre vierge.	Terre de la fosse commune prélevée au-dessus des cercueils.	Terre de la fosse commune prélevée au-dessous.
Carbone............	0,82 à 0,85	1,67 à 1,1	1,24 à 0,95
Hydrogène.........	0,32 à 0,39	0,47 à 0,37	0,33 à 0,32
Azote...............	0,01	0,14	0,16

La terre était de nature argilo-sablonneuse avec 5,5 p. 100 de calcaire et de perméabilité moyenne pour l'eau et l'air.

Les dernières inhumations remontaient à six ans et la terre avait été remaniée quelques mois avant les prélèvements des échantillons.

Ces résultats indiquent qu'il ne reste après six ans qu'une petite quantité de matière organique et que l'on peut considérer la combustion comme étant complète après cinq ans. Dans ces conditions la terre ne peut être saturée de matière organique.

La transformation de la matière organique du sol, grâce au travail des animaux, des vers, des acariens, des insectes, etc., mais surtout grâce à l'œuvre des germes microbiens surtout dans leur travail de la nitrification, est ainsi achevée : les produits simples qui en résultent sont restitués à l'atmosphère et au sol; ils sont repris et utilisés de nouveau par les cellules vivantes qui recommencent leur organisation complexe : c'est ainsi que s'établit l'équilibre de la matière organique du sol.

RÉPARTITION DES BACTÉRIES. — Le sol est l'habitat des microbes saprophytes ; ils y sont retenus à la surface et dans les couches superficielles. Le sol peut recevoir toutes les espèces de germes dont les habitats normaux sont les hommes et les animaux : chacun d'eux s'y développe suivant la qualité spécifique du milieu qu'ils rencontrent.

Une partie de ces germes s'élève dans l'atmosphère avec les poussières sous l'influence de la sécheresse et des courants aériens ; une autre partie est entraînée avec les eaux plus ou moins profondément dans le sol.

(1) Recueil des travaux du Comité cons. d'hygiène pub. de France, 1897. t. XXVI, p. 45.

Les milieux épuisés, la concurrence vitale, certains agents naturels, notamment la lumière, la sécheresse, concourent à la destruction des germes, mais cette disparition est compensée par l'apport incessant des déchets animaux et, pour certains d'entre eux, par leur prolifération dans la matière organique du sol humide. Rappelons que d'après Fodor, cette humidité doit être d'au moins 2 p. 100. Certains sols conservent la matière organique, notamment les cadavres, dans des conditions remarquables. A notre avis, la destruction des germes ainsi que la conservation de la matière organique dans ces terrains doivent être attribuées en grande partie aux sels d'alumine et de fer qu'ils renferment.

Les déterminations quantitatives des microbes du sol dans différentes conditions paraissent démontrer que le nombre diminue au fur et à mesure qu'on s'enfonce plus profondément, mais d'une manière un peu irrégulière. Ce fait coïncide avec l'appauvrissement du sol en oxygène ; or ces chiffres n'auraient de valeur que s'ils comprenaient le nombre des germes anaérobies, des germes de la nitrification et d'autres cultivant dans des conditions toutes spéciales, germes dont la numération est encore, en l'état actuel de la science, pratiquement à peu près impossible.

D'après les travaux des bactériologistes, notamment de Reimers, Fraenkel, Miquel, Kramer, Eberbach, Falk, Otto, Lœsener, le dénombrement des germes dans le sol cultivant dans les milieux artificiels ordinaires établit que le plus grand nombre existe à la surface et dans les couches superficielles.

Les chiffres ci-dessous des déterminations de Reimers, Kramer, Eberbach, Fraenkel indiquent la marche de la décroissance.

Reimers (1) :

Surface d'un champ	2.564.800	germes	par cent. c.
A 2 m. (argile)	23.100	—	—
A 3m,50 (gravier)	6.170	—	—
A 4m,50 (sable)	1.580	—	—
A 6 m. (grès)	0	—	—

Kramer, dans un sol argileux chargé d'humus, a trouvé à 0m,20 de profondeur 650 000 germes par gramme et à 1m,65 seulement quelques germes. Eberbach (2), à Dorpat, a trouvé en surface 525 000 germes, à 0m,20 environ un million, puis on constata une décroissance qui s'accentuait brusquement à partir de 0m,75.

Fraenkel (3) dans un sol vierge de forêt a trouvé :

	27 mai.	15 juin.	3 novembre.
Surface	150.000	140.000	55.000
0m,50	200.000	145.000	75.000
1m,00	2.000	1.000	7.000

(1) Reimers, *Zeitsch. f. Hyg.*, 1889.
(2) Eberbach, Thèse inaugurale, 1890.
(3) Fraenkel, *Zeitsch. f. Hyg.* II, p. 580 ; 1887, p. 521 ; 1889, p. 23.

	27 mai.	15 juin.	3 novembre.
1m.50	15.000	500	200
2m,00	2.000	0	0
2m,50	500	0	0
3m,00	3.000	700	1.500
3m,50	0	700	50
4m,00	0	150	0
4m,50	100	100	0

Le même auteur opérant dans les mêmes conditions, mais sur le sol contaminé de Berlin, a trouvé :

	Jardin.	Maison.
Surface	450.000	160.000
0m,50	300.000	40.000
1 mètre	150.000	10.000
2 mètres	200.000	6.000
3 mètres	100	600

Dans la très intéressante *Étude bactériologique du massif du mont Blanc*, le Dr Jean Binot a constaté qu'en un même lieu, une paroi verticale du sol à l'abri du soleil contient généralement plus de microbes que celle qui reçoit les rayons solaires.

Cet auteur a également reconnu (1) que le nombre des germes, au mont Blanc, allait en diminuant régulièrement avec l'ancienneté des couches, et, sur ce massif de sol tout particulier (glacier), il a pu recueillir 300 espèces microbiennes diverses.

Il est à prévoir que le nombre des germes est plus grand dans le sol des agglomérations que dans celui des régions peu fréquentées.

Miquel a trouvé 1 milliard de germes par centimètre cube dans les boues des rues de Paris, 10 millions de germes par centimètre cube dans le sol du jardin de Montsouris à 0m,20 de profondeur. Maggiora a relevé 32 millions de germes sur le sol de Turin et 18 000 à 3 mètres de profondeur.

Beumer (2), au moyen de l'expérimentation physiologique, a démontré que les souris inoculées avec de la terre de surface prenaient presque toujours le *tétanos*, tandis que sur 80 souris inoculées avec la même terre prélevée de 30 centimètres à 2 mètres de profondeur il n'y en avait que 4.

Tous ces résultats démontrent que les germes restent généralement dans les couches superficielles du sol, ce qui confirme les déductions tirées de l'étude des propriétés physiques.

Le nombre des germes dans le sol varie suivant sa nature : les sols poreux retiennent et renferment plus de germes que les sols compacts; d'ailleurs, la matière organique existe en plus grande quantité dans les premiers que dans les seconds qui n'en renferment généralement que peu.

(1) J. Binot, Étude bactériologique du massif du mont Blanc. *C. R. Acad. des Sciences*, 17 mars 1902.

(2) Beumer, *Berliner klinische Wochensch.*, 1887, n° 30.

Maggiora a déterminé les chiffres suivants :

Nombre des germes par gramme de terre prélevée à la surface.

Roches anciennes	2.800 à	10.600
Roches tertiaires	1.650 à	15.000
Roches volcaniques	27.500 à	29.000
Terrain tourbeux	17.200 à	160.000
Terrain d'alluvions	45.000 à	128.000
Terrain cultivé	60.000 à	11.275.000

Dans les conditions particulières où l'on enfouit de grandes quantités de matières organiques, des cadavres par exemple, la nature du terrain a une grande influence sur le nombre des germes et sur leur diffusion autour du foyer d'infection. Dans un cimetière de campagne argileux et ferrugineux, à 50 mètres d'altitude et à environ 1 kilomètre de la Manche, nous avons trouvé par gramme de terre :

Surface	1.200.000	germes.
A $0^m,50$	28.000	—
A $1^m,00$	700	—
A $1^m,50$	10	—

tandis que Miquel, au cimetière Montparnasse, a obtenu 29 millions en surface et 5 900 000 à $2^m,50$ de profondeur. A notre avis, ces chiffres si différents s'expliquent en grande partie par l'action bactéricide ou antiseptique des sels d'alumine et de fer contenus dans les terrains où nous avons effectués nos numérations : d'ailleurs, dans ces terrains, les cadavres se détruisent très lentement.

Nous n'avons pas de données très précises sur les espèces de germes qui sont les plus répandues dans le sol. Néanmoins il est logique d'admettre que ce sont les microorganismes qui transforment les matières organiques en produits assimilables pour les végétaux et en tout cas que ce sont les espèces saprophytes non pathogènes : il faut qu'il en soit ainsi, sinon le sol serait envahi par la matière organique non décomposée et la maladie serait le régime normal des êtres vivants.

Examen bactériologique du sol. — Les procédés actuels de culture sont insuffisants pour mettre en évidence tous les germes et notamment pour les dénombrer : cette insuffisance dans la technique bactériologique est particulièrement notoire pour l'étude du sol. Les procédés ordinaires de culture dans les milieux habituels (gélatine nutritive, bouillon, peptone, etc.) ne permettent de mettre en évidence qu'une fraction des germes du sol : même dans les déterminations faites avec ces milieux, les numérations établies en plaçant les cultures à l'étuve, suivant les expériences que nous avons faites sur ce sujet, donnent des résultats incomplets, certaines espèces ne cultivant qu'à la température du sol (température moyenne de l'atmosphère du lieu).

Pour fixer les idées sur ce sujet, nous avons indiqué les conditions délicates réalisées par Winogradsky et Oméliansky pour mettre en évidence et cultiver, sans toutefois les numérer, les germes nitrificateurs qui doivent être les plus répandus dans le sol : il est aussi impossible de numérer les germes anaérobies qui jouent un rôle extrêmement important. A côté des germes nitrificateurs (nitreux et nitrique), on peut signaler comme étant extrêmement nombreux les anaérobies capables de transformer les substances cellulosiques végétales en produits solubles, puis les germes urophages susceptibles d'effectuer la transformation ammoniacale de l'urée.

Les procédés à employer pour l'examen bactériologique sont très variés suivant le but que l'on se propose et ne diffèrent pas de ceux appliqués à l'examen bactériologique des eaux, qui sera traité avec tous les détails nécessaires.

Lorsqu'il s'agit de la numération des germes susceptibles de cultiver sur les milieux usuels de culture, notamment sur la gélatine nutritive, la première difficulté consiste à recueillir aseptiquement l'échantillon à examiner. A l'exemple de Fraenkel, on peut employer une sonde spéciale renfermant une cavité armée d'un biseau : un dispositif permet, à la profondeur voulue, de recueillir dans cette cavité l'échantillon de terre. On peut encore faire une tranchée dans le sol, et prélever l'échantillon horizontalement, en évitant les impuretés de la surface de la tranchée. On porphyrise dans un mortier recouvert d'un linge laissant passer au centre un pilon, on fait ensuite un prélèvement moyen, aussi homogène que possible, que l'on introduit dans un flacon bouché à l'émeri renfermant 500 centimètres cubes à un litre d'eau ou de bouillon. Tout en agitant, on fait des prélèvements à l'aide de pipettes jaugées et on ensemence des cristallisoirs ou des boîtes de Roux renfermant la gélatine liquéfiée à 36° (1). On fait solidifier et on agit comme pour l'examen des eaux (2).

S'il s'agit de la recherche de germes spéciaux, de germes anaérobies, de germes pathogènes, etc., on utilise les milieux d'élection, les méthodes de choix pour les espèces recherchées, notamment l'expérimentation physiologique.

Voici, d'après les analyses de terre effectuées par différents auteurs et d'après nos recherches personnelles, les espèces microbiennes les plus fréquemment rencontrées sur les milieux de culture usuels à la température ordinaire :

Bacillus subtilis.
Coli-bacille.
Bacterium termo.
B. fluorescens liquefaciens.
B. mesentericus vulgatus.
B. mesentericus ruber.
B. mycoïdes.
B. violaceus.
Coccus ureæ.
Coccus radiatus.
B. figurans.
B. flavus.
B. luteus.
Coccus aurantiacus.
Coccus luteus.
B. fluorescens putridus.
Sarcina lutea.
Coccus fervidosus.
Coccus prodigiosus.
Proteus vulgaris.

(1) Bien entendu, tous les objets et liquides employés dans ces recherches doivent être stériles.

(2) Voy. *Examen bactériologique des eaux.*

Le bacille du charbon, le vibrion septique et le bacille du tétanos (anaérobie) sont les espèces pathogènes les plus répandues dans le sol à l'état de spores.

Les moisissures : *Penicillium glaucum*, *Mucor mucedo*, *Mucor racemosus*, *Aspergillus niger* et *glaucus*;

Les levures rose et blanche ; *Torula nigra*; les *Cladothrix* et *Leptothrix*.

MICROBES PATHOGÈNES. — Le sol reçoit les germes de toutes les maladies infectieuses de l'homme et des animaux avec les matières fécales, les eaux résiduaires, les linges contaminés, les expectorations, les sécrétions, les desquamations, les cadavres, etc... Ces germes rencontrent sur le sol un très mauvais milieu de culture : la température et le terrain qui leur conviennent sont ceux de l'organisme qui les a rejetés et, sur le sol, ces facteurs sont absolument différents. De plus, ces germes sur le sol sont soumis à une concurrence vitale intense avec des saprophytes acclimatés de longue date et qui sont toujours les maîtres du terrain. C'est d'ailleurs grâce à cette défense naturelle que les germes pathogènes (exception faite pour les spores) paraissent relativement si peu répandus ; les spores présentant au contraire une très grande résistance, il en résulte que les pathogènes sporulés tels que le bacille du charbon, le bacille du tétanos, le vibrion septique sont fréquemment représentés dans le sol : la présence de ces spores pathogènes est révélée par les nombreux accidents qui se produisent à la suite des inoculations expérimentales ou accidentelles de terre ; mais ces faits ne revêtent pas de caractère « épidémique ».

Il existe un certain nombre d'autres germes pathogènes dans le sol révélés par les accidents que produit le contact de la terre avec les organes des individus ; ces germes, à l'exemple des germes nitrificateurs, ne peuvent pas être isolés par les procédés ordinaires de culture, même avec l'aide de l'expérimentation physiologique : c'est ainsi que dans certaines régions de la zone intertropicale les nombreux cas d'ulcère phagédénique sont produits par le contact de la terre humide, de la vase avec les pieds des cultivateurs. La pulpe de l'ulcère renferme un bacille ne cultivant pas sur les milieux ordinaires de culture (Le Dantec, Le Roy de Méricourt, Rochard).

Résistance des germes pathogènes dans le sol. — Depuis quelques années, des recherches ont été entreprises dans le but d'étudier la vie des germes pathogènes dans le sol ; chacune de ces expériences s'éloigne plus ou moins des conditions naturelles, de sorte que leurs résultats sont très contingents (1) : voici les principales déterminations résumées pour chacune des espèces intéressant le plus l'hygiène.

(1) Lösener a fait ses expériences sur des cadavres de porcs ; Klein sur des cadavres de cobayes ; Gaertner dans les fumiers et les matières fécales.

Bacille typhique. — Grancher et Deschamps (1) ont constaté que le bacille typhique avait résisté cinq mois et demi dans la terre stérilisée entre 20 et 50 centimètres de profondeur. Wurtz et Mosny (2), dans une série d'expériences entreprises sur les conseils de P. Brouardel, ont établi :

1° Que le bacille typhique ne pénètre pas à plus de 50 à 60 centimètres de profondeur ;

2° Que le bacille typhique meurt dans la terre végétale en moins de 3 jours quand la nappe d'eau est en contact avec lui.

Karlinsky (3) lui a reconnu une durée de 3 mois en culture pure dans le sol et dans les cadavres enterrés ; Klein de 22 jours dans les cadavres enterrés ; Gielt, dans les fumiers, 5 et 9 mois ; Genersich, dans un sol humide et stérile, l'a retrouvé vivant après 293 jours ; l'Office impérial allemand, 19 jours ; Lösener l'a rencontré dans une terre en apparence non contaminée. Ce même auteur l'a mis en évidence dans un cadavre enterré au 96e jour.

Gaertner l'a conservé 7 jours dans du fumier et des matières fécales. Fraenkel a constaté que le bacille typhique peut végéter à 3 mètres de profondeur et que dans les mois d'été il prospère plus vigoureusement. Tryde et Salomonsen (4), de Copenhague (1884), Macé (1888), Remlinger et Schneider (1897) l'ont mis en évidence dans le sol de casernes infestées. Estore de Franceshi (5) a effectué une série d'expériences ayant paru lui démontrer qu'il existe des échantillons de microbes du typhus qui, parvenus dans un sol exposé à l'air, si le sol contient une suffisante quantité de substances organiques, acquièrent des propriétés infectieuses qu'ils ne possédaient pas auparavant à ce degré ?

A notre avis, la plupart des travaux relatifs à la présence du bacille typhique dans le sol sont à reprendre, tant la confusion a été grande et l'est encore, bien que plus rare, entre ce germe et d'autres de caractères voisins. Nous avons examiné des germes qualifiés bacille typhique isolés du sol de cours, de jardins, dans un temps où quelques auteurs le trouvaient et signalaient partout ; or ces germes ne possédaient que quelques caractères du bacille typhique, mais ils n'en étaient pas. D'ailleurs son isolement est de plus en plus rare au fur et à mesure que l'on précise les caractères spécifiques de ce germe.

Macé estime que, lorsque toutes les conditions convenables se trouvent réunies, le bacille typhique peut se conserver fort longtemps vivant dans le sol, surtout dans les couches profondes.

Bacille tuberculeux. — Lösener, dans des cadavres enterrés, lui

(1) Grancher et Deschamps, *Arch. de méd. expér. et d'anat. pathol.*, 1re année, p. 33.

(2) Wurtz et Mosny, *Congrès international d'Hyg. de Paris*, 1889, p. 447.

(3) Karlinsky, *Fortsch. der Med.*, 1889.

(4) Tryde et Salomonsen, *Soc. de Méd. de Copenhague*, 1884.

(5) *Revue d'hygiène*, 1905.

assigne une durée de 95 jours; Klein de 49 jours; Gaertner, dans des fumiers et des matières fécales, de plusieurs mois; l'Office impérial allemand, de trois mois dans les mêmes conditions.

Bacille tétanique. — Ramu a pu inoculer avec succès, à Varsovie, une série de lapins avec de la terre provenant de Göttingen et conservée depuis 3 ans 6 mois dans une éprouvette soigneusement bouchée. Miquel l'a rencontré virulent après 16 ans; Lösener, dans les cadavres enterrés, l'a retrouvé virulent après 234 jours et constaté qu'il était mort après 361 jours.

Bacille du charbon. — Pasteur, Roux, Chamberland, dans leurs mémorables expériences sur le charbon, l'ont rencontré dans une terre 17 ans après l'enfouissement d'un animal charbonneux.

Koch a constaté que ce germe ne poussait pas dans la terre de jardin, l'humus ou la boue.

D'après Feltz, une atténuation sensible de la virulence du bacille du charbon aurait lieu par son séjour dans la terre (1).

Bacille du choléra. — La spirille du choléra, étant une espèce relativement fragile, doit présenter peu de résistance dans le sol. De Giaxa (2) a confirmé ce fait en invoquant surtout la concurrence des espèces saprophytes; Lösener et Klein, dans les cadavres enterrés, l'ont retrouvée au 28e jour; Klein, dans des fumiers et des matières fécales, lui assigne une durée de 4 jours, et de 17 jours dans les cadavres inhumés, d'après les recherches de l'Office impérial allemand. Fraenkel a constaté qu'elle se développait encore à 3 mètres de profondeur en été; à 1m,50 en toute saison. Pour Dempster (3), elle meurt en 3 ou 4 jours dans la terre sèche et vit 28 à 68 jours dans la terre humide. En dehors des recherches de De Giaxa, tous ces chiffres ont été déterminés dans des conditions bien différentes du contact direct de la spirille du choléra avec le sol.

Bacille de la peste. — Klein lui assigne une durée de 22 jours dans les cadavres enterrés; Yokoté, de 15 à 30 jours. Yersin a rencontré dans le sol d'une contrée où sévissait la peste, un bacille identique, mais moins virulent que celui des bubons pesteux.

Il est à noter que les poussières pesteuses du sol peuvent donner la peste par la respiration.

Bacille pyocyanique. — Lösener a constaté la mort du bacille pyocyanique dans les cadavres enfouis dans la terre après 33 jours; nous avons retrouvé ce germe dans la terre conservée légèrement humide après 3 mois.

Staphylocoque doré. — Klein a signalé sa mort après 2 mois.

Pneumobacille de Friedlander. — Lösener a constaté sa disparition sur les cadavres enfouis dans la terre après 28 jours.

(1) Feltz, *C. R. Acad. des Sciences*, CII, 1886, p. 132.
(2) De Giaxa, *Ann. de micr.*, II, 1890, n° 5.
(3) Dempster, *Soc. de méd. et de chir. de Londres*, 1894.

Bacille de la diphtérie. — Klein a signalé sa mort après 22 jours.

Virus de la rage. — Galtier a relevé l'activité du virus rabique dans les cadavres d'animaux enterrés pendant 23 jours (lapins), 44 jours (chiens), 31 jours (brebis).

MIGRATION DES GERMES DANS LE SOL. — Au point de vue de la virulence des germes, il est intéressant de signaler que Duclaux, puis Vaillard et Thoinot (1) ont soulevé, dans leur rapport au Congrès international d'hygiène de Paris en 1900, l'hypothèse que les germes pathogènes pourraient exister à l'état saprophyte dans les entrailles du sol sans souillures antécédentes.

Pour notre part, nous admettons que les germes pathogènes dans le sol sont là où les individus les ont déposés : sous certaines influences, ils ont pu s'étendre plus ou moins loin. En tout cas, d'une façon générale, ils ont une existence relativement courte. L'infection du sol sous les agglomérations, la diffusion de l'infection autour de ces agglomérations, le peu de résistance de ces espèces microbiennes virulentes dans le sol sont établis par un grand nombre d'observations d'épidémies hydriques et autres sévissant sur ces agglomérations et s'arrêtant d'elles-mêmes après quelques semaines.

Les germes dans le sol, notamment les germes pathogènes, sont nécessairement déplacés, transportés par les organismes vivant dans la terre.

Pasteur et Roux ont démontré pour le charbon, Lortet et Despaignes pour la tuberculose, que les vers de terre ramènent de la profondeur à la surface et inversement les bacilles qu'ils ont ingérés et qui restent vivants et virulents dans leurs corps ou les produits qu'ils excrètent. Karlinsky a reconnu ce fait dans les limaces (2). Les végétaux également sont capables d'entraîner hors de terre et de fixer sur leur tige les germes du sol, comme l'ont démontré Wurtz et Bourges (3) pour le charbon, la fièvre typhoïde, la tuberculose dans les légumes. Heim attribue un rôle analogue aux coléoptères nécrophages (4).

Évidemment nous sommes encore loin d'avoir saisi toutes les mutations qui s'effectuent dans la terre pour assurer l'équilibre établi entre les germes qui travaillent à l'organisation de la cellule vivante, végétale et animale, et ceux qui concourent à sa mort et à sa destruction.

PARASITES DU SOL

A côté des microorganismes pathogènes, il y a lieu de signaler particulièrement dans le sol l'existence des parasites qui peuvent vivre dans l'intestin de l'homme et des animaux (amibes, sporozoaires,

(1) VAILLARD et THOINOT, *Xe Congrès d'hygiène*, Paris, 1900, p. 38.
(2) KARLINSKY, *Fortsch. der Med.*, 1889.
(3) WURTZ et BOURGES, *Arch. de méd. expér.*, 1901.
(4) HEIM, *Soc. biol.*, 2 fév. 1894.

flagellés, infusoires) ou dans les organes et viscères (larves de cestodes : cysticerques, hydatides ; bilharzie, strongle géant, filaire de Médine, etc.), et qui, étant rejetés sur le sol, peuvent de nouveau être introduits dans l'organisme humain par l'eau, les légumes, les fruits, entraînant des particules de terre souillées.

R. Blanchard (1) les divise en :

1° Parasites transmis à l'état d'œufs ;

2° Parasites transmis à l'état larvaire ;

3° Pseudo-parasites transmis à l'état adulte.

Les parasites transmis à l'état d'œufs comprennent les cestodes, les nématodes, les linguatules.

Nous signalerons principalement dans les cestodes :

Le cysticerque de la ladrerie (*Cysticercus cellulosæ*), la larve du *Tænia solium* ; l'hydatide ou échinocoque (*Echinococcus polymorphus*), la larve du *Tænia echinococcus* ; le *Bothriocephalus Mansoni*.

Parmi les nématodes :

Les *Ascaris lumbricoïdes canis* et *maritima* ;

L'*Oxyurus vermicularis* ; le *Trichocephalus trichiurus* (*dispar*).

Pour les linguatules :

Le *Pentastomum denticulatum*, la larve de la *Linguatula rhinaris*, et le *Porocephalus constrictus*.

Les parasites transmis à l'état larvaire comprennent :

Les trématodes : *Fasciola hepatica*, *Dicrocœlium lanceatum* ;

Les nématodes : l'Ankylostome (*Uncinaria duodenalis*) et l'anguillule intestinale (*Strongyloïdes intestinalis*).

Enfin les pseudo-parasites transmis à l'état adulte comprennent les Gordius et les Hirudinées (*Limnatis nilotica*).

Tels sont les principaux germes ou parasites qui peuvent être entraînés avec la terre dans l'organisme humain et y provoquer des désordres accidentels, endémiques ou épidémiques (2).

ROLE DU SOL EN HYGIÈNE

MORTALITÉ GLOBALE SUIVANT LES DIFFÉRENTS TERRAINS GÉOLOGIQUES. — Nous avons établi avec autant de soins et de garanties que possible la mortalité dans un grand nombre de petites communes de France situées sur les différents grands étages géologiques.

C'est à dessein que nous avons choisi des communes dont le nombre d'habitants est au-dessous de 5 000, car c'est dans celles-ci que l'influence des conditions naturelles doit le mieux ressortir. Les conditions géologiques sont généralement peu ou pas modifiées comme cela a lieu pour les grandes agglomérations, où des travaux

(1) R. Blanchard, Xe *Congrès d'hygiène*, Paris, 1900, p. 51.

(2) Ces parasites sont étudiés avec détails dans le fascicule IV, Hygiène alimentaire.

inhérents à la vie d'une grande cité viennent modifier considérablement la nature du sol et créer même un véritable sol artificiel. Notre statistique est basée sur le nombre des habitants relevé au dernier recensement et la mortalité est établie sur la moyenne des cinq dernières années.

La légende des terrains est celle de la carte géologique de la France au 1/1 000 000 dressée par Jacquot et Michel Lévy. Bien entendu, certains de nos chiffres chevauchent entre plusieurs étages géologiques, malgré le soin que nous avons eu à éliminer autant que possible les communes situées sur des terrains géologiques complexes.

Mortalités globales sur différents terrains géologiques (communes de France) (Ed. BONJEAN).

Terrain	Mortalité	
1. Quaternaire : alluvions	23,41	pour 1 000 habitants.
2. Pliocène	21,56	—
3. Miocène	25,07 (1)	—
4. Oligocène	20,03	—
5. Éocène	23,09	—
6. Crétacé supérieur	22,90	—
7. — inférieur	23,70	—
8. Jurassique supérieur	22,02	—
9. — moyen	25,48	—
10. — inférieur	21,45	—
11. Lias et Rhétien	23,50	—
12. Marnes irisées	21,66	—
13. Muschelkack	20,08	—
14. Grès bigarré et grès des Vosges	22,16	—
15. Permien	19,95	—
16 et 17. Carbonifère	20,02	—
18. Dévonien	21,60	—
19. Silurien	21,95	—
20. Cambrien	22,31	—
21. 22. 23. Terrains cristallophylliens (schistes, micaschistes, amphibolites, gneiss)	21,32	—
Roches éruptives	22,60	—
Dont : 26. Granite	22,24	—

Les plus grands écarts de mortalité existeraient entre le Permien, où la mortalité serait la plus faible, et le Miocène et le Jurassique moyen, où la mortalité serait la plus élevée.

Nous ne déduirons aucune conséquence de ces faits avant qu'ils n'aient été suffisamment confirmés. Les écarts sont peu sensibles entre tous les autres terrains.

Affections dites telluriques. — ***Paludisme***. — Il y a quelques années, l'histoire du sol réservait une large place à l'étude des affections désignées sous les noms de *fièvres palustres*, *maremmatiques*, *telluriques*, *malaria*, *infections palustres*, *intoxications telluriques*, etc. Aujourd'hui toutes ces désignations sont synthétisées sous le nom de *paludisme*, dit maladie tellurique par excellence (L. Collin).

(1) Ce chiffre n'a pu être déterminé que sur un petit nombre de communes.

D'après les travaux modernes, il est plus exact de le considérer aujourd'hui comme « *maladie des eaux douces stagnantes* ».

Pour expliquer l'origine des fièvres telluriques, Morton au XVIIe siècle, Lancisi (1711), Rasori (1799), Virey (1800) admettaient que la présence de particules nuisibles, d'animalcules provenant de la décomposition des matières végétales près des marais étaient susceptibles, en pénétrant dans l'organisme, de se multiplier dans le sang et de déterminer la fièvre.

La doctrine de Lancisi et de Rasori devint celle de l'école italienne. En 1846, Bassi attribua à la reproduction des parasites le renouvellement des accès de fièvre. Boudin avec la flouve des marais (*Chara vulgaris*) et Salisbury (1866) avec les algues du genre Palmellæ crurent trouver l'agent de l'infection. En 1879, Klebs et Tommasi-Crudeli isolèrent du sol, de la boue, de l'air, le *Bacillus malariæ* auquel ils attribuèrent la production du paludisme.

Ces résultats furent accueillis avec un enthousiasme tel que Laveran eut certaines difficultés à faire reconnaître la remarquable découverte qu'il fit vers 1880 de l'hématozoaire dans le sang des paludiques, en confirmant la présence du pigment noir signalé en 1847 par Henkel et en 1849 par Frerichs et Virchow.

Les travaux de Marchiafava et Celli (1) en 1885, de Golgi en 1885 et 1893, ont fixé la nature des éléments : *Plasmodium malariæ*, *Plasmodium vivax*, *Laverania malariæ*, qui sont les agents de toutes les fièvres paludiques.

Restait à découvrir le vecteur de ces éléments. Ce fut l'œuvre de Patrick Manson, Ronald Ross, Grassi en 1898, Bignami et Bastianelli qui démontrèrent définitivement le rôle des moustiques (*Culex*, *Anopheles* et *Aëde*). La femelle, qui seule peut piquer, pique un paludique et absorbe en même temps des hématozoaires à différents stades de développement; dans le tube digestif du moustique, les corps en croissants (gamètes) évoluent et se transforment en corps (sporozoïtes) qui se répandent dans les glandes salivaires du moustique. Celui-ci, venant à piquer un individu sain, lui injecte dans le sang les éléments du paludisme. Les moustiques déposent à la surface de l'eau leurs œufs qui se transforment en larves en quarante-huit heures : elles restent ainsi huit à dix jours, puisant l'air par la partie postérieure fixée à la surface de l'eau, puis se transforment en moustiques. Le cycle des transformations se fait en quarante-cinq à cinquante jours.

Les eaux claires sont favorables aux anophèles; les eaux sales, putrides aux culex.

L'eau de mer est un des meilleurs larvicides.

Telle est succinctement, d'après les données actuelles, l'origine de ces fièvres telluriques qui sont transmises par les piqûres de certains moustiques infectés : ces moustiques ne peuvent vivre habituelle-

(1) Dr Celli, Prophylaxie de la malaria. *Congrès d'hygiène*, 1903, t. VIII, p. 33.

ment que dans les régions très humides et chaudes, et là, le paludisme règne à l'état endémique.

Si l'on crée artificiellement, pour les besoins de l'agriculture ou pour tout autre besoin, des accumulations d'eaux, on voit apparaître les moustiques et quelquefois le paludisme, si parmi ces moustiques il y a les espèces infectées.

Devant ces considérations, l'origine tellurique des fièvres, admise depuis des siècles jusqu'à ces dernières années, disparaît devant la présence de l'eau stagnante dans laquelle la larve de moustique séjourne plusieurs jours.

Dans une étude remarquable sur le mécanisme de l'infection paludique, Gabriel Pouchet (1) signale d'autres influences :

« Les anophèles sont certainement, d'après les découvertes récentes, l'agent le plus fréquent de la transmission du paludisme, mais ils n'en sont certainement pas la cause unique, attendu que les affections paludéennes — que l'on a proposé d'appeler *hémosporidioses*, par analogie avec les affections désignées sous le nom de *coccidioses* — sont très fréquemment contractées dans les lieux inhabités, et il est absolument hors de doute que les travaux de terrassements et de défrichements sont capables de donner lieu au moins à une recrudescence d'endémie, sinon même à une épidémie. Il doit y avoir certainement d'autres modes possibles d'infection. Pour ma part, je serais disposé à admettre l'infection au moyen de l'eau, par le mode signalé par Patrick Manson, sans préjudice de la constitution d'un terrain favorable par la respiration de l'air chargé de ce que nous devons nous contenter encore actuellement de désigner par l'appellation d'effluves. »

Un certain nombre de médecins coloniaux n'admettent pas comme un fait suffisamment démontré que le paludisme se contracte uniquement à la suite de la piqûre d'un anophèle infecté par les hématozoaires d'un paludique. Le Ray (2) fait remarquer que le grand remuement de terre ou de vase dégageant des gaz émanés de matières organiques en putréfaction est le fait primordial des épidémies de malaria qui éclatèrent à Bordeaux en 1805, à l'occasion du curage de la Peuque, à Paris en 1811, pour le creusement du canal Saint-Martin et en 1840 pendant la construction des fortifications, enfin à Binh-Dinh (Annam) en 1898 à la suite d'un cyclone. Pour cet auteur, « ce sont des gaz toxiques pour l'organisme humain, qui ont déterminé un véritable empoisonnement des ouvriers occupés aux travaux de terrassement. Si l'on n'avait pas opéré de fouilles dans la terre, il est incontestable que l'épidémie ne se serait pas produite : la maladie a jailli du sol. »

(1) G. Pouchet, Leçons de pharmacodynamie et de mat. méd., 3e s. 1902, p. 312.

(2) Le Ray, Mécanisme de l'évolution du paludisme. *Presse médicale*, juillet 1905.

Le Ray cite qu'au Tonkin il est de notoriété publique que le paludisme déserte la plaine où foisonnent les anophèles et sévit surtout au sommet des mamelons où les moustiques sont très rares.

Wyckoff (1) signale aux Indes et sur la côte occidentale d'Afrique des régions jusqu'alors inhabitées et qui sont inhabitables pour l'homme à cause du paludisme : cet auteur suppose que le sol est imprégné des spores noires de Roos ou que des sporozoaires infectés auraient été déposés sur le sol par des moustiques morts. En remuant le sol, l'homme mettrait en liberté ces parasites latents, les aspirerait avec les poussières, les ingérerait avec l'eau et de cette façon la contagion se produirait ; enfin Wyckoff admet qu'il y a d'autres sources d'infection.

Bien que les affections paludéennes ne soient plus envisagées comme une maladie du sol au sens précis du mot, il n'en est pas moins vrai qu'elles dépendent du sol qui, par ses propriétés, permet ou non l'accumulation des eaux et des atmosphères très humides.

C'est pourquoi, parmi les moyens prophylactiques contre la malaria, figure au premier plan l'assainissement du sol dans le but de rendre la vie impossible aux anophèles (2), et c'est ainsi qu'en diverses régions on est arrivé à détruire le paludisme : dans certains cas, les intérêts de l'hygiène se trouvent en conflit avec ceux de l'agriculture et on est obligé d'avoir recours à la puissance d'une loi pour assurer l'assainissement de ces régions.

Les affections paludéennes sont donc, au point de vue de l'hygiène, en rapport avec l'état du sol. Par exemple, dans la Vendée, la modification des terrains produite par les eaux de la mer depuis 1890 ont obturé l'écoulement des eaux douces, et ont créé une surface de 1200 hectares d'eau stagnante au havre de la Gachère : E. Grimaux (3) a relevé depuis dans les agglomérations voisines de cette région 93 p. 100 d'habitants atteints de fièvre paludéenne.

La région de la Dombes dans l'Ain, autrefois couverte d'étangs, était, en 1820, le pays réputé comme l'un des plus malsains de la France : l'insalubrité était telle qu'on disait « qu'on y nourrissait des poissons avec des hommes ». La population était encore ravagée par la fièvre paludéenne.

Depuis 1863, on a desséché 10462 hectares sur 19215 hectares d'étangs. Le bienfait s'en est fait sentir à tel point que le paludisme a presque disparu des régions des Dombes. La mortalité s'est abaissée en vingt-cinq ans de 40 à 23 p. 1000 et la moyenne de la vie est passée de 23 ans 10 mois à 38 ans 6 mois. Malgré cela, le paludisme existe et

(1) *Société médicale de New-Jersey*, 20 juin 1905.

(2) On a préconisé le pétrole à raison de 10 grammes par mètre carré à répandre à la surface des eaux stagnantes pour détruire les larves des moustiques.

(3) Grimaux, *Recueil des travaux du Comité d'hygiène pub. de France*, t. XXII, p. 216.

existera dans les Dombes tant que les étangs, entretenus dans un intérêt agricole douteux ou par de vieux préjugés, n'auront pas été complètement asséchés.

Fièvre jaune. — Ce que nous avons écrit sur le paludisme s'applique à la fièvre jaune (*vomito negro*), pour la prophylaxie de laquelle l'assainissement du sol, en supprimant les accumulations d'eaux douces et stagnantes, évite la culture des larves du moustique *Stegomya fasciata*, agent de cette redoutable affection : c'est un des moyens par lesquels les Américains sont parvenus, en l'espace de deux ans, à faire disparaître cette fièvre de la Havane.

Ankylostomasie. — Tandis que l'étude du paludisme tend à quitter le domaine du sol pour gagner celui de l'eau, l'*ankylostomasie*, en ces derniers temps, tend à quitter le domaine de l'eau pour gagner celui du sol.

On admettait que les larves d'ankylostome provenant des œufs contenus dans les matières fécales, écloses dans la boue, étaient entraînées dans les eaux et introduites avec celles-ci par la bouche dans l'organisme. Loos (1) établit en 1898-1901 que celles-ci pouvaient pénétrer par la peau. Schaudinn (2) a confirmé ces expériences. C'est ainsi que dans la Caroline du Sud, dans les plantations de thé de l'Assam, la contamination se fait par le contact des orteils des pieds avec les terres souillées, produisant les affections connues sous les noms de : *pani-ghao* (mal d'eau), *ground-itch* (gale de terre), etc., et bientôt on retrouve les œufs d'ankylostome dans les fèces.

La terre contaminée par les œufs d'ankylostome, notamment dans l'Italie du Nord, dans la basse vallée du Rhin, dans les mines, etc., peut donc provoquer directement par son contact l'ankylostomasie qui sévit dans certaines régions.

D'après Manouvriez (de Valenciennes) (3), les eaux salées de filtration rendent certaines mines de houille réfractaires à l'infection par les larves.

Goitre. — On a signalé que le goitre était en rapport étroit avec la nature de certains sols, surtout des sols dolomitiques, magnésiens, et des terrains d'alluvion, tandis que cette endémie n'existait pas sur les gneiss et les granits.

Ces faits sont tout à fait contestables et cette influence du sol sur le goitre est à peu près abandonnée.

Épidémies diverses. — Pettenkofer et l'École de Munich ont rassemblé une collection de faits tendant à prouver la participation du sol dans la genèse des épidémies.

(1) Loos, Ueber das Eindrigen der Ankylostomalarven in die menschlichen Haut. *Centr. f. Bakt.*, 1 Abth. Originale, 1901, t. XXIX, p. 733. — *Centr. f. Bakt.* 1903, t. XXXIII, p. 330.

(2) F. Schaudinn, *Deutsch. med. Woch.*, 1904, 8 sept., p. 1338.

(3) *Bulletin de l'Acad. de méd.*, 30 mai 1905.

Gibert (1) (du Havre) attribue un rapport entre la nature du sol même et la propagation du choléra, de la diphtérie, de la fièvre typhoïde, de la phtisie. Nous rappellerons les débats si intéressants soulevés à l'Académie de Médecine de Paris au sujet de l'étiologie de la fièvre typhoïde au Havre pour laquelle Gibert niait l'influence des eaux de boisson soutenue par P. Brouardel et en attribuait le rôle à l'infection du sol, insuffisamment drainé et en mauvais état.

H. Roger attribue également une large place au sol dans l'étiologie de la fièvre typhoïde, en s'appuyant sur les faits cités par Pettenkofer et sur celui relevé par Kelsch, sur la fièvre typhoïde dans l'armée de la Moselle en 1871.

Macé estime que de nombreuses observations démontrent l'influence certaine des remaniements des terrains souillés sur l'explosion d'épidémies typhoïdes (2).

En relevant d'après les statistiques de P. Brouardel les chiffres des mortalités typhiques dans les villes de France comptant plus de 10000 habitants et en rapportant ces mortalités sur les différents terrains géologiques, nous avons trouvé les chiffres du tableau suivant :

Mortalité par fièvre typhoïde, suivant les différents terrains géologiques, dans les villes de France comptant plus de 10000 habitants (Ed. Bonjean).

	Proportion pour 10000 habitants.
Quaternaire : alluvions	5,25
Pliocène	5,99
Miocène	3,96
Oligocène	3,83
Éocène	4,43
Crétacé supérieur	5,00
— inférieur	5,06
Jurassique supérieur	7,08
— moyen	5,97
— inférieur	5,19
Lias et Rhétien	4,37
Marnes irisées	5,10
Muschelkalk	6,55
Grès bigarré, grès des Vosges	4,60
Permien	8,60
Carbonifère	3,50
Dévonien	3,00
Silurien	1,80
Cambrien	5,50
Terrains cristallophylliens	9,18
Roches éruptives	7,75

Il ressort de ces résultats que les fortes mortalités typhiques appartiennent aux terrains cristallophylliens (schistes, micaschistes, amphibolites, gneiss, etc.) (9,18), puis au Permien (8,60), puis aux roches éruptives (7,75), et enfin au Jurassique supérieur, c'est-à-dire

(1) Gibert, Choléra au Havre. *Recueil des travaux du Comité cons. d'Hyg. pub. de France*, t. XXII *bis*, p. 313 et *Bull. Acad. Méd.*, t. XXXI, p. 351 ; p. 376, 1894.

(2) Macé, Traité de bactériologie, 1901, p. 711.

aux terrains les moins perméables et les plus fissurés, ceux sur lesquels les eaux superficielles ruissellent jusqu'au moment où elles vont rejoindre, généralement sans épuration suffisante, les eaux d'alimentation.

Le Dr Fernand Widal (1), au sujet d'une enquête sur le choléra dans le département de l'Oise, écrit : « Ce fait semble prouver une fois de plus qu'il est des régions qui, peut-être en raison des qualités géologiques de leur sol, peut-être aussi en raison de leurs conditions climatériques et cosmiques, offrent un terrain de développement propice aux germes du choléra. »

Les épidémies de dysenterie, de fièvre typhoïde, de fièvre paludéenne, d'ictère épidémique signalées à la suite du remaniement des terres peuvent à notre avis s'expliquer par le contact plus grand et plus intime de la terre mise en suspension et allant souiller l'eau et les aliments, entraînant ainsi un grand nombre de germes parmi lesquels certains d'espèces pathogènes peuvent provoquer des accidents dysentériques, typhiques, etc.

Quant aux fièvres paludéennes, il est à remarquer que les travaux de remaniements des sols ne se font généralement pas sans accumuler des eaux stagnantes dans les environs, et qu'indépendamment de cela, les moustiques chassés de leurs repaires et excités viennent piquer les ouvriers agglomérés employés à ces travaux d'assainissement et se dispersent en étendant leurs ravages dans les régions environnantes.

Il est incontestable que les conditions dans lesquelles un sol contaminé par des déjections typhiques, cholériques, par des produits tuberculeux, pesteux, etc., peut s'acheminer dans l'organisme humain sont nombreuses : enlèvement à la main de chaussures souillées, suivi de l'alimentation à la main ; aliments tombés et ramassés ; insectes, mouches dont le rôle vecteur est de plus en plus incriminé, notamment pour le choléra (2).

Mais ces faits sont exceptionnels et, tout au contraire, les innombrables travaux effectués dans les terrains les plus souillés des villes ou des campagnes et dans les plus mauvaises conditions établissent que la terre n'est pas susceptible de provoquer directement d'épidémie sévère, tout au moins dans nos régions.

Les laboureurs et les terrassiers ne subissent pas, à notre connaissance, d'épidémies typiques du sol, et ces deux catégories de travailleurs sont tout indiquées pour être les réactifs par excellence des affections telluriques.

Je citerai, entre une foule de faits, l'observation de Thouret

(1) F. Widal, Choléra dans l'Oise, *Recueil des travaux du Comité cons. d'Hyg. publ. de France*, t. XXII *bis*, p. 300.

(2) Chantemesse, *Acad. de Méd.*, 17 oct. 1905. Chantemesse et Borel, Mouches et Choléra, 1906 (*Actualités médicales*).

relevée par P. Brouardel et Du Mesnil (1) au sujet du déplacement du cimetière des Innocents où plus de 90 000 cadavres inhumés dans les trente dernières années ont été remués ou enlevés avec une couche de huit à dix pieds de terre infectée pendant les mois d'hiver et les fortes chaleurs, avec et sans précautions, sans qu'un danger se soit manifesté pendant le cours des opérations et qu'aucun accident ait troublé la santé publique.

De nombreuses observations ont été faites et sont faites journellement dans ce sens (désaffectations de cimetières, percements de tunnels, bouleversement de terrains contaminés pour les grands travaux des villes (métropolitains souterrains, etc.).

*
* *

Ces observations nous conduisent à reconnaître qu'il n'y a pas d'« épidémie » strictement tellurique, et que, si dans certains cas le sol paraît jouer un rôle important, c'est parce que les résidus virulents des sujets infectés sont rejetés virulents au sol et sont véhiculés de nouveau jusqu'à l'organisme humain par les aliments souillés, les eaux d'alimentation impures, les végétaux crus, les insectes.

La règle qui découle de ce fait est de *stériliser* ou de *rendre inoffensifs* ces résidus, avant de les épandre sur le sol : cette règle est peut-être la plus importante de la prophylaxie des affections épidémiques.

Le sol doit présenter certaines propriétés physiques et chimiques que l'homme peut quelquefois lui apporter lorsqu'elles manquent naturellement : c'est ainsi qu'il appliquera les règles de l'agriculture dans le but de cultiver des plantes utiles à son alimentation ; qu'il défrichera certaines régions, qu'il en asséchera d'autres afin de modifier les terrains trop propices au développement de certains germes, parasites, ou insectes susceptibles de provoquer et d'entretenir des maladies et des épidémies (tænia, moustiques, mouches, ankylostomes, etc.).

La nature du sol influe considérablement sur les conditions d'existence des individus qui l'habitent : le choix de l'habitation, du vêtement et des aliments dépend en partie de sa constitution. Le sol régit la qualité des eaux d'alimentation ; il constitue souvent par lui-même le meilleur organe d'épuration et permet alors d'évacuer et de rendre inoffensifs les déchets de la vie et les résidus de toutes espèces des agglomérations (matières fécales, eaux résiduaires, cadavres) : ces deux dernières considérations sont des plus importantes pour l'hygiène publique.

(1) Brouardel et Du Mesnil, *Recueil des travaux du Comité cons. d'Hyg. publ. de France*, t. XXII, p. 53.

L'EAU

ÉTUDE HYDROLOGIQUE

PAR

E.-A. MARTEL

Collaborateur de la carte géologique de France,
Auditeur au Conseil supérieur d'hygiène.

L'eau, dans un traité d'hygiène, doit être considérée avant tout au point de vue de sa *potabilité*, c'est-à-dire de son absorption alimentaire par l'homme.

Cette limitation conduit à exclure, des considérations et principes qui vont suivre, tout ce qui concerne les eaux minérales et thermominérales ; leur composition et leurs propriétés, en effet, communiquent à ces eaux des influences sur la santé et les organismes humains qui, la plupart du temps, ne permettraient pas, sans danger, leur absorption *permanente* : elles sont, en général, curatives ; elles relèvent de la thérapeutique plus que de l'hygiène ; enfin, bien qu'une partie des règles hydrologiques que nous allons essayer de mettre en lumière leur soient applicables, elles sont sujettes à d'autres lois génésiques, et soumises à d'autres conditions géologiques si spéciales, notamment par leur température et leurs combinaisons chimiques, qu'elles constituent bien une classe à part de l'hydrologie générale et que leur étude incombe à des traités essentiellement différents du nôtre (1).

L'EAU POTABLE

L'*eau potable* peut être définie celle qui est assez claire, fraîche et pure (chimiquement et bactériologiquement) pour qu'*on la consomme avec agrément et sans aucun risque pour la santé.* Dans la nature terrestre, elle se présente ainsi beaucoup moins fréquemment qu'on ne le croit d'ordinaire, surtout dans les pays habités ; et les récents travaux de tous ordres relatifs à l'*eau potable* tendent tous à établir cette vérité, surprenante pour beaucoup, que la bonne eau naturelle mérite

(1) Brouardel et Gilbert, *Nouveau Traité de médecine et de thérapeutique*, Paris, 1905-1906. — L. de Launay, Recherche, captage et aménagement des sources thermo-minérales, Paris, 1899.

d'être considérée comme chose précieuse, digne de tous ménagements et de toutes précautions contre le gaspillage et surtout la contamination (1).

Le problème de l'eau. — Le *problème de l'eau* de boisson est devenu, depuis peu d'années, l'une des principales préoccupations, l'une des plus fortes dépenses de toutes les grandes agglomérations urbaines et même (depuis le début de ce siècle seulement et par haute et salutaire mesure administrative) des moindres communes de la France.

Pourquoi cet accroissement de valeur et de considération a-t-il affecté soudain l'humble liquide?

C'est en répondant à cette question qu'il importe d'expliquer le programme et la portée du présent chapitre, rendu nécessaire par les nouvelles données scientifiques, acquises dans ces dernières années, sur l'*origine hydrique* de certaines maladies.

Sans remonter à la genèse de l'eau terrestre, sur laquelle la géologie demeure réduite à des hypothèses, bien vraisemblables certes, mais dont la preuve reste intangible, on peut rappeler du moins que trois sortes d'eaux, en somme, mouillent notre planète : la mer, *salée*, non potable ; les eaux *douces* des ruisseaux, fleuves et lacs ; les eaux *thermales* ou *thermo-minérales*, toujours chimiques sinon toujours chaudes (certaines sont froides : Montmirail en Vaucluse ; ou tempérées, Matsesta en Transcaucasie, 21° à 23°, etc.).

Le cycle de l'eau. — Les mers, produites, selon l'idée la plus universellement acceptée, par le refroidissement, la condensation des deux principaux gaz d'une nébuleuse primitive, l'oxygène et l'hydrogène, et par la concentration de particules minérales (les sels chimiques), ont provoqué, dès leur naissance, la mise en mouvement d'un cycle qui dure encore et ne s'arrêtera que par la mort de notre monde : sous l'action de la chaleur solaire, peut-être aussi d'autres causes, une partie de l'eau des mers redevient gaz et remonte en vapeurs, brumes, brouillards, nuages, vers les hauteurs de l'atmosphère ; c'est le phénomène de l'*évaporation*, qui jamais ne cesse à la surface des océans. Au caprice des vents et des cyclones, des variations barométriques et thermométriques, les nuées à nouveau se résolvent en pluies, relativement bas dans notre ciel, et retombent en ondées soit sur la mer elle-même, soit sur les continents où les poussent les troubles météorologiques, où les attirent les montagnes, où les con-

(1) Voy. P.-F. Chalon, Recherche des eaux souterraines, 2e édit., in-12, Paris, — H. Boursault, Recherche des eaux potables et industrielles (*Encyclopédie des aide-mémoire Léauté*). Paris. — F. Miron, Les eaux souterraines (*Ibid.*). — Ed. Imbeaux, Les eaux potables et leur rôle hygiénique (en Meurthe-et-Moselle), in-8° et atlas, Nancy, 1897. — L. Pagliani, Trattato di igiene e di sanita publica, 3 vol., Milan, 1905. (La première partie traite *des terrains et des eaux dans leurs rapports avec l'hygiène et la santé publique.*) — Dr Guiraud, Manuel pratique d'hygiène, Paris, 1904, 3e édit.

densent les forêts : c'est la *pluie*, eau pure par excellence, car l'évaporation n'a pompé de l'océan que ses éléments gazeux, lui laissant ses atomes minéralogiques trop lourds pour opérer la réascension ; eau pure du moins quand elle n'est pas, au voisinage des cités, souillée avant de toucher le sol, au mélange des fumées industrielles ou des autres émanations humaines. Au contact de la terre, trois modalités, selon les cas, sont réservées à cette *précipitation atmosphérique* (tel est son nom scientifique) et ces cas sont réglés par la constitution géologique et par la topographie du terrain : si ce dernier est *perméable*, c'est-à-dire composé d'éléments disjoints qui ne lui laissent que peu ou point d'étanchéité, la pluie pénètre à travers ses moindres solutions de continuité et s'enfonce par *infiltration*; s'il est *imperméable*, c'est-à-dire compact au point de refuser l'admission intérieure de toute goutte liquide, la pluie s'écoule à la surface du sol, par le *ruissellement* qui, de proche en proche, de filet en filet, compose ruisseaux, rivières, fleuves, bref, tout le *réseau hydrologique superficiel*; dans ce second cas, si la pente est nulle ou faible, l'eau s'arrête, elle devient *stagnante* (marais), ou elle ruisselle avec tant de lenteur et de peine que, de même que sur les mers, l'évaporation de nouveau en rend une partie à l'atmosphère qui la rejette au réservoir des nuées; en travers des cours d'eau aussi, les dépressions, petites ou énormes, accumulent par places les amas d'eau qu'on nomme des lacs, et dont la surface plus ou moins étendue est le siège d'une active évaporation. N'oublions pas qu'il en est de même des végétaux exposés à l'air libre : les organes souterrains des plantes et des arbres puisent dans le sol non seulement les sucs nécessaires à leur nutrition, mais encore une proportion d'eau importante qu'ils dérobent à l'infiltration et qu'ils rendent à l'atmosphère par une véritable transpiration de leurs fibres, feuilles, fleurs, etc.; c'est une autre sorte d'appoint, et qui semble plus considérable qu'on ne l'a cru jusqu'ici (nous aurons occasion d'y revenir), à l'évaporation générale. Toute l'eau que celle-ci et l'infiltration n'ont point absorbée s'écoule à la mer où le cycle se referme, pour se rouvrir sans arrêt dans la perpétuelle transformation et recondensation de l'eau en vapeur et réciproquement. Quand cette boucle ne se bouclera plus, c'est que la décrépitude du système planétaire aura tué la terre et sa vie.

On ne peut pas fixer d'une façon absolue, disons-le tout de suite, quelle est la part exacte, en ce qui concerne les précipitations atmosphériques, de ces trois ramifications : infiltration, ruissellement, évaporation (1). Longtemps on les a dites égales, chacune, au tiers de l'eau tombée : on reconnaît maintenant que rien d'absolu n'existe à ce sujet, et les appréciations théoriques ou empiriques varient, selon les cas et les auteurs, entre un dixième et huit dixièmes pour la part

(1) G.-W. Rafter, Relation of rain-fall (précipitation) to run-off (ruissellement). *U. S. geolog. Survey, water supply paper n° 80*, Washington, 1903.

de chacun de ces trois facteurs. Comme l'a si bien résumé De Lapparent (1), la saison, la latitude, le climat, l'altitude, la nature géologique du sol, les accidents de son relief, font varier les trois termes à l'infini. La part de l'évaporation paraît bien prépondérante : elle est souvent des deux tiers aux quatre cinquièmes, parfois même totale. Toute détermination en ce genre est question d'espèce et de localité, qui ne saurait nous arrêter ici.

Ruissellement. — Le *ruissellement* ne nous retiendra pas longtemps non plus, du moins pour le moment, car il nous faudra y revenir, à propos de la possibilité d'employer les cours d'eau et les lacs comme eau potable. Il nous montre la partie, visible à la surface du sol, du cycle hydraulique général. Ses lois et sa description relèvent de la géographie physique.

Infiltration. — L'*infiltration* représente notre principal sujet d'étude, plein de nouveautés scientifiques, que l'on ne soupçonnait pas il y a vingt ans !

Eaux souterraines. — La diversité d'allures des pluies infiltrées dans le sol, en deux mots des *eaux souterraines*, a longuement occupé Daubrée dans ses trois classiques volumes : *Les eaux souterraines à l'époque actuelle* et *à l'époque ancienne*, bourrés de faits instructifs et d'observations documentaires, remplis de déductions savantes, dont quelques-unes certes ne se sont pas vérifiées, mais dont la plupart ont été de vraies prophéties : car, en 1887, à l'époque où parut ce magistral ouvrage, son auteur pouvait justement se plaindre « qu'une classification rationnelle de ces mécanismes est très difficile, sinon impossible, surtout si l'on tient compte de l'impuissance où se trouve l'observateur de suivre ces dispositions jusqu'à une grande profondeur » (2).

Les recherches spéléologiques. — Depuis, et justement à partir de 1888, un an après la publication de ces livres, les explorations spéciales auxquelles Émile Rivière a donné le nom, étrange en apparence, mais étymologiquement correct, de *spéléologie* (science des cavernes) ont en partie corrigé cette impuissance, par l'investigation méthodique de la circulation souterraine, en Europe principalement : assurément on n'a pas su, quant à présent, descendre plus bas que 300 mètres en dessous de la surface du sol, parmi les fissures dont nous allons parler en détail; les scaphandriers n'ont pas encore affronté le mystère des nappes artésiennes ou des sables mouvants; on n'a même pas réussi à résoudre matériellement la grande énigme de la fontaine de Vaucluse. Mais on a vogué en bateau démontable sur des courants souterrains absolument inconnus, on a requis l'aide du téléphone pour descendre dans de nombreux *gouffres* verticaux, dont les plus creux restent encore vierges et qui sont des bouches

(1) De Lapparent, Traité de géologie, 4e édition, p. 158.
(2) Daubrée, Les eaux souterraines, t. I, p. 67 et 129.

ouvertes à l'infiltration par grandes masses ; on a même pénétré dans quelques cavernes subordonnées à de vraies sources thermo-minérales ; on a reconnu la relation directe de beaucoup de grottes avec des filons métallifères. Bref, du grand nombre de cas particuliers maintenant observés et décrits par le menu, on peut induire un tableau général des modalités diverses de l'infiltration, c'est-à-dire de la circulation des eaux souterraines.

CIRCULATION DES EAUX SOUTERRAINES

Ce tableau est fort complexe et décomposable de diverses manières, selon que l'on donnera la préférence à tel ou tel des facteurs qui interviennent dans son établissement. Ces facteurs sont en effet :

1° La *diversité géologique des terrains perméables;*

2° Le *mode de pénétration des eaux à travers ces terrains ;*

3° Le *mode de leur propagation à l'intérieur de ces terrains ;*

4° Le *mode de sortie* ou *d'émergence en dehors de ces terrains;*

5° Le *régime*, c'est-à-dire les *variations de niveau ou de débit des eaux intérieures*.

1° ***DIVERSITÉ DES TERRAINS PERMÉABLES***. — Considérons d'abord le premier facteur, les différentes catégories de terrains perméables, en ne rappelant que pour mémoire l'importance de la distinction (trop souvent méconnue) à faire entre le *sous-sol* proprement dit et le sol, composé soit des éléments de décomposition superficielle de celui-ci, soit des apports étrangers (1).

Théoriquement *toute roche compacte est imperméable*, c'est-à-dire que l'eau ne peut s'y écouler que sur la surface de la roche, la compacité étant, par définition, l'absence de fissures, d'interstices, de méats, favorables à la pénétration de l'eau en plus ou moins grande quantité. Matériellement l'argile seule est incapable de se laisser traverser par le liquide : encore certains faits naturels et des expériences de laboratoire tendent à démontrer que l'argile, même la plus pure, même la plus tassée, peut se laisser transpercer, très lentement il est vrai, et par de toutes petites quantités d'eau ; on admet que l'argile pure ne s'imbibe qu'en cinquante-cinq jours ; en moins de temps si elle devient sableuse (six jours quand la proportion d'impalpable sable fin s'élève à 90 p. 100, vingt-huit heures s'il y a 90 p. 100 de silex impalpable). Bref, l'argile n'est réellement imperméable que si elle est suffisamment pure et comprimée ; ceci peut tenir soit à un effet de capillarité trop long à expliquer ici, soit à une insuffisance d'homogénéité ou au mélange de corps autres que le silicate d'alumine, soit à un tassement incomplet de la matière ; mais quand elle est pure et bien massée, l'argile ne doit pas laisser passer l'eau.

(1) Voy. ci-dessus, dans l'article Le Sol, Étude géologique, de De Launay, les dépôts locaux d'argile retenant les mares normandes, *alios* des Landes, etc.

Observons toutefois que, dans certaines accumulations d'eaux souterraines, où les pressions arrivent (on en a empiriquement constaté jusqu'à dix) à plusieurs atmosphères, il n'est pas impossible que l'argile soit traversée. La *marne*, mélange d'argile et de calcaire, est, en principe, imperméable aussi, sous réserve de ce que nous allons dire de la fissuration : mais comme, sous l'action des eaux souterraines, il semble que la marne soit sujette à une sorte d'autocolmatage, d'une obturation de ses gerçures par les parties argileuses qu'entraîne le courant, il se trouve que, partout, les roches marneuses forment des supports imperméables, des *niveaux d'eau* très importants et souvent continus.

Les autres roches, compactes et dures, cristallines (ou ignées, ou cristallophylliennes) comme les granites, porphyres, syénites, gneiss, basaltes, etc., ou sédimentaires comme les schistes, grès, calcaires, craies, etc., devraient aussi s'opposer à la pénétration de l'eau : mais des causes multiples, principalement d'ordre tectonique, c'est-à-dire touchant aux modifications mécaniques du globe terrestre, en ont rompu la masse, de telle manière qu'elles se trouvent presque toujours hachées de fissures, souvent élargies en vraies et vastes crevasses.

Perméabilité indirecte. — Il en résulte une première espèce de perméabilité, la *perméabilité indirecte* en quelque sorte (perméabilité en grand de Daubrée), qui dérive non pas de la constitution physique de la roche, mais bien des perturbations accidentelles qui l'ont altérée. C'est celle des roches fissurées, toutes zébrées de fentes, que Daubrée a nommées des *lithoclases* ; il serait trop long d'expliquer comment les lithoclases sont moins régulières, en général, quoique souvent importantes, dans les roches cristallines que dans les roches sédimentaires. Rappelons seulement que, parmi ces dernières, les calcaires surtout présentent des fissures innombrables et de toutes dimensions ; on peut même énoncer en principe que les fissures sont de deux sortes, les *joints de stratification*, parallèles au plan horizontal selon lequel le sédiment s'est déposé (et qui très souvent a été ultérieurement et tectoniquement redressé parfois jusqu'à la verticale) et les *diaclases* (1) qui recoupent les joints dans des plans divers, soit obliques, soit perpendiculaires. Bien que le calcaire soit la roche fissurée par excellence, le même caractère affecte beaucoup de *grès* (Fontainebleau, Suisse saxonne, Bohême orientale, Transcaucasie, etc.), même quand ils sont durcis en quartzites (2) ; des *craies* (de composition entièrement calcaire d'ailleurs) telles que le crétacé supérieur du bassin parisien, des schistes, même particulièrement dérangés

(1) Daubrée avait classifié les lithoclases selon leurs dimensions ou leurs formes en leptoclases, piézoclases, diaclases et paraclases ou failles. Seul, l'emploi du terme de *diaclase* s'est généralisé pour les cassures verticales.

(2) Roches de la Tour (Ardennes). Voy. *La Nature*, 2 août 1902.

par les plissements, et enfin des formations détritiques dont les éléments se sont agglutinés par un ciment (poudingues du Montserrat par exemple) ou agglomérés en gros poudingues (rivière souterraine de Wookey-Hole près Wells, en Somerset, Angleterre).

Perméabilité directe. — La véritable perméabilité ou *perméabilité directe* n'est réalisée que par ces formations détritiques, lorsque leurs éléments sont demeurés indépendants les uns des autres, meubles, aisément séparables, incohérents, sans ciment, et qu'entre ces éléments les vides sont, non plus des *fissures* étendues séparant des portions compactes, mais des *interstices* enveloppant et isolant partiellement en somme chacun des grains du terrain : les *sables* sont le type par excellence des terrains vraiment perméables, prenant, selon la grosseur et la nature de leurs grains constitutifs, les noms d'*arènes*, *graviers*, etc. ; la discontinuité, l'indépendance de ces éléments laisse à l'eau toute facilité de descendre entre eux sous la seule influence de la gravité ou pesanteur. Les variétés de terrains détritiques bien connus sous les noms d'*éboulis*, *galets*, *moraines*, *scories*, etc., se comportent de même et ne diffèrent des sables, à notre point de vue, que par le volume de leurs éléments. Les alluvions et la terre végétale aussi rentrent dans la même catégorie, mais à un degré variable, selon qu'elles renferment plus ou moins d'argile. La terre végétale emmagasine à souhait toutes les pollutions et tous les microbes pathogènes.

Entre cette perméabilité d'*interstices* et la perméabilité de *fissures*, on pourrait être tenté d'introduire un trait d'union représenté par ce qu'on a nommé parfois les roches *poreuses*, où, dans le corps même de la pierre, cependant cohérente, des petits vides ou *vacuoles*, plus ou moins visibles à l'œil nu, font échec à la compacité : longtemps on a cité la craie comme poreuse (et on professe encore parfois cette opinion en Angleterre) et supposé que, recueillant l'eau dans ses pores, elle l'exsudait molécule par molécule ; mais Prestwich a bien établi dès 1872 (1) que c'est surtout par ses fissures que la craie blanche, quoique légèrement poreuse, est perméable ; certains grès sableux ont peut-être réellement ce caractère, car ils s'imbibent d'eau à une certaine profondeur, mais très lentement ; mais les vraies pierres poreuses sont surtout les produits volcaniques dits ponces, pouzzolanes, domite, etc. ; seulement les deux premières sont en amas meubles qui les font rentrer dans la perméabilité d'interstisce. Quant à la domite, si avide d'humidité qu'elle siffle positivement quand on la plonge dans l'eau, c'est un produit éruptif peu répandu, localisé surtout dans cinq *dômes* des environs de Clermont-Ferrand.

(1) *Quarterly journal of geology*, 1872, p. 38. — Cela avait déjà été indiqué dès 1832 par Passy (Géologie de la Seine-Inférieure) ; Meurdra (à propos des sources alimentaires du Havre) (A. F. A. S., 1877, p. 467), exprime aussi cet avis, confirmé par plusieurs récentes découvertes de rivières souterraines dans la craie blanche.

Porosité. — Je ne crois donc pas devoir faire état de cette troisième sorte de perméabilité, la *porosité* (tout en reconnaissant qu'elle reste sujette à controverse), et je remarquerai seulement que toutes les roches, même les plus compactes, renferment une certaine proportion d'eau, qui fait partie intégrante de leur composition minéralogique, qu'on nomme eau de constitution ou *eau de carrière*, et dont nous n'avons, en ce qui nous concerne, à tenir absolument aucun compte. La quantité d'eau de carrière s'élève à 0,1 p. 100 du volume dans le silex, 2 à 5 p. 100 dans le calcaire et le granite, 30 p. 100 dans l'argile, etc.

Bornons-nous donc à distinguer la *perméabilité de fissures* et la *perméabilité d'interstices.*

2° ***PÉNÉTRATION DE L'EAU DANS LES ROCHES.*** — Passons maintenant, pour chacune d'elles, à la façon dont l'infiltration s'y comporte, dont la pénétration de l'eau à l'intérieur du sol s'y effectue. C'est le deuxième facteur de notre tableau.

Infiltration immédiate. — Tombant sur un sol détritique à perméabilité d'interstices, la pluie y disparaît par toute l'étendue de la surface, uniformément propice à l'absorption, quel que soit le point de chute. C'est l'*infiltration immédiate.*

Infiltration retardée. — Sur les terrains à perméabilité de fissures, la pénétration ne s'opère qu'en des places déterminées, par des points limités qui sont l'intersection, par la surface, de toutes les cassures grandes et petites; donc elle est vraiment bien indirecte, et, selon que ces affleurements de cassures sont plus ou moins rapprochés, la rapidité de l'absorption varie; car sur la superficie des portions compactes de la roche, des blocs homogènes et étanches délimités par les fissures, il s'établit un ruissellement momentané d'étendue parfois notable; c'est l'*infiltration retardée.* Nous ne rappelons ici que pour mémoire les cas dont il a été question ci-dessus et où des accidents spéciaux, décompositions superficielles (décalcification), formation de tourbe, colmatage alluvionnaire de fissures, ont diminué la part de l'infiltration au profit du ruissellement au moins local.

Remarquons dès maintenant que, par suite de l'alternance générale qui régit la disposition réciproque des formations perméables et imperméables, ce n'est pas seulement la pluie qui pénètre immédiatement ou avec retard dans les terrains absorbants : le ruissellement, lors même qu'il est déjà très accentué, s'y transforme souvent en infiltration subite; cela se produit quand des cours d'eau, qui quelquefois ont atteint un considérable développement, voient brusquement, sur leur trajet, une formation perméable succéder ou se juxtaposer à un substratum imperméable par l'effet ou de l'inclinaison des strates (pendage), ou des phénomènes mécaniques de géologie (plissements, failles, etc.); alors le ruisseau ou le torrent, arrivant par exemple au point où des granites compacts, des grès ou schistes homogènes, des marnes ou argiles intraversables se trouvent, par une disposition géologique aussi fréquente que quelconque, mis en contact avec des zones de sables ou des assises de calcaire, s'engouffrera dans ce sable ou ce calcaire, exactement comme la simple pluie. Si bien que le ruissellement lui-même, tout comme la précipitation atmosphérique normale, peut se trouver (et le cas est très fréquent) directement soumis à l'infiltration, à l'absorption par un terrain perméable. Cela augmente d'autant l'appoint et l'alimentation des eaux souterraines et diminue considérablement la part définitive du retour hydrique à l'océan, du moins par la voie superficielle.

Gouffres et absorptions. — Les investigations souterraines ci-dessus rappelées ont étudié et fait connaître non seulement l'allure interne, qui va nous occuper tout à l'heure, mais encore les caractères physiques, l'aspect, l'origine, le fonctionnement de ces *points d'absorption* : tel est le nom général, en effet, qu'il convient d'adopter pour l'ensemble des innombrables types morphologiques réalisés sous ce rapport dans la nature. Leur nomenclature comprend un grand nombre de termes qui, dans l'Europe seule, varient en chaque province de chaque pays. Leur classification également peut être présentée de plusieurs manières, selon que l'on considérera la forme, la dimension, la capacité d'absorption, l'accessibilité à l'homme, la genèse, le fonctionnement hydraulique de ces engouffrements infiniment variés. Tout ce qui les concerne est maintenant bien connu, expliqué dans de nombreux ouvrages et recueils spéciaux où sont consignés par le menu les résultats curieux, et pour la plupart inattendus, de la spéléologie moderne (1); nous ne pouvons qu'y renvoyer en rappelant quelques noms locaux de ces accidents naturels spéciaux aux terrains fissurés (fig. 4) : bétoires (boit-tout), gouffres, mardelles, endouzoirs, cloups, emposieux, abîmes ou avens, tindouls, igues, fosses en France ; — sauglöcher (suçoirs), dolines, foibe, trichter, schacht en Autriche-Hongrie ; — poniqué, ponor, katavothres (gouffres) dans la péninsule balkanique ; — chantoirs, aiguigeois en Belgique ; — pot-holes, swallow-holes, sluggas dans les îles Britanniques ; — inglotidors, fosse, zubbi, busi, en Italie ; — algares ou algarves du Portugal ; — l'Amérique même connaît les sink-holes des États-Unis, les cénotés du Yucatan, les hoyos de Colombie, etc. Nous n'en finirions pas s'il fallait résumer seulement ce qu'on sait bien, à l'heure actuelle, des caprices de forme et même de fonctionnement de ces *points d'absorption*. Il faut retenir cependant, et nous y

(1) Cvijic, Karst-Phänomen, Vienne, 1893. — Kraus, Höhlenkunde, Vienne, 1894. — Martel, Cévennes, Paris, 1888. — Martel, Abîmes, 1894. — Martel, Irlande, 1897. — Martel, La Spéléologie, Paris, 1900. — *Spelunca*, publication de la Société de spéléologie, depuis 1895. — *Commission de perfectionnement de Montsouris, eaux de Paris*, 3 vol. in-4°, 1899-1902.

reviendrons, que certains d'entre eux sont tout à fait hybrides, absorbants à la suite des sécheresses, émissifs, c'est-à-dire transformés en émergences, quand les pluies ont saturé d'eau, ont bourré à refus, en quelque sorte, toutes les fissures aquifères de terrains crevassés, affectés de dispositions topographiques spéciales.

Disons aussi que beaucoup des plus considérables et des plus largement ouverts de ces *défauts du sol*, ceux qu'on nomme particulièrement des *abîmes* se trouvent, par suite de modifications climatériques survenues depuis leur formation, véritablement *morts*, c'est-à-dire qu'ils n'engloutissent plus que des quantités d'eau insi-

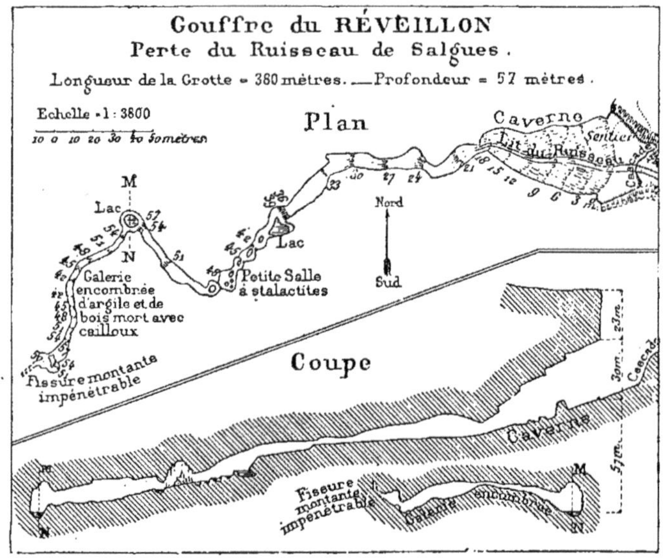

Fig. 4. — Gouffre du Réveillon (Lot).

gnifiantes ou nulles (hauts plateaux des Causses français, du Karst autrichien), etc., tandis que d'autres continuent à dériver sous la terre et en toute saison de véritables rivières permanentes (swallowholes anglais, ponors de Bosnie-Herzégovine, etc.). Il importe d'indiquer encore qu'une longue controverse reste ouverte sur la question de savoir si ces abîmes se sont ouverts de *bas en haut*, par effondrement sur le cours souterrain des rivières souterraines qu'ils jalonnent, ou au contraire, de *haut en bas* par suite du creusement opéré par les eaux englouties, qui les ont taraudés comme de vraies marmites de géants. Je n'ai jamais cessé d'adopter la deuxième de ces théories et de démontrer que, sur les centaines de gouffres examinés au cours de mes propres recherches, on peut fixer à environ 10 p. 100 la proportion des gouffres d'*effondrement* et à 90 p. 100 celle des abîmes de *creusement* extérieur, qui sont avant tout l'*ori-*

gine ou les affluents, la *cause et non pas l'effet* des cours d'eau souterrains !

3° ***PROPAGATION DES EAUX SOUTERRAINES***. — Dès que la pluie (et aussi la portion du ruissellement que les différenciations lithologiques des couches soumettent à l'infiltration) est ainsi entrée dans le sol, comment s'y comporte-t-elle sous l'influence de la gravité, ou pesanteur, qui la conduit à descendre de plus en plus en profondeur?

C'est ici principalement qu'au point de vue hygiénique la distinction entre la perméabilité d'interstices et la perméabilité de fissures acquiert, nous le verrons plus loin, une importance capitale. Il convient donc bien d'établir cette distinction ; d'autant plus qu'elle a provoqué des discussions qui durent encore et auxquelles il y a le plus grand intérêt pratique à mettre fin.

Terrains d'interstices. — Imprégnations. — Au sein des formations détritiques définies plus haut comme composées d'éléments plus ou moins petits, mais indépendants et non cimentés entre eux, l'eau de descente circulera librement entre tous les vides qui séparent ces éléments; elle *imprégnera* tout le terrain, elle l'imbibera plus complètement encore qu'une éponge, elle se répandra, en somme, à travers toute son étendue, noyant complètement chacune des particules qui la composent. Or, comme l'alternance des couches imperméables et perméables (quelle que soit l'espèce de celles-ci) se manifeste aussi bien à la surface du sol qu'à l'intérieur (par juxtaposition ou par superposition dérangées selon les mille accidents de la tectonique terrestre), il se rencontrera, en général, à une profondeur plus ou moins grande, une zone infranchissable à l'eau, qui y sera retenue, qui s'y accumulera au fur et à mesure qu'elle descendra de la surface par infiltration et gravité. Cette zone ou *substratum* forme le *niveau d'eau souterrain* qui arrête la descente intérieure du liquide. Tout à l'heure, nous verrons comment les caprices ou les multiplicités de ces zones imperméables compliquent grandement le régime des eaux souterraines.

Les sables. — Pour le moment et en ce qui touche la perméabilité par interstices, considérons le cas le plus simple, d'ailleurs fort répandu : une zone de sables, ceux de Fontainebleau (siliceux), par exemple, repose sur la couche imperméable des marnes à huîtres, celle-ci met un terme à la descente de l'eau, qui y trouve un *fond* et qui s'y accumule dans la partie inférieure des sables; son allure et sa hauteur ou son épaisseur y varient selon l'abondance de l'infiltration, selon la disposition naturelle (horizontale, inclinée, concave ou convexe) du substratum imperméable, selon la facilité ou la difficulté d'évacuation (subordonnée à cette disposition), plus ou moins lointaine, au pourtour de la formation sableuse, interrompue ou recoupée par des accidents géologiques ou topographiques divers. C'est ainsi que nous sommes amenés à rechercher d'abord comment se distribue et se comporte cette eau d'imprégnation du sable; cela vient d'être dit, mais il n'est pas inutile de le répéter : l'extension, l'étalement de l'eau se fait uniformément à travers le sable, d'une façon qu'on peut dire continue, car il n'y a d'autre solution dans cette continuité que l'immersion complète, totale, des grains qui constituent la formation (sauf les accidents locaux, d'ailleurs fréquents, de lentilles d'argile ou de masses sableuses agglutinées par un ciment quelconque et qui font alors des *îles* dans la nappe) (1); tous leurs interstices seront, en principe, remplis d'eau dans des conditions telles que la surface supérieure de celle-ci dans la masse du sable, le *niveau hydrostatique* ou *niveau piézométrique*, peut être considérée comme une véritable *nappe* homogène propagée dans tous les sens; les deux caractéristiques d'une *nappe d'eau souterraine* proprement dite et normale sont (2) : en premier lieu, que cette surface est à peu de chose près horizontale (dénivelée seulement et légèrement, d'un côté par la capillarité qui tend à relever le plan d'eau vers la surface du sol; d'un autre côté, par l'appel que provoquent plus ou moins loin les émergences extérieures de la nappe, émergences dont la position est déterminée par les accidents topographiques extérieurs); en second lieu que, quel que soit le point du sol où on tente un forage de puits pour recueillir de l'eau, on est infailliblement sûr de la rencontrer (1) (sous la réserve exprimée plus haut, que des solidifications accidentelles par agrégation de certaines masses sableuses, ou des formations adventices de lentilles argileuses, par exemple, peuvent parfois interrompre cette continuité, de manières tout à fait inattendues); Belgrand avait admis que « les nappes d'eau des terrains sablonneux sont toujours continues (3) ».

Nappe phréatique. — Daubrée avait nommé *nappe phréatique* (de φρεας, puits) en France (*grundwasser* en Allemagne), la *nappe d'eau la plus rapprochée de la surface du sol* et jadis si couramment employée pour l'usage des puits, quand ceux-ci n'étaient pas, comme aujourd'hui, tombés en suspicion sanitaire. Cette nappe phréatique (nappe d'eau des puits de Belgrand) peut être alimentée aussi bien par les pluies locales seules, qui tombent sur le sol perméable immédiatement superposé à la nappe, que par des pluies lointaines et aussi des ruissellements, absorbés en une portion quelconque de son pourtour, au contact de formations imperméables. Elle est universellement existante dans les plaines d'alluvions.

(1) V. H. Rabozée, Filtration et pénétration de l'eau dans le sable et le limon. *Bull. de la Soc. belge de géologie*, 3 juin 1902, t. XVI, Bruxelles. p. 269-295. — W. Spring, Même sujet dans *Annales de la Société de géologie de Belgique*, Liége, t. XIX, 1902.

(2) Le prof. Gosselet a défini la nappe aquifère *une couche solide, perméable, qui contient de l'eau dans ses interstices* (Leçons sur les nappes aquifères du nord de la France, *Annales de la Soc. géologique du Nord*, t. XIV, p. 249, 1888).

(3) Belgrand, La Seine, p. 97.

A travers l'épaisseur de l'écorce terrestre, la succession des terrains alternativement perméables et imperméables peut provoquer celle de plusieurs nappes différentes, *profondes*, dont chacune sera retenue par le niveau d'eau constitué au sommet de chaque couche imperméable.

D'une manière générale, l'alimentation de ces *nappes profondes* différera de celle des nappes phréatiques : car c'est surtout au pourtour de la zone perméable, à son affleurement périphérique entre deux terrains imperméables que la pénétration des pluies ou des ruissellements s'y effectuera, lointaine seulement, au lieu d'être locale seulement ou locale et lointaine à la fois. Il faudra des accidents géologiques spéciaux (et d'ailleurs fréquents), des failles surtout, pour que ces nappes profondes puissent être, par places, mises en communication avec la nappe phréatique ou même entre elles. Certaines de ces nappes seront fort peu profondes quoique isolées de la surface, par exemple, celle que depuis peu d'années on capte à Croissy-Bougival (Seine-et-Oise), à 27 mètres *en dessous de la Seine*.

L'allure physique, essentiellement variée, des couches permet, commodément pour la fixation des idées, de catégoriser ces nappes profondes en deux classes :

1° Nappes statiques. — Les nappes dormantes, à peu près immobiles entre des couches horizontales et subhorizontales, nappes *statiques* par conséquent.

2° Nappes dynamiques ou captives. — Les nappes en mouvement comprises entre des couches inclinées, dont les *pendages*, plus ou moins variés et capricieux, communiquent à ces eaux une translation infiniment diversifiée. Boursault a proposé de les appeler nappes *captives* ; le terme est bon à conserver, à moins que l'on ne préfère celui de nappes *dynamiques*, par opposition au cas qui précède. Il y a lieu d'y distinguer : 1° les nappes *fluentes*, qui s'écoulent au dehors sous l'influence de la gravité dès qu'une issue quelconque leur est artificiellement procurée : c'est le cas spécial et si désastreux des *sables boulants* ou *sables coulants* qui ont causé et causent encore tant de sinistres et de catastrophes dans les trop fameuses mines de Brüx en Bohême (1), et qui ont si coûteusement retardé (plus d'un an et plus d'un million de francs) le percement du tunnel de Meudon (long de 3350 mètres), sur la ligne des Moulineaux à Versailles, en 1900 (2) ; 2° les nappes en *pression hydrostatique*, emprisonnées entre des strates concaves emboîtées, dont elles occupent tout l'intervalle, en obéissant au principe des vases communicants ; les eaux y descendent d'abord,

(1) Voy. L. de Launay, *Annales des mines*, août 1899 (résumé bibliographique).

(2) Voy. G. Ramond, Intérêt des études d'hydrologie géologique en matière de travaux publics (souterrain de Meudon). *Congrès d'hydrologie de Grenoble*, en octobre 1902, 6 pages et cartes, Grenoble, 1903. — G. Ramond, *C. R. A. F. A. S.*, Montauban, 1902, p. 522.

de la périphérie absorbante au fond de la concavité souterraine, pour remonter au delà jusqu'au niveau des absorptions. Elles possèdent la propriété précieuse de fournir les classiques puits dits *artésiens* (à cause de leur grand usage dans l'Artois dès le moyen âge), qui laissent élever l'eau jusqu'à son point d'équilibre hydrostatique, dès qu'un sondage a percé un trou dans le *toit* de la nappe, c'est-à-dire dans la formation imperméable qui la surmonte. Mais on doit noter ici encore une sous-division dont l'ignorance a causé maints déboires : c'est qu'une telle nappe n'est réellement *jaillissante* au-dessus du sol que si l'altitude du point de forage est inférieure à celle des infiltrations d'origine ou niveau du vase communicant ; sinon la nappe ne sera qu'*ascendante*, c'est-à-dire que la remontée de l'eau dans le forage s'arrêtera au point correspondant audit niveau. Il peut y avoir plusieurs nappes artésiennes superposées ; c'est le cas du sous-sol de Paris qui en compte trois : sur l'argile plastique (forages de Saint-Denis), dans les sables verts sur l'argile du gault (vers 600 mètres de profondeur, Grenelle, Passy, Butte-aux-Cailles, etc.), niveau jurassique, vers 900 mètres. Notons enfin l'existence éventuelle de nappes *phréatiques*, véritablement jaillissantes, par exemple celle que Courty a récemment trouvée dans la vallée de la Seine, près d'Étampes, entre le moulin de Chanteloup et de Saint-Cyr ; la sonde ayant pénétré à une profondeur de 8^{m},80, en traversant des couches imperméables, l'eau se mit à jaillir par le trou de la sonde à une hauteur de 3 mètres, en projetant des sables et des cailloux en grande quantité (1).

Absence de nappes dans les terrains fissurés. — Dans les terrains crevassés (à lithoclases et joints de stratification), *il n'y a point de nappes* : et cela est de première évidence, puisqu'en dehors des fissures qui les tronçonnent en blocs séparés, en polyèdres distincts, les roches de ce genre sont absolument compactes (sauf ce qui a été dit p. 50 de l'*eau de carrière*) ; les faces de ces blocs sont étanches, baignées seulement par les eaux d'infiltration, qui s'accumulent plus ou moins abondamment dans les crevasses. Il est bien curieux de constater que les plus grands savants, Arago, Daubrée, etc., ont parfaitement et judicieusement *nié l'existence dans les terrains fissurés de ces nappes continues*, *spéciales aux terrains meubles*, — que les récentes explorations souterraines ont empiriquement et matériellement confirmé cette manière de voir par des milliers d'exemples recueillis dans les abîmes, les cavernes et leurs rivières (2), — et que cependant il est maintenant presque impossible d'ouvrir un livre ou un mémoire quelconque relatif aux eaux souterraines sans y rencontrer presque à chaque page le terme de *nappe d'eau* (3), à propos même

(1) Courty, *Bull. de l'A. F. A. S.*, novembre 1904, p. 254.

(2) Voy. mes ouvrages, Cévennes, Abîmes, Irlande, Spéléologie et *Spelunca* (*Bull. de la Soc. de spéléologie*), passim.

(3) Voy. O. Keller, *Annales des mines*, juillet 1897.

des terrains calcaires. Depuis quinze ans, je cherche à réagir contre cette *erreur de mots*, sans parvenir à la détruire.

Courants. — Nappes de Belgrand. — Son origine est aussi singulière que facile à établir : elle remonte à une inadvertance de rédaction de Belgrand qui, proclamant l'existence de *courants souterrains dans les fissures de roches dures* ainsi que *dans les interstices de grains de sable des terrains arénacés*, ajoute : « On donne généralement à ces cours d'eau le nom de *nappes souterraines* (1) ».

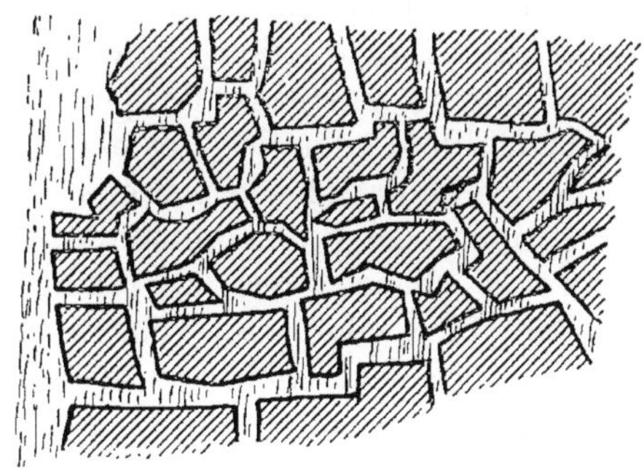

Fig. 5. — Plan d'un réseau de cassures-aqueducs du calcaire.

Là se trouve la confusoin qui dure encore : *les nappes sont des courants*; certes il y a des nappes (les dynamiques, fluentes ou artésiennes) qui sont courantes, mais la réciproque n'est point vraie et les courants, les vrais ruisseaux souterrains que nous connaissons maintenant par centaines, ne sont pas des nappes; ce sont de vrais *fils d'eau*, étroits et longs, encaissés et endigués par les faces étanches des masses compactes

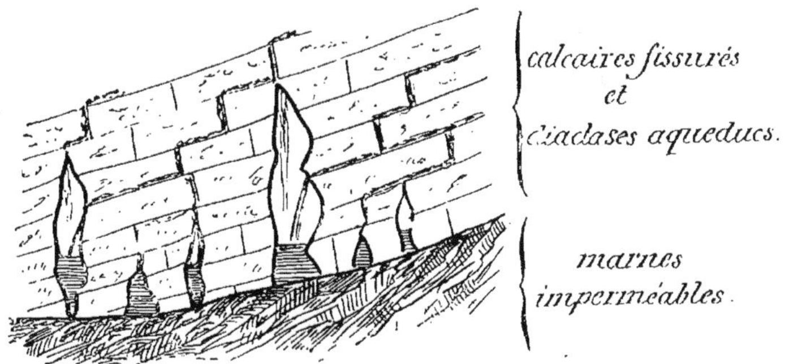

Fig. 6. — Coupe d'un réseau de fissures et diaclases-aqueducs.

de roches, entre lesquelles ils circulent presque toujours sous l'influence de la gravité et souvent de la pression hydrostatique (vases communicants, conduites forcées, siphons d'aqueducs des cavernes).

Belgrand a eu si peu l'idée de confondre, *dans la pratique*, les deux modes de propagation de l'eau en terrains meubles et en terrains fissurés qu'il a parfaitement soin de préciser que « les

(1) Belgrand, La Seine, études hydrologiques, Paris, 1872, p. 88.

sources sont alimentées par des courants souterrains, qui circulent dans les fissures des roches dures et les interstices des grains de sable des terrains arénacés, *que dans les granites il n'y a pas de nappe d'eau à proprement parler et que, pour s'y alimenter par des puits, il faut tomber sur les fissures* (1) et que, dans les calcaires, les *nappes souterraines sont discontinues à cause des fissures, et qu'on s'exposerait aux plus graves mécomptes si l'on comptait sur leur richesse* (2) ». On ne saurait mieux faire, *en esprit*, la distinction constitutionnelle entre les deux sortes de circulation d'eaux souterraines, distinction caractérisée par la certitude de rencontrer toujours des eaux de puits dans les nappes de terrains à perméabilité d'interstices, et par le risque de ne les point recouper, au contraire, dans les formations à perméabilité de fissures. C'est la répétition absolue de l'opinion, *exacte*, d'Arago *en 1835* : « Si une mauvaise chance vous fait tomber sur une portion de la roche calcaire bien compacte, vous avez exécuté un travail inutile ». Malheureusement, Belgrand, dans l'ignorance absolue où on était alors de la vraie allure des rivières souterraines proprement dites, n'a point fait attention que l'expression *nappes discontinues* était faite de deux termes antinomiques : *une nappe*, en effet, *ne peut pas être discontinue*; parler ainsi, cela équivaut à dire que sur une table on étendra, en guise de nappe de toile pour retenir les miettes, les mailles d'un filet à travers lesquelles toutes les miettes passeront ; si vulgaire que soit cette comparaison, je n'en trouve point de meilleure pour faire comprendre la méprise de ceux qui parlent encore des *nappes d'eau* des terrains fissurés; observation faite toutefois qu'il faut renverser les éléments et considérer que, dans la nature, les pleins blocs rocheux du sous-sol tiennent la place des mailles et les veines d'eau celle des fils. Ainsi, bien que la multiplication des recherches souterraines confirme, chaque année et de plus en plus, la justesse des conceptions théoriques d'Arago, de Daubrée et même de Belgrand, il s'est trouvé que cette malencontreuse expression de *nappes discontinues* a faussé et fausse encore les idées de façon quasi indéracinable. C'est surtout parmi les ingénieurs (disciples et continuateurs de Belgrand), beaucoup plus que chez les géologues, que la *nappe discontinue* a fait fortune et s'éternise sous la plume des techniciens (3); le prestige, incontestable et mérité, de la grande œuvre hydrologique conçue et exécutée par Belgrand et qui, en somme, a eu pour formel résultat, proclamons-le bien haut, d'abaisser la mortalité de Paris à 17 p. 1000 et d'en faire une des villes les

(1) Voy. ci-après les *puits de Diamant* de Nordenskjöld (Voy. La Seine, p. 89).

(2) Belgrand, La Seine, p. 96.

(3) Le Dr Imbeaux, à la fois médecin et ingénieur, déclare cependant que dans les grès de l'étage vosgien « il n'y a pas de nappes aquifères à proprement parler... De nombreuses lignes de cassures permettent aux eaux pluviales de s'infiltrer dans l'intérieur, en remplissant le réseau de leurs fissures » (Les eaux potables, 1897, p. 16).

plus saines du monde, semble ne point permettre l'ombre d'une critique. Il faut bien cependant autoriser la science à tirer, de ses incessants progrès, le parti complet et rationnel, dont un perfectionnement constant doit être le but et l'idéal permanents. Et comme la petite incorrection de Belgrand (de même qu'une erreur, absolue celle-là, dont il sera bientôt question) est imputable non pas à lui-même, mais à l'ignorance de son époque, ce n'est certes point faire tort ou injure à la mémoire vénérée du grand hydraulicien, que de retirer de son œuvre des inexactitudes aussi involontaires qu'inévitables. Surtout quand la défalcation de ces imperfections ne donne que plus de relief aux grandes vérités qui les dominent. Un exemple topique des embarras — on peut presque dire des incohérences de rédaction — où conduit ce déplorable terme de *nappe* est fourni par l'extrait ci-dessous de l'excellent mémoire de M. Villot sur les mines de Fuveau (1) :

« Les eaux pluviales y arrivent verticalement et par suite avec soudaineté. Il suit de là des chutes torrentielles, qui relèvent subitement le plan d'eau ou, pour parler plus exactement, la surface souterraine. Cette surface n'est autre chose que celle du *cours d'eau souterrain* occupant au sein des calcaires fuvéliens les parties profondes de la vallée de l'Arc.

« On se ferait évidemment de *cette nappe* une idée très éloignée de la vérité *en se la représentant comme une étendue d'eau à surface continue*; il faut la concevoir comme un niveau aquifère, dont les innombrables canaux s'anastomosent entre eux, et baignent de tous côtés des polyèdres de toutes formes et de toutes dimensions, d'où résulte que la surface aqueuse est une très faible fraction de la surface hydrostatique du bassin qui la renferme. La perméabilité des calcaires est, il faut le remarquer ici, très différente de celle des sables; la première est une perméabilité fragmentaire, la seconde peut être dite moléculaire; cette nature des choses implique forcément des variations considérables dans le niveau général de la *nappe* pour des quantités relativement faibles de pluie tombée et d'eau infiltrée. » Retranchez le mot *nappe* et cette rédaction sera parfaite.

C'est surtout Léon Janet, ingénieur en chef des mines, chargé par la ville de Paris d'études géologiques dans le bassin des sources captées, qui est le plus difficile à convertir (2).

Voici comment il s'exprime à propos du Loing et du Lunain :

« Les eaux des sources qui nous occupent circulent dans des

(1) Villot, Bassin de Fuveau. *Annales des mines*, juillet-août 1883. — Pour Paul Choffat, l'eau *circule* en général *en nappes* (sources du Portugal). — De même pour Lohest, *Congrès d'hydrologie de Liége*, 1898.

(2) L. Janet, Captage des sources des vallées du Loing et du Lunain. *Livret-Guide du VIIIe Congrès géologique*, Paris, 1900. — *Bull. de la Soc. géol. de France*, 1900, 3e série, t. XXVIII, p. 532.

diaclases de la craie sénonienne. C'est la *nappe* de la craie donnant naissance à ces sources.

« C'est à dessein que nous employons le mot *nappe*, bien que cette craie soit imperméable quand elle est compacte, car les diaclases sont si rapprochées les unes des autres, qu'il est rare qu'un puits d'eau potable d'un mètre de diamètre n'en rencontre pas. »

Il est fréquent, au contraire, qu'on échoue dans le creusement d'un puits : la Belgique en fournit de nombreux exemples (1). Et quant aux sources du Loing et du Lunain, c'est bien par des fissures, isolées, indépendantes, très nettes, qu'elles jaillissent.

« A la profondeur de 12m,60, le sondage a donné de l'eau jaillissante. Le jaillissement a continué jusqu'à la fin (source des Bignons de Bourron).

« Un autre sondage, entrepris à côté du premier, rencontra des terrains analogues, mais fut poussé jusqu'à 36 mètres de profondeur sans donner d'eau jaillissante.

« Les diaclases (fig. 6) de la craie paraissant dès lors moins rapprochées que pour la source du Sel, on résolut d'opérer le captage au moyen d'un puits de grande section (3 mètres de diamètre) devant, au besoin, être complété par des galeries horizontales pratiquées dans la craie, perpendiculairement à la direction des cassures (2). »

Alors ce puits, au contraire, fut noyé par l'eau ; on dut l'abandonner pour reprendre les forages de 0m,20 ; « un de ces forages a rencontré à 25m,60, dans la craie blanche à silex, une large diaclase d'où l'eau a jailli en abondance ». La source Saint-Thomas a rencontré la fissure aquifère à 8m,70 de profondeur ; et la source des Bignons du Corgnet de même à 12m,10 ; celle du Sel à 13m,80. Or les altitudes des points de forage varient de 53m,46 à 57m,80, à 4 mètres près au même niveau : en présence des grandes variétés de niveau (8m,70 à 25m,60) où l'eau a été rencontrée *dans des diaclases*, et surtout en présence du résultat négatif obtenu à 36 mètres, comment peut-on concevoir, d'une manière quelconque, l'application du mot *nappe* en ces circonstances, de quelque façon que l'on torture le sens du vocable, plutôt que d'y renoncer ?

Ajoutons qu'au congrès des sociétés savantes de 1904, à Paris, le docteur Bougon a fait observer qu'à Noyon, un puits artésien dans la craie, à 150 mètres de profondeur, bien loin de trouver des sources d'eau filtrant molécule à molécule à travers le sable, a rencontré un véritable cours d'eau allant du nord au sud.

Gosselet a rapporté que, vers 1885, on voulut faire à Lille un puits, à 100 mètres de distance d'un premier puits qui avait donné de

(1) En 1903-1904, près Bruxelles, deux puits, prévus artésiens, ont donné des déboires à 200 mètres de profondeur (*Bull. de la Soc. belge de géologie*, t. XVIII, p. 292).

(2) L. Janet, *loc. cit.*

'eau à 120 mètres de profondeur dans le calcaire carbonifère ; le deuxième puits recoupa les mêmes terrains et on poussa jusqu'à 180 mètres sans trouver d'eau (1). C'est donc le réseau aquifère et non la nappe qui fonctionne ici.

En somme, il n'est pas rare « d'expérimenter qu'on ne peut pas trouver d'eau à une courte distance d'un bon puits. L'irrégularité de la stratification » en est cause (2).

C'est par excès de zèle, en résumé, que les successeurs et élèves de Belgrand surtout ont trop longtemps défendu une thèse *de forme* maintenant insoutenable : il faut les adjurer de comprendre qu'en y persistant davantage, non seulement ils nient l'évidence des faits dûment constatés, mais encore ils vont contre la pensée de leur illustre maître ; avec lui je suis, dans la controverse que je résume ici, plus d'accord qu'eux-mêmes puisque, comme lui, et comme ses illustres devanciers, je soutiens et j'ai contribué à prouver que, *dans les calcaires et dans les terrains fissurés, en général, il y a des courants souterrains et non pas des nappes continues* (fig. 5 et 6).

Réseau aquifère. — Ce qui y existe réellement, *dans la majeure partie des cas*, et sauf des exceptions que je n'aurai garde de passer sous silence, c'est tout un système de canaux aquifères, un *réseau de conduits aquiducteurs* : tantôt ils confluent des plus petits aux plus grands, à l'exacte image des ruisseaux et rivières de la surface du sol ou du système d'égouts (gouttières et collecteurs) d'une ville ; tantôt ils sont anastomosés entre eux (3) par des communications des plus capricieuses, subordonnées à l'allure et à la taille des cassures, et ils déjouent parfois toutes les prévisions hydrauliques des géologues les plus consommés. Loin d'être étendue en nappes, cette circulation des eaux souterraines en terrains fissurés *présente même parfois des dénivellations considérables du plan d'eau entre crevasses rapprochées communiquant ou non entre elles*. Non seulement on a reconnu, dans les cavernes et rivières souterraines (4), l'existence de cascades véritables (Bramabiau, Gard ; Brudoux, Drôme ; Trépail, Marne ; Eaux-Chaudes, Hautes-Pyrénées, etc. ; la Recca, Istrie ; Höll-Loch, Suisse ; grotte des Fées de Saint-Maurice, Suisse ; grotte du Monceau à Tilf, Belgique ; Weather-Cote-Cave, Yorkshire, Angleterre ; swallets des Mendip-Hills, Somerset, Angleterre, etc.), mais encore les diverses branches à courants d'eau d'une même grotte peuvent se présenter à des niveaux très différents, par exemple à la Kleinhaüsel — grotte

(1) Gosselet, Leçons sur les nappes aquifères du Nord de la France, p. 278.

(2) Slichter, Motions of underground waters. *U. S. geolog. Survey, water-supply papers*, n° 67, Washington, 1902, p. 69.

(3) E. Fournier, *C. R. Ac. Sc.*, 13 janvier 1902.

(4) Boursault, *Op. cit.*, Paul Choffat, *Zeitschrift für Gewasser-Kunde*, 1900, fasc. 3, et les géologues américains les considèrent comme des exceptions. — Voy. Slichter, Motions of underground waters. *U. S. geol. Survey, water-supply papers*, n° 67, Washington, 1902, p. 31.

de Planina, — où se réunissent, *sous terre*, la Piuka d'Adelsberg et les émissaires du lac de Zirknitz. Bien plus, on connaît des exemples de lits étanches, au moins sur un certain parcours, tant aérien que souterrain, qui passent au-dessus et en travers d'autres *veines* d'eau courante plus profondes (la Jonte dans la Lozère, après s'être perdue en terre sur la rive gauche de son lit extérieur, qui n'a d'eau qu'après les pluies, passe *sous* ce lit et rejaillit sur la rive droite; les curieuses pertes et grottes de la Baume de Sauvas, dans l'Ardèche; de Sauve, dans le Gard, de la Lesse à Furfooz (Belgique), présentent cette disposition de façon encore plus singulière; dans la caverne de Gondenans-les-Montby (Doubs), le courant souterrain se bifurque en deux branches, dont l'une repasse en dessous de la galerie principale, véritable tire-bouchon hydraulique d'extraordinaire disposition, etc.) (1), et cet exemple n'est point unique; à Bétharram, la rivière actuelle s'emploie à disparaître dans un étage inférieur, en passant sous son propre lit, etc. Tout cela, c'est de la ramification parfois infinie et non de la *nappe*, puisque, selon le dictionnaire de Littré, une *nappe d'eau* est une *grande étendue d'eau*, *tranquille comme celle d'un étang*, ou encore la *masse d'eau étendue sous des couches de terrain plus ou moins épaisses, et à laquelle on donne issue par les puits artésiens ou autres.*

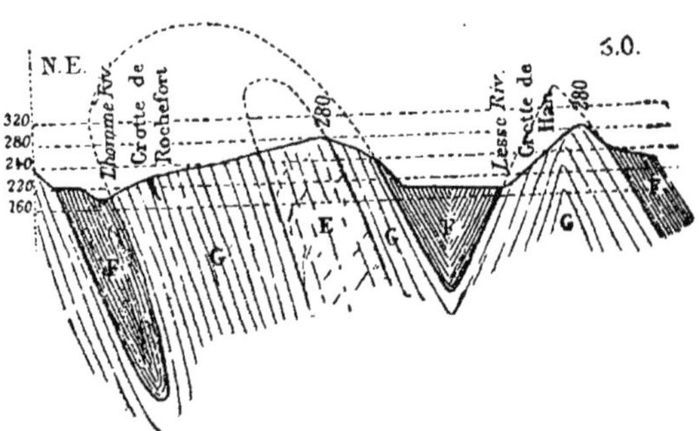

Fig. 7. — Plissements favorisant les amas d'eau profonds.

Amas profonds des synclinaux. — Les géologues belges principalement (Van den Broeck, Verstraeten, etc.) ont objecté, avec raison, je le reconnais, qu'il peut cependant exister, même dans le calcaire, des amas d'eau locaux, des sortes de poches, parmi les fissures, entre ou sur des couches ou lentilles schisteuses, argileuses ou marneuses imperméables; on a affirmé que les puits de telles poches ou fosses seraient, en principe, et au point de vue hygiénique, sujets à de moins nombreuses causes de contamination, ou plutôt à des contaminations plus localisées, moins difficiles à éliminer que les résurgences (j'en doute, nous verrons ci-après pourquoi); en tout cas, il ne sera jamais aisé ni sûr de déterminer la réelle zone alimentaire de ces puits, et d'ailleurs, dans la plupart des cas, la profondeur requise, la température des eaux rencontrées, et le coût du travail de creusement constituent à eux seuls de sérieux obstacles à leur multiplication.

(1) E. Fournier, *Spelunca*, n° 40, mars 1905.

C'est en Belgique notamment que la structure géologique particulière de toute la région d'entre Sambre-et-Meuse et du Condroz montre cette disposition *spéciale* extraordinairement développée : les plissements, très accentués, ont isolé des fuseaux synclinaux de calcaires dévoniens et carbonifères, entre des redressements anticlinaux de schistes imperméables d'altitude supérieure, et qui les entourent parfois de toutes parts, en véritables cloisons étanches (fig. 7).

L'eau d'infiltration de ces calcaires se trouve alors emprisonnée au sein de leurs vides comme dans une fosse étanche à innombrables compartiments ; ces eaux sont révélées soit par les échappements qu'elles manifestent le long des thalwegs extérieurs qui, accidentellement, recoupent çà et là toute la masse tant des schistes que des calcaires, — soit par les puits profonds qu on creuse parfois avec succès dans ces calcaires ; en effet, la fissuration est souvent telle que toutes les crevasses aquifères communiquent ensemble et qu'un puits peut avoir la chance d'en recouper une ou plusieurs ; et comme la fosse, sans compter les délits aquifères, limitée à sa périphérie par les schistes imperméables disposés en bourrelets-limites, est privée d'écoulement extérieur ; comme le fuseau calcaire est une citerne au lieu d'un château d'eau, comme la circulation de l'eau y est nulle, négative au lieu de positive, comme son allure y est statique au lieu de dynamique, on est véritablement bien là en présence de cette *illusion de nappe* qui a donné lieu à tant d'erreurs et de discussions : mais, en réalité, on y trouve sous terre des veines d'eau séparées par des polyèdres compacts de couches impénétrables, et non pas la couche aquifère d'étendue continue et homogène comme les vraies nappes des sables. Ajoutons tout de suite que, si l'eau est contenue dans les schistes mêmes, la ténuité de leurs fissures favorise l'épuration ; mais ces cas semblent surtout réalisés dans les schistes très redressés et profondément enfouis qui conduisent l'eau vers la thermalité.

Il est bien exact que le sommet de l'eau de pareilles cuvettes, la surface piézométrique, pourra être uniforme, hydrauliquement équilibrée entre les vides ici complètement anastomosés entre eux ; la hauteur de ce niveau hydrostatique sera, à l'étiage du moins, déterminée par l'altitude du ou des points d'échappement périphériques ; sa régularité altimétrique autorise, si l'on veut, l'expression d'*horizons d'eau discontinus*, puisque les polyèdres étanches de roches y subsistent toujours, mais nullement celle de nappe discontinue, à laquelle E. Fournier lui-même s'est laissé aller (1), puisque seules les fissures distinctes renferment de l'eau, à l'exclusion des masses compactes qui ne sauraient être imbibées. En dessous de cet horizon, la concavité du synclinal sera remplie par une eau vraisemblablement

(1) E. Fournier, *Spelunca*, n° 40.

sans mouvement, *statique*, bien impropre au renouvellement par les infiltrations de surface, une eau *fossile* en quelque sorte : il me paraît donc *a priori* dangereux de prétendre que les puits alimentés à ces réserves immuables puissent être plus sains que les résurgences ; car il semble au contraire qu'au travers des crevasses profondes la décantation, ne fût-ce que celle des particules argileuses entraînées par les infiltrations, fera descendre avec elle nombre de bactéries provenant de la surface du sol ; si bien que, faute de renouvellement en air et en liquide, les compartiments aqueux des bas-fonds synclinaux deviendront de plus en plus les réceptacles de concentrations microbiennes. Sauf à connaître, ce qui n'est pas encore le cas, comment se comporte en ces obscures profondeurs l'auto-épuration et la lutte des microbes entre eux, sauf aussi le cas de filtrage par des zones sableuses.

Il peut y avoir enfin de grandes poches sous des éboulis considérables à barrages argileux ; ces eaux sont très sujettes aux contaminations (1).

Mais, ici, nous anticipons et il nous faut revenir, après cette première conception, relativement exceptionnelle (quoiqu'on puisse la rencontrer dans tous les pays fortement plissés et peut-être en certains points du Jura), aux autres modes plus répandus de la propagation des eaux souterraines en terrains fissurés.

Puits de la Champagne et rôle de la craie. — C'est surtout le degré d'inclinaison des couches qui, comme précédemment, détermine l'allure de ces eaux : quand il y a horizontalité ou du moins pendage extrêmement faible, l'eau des crevasses s'écoule avec peine et c'est avant tout dans le sens vertical que se manifestent les mouvements et les variations dus au contre-coup des sécheresses et des infiltrations après les pluies : tel est le cas des puits de la Champagne Pouilleuse (au nord-est de Reims et Châlons) dans la craie à belemnitelles de l'Aturien (Campanien). Ici Daubrée lui-même (2) a parlé de *nappe*, tout en reconnaissant que les puits « rencontrent la nappe à des niveaux très différents, même sur des points voisins ». Car lui aussi croyait encore, en 1887, que la craie « est comme une éponge saturée (3) ».

Déjà Belgrand avait avancé que « la nappe d'eau de la craie blanche est la plus continue, parce qu'il y a moins de fissures en bas » (4). Or il suffit de longer quelque temps la base des falaises du pays de Caux, entre le Tréport et le Havre, pour se convaincre du contraire. La carte géologique au 80 000e était plus dans le vrai dès 1880 (feuille de Châlons par Nivoit) : « La craie ne contient pas de nappe aquifère proprement dite ; mais au-dessous d'une certaine profondeur... la roche est imprégnée d'eau qu'elle laisse monter

(1) Voy. IMBEAUX. Les eaux potables, p. 41.
(2) DAUBRÉE, Eaux souterraines, t. I, p. 189.
(3) DAUBRÉE, Eaux souterraines, t. I, p. 188.
(4) BELGRAND, La Seine, p. 97.

par ses pores quand on y creuse un puits ou une galerie. » Sur la feuille de Châlons (1880) Fuchs disait aussi : « La craie contient quelques niveaux irréguliers qui alimentent les puits » et « quelques sources dont l'apparition est due à des fissures ». C'est pourquoi en Champagne les creusements de puits sont toujours faits avec succès, car, comme on les pousse en général de 25 à 50 mètres de profondeur, ils recoupent toujours une quantité suffisante de conduits aquiducteurs pour constituer une poche d'eau permanente, mais de hauteur variable, au fond du puits; en les surcreusant, on augmente le débit par recoupement de nouvelles fissures; certaines de celles-ci débitent de vrais ruisselets. Ceci explique pourquoi Belgrand a cru pouvoir dire (1) : « L'eau des sources de la craie n'est pas amenée au jour en coulant sur un terrain imperméable,... il n'y a pas de couches réellement imperméables *dans la* craie blanche. » Cette deuxième proposition est tout à fait exacte; la première l'est beaucoup moins, car quantité de *sources* de la craie (Vertus, pied des falaises cauchoises) jaillissent au contact de la zone imperméable qui est *à la base même* de la craie : la plupart du temps, il est vrai, on n'a pas besoin de creuser les puits jusqu'à cette base, à cause de la multiplicité des petites fissures drainantes d'une part, et à cause d'autre part du colmatage de beaucoup d'entre elles par la décalcification, qui y localise des tampons d'argile formant retenue d'eaux.

La différence de hauteur des niveaux dans des puits, même très rapprochés, de la craie, peut avoir deux causes : 1° ou bien ces tampons locaux dont je viens de parler; 2° ou bien les différences de facilité d'évacuation que présentent les fonds des divers puits : les uns étant, à la base, largement drainés par de grandes fissures qui entraînent rapidement les eaux amenées par les pluies; les autres étant, au contraire, sinon colmatés, du moins percés de si petites fissures que l'échappement inférieur en devient très lent. Cette divergence dans l'importance des fissures évacuatrices du fond est commune à tous les terrains fissurés, explique les dénivellations les plus grandes, et ne paraît pas avoir été, jusqu'ici, prise en considération.

D'ailleurs, et je l'ai déjà dit (p. 93) à propos de la soi-disant porosité, l'allure hydrologique de la craie est encore imparfaitement connue. Aussi les opinions les plus contradictoires sont-elles en présence à ce sujet. En voici les extrêmes.

A propos des récents captages des sources du Loing et du Lunain, j'ai rappelé comment L. Janet persiste à dire que « la nappe de la craie donne naissance à ces sources » et comment « c'est à dessein qu'il emploie le mot *nappe* ».

Au contraire, de toutes récentes trouvailles viennent d'établir définitivement que, même dans cette craie du supra-crétacé du bassin

(1) Belgrand, La Seine, p. 93.

de Paris, la circulation de l'eau se fait par des fissures; seulement ces fissures semblent plus petites et plus nombreuses que celles des calcaires plus anciens, jurassiques ou carbonifères par exemple; c'est du moins ce qui résulte des véritables *rivières souterraines* étudiées dans ces terrains depuis 1900 seulement par Le Couppey de la Forest et Bourdon à la Guinand (long. 162 m.) et au puits Savinien (long. 205 m.) dans l'Yonne, et par moi-même à Trépail (Marne, long. 1 kilomètre), à Caumont (Seine-Inférieure), etc. Ainsi les courants des Boscherons (bras souterrain de l'Iton) et de Gaudreville rencontrés dès 1860 et 1887 dans l'Eure par le regretté Ferray, ne sont plus des phénomènes exceptionnels. Il est probable que bien d'autres rivières souterraines de la craie, contaminables par les pluies infiltrées, ne tarderont pas à se révéler, notamment dans les régions des sources de l'Avre et de la Vanne.

Au point de vue hygiénique, donc, on est ainsi amené à se dire que, lorsqu'on se trouve en présence d'une puissante source de la craie supérieure, par exemple celles d'aspect tout à fait vauclusien de Soulaines (Aube), des Sommes de la Marne, de Vertus (Marne), il ne faut pas affirmer *a priori* qu'elle est de bonne qualité parce qu'elle sort d'une roche soi-disant *poreuse*, laissant suinter une sorte d'eau de carrière bien filtrée; mais qu'au contraire il y a lieu de rechercher avec le plus grand soin, par la triple étude géologique, bactériologique et chimique, si ladite source de la craie n'est pas pourvue d'une alimentation fissurale, entachée des mêmes chances et causes de contamination que les grands courants souterrains des calcaires crevassés plus anciens (crétacique inférieur, jurassique, carbonifère ou dévonien).

Au surplus, dans la Marne, ces extraordinaires dénivellations des puits entre la saison sèche et la saison mouillée (elles atteignent 10 mètres et plus dans les puits de Fresne, par exemple, au nord-est de Reims) suffisent à réduire à néant l'idée de continuité, inséparable du terme *nappe* : le grand mouvement ascensionnel de l'eau dans les puits creusés est le formel indice du recueillement des eaux en crevasses anastomosées, certes fort rapprochées, mais séparées par des portions compactes; c'est la négation absolue de l'extension latérale en tous sens, caractéristique des nappes d'interstices. Le défaut de grand pendage stratigraphique, l'étroitesse des fissures, peut-être aussi le colmatage de beaucoup d'entre elles par décalcification et corrosion, mettent obstacle à un écoulement très rapide en de vraies rivières, dont quelques exemples sont cependant déjà connus. Au Havre on a constaté que, selon leur état de fissuration, les falaises de craie de 60 à 90 mètres de haut se laissaient traverser par les pluies en quatre à trente mois.

Incertitude sur la vraie manière d'être de la craie. — L'incertitude où l'on est encore et où il faut, par prudence, se maintenir, sur la vraie manière d'être de la craie est bien résumée par Deblon (1) à propos d'un récent travail de l'éminent professeur Gosselet ; il en résulte en somme que cette manière d'être est extrêmement variable, encore insuffisamment connue dans le détail, et essentiellement capricieuse dans ses manifestations : l'extrait suivant est parfaitement convaincant sur ce sujet.

« Gosselet a publié, en 1904, un mémoire sur les nappes aquifères de la craie au sud de Lille et à l'ouest de Douai.

« Théoriquement, entre Lille et Lens, la craie, qui a 50 mètres d'épaisseur, représenterait une énorme couche aquifère si elle était perméable à la façon des sables. Mais cela n'est pas ; la craie peu poreuse ne contient que peu d'eau et ne la laisse circuler que lentement.

« Pratiquement, la craie pourrait être considérée comme imperméable, si divers accidents n'y déterminaient une circulation facile de l'eau. Ces accidents sont les fissures, les bancs durs et les couches fragmentaires.

« Les fissures sont constituées par les joints de stratification et par les diaclases ou failles.

« La position des fissures ne paraît obéir à aucune loi géologique, bien qu'elles soient souvent parallèles entre elles.

« Au-dessus des bancs durs, il y a souvent beaucoup d'eau ; en dessous, beaucoup moins, sauf quand ils agissent comme couvertures imperméables pour emprisonner l'eau sous-jacente qui, après le percement du banc, arrive en abondance et peut même monter dans le forage.

« Chaque banc dur provoque la formation d'une nappe locale.

« La craie fragmentaire peut renfermer une grande quantité d'eau entre ses fragments.

« La craie fragmentaire comprend la craie fendillée et la craie congloméroïde.

« C'est une couche géologique qui n'est ni stratifiée, ni régulière, ni générale ; partout où elle existe, elle fournit une nappe d'eau abondante. Roubaix et Tourcoing s'alimentent d'eau contenue dans la craie fendillée.

« Dans la vallée de la Scarpe, la craie fendillée contient une couche d'eau très abondante. C'est ainsi qu'à la fosse n° 4 à l'Ecarpelle, on a pompé jusqu'à 3460 mètres cubes d'eau par heure.

« La craie congloméroïde doit être attribuée à une dissolution faite en profondeur (2).

« Gosselet cite plusieurs puits où l'on a rencontré, à des profondeurs diverses, 19, 22 et 29 mètres, des couches de craie congloméroïde

(1) Deblon, *Société belge de géologie*, séance du 4 avril 1905.

(2) J. Gosselet, Les nappes aquifères de la craie au sud de Lille. *Ann. de la Soc. géologique du Nord*, t. XXXIII, p. 133, séance du 1er juin 1904.

roïde qui ont donné lieu à des venues d'eau réellement extraordinaires.

« Au point de vue pratique, on peut conclure de cette étude :

« 1° Que sous les plaines de la craie du Nord on ne trouve que peu d'eau, à moins que l'on ait l'heureuse chance de rencontrer une fissure ;

« 2° Que les nappes aquifères importantes de la craie sont situées sur les bords des vallées et des vallons.

« Gosselet termine son étude en faisant observer que ces conclusions ne sont pas très consolantes pour le géologue. Aux questions souvent posées : Trouverai-je de l'eau? A quelle profondeur? il n'est, dit Gosselet, possible de répondre que par un pénible aveu d'ignorance (1). »

En Angleterre W. Whitaker a exprimé l'avis « qu'il reste encore beaucoup à apprendre au sujet des eaux de la craie ». Et il a décrit maintes émergences, notamment celle de Chadwell (Hertfordshire), qui sont en relations rapides et directes avec des pertes (swallow-holes), situées en amont, et qui se troublent après les pluies (2).

Donc la craie (selon ses états) paraît susceptible de présenter des rivières, des nappes, même des exsudations de porosité : il faut surtout retenir que la décalcification y étant très active, et les colmatages plus fréquents que dans les calcaires plus anciens, les puits y sont généralement creusés avec plus de succès que dans le carbonifère et le jurassique par exemple ; souvent ils dépassent 100 mètres de profondeur; souvent aussi ils restent stériles, même au delà de 100 mètres.

Ainsi les vraies rivières, les courants, si semblables au réseau hydrographique de la surface, existent, surtout dans les sédiments, plus anciens lithologiquement, moins fissurés en détail, mais zébrés de beaucoup plus importantes et longues crevasses, de tous les calcaires, depuis l'infra-crétacé jusqu'aux roches pré-cambriennes. Si, dans les craies supérieures, l'écoulement paraît de préférence faible, l'eau encore en partie statique, elle devient tout à fa t dynamique dans ces extraordinaires rivières souterraines, si peu connues ou du moins si mal comprises il y a vingt ans, et dont les études détaillées sont maintenant accomplies par centaines. Auparavant on ne connais-

(1) Ceci est également ma formelle opinion. Elle n'est pas partagée par d'éminents géologues belges, qui ont récemment échangé les vues les plus intéressantes à ce sujet (Van Ertborn, Van den Broeckx, Rutot, d'Andrimont, in *Bull. de la Soc. belge de géologie*, 19e année, t. XIX, fasc. III, mai 1905, p. 96-106, séance du 4 avril 1905). — Voy. aussi le *Rapport de la Société belge de géologie* (1899) par Rutot, sur le projet du professeur Lambert pour l'alimentation d'Anvers. — J'estime qu'il faut continuer à provoquer et à accumuler les observations avant de formuler aucune conclusion formelle.

(2) W. Whitaker, Chalk-water in Hertfordshire *Transact. Hertfordshire natural history, Soc.* vol. X, 1re partie, novembre 1898. — W. Whitaker, *Proceed. of the geologists's Assoc.*, t. XVII, 6e partie, février 1902.

sait guère de grands courants souterrains que dans les cavernes du Karst autrichien (Istrie et Carniole, etc.).

Phénomènes hydrologiques du calcaire. — Les Autrichiens avaient pris même l'habitude de désigner sous le nom générique de *phénomènes du Karst* les accidents naturels des abîmes, cavernes, rivières souterraines, résurgences, etc., qu'étudie la spécialité dite *spéléologie*. Il y a lieu de ne pas maintenir cette appellation locale et de la remplacer par celle beaucoup plus large de *phénomènes du cal-*

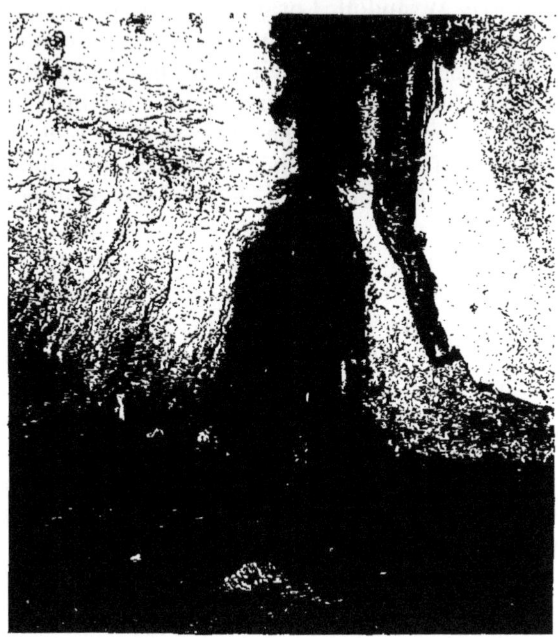

Fig. 8. — Rivière souterraine (Le Brudoux, Drôme).

caire. En effet, c'est surtout dans les formations tertiaires du nummulitique éocène que sont creusées les colossales cavernes autrichiennes de la Carniole, de l'Istrie, etc., dont l'une (Adelsberg) est jusqu'à présent la plus vaste que l'on connaisse en Europe (1), avec 10 600 mètres de développement total. La dénomination de *phénomènes du Karst* tendrait à faire supposer *a priori* que c'est, avant tout, dans les terrains analogues à ceux de cette région, plus récents encore que le supra-crétacé, que sont développés ces accidents souterrains. Or, il s'en faut de beaucoup que le Karst possède un tel monopole ;

(1) Peut-être n'en sera-t-il plus ainsi bientôt, car on connaît déjà dans la grotte du *Höll-Loch*, à Stalden (Muotathal) près Schwyz (en Suisse), 9 kilomètres de galeries et l'exploration n'est pas achevée (*C. R. Ac. Sc.*, 5 août 1902, *La Nature* 18 avril 1903 et E. Rahir, *Bull. Soc. belge de géol.*, mai 1905).

et une brève énumération d'exemples pris au hasard montrera que tous les calcaires, *quel que soit leur âge*, sont creusés de grottes non moins importantes que celles du Karst. Ainsi le Trou-de-Calel (et ses dépendances) de Sorèze (Tarn), avec près de 3 kilomètres de ramifications connues, une profondeur totale de 90 mètres, des ruisseaux souterrains complexes, etc., est dans les calcaires pré-cambriens, tout à fait primaires; le dévonien de Belgique possède Han-sur-Lesse (5 kilomètres connus), Rochefort, Rémouchamps, etc. ; les cavités et les immenses pot-holes d'Irlande et du Yorkshire (Angleterre) ont perforé le carbonifère, de même que les labyrinthes américains de Mammoth-Cave, Wyandott, Luray, etc., qui (bien que les dimensions qu'on leur donne d'habitude soient certainement exagérées) dépassent de beaucoup Adelsberg même ; l'infralias montre les 6 kilomètres de Bramabiau (Gard); quant au jurassique, c'est bien le terrain classique par excellence des cavernes (Causses, Jura, etc.) ; dans le crétacé, les étages inférieurs ont, en pleines Alpes, les immenses abîmes du Dévoluy (le Chourun-Martin dépasse 300 mètres), les rivières souterraines du Vercors (Brudoux (fig. 8), Bournillon, Sassenage, toutes de plus d'un kilomètre), et le nouveau monde souterrain du Höll Loch (près de 9 kilomètres actuellement) qu'on n'explore que depuis 1898 ; — il n'est pas, je le répète, jusqu'à la craie blanche du crétacé supérieur (turonien, sénonien, aturien) qui n'ait été excavée sur près de 5 kilomètres à Miremont (Dordogne), et sur un kilomètre avec rivière souterraine à Trépail (Marne) (1); le tertiaire, même plus récent que le nummulitique du Karst, a tout nouvellement fait connaître les deux kilomètres de la splendide grotte du Dragon (île Majorque, Baléares) en plein miocène, et les nombreux abîmes, grottes et rivières souterraines que M. Malbec, maire de Monclar, découvre si inopinément et si fréquemment depuis 1900 en pleine Aquitaine, aux environs de Villeneuve d'Agen (Lot-et-Garonne) (2). On a même trouvé de vraies cavernes dans le tertiaire parisien (calcaire grossier, travertin de Champigny) (3). Donc, les calcaires de toutes les époques géologiques sont caverneux et c'est suivant une loi géographique formelle que l'écoulement souterrain des eaux s'y effectue par leurs fissures.

Nous verrons, à propos des températures, que cet écoulement a pu être surpris jusqu'à 300 mètres sous terre, par l'exploration des abîmes, et même jusqu'à 900 et 1 200 mètres par le percement du Simplon.

Triple caractère du granite. — *Fissuration superficielle. Puits de diamant.* — N'oublions pas que d'autres roches fissurées que les calcaires renferment aussi des eaux en *poches* ou en *con-*

(1) C. *R. Ac. Sc.*, 16 juin 1902 et *Bull.* n° 88, 1902, *carte géol.*
(2) *Spelunca*, mémoire 32 et 30.
(3) Le Couppey de la Forest, Sources de la Dhuis.

duites, mais pas en nappes ; les granites, par exemple, ont une hydrologie (1) en quelque sorte double : au voisinage de la surface, leurs fissures recueillent des eaux plus ou moins pures, selon qu'elles sont filtrées ou non par les arènes de remplissage (Voy. *Le Sol*, p. 33). De cette catégorie sont les curieux puits de diamant imaginés par Nordenskjöld, dont nous reproduisons partiellement l'importante note à ce sujet.

« On souffre souvent, en Suède, dans les stations de pilotes et dans les phares, du manque d'eau douce.

« Pour remédier à cet inconvénient, j'ai proposé, même sur les îlots en pleine mer, pour se procurer une quantité suffisante d'eau douce, de creuser dans nos roches granitiques des puits d'une profondeur de 30 mètres à 50 mètres. Je me suis fondé sur les raisonnements suivants :

« 1° Les variations de la température doivent causer des glissements de la partie supérieure de la roche sur les couches inférieures, et ces glissements doivent produire des fentes horizontales à des profondeurs à peu près constantes ;

« 2° Sur l'observation que l'eau qui pénètre dans nos mines de fer n'est jamais salée, même si ces mines sont situées sur de petits îlots en pleine mer et s'étendent à 100 mètres ou 200 mètres au-dessous de la surface.

« On a, au printemps de 1894, fait un essai à la station de pilotes de Arkö.

« A 33 mètres de profondeur, dont 30 mètres au-dessous de la surface de la mer, on a rencontré une fente horizontale dans la roche, donnant par jour environ 20000 litres d'eau douce, de première qualité.

« Plus tard l'essai a été renouvelé dans six autres localités. A une profondeur de 33 mètres à 35 mètres, on a toujours trouvé de l'eau douce, qui monte généralement jusqu'à 2 mètres ou 3 mètres au-dessous de la surface, quelquefois à la surface même. Ces puits sont creusés dans des roches cristallines (granite, gneiss, diorite, etc.), avec un perçoir garni de diamants, ce qui a déjà amené le public à parler des *puits de diamant* et de l'*eau de diamant*. Pour creuser les puits, il faut choisir une roche solide et dépourvue de fissures à la surface.

« Un jour viendra, peut-être, où les puits de diamant seront très répandus (2). »

(1) La fissuration du granite est remarquable au Cap Land's End en Cornouailles (Angleterre) où deux systèmes de fissures représentent exactement les joints de stratification (horizontaux) et les diaclases (verticales) des roches sédimentaires (Voy. fig. 9).

En Amérique, on a vu des fentes du granite (présentant jusqu'à quatre systèmes de fissures) s'ouvrir en vraies crevasses sous l'action calorique d'incendies de forêts ou de prairies. G.-K. Gilbert, Domes and Domestructure (*Bull. geol. Soc. of America*, 10 février 1904 et *Sierra Club Bull.*, janvier 1905, pl. XXXI).

(2) *C. R. Ac. Sc.*, t. CXX, p. 859, 22 avril 1895.

D'après le *Geographical Journal* de novembre 1897, 44 puits auraient été creusés en trois ans, depuis le premier, pratiqué dans l'île d'Arko, en mai 1894. Ils donnent de 500 à 2000 litres par heure, avec une température variant de 6° à 13° C.

Les insuccès ont été très rares.

En France aussi on a, depuis quelques années, appliqué le même principe et recherché, notamment à Rennes, Quimper, etc., l'eau du granite dans sa partie intacte, au-dessous de la zone décomposée; des captages étanches et isolés s'opposent aux contaminations extérieures. Paul Choffat indique encore (1) qu'on a obtenu le même résultat en Portugal, dans le basalte, dont les fissures forment de bons réservoirs d'eau. Enfin les porphyres, très fissurés, de l'Estérel (Var) ont permis aux quelques propriétaires des villas du Trayas à Agay, de creuser des puits suffisamment abondants; mais l'expérience a prouvé qu'ils étaient très aisément contaminables, la fissuration superficielle étant assez accentuée pour livrer passage aux infiltrations et aux souillures qu'elles entraînent.

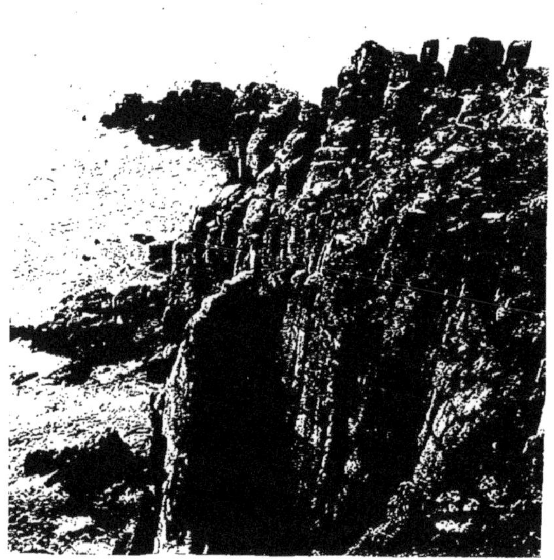

Fig. 9. — Granites fissurés du Cap Land's End.

Décomposition du granite. Nappes phréatiques. — En Portugal, selon Paul Choffat (2), le granite du Minho est entièrement imperméable, mais sa surface se décompose facilement en « un

(1) Choffat, *Zeitschrift für Gewässer-Kunde*, 1900, fasc. 3.
(2) Id., *Ibid.*

sable grossier, présentant une forte calotte perméable » sous laquelle l'eau d'imbibition forme une nappe, qui se rassemble dans les bas-fonds pour sortir en *sources* « aux points où la calotte perméable est le plus mince », tandis que l'excédent va former une nappe phréatique sous les vallées. Cet état de choses est parfaitement et aisément visible dans tout le nord du Portugal, par exemple le long du chemin de fer de la frontière d'Espagne (Villar Formoso), à Coïmbre, où l'on voit des centaines de puits presque à fleur de sol dans l'*arène*, avec l'eau à peine à 2 mètres de profondeur. On pourrait multiplier les cas, démontrant la variété d'allure du granite qui, selon les caprices de sa formation et de sa décomposition, est en somme sujet aux deux sortes de circulation souterraine et de perméabilité (de fissures et d'interstices).

Fissuration profonde. — En profondeur enfin, les granites deviennent plus compacts, si bien que, près du Cap Land's End (cependant si fissuré à la surface) des mines (Bottalack, etc.) s'étendent sous la mer, sans être envahies. Mais alors ce sont de rares et très profondes fissures qui affectent souvent le granite, sur une épaisseur si considérable que, pratiquement, le substratum imperméable n'existe plus ; dans ce cas, l'eau descend le long du *mur* des cassures, comme le long des filons ou dykes d'autres roches ignées (syénites, diabases, porphyrites, etc.); ne rencontrant pas de substratum véritablement imperméable, elles s'enfoncent (à 3 kilomètres, 10 kilomètres, 18 kilomètres, suivant les diverses évaluations de De Launay, des Anglais, de Delesse, etc.) jusqu'à ce que la géothermique en fasse des *eaux thermales* et les ramène au jour ; c'est le jeu des *thermo-siphons*, dont la réascension s'opère le long du toit de quelque autre masse ou dyke faisant barrage, si bien que, comme on l'a dit depuis longtemps, les sources thermales ne sont que de vrais puits artésiens naturels.

Ruisseaux des coulées de laves. — Quant aux roches volcaniques en *coulées* (trachytes, basaltes, laves), elles sont à la fois fissurées et vacuolaires (plutôt que poreuses); souvent de vraies rivières coulent sous elles dans le thalweg même (ou tout auprès) qu'elles occupaient avant que la coulée s'y répandît ; les émergences des extrémités de coulées (Surtshellir, Islande; Royat, Puy-de-Dôme ; Catane, Sicile, etc.) peuvent être souvent assez pures, leur bassin d'alimentation étant rarement habité à cause de sa stérilité.

Gravité et capillarité. — La distinction entre la perméabilité de fissures et celle d'interstices, entre les réseaux et les nappes est importante encore au point de vue de la lutte que se livrent, aux dépens des eaux souterraines, les deux forces contraires de la gravité et de la capillarité : dans les réseaux, la première est prépondérante et la seconde à peu près nulle, à cause du diamètre toujours appréciable, souvent considérable, des vides ; dans les vraies nappes, au contraire, la capillarité qui, par adhérence aux corpuscules solides du terrain, tend à relever le niveau hydrostatique vers le sol, est d'autant plus efficace que les interstices sont plus réduits : il en résulte que. pendant la saison sèche, par exemple, tandis que la gravité tend, dans les réseaux, à abaisser de plus en plus les plans d'eau, la capillarité, au contraire, maintient la surface piézométrique au grand profit des plantes : l'action *relevante* de la capillarité peut atteindre 1^m,50 dans les argiles et plus encore dans les tourbes. Les dunes de sable, par exemple, restent toujours humides à une faible profondeur. C'est la capillarité qui fournit à la surface des véritables *nappes* une atténuation dans leurs ondulations par rapport aux mouvements, ondulés aussi, de la surface du sol.

Thermo-siphons. — ***Sources thermales alimentées par des montagnes*** (*Pfæfers*, *Simplon*). — Il arrive aussi que des roches, soit cristallines, soit schisteuses, très épaisses ou fortement redressées et plongeant bas dans l'écorce terrestre, recueillent des eaux, même très froides, dans leurs fissures d'affleurement ; n'étant point interrompues par des intercalations de terrains imperméables, ces fissures conduisent les infiltrations si profondément dans le sol qu'elles y atteignent de hautes températures : alors la tension de la vapeur d'eau (1), ou parfois même tout simplement un synclinal, fera remonter l'eau réchauffée, à contre-pente, le long des couches symétriques, de l'autre côté du plissement, jusqu'à un point d'émergence qui sera le griffon d'une source minérale. C'est un mécanisme analogue à celui du thermo-siphon. Nous avons dit que ces sortes d'eaux relevaient de la thérapeutique et que nous ne nous en occuperions pas.

Pour mémoire seulement, il faut les mentionner et rappeler au moins qu'une des plus curieuses est celle de Pfæfers à Ragaz (Suisse) : il est admis maintenant que l'aliment principal de cette source thermale (T. 38°,7 à 700 mètres d'altitude) est dans des infiltrations de hautes montagnes (peut-être le Wild-See des Graue-Hörner vers 2500 mètres d'altitude) ; car on a dûment constaté, pendant de longues années d'observations, que la source augmente de volume et diminue de température après la fonte des neiges de ce massif montagneux. Les eaux chaudes du tunnel du Simplon ont la même origine (2).

4° ***ÉMERGENCE DES EAUX SOUTERRAINES.*** — Nous abordons ici le chapitre le plus important de notre sujet, celui des *sources* et des sorties d'eaux, ou *émergences*, qu'on a trop longtemps considérées comme des *sources pures* et qui en réalité ne le sont pas.

C'est là surtout qu'éclate la nécessité formelle de distinguer, de

(1) On ne sait pas exactement jusqu'à quelle profondeur l'eau reste liquide dans l'écorce terrestre : 18 kilomètres selon Delesse, 10 kilomètres selon Van Hise, plus de 3 kilomètres, selon King.

(2) Voy. les mémoires de Schardt.

la manière la plus absolue, la perméabilité d'interstices et la perméabilité de fissures.

Importance hygiénique des deux sortes de perméabilité. Différence entre l'infiltration et le filtrage. — Par suite de phénomènes de transformations physiques, décompositions chimiques, réductions atmosphériques, retenue capillaire, etc., qu'il appartient surtout aux biologistes et bactériologistes de nous expliquer, et qui d'ailleurs ne sont pas encore bien connus, on admet, quant à présent, et comme Belgrand (1), que les terrains sont d'autant plus *filtrants*, d'autant plus *épurateurs*, que leurs vides sont plus réduits : d'où cette conséquence, capitale en géologie hygiénique, que les sables fins et homogènes, sous une épaisseur de 2 à 6 mètres, retiennent (ou détruisent) les microbes pathogènes, tandis que les crevasses des terrains fissurés les laissent circuler tout à leur aise. Cela revient à dire alors que les *nappes sont filtrées*, tandis que les *conduits aquiducteurs* ne le sont pas : on voit combien il importe de ne pas dénaturer le sens littéral du mot *nappe* et comment il faut bien se garder de *confondre l'infiltration avec la filtration ou plutôt le filtrage*. En effet, contrairement à ce que l'on a cru trop longtemps, il ne suffit pas qu'une eau sorte de n'importe quel sol, claire ou limpide, fraîche, sans odeur, ni saveur et chimiquement pure, pour constituer une eau saine, sans danger pour la consommation.

Théorie microbienne. — La découverte par Pasteur de la théorie microbienne, en faisant de l'eau le véhicule de tant de maladies transmissibles terribles (fièvre typhoïde, dysenterie, choléra, et même à un certain degré diphtérie et tuberculose), a bouleversé de fond en comble les anciennes idées sur l'hygiène de l'eau. L'origine hydrique de la *majeure partie des cas* de ces maladies est à peu près universellement admise maintenant (2). La fièvre typhoïde notamment est due au bacille d'Eberth-Gaffky, qui existe dans les selles, urines et organes des typhiques ; c'est à leurs matières fécales qu'en 1877, le professeur Bouchard attribua l'origine de la dothiénentérie ; en 1882 (à Genève), Arnould en prouva la provenance parasitaire ; en 1885, Rübner montra la persistance du bacille dans les selles et son entraînement par les fumiers dans l'intérieur du sol.

Enfin le principe de cette *origine hydrique* fut définitivement proclamé par Brouardel en 1887, au Congrès d'hygiène de Vienne (3), et en 1892, le mortel choléra de Hambourg (alimenté alors par l'Elbe),

(1) « Les eaux les plus pures sont naturellement celles des terrains arénacés » (La Seine, p. 140).

Les sables de Fontainebleau ont été qualifiés de *filtre idéal* (E.-S. Auscher, *Gazette des eaux*, 4 septembre 1902).

(2) Brouardel, *Annales d'hygiène et de méd. lég.*, t. XVII, 1886, p. 97.

(3) Sauf pour certains dissidents, comme le Dr Alcide Treille (sénateur de Constantine), qui s'est fait une fâcheuse spécialité de contredire à ce sujet les savants les plus éminents (Voy. séances du Sénat des 18 novembre 1898, 11, 18 et 20 décembre

confirmant les observations déduites des épidémies d'Auxerre, Pierrefonds, etc., sanctionna l'idée nouvelle, en mettant en relief la quasi-immunité d'Altona, depuis longtemps pourvue d'eau filtrée. D'avril 1893 à octobre 1894, Besançon fut ravagée par une épidémie due à la fausse source d'Arcier (Thoinot) (1). Sans être, bien entendu, l'unique cause de transmission, l'eau reste, selon Brouardel, le vecteur de 90 p. 100 des fièvres typhoïdes. On ne saurait nier cependant les cas de contagion directe, surtout dans les milieux malsains, comme les casernes par exemple (2) par l'atmosphère seule (linges, vidanges, poussières, etc.), par le lait, qui peut aussi donner la fièvre typhoïde, soit quand il a été mouillé, soit simplement quand les boîtes à lait auront été rincées avec de l'eau contaminée (épidémie de Pierrefitte, près Paris, en 1903) (3). Le vin mouillé et les légumes arrosés avec de l'eau souillée produisent les mêmes effets. L'insalubrité locale (4) a fourni un triste et classique exemple dans le trop fameux palais d'été de Mustapha Supérieur à Alger.

Tout récemment, on a même mis en avant une autre cause originaire de la fièvre typhoïde, les simples vers intestinaux : au début de mai 1905, à l'Académie de médecine, « on a discuté sur un travail de Guiart, qui a reconnu, dans les selles de nombreux typhiques, la présence de trichocéphales, et ajouté que ces helminthes n'existaient pas, ou très rarement, chez d'autres malades atteints de maladies fébriles. L'auteur admet que ce sont ces trichocéphales qui engendrent la fièvre typhoïde ; en piquant la muqueuse de l'intestin pour y puiser le sang qui les nourrit, ils inoculent du même coup le bacille typhique accumulé dans les matières fécales et donnent lieu à l'infection typhoïdique. Les sujets qui ne sont pas porteurs de trichocéphales peuvent plus impunément boire de l'eau contaminée ; le bacille restera dans l'intestin et ne pénétrera pas dans le torrent circulatoire.

« La thèse n'est peut-être pas d'une rigueur absolue et l'interprétation pourrait être sujette à discussion. Mais le fait de la présence de trichocéphales est indéniable, et qu'ils soient ou non la cause déterminante de la dothiénentérie, ils n'en sont pas moins des hôtes dangereux dont il eût mieux valu se débarrasser au préalable. D'autant plus qu'on a admis que l'appendicite pouvait, dans bien des cas, être causée par la présence de vers intestinaux (5). »

1900, 4 février 1902, 11 et 18 juin 1903, 29 juin 1905, etc.). — Voy. aussi *Chambre des députés*, 10 juin 1903.

(1) *Acad de méd.*, février 1904, 12 et 26 juin 1901. E. Fournier, *Spelunca*, n° 38, septembre 1904.

(2) Vallin, *Acad. de méd.*, 18 nov. 1903 (*J. off.*, 15 et 17 nov. 1903).

(3) Rapport de Dubief au Conseil d'hygiène de la Seine, 22 juillet 1904.

(4) Voy. l'étude du Dr Fiesinger sur la fièvre typhoïde à Saint-Claude (*Acad. de méd.*, 15 mai 1902).

(5) Cartaz, *La Nature*, 10 juin 1903 (Hygiène et santé).

E. Bodin, professeur de bactériologie à l'Université de Rennes (1), estime même que « la théorie de l'origine hydrique de la fièvre typhoïde... a eu le tort d'être trop absolue ». Selon l'avis de Max de Pettenkoffer, il « admet la nécessité de conditions spéciales de temps, de lieu, de milieu... Si le bacille d'Eberth existe dans certaines eaux, cela ne suffit pas pour que l'ingestion de ces eaux détermine toujours la fièvre typhoïde ; il faut en outre le concours de diverses conditions relatives au bacille lui-même ou à l'organisme humain ».

De même, H. Labit (2) estime que « bactérie et terrain jouent, dans l'infection d'origine hydrique, un rôle connexe et équivalent. Telle est l'orientation actuelle de la doctrine étiologique. La question appelle des études nouvelles ». L'origine tellurique est établie et la doctrine hydrique a déjà subi des modifications.

Citons encore le Dr D. Meynier, qui pense qu'on a été trop simpliste en attribuant toujours à l'eau de boisson « le rôle prépondérant, au point de faire oublier tout le reste ». Il faudrait « de nouveaux travaux sur le rôle des moyens de contamination autres que l'eau, dans la diffusion du germe typhique (3) ».

Néanmoins, dans sa séance du 28 décembre 1904, la Société de médecine publique a conclu, après longue discussion, « que l'eau est une cause fréquente de propagation de la fièvre typhoïde et que l'eau potable doit être fraîche, limpide et pure, aux points de vue chimique et bactériologique » : en conséquence, elle a émis le vœu : 1° qu'on préfère les eaux souterraines captées en gîte géologique ; qu'on épure celles des terrains fissurés et des nappes imparfaitement protégées, parce qu'elles peuvent ne pas offrir de sécurité suffisante : 2° qu'on rende potables par un traitement spécial les eaux superficielles qu'on sera *obligé* d'employer ; 3° qu'un concours soit promptement ouvert par la ville de Paris pour les procédés de filtrage et d'épuration (4).

Si bien fondées que puissent être toutes les réserves contre l'exclusivisme de la théorie hydrique, il reste universellement acquis que l'eau est bien le principe génésique et nocif par excellence de la dothiénentérie (5) et que celle-ci a diminué partout où l'on a pu conduire une eau potable de bonne qualité (6).

« Au surplus, jamais l'affection n'apparaît spontanément sur les navires de guerre : tous les cas sont contractés en germe, soit avant

(1) Bodin, Les bactéries de l'air, de l'eau et du sol, 1905 (*Encyclopédie scientifique des Aide-mémoire Léauté*). — Bodin, Biologie générale des bactéries (*Encyclopédie Léauté*).

(2) Labit, L'eau potable et les maladies infectieuses, 1905 (*Encyclopédie des Aide-mémoire Léauté*).

(3) Dr D. Meynier, La fièvre typhoïde à Saint-Claude, Lyon, 1904.

(4) *Revue d'hygiène*, 20 janvier 1905.

(5) Le Couppey de la Forest, La fièvre typhoïde à Auxerre en 1902. *Revue d'hygiène*, juin 1902.

(6) *C. R. Ac. Sc.*, 19 décembre 1898 ; Rapport sur les travaux du Dr Hublé.

le départ, soit dans les ports relâches des colonies et de l'étranger.

« Pour ce qui est de l'étiologie de la fièvre typhoïde à bord, l'examen raisonné des faits démontre que l'eau peut, dans la majorité des cas, être mise en cause. En général, les cas surviennent après une escale dans les endroits où la maladie sévit endémiquement, les matelots s'étant contaminés à terre, ou à la suite de l'introduction à bord d'une eau suspecte. Les chiffres révèlent à ce sujet l'état sanitaire déplorable de nos grands ports et des localités étrangères visitées le plus fréquemment par nos bateaux.

« On ne saurait nier pourtant que l'état défectueux des fonds puisse expliquer souvent le réveil de la maladie sur un navire où s'était produite antérieurement une épidémie de fièvre typhoïde. En cela, le cas du *Suffren* est typique ; au désarrimage des cales succéda une épidémie de fièvre typhoïde : 5 cas avaient été relevés à bord l'année précédente.

« En dehors des causes complexes, telles que l'âge, le surmenage, la pollution des charniers, la ventilation insuffisante des étages inférieurs, etc., il faut surtout faire une grande part à une infection prolongée ; tel était le cas du *Magenta* qui, depuis son premier armement, c'est-à-dire depuis juin 1901, avait toujours eu des cas de fièvre typhoïde et n'avait jamais été ni désaffecté, ni désarrimé (1). »

Donc c'est une loi hygiénique fondamentale que de distribuer à l'alimentation une eau pure, ou tout au moins de rendre salubre toute eau, suspecte temporairement ou en permanence.

Mais avant de sortir de l'étude des terrains et du mouvement de l'eau, pour arriver à celle de la pratique hygiénique, prenons acte de ces deux formels et maintenant incontestables principes.

Contamination microbienne. — Filtrage dans les nappes d'interstices seulement. — 1° L'eau est *contaminable par les microbes*, bactéries, bacilles, vibrions, ptomaïnes qui y trouvent un aisé véhicule de leurs germes nocifs.

2° Une eau ainsi contaminée est filtrée, épurée, par les terrains d'interstices (les sables surtout), mais pas par les terrains à fissures.

La conséquence directe de ces principes et de leur application à la géologie et la circulation des eaux souterraines est la suivante :

Les pluies, en tombant sur le sol, et les cours d'eau, en y circulant, s'y chargent d'une foule d'impuretés, de décompositions azotées, de nitrites (2), dont on a vu déjà et dont nous rappellerons tout à l'heure la provenance.

Dès que l'infiltration les engloutit dans les terrains perméables du sous-sol, pluies et ruisseaux s'épurent, se filtrent *dans les terrains*

(1) COUTEAU et GIRARD, L'hygiène dans la marine de guerre, 1905, p. 329-330. — Voy. encore H. MONOD, Alimentation publique en eau potable. *Recueil des travaux du comité consultatif d'hygiène publique*, t. XXI, année 1891.

(2) Voy. l'article *Le Sol*, p. 33.

détritiques, mais conservent leurs pollutions ***dans les terrains fissurés.***

SOURCES DES TERRAINS TERTIAIRES. — C'est pourquoi les *sources* (généralement peu abondantes, mais nombreuses) des terrains tertiaires des environs de Paris sont la plupart du temps de bonne qualité, à cause des nombreux horizons sableux et filtrants intercalés entre les strates fissurées et les horizons imperméables (limons argilo-sableux au-dessus des argiles à meulières; sables de Fontainebleau sur les marnes à huîtres; sables de Beauchamp au-dessus des calcaires grossiers; sables nummulitiques et de l'argile plastique; sables de Bracheux (environs de Reims), entre l'argile plastique et la craie) (Voy. p. 119). Belgrand disait, au contraire : « Les eaux de la craie couronnée par les terrains tertiaires sont moins pures que celles de la craie blanche de la Champagne » (1); encore exact au point de vue *chimique*, ceci ne l'est plus, quant à la bactériologie *que Belgrand n'a pas pu connaître.*

La craie n'est pas filtrante. — *La craie, en effet, n'est pas bactériologiquement filtrante,* comme on l'a cru trop longtemps. Dès 1877, Meurdra l'avait pressenti, à propos des sources du Havre, captées dans les crevasses d'un sol fissuré (2) : en 1890, le professeur Brouardel et le Dr Thoinot ont, à leur tour et en conséquence, suspecté les eaux du Havre, à cause des épandages d'engrais et de matières fécales sur les plateaux cauchois. Et enfin, peu de temps avant sa mort (1903), Munier-Chalmas, gagné aux idées nouvelles et appelé à étudier un projet de captage d'eau pour le Havre, conclut à la mauvaise qualité de la source Saint-Laurent déjà captée, à la nécessité de refaire un captage géologique de 520 mètres de longueur, pour l'améliorer, et à l'impossibilité de la mélanger avec une nouvelle source qu'il considère comme bonne.

Épuration partielle dans les rivières souterraines. — Disons tout de suite que, cependant, les toutes récentes expériences de Maheu à la grotte de Sorèze (Tarn) et à la perte de la Cèze à la Baume-Salène (Gard) ont établi qu'une épuration partielle semble se manifester dans les rivières souterraines des calcaires; aux résurgences qui ramènent au jour les eaux de ces cavernes on a constaté « une diminution des germes, arrêtés par un filtre naturel, sables, grès ou calcaires, et une disparition complète d'un certain nombre d'espèces (3) ».

Ces constatations importantes demandent à être multipliées et expliquées par de longues séries d'observations.

Il se pourrait que l'oxygénation fût agissante sous terre comme au dehors; ce n'est cependant pas l'opinion de E. Fournier, « selon

(1) BELGRAND, La Seine, p. 130.

(2) *C. R. de l'A. F. A. S.*, Congrès de 1877, Le Havre, p. 467.

(3) *Bull. de la Soc. d'études des sciences naturelles de Nîmes*, 1902 et *Mémoires de la Société de spéléologie*, nos 28, février 1902, et 36, mars 1904, etc.

lequel il ne faut pas compter sur une *épuration sérieuse* des eaux dans leur parcours dans le calcaire, *quelque long que puisse être ce parcours* (1) ». Dehérain a démontré expérimentalement la pénétration facile de l'air à travers la terre végétale (2). Dans les rivières souterraines, les explorateurs, même à 300 mètres de profondeur, n'ont jamais éprouvé aucune gêne de respiration (sauf dans les rares et accidentels cas, mal expliqués d'ailleurs, d'acide carbonique ou autres gaz délétères) ; partout la circulation et le renouvellement de l'air y sont aussi libres que ceux de l'eau.

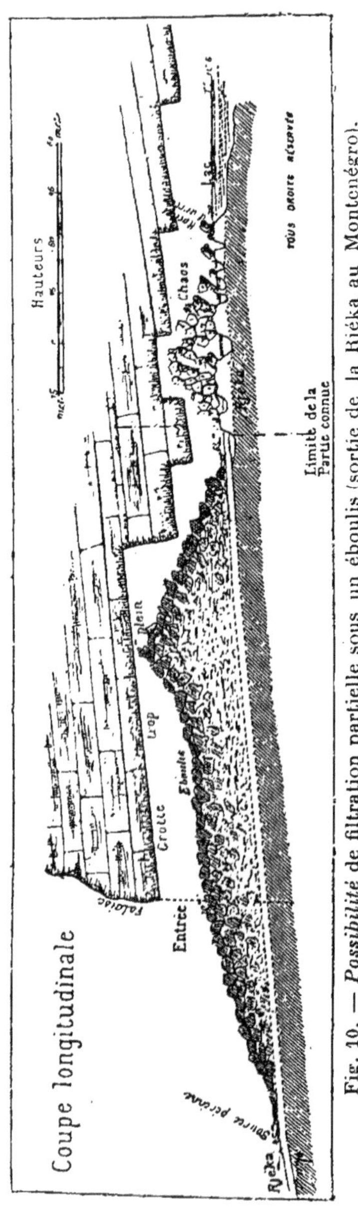

Fig. 10. — *Possibilité* de filtration partielle sous un éboulis (sortie de la Rjéka au Monténégro).

Rappelons que cette purification, incomplète d'ailleurs, hygiéniquement insuffisante, est certainement moins prouvée qu'au dehors, parce qu'elle échappe à l'action si puissante de la lumière solaire; l'oxygénation, je le répète, doit être son principal facteur, attendu que l'air pénètre et circule dans les cavernes beaucoup plus facilement qu'on ne l'a cru pendant longtemps; mais surtout elle doit être provoquée par le passage des rivières souterraines à travers les *éboulis*, *talus de débris*, *amas coniques de matériaux*, semés çà et là, sur leur cours, par les effondrements intérieurs des cavernes ou par les cailloux et détritus tombés dans les gouffres; il peut arriver que certains de ces amoncellements soient en fragments assez menus pour tendre vers le filtrage réalisé par les terrains détritiques (fig. 10); comme dans les sables fins et les bougies filtrantes poreuses (porcelaine, amiante, etc.), une force d'adhésion moléculaire retient les microbes entre les parois des interstices, mais d'une façon générale,

(1) FOURNIER, *Spelunca*, n° 40, mars 1905.
(2) DEHÉRAIN, *C. R. Ac. Sc.*, 20 janvier 1896.

ils n'ont pas une étendue ni une ténuité suffisante pour produire, comme les nappes de sables, une épuration totale. C'est pourquoi on peut retrouver en aval d'un tel crible les bactéries diminuées de nombre, mais non pas entièrement supprimées. Trop souvent les éboulis sont d'ailleurs en partie constitués de matières organiques en putréfaction.

Mais en somme, les causes de cette partielle épuration ne sont pas encore bien élucidées; elle reste en tout cas tout à fait insuffisante, notamment faute de l'action *capitale* de la lumière (1), pour l'auto-épuration ou destruction naturelle des bactéries.

Remises en mouvement des bactéries par les crues souterraines. — Et même E. Fournier a pu démontrer, par des expériences à la fluorescéine, que, après les grandes pluies, les véritables *crues* des rivières souterraines remettent en mouvement, rendent à la circulation interne, et convoient à nouveau jusqu'aux émergences de véritables dépôts, en réserve, de bactéries, accumulées par décantation et sans doute par adhésion aux particules d'argile, dans des poches latérales et des bassins de cavernes qui deviennent stagnants ou même isolés lors des basses eaux.

Ainsi l'*épuration par décantation* est toujours très incomplète et les boues de décantation deviennent même une cause d'aggravation de la contamination, lorsqu'elles sont remises en circulation par les crues (2).

Donc cette *remise en mouvement* de microbes provisoirement arrêtés sous terre est un fait de haute importance qu'étudie Maréchal (de Besançon) et qui m'a conduit à dire, plus haut, que les poches des fonds de synclinaux ne doivent pas posséder le moins du monde la pureté qu'on leur attribue.

Contamination des eaux souterraines par les absorptions et les abîmes. — Dès 1890, au début des premières recherches spéléologiques contemporaines, Ed. Dupont, le géologue belge, avait parfaitement indiqué (3) que des rivières ayant longtemps couru à l'air libre, comme la Lesse, et s'engloutis-

(1) La lumière a surtout une action destructive très nette sur les bactéries : elle est bactéricide. Les bactéries et les spores périssent plus ou moins rapidement sous l'influence de la lumière, surtout en présence de l'oxygène, et ce sont les radiations bleues ou violettes qui sont les plus actives.

On comprend l'importance de ces faits : pour détruire les germes morbides d'un appartement, il suffira le plus souvent d'ouvrir toutes grandes les fenêtres à l'air et au soleil; on désinfectera des vêtements en les insolant. Dans la nature, l'air et le soleil sont des microbicides puissants : tous les jours, ils détruisent un nombre considérable de bactéries nocives, non seulement dans l'air et sur le sol, mais encore dans l'eau (Dr G. Roux, La lumière et la vie. *Science au xxe siècle*, 15 mars 1905).

(2) Fournier, *Spelunca*, n° 40.

(3) Dupont, *Bull. de la Soc. belge de géologie*, 29 juillet 1890.

sant subitement dans une caverne comme celle de Han, n'en ressortaient pas le moins du monde filtrées, et que de pareilles réapparitions d'eaux devaient être tenues pour suspectes et susceptibles de contenir des souillures les rendant impropres à l'alimentation. Cette remarque s'ajoutait à celle de Brouardel et Thoinot sur la

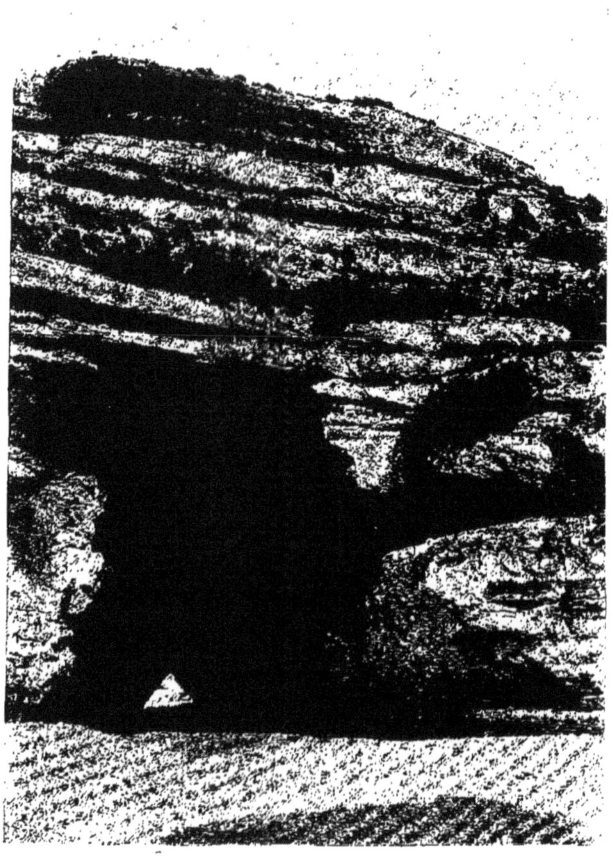

Fig. 11. — Perte de rivière; petit tunnel de la Cesse à Minerve (Hérault).

craie fissurée de Normandie. Depuis 1892, j'ai moi-même étendu cette sorte de considération (1) et montré qu'il ne fallait pas la limiter aux pertes de rivières (fig. 11, 12 et 13) aussi apparentes que la Lesse, mais qu'il y avait lieu de l'appliquer à tous les points d'absorption, même les plus menus (fissures cachées ou grand abîmes), des terrains fissurés.

Les terrains fissurés sont des cribles et non des filtres.

(1) Martel, *C. R. Ac. Sc.*, 21 mars 1892 et 23 décembre 1901.

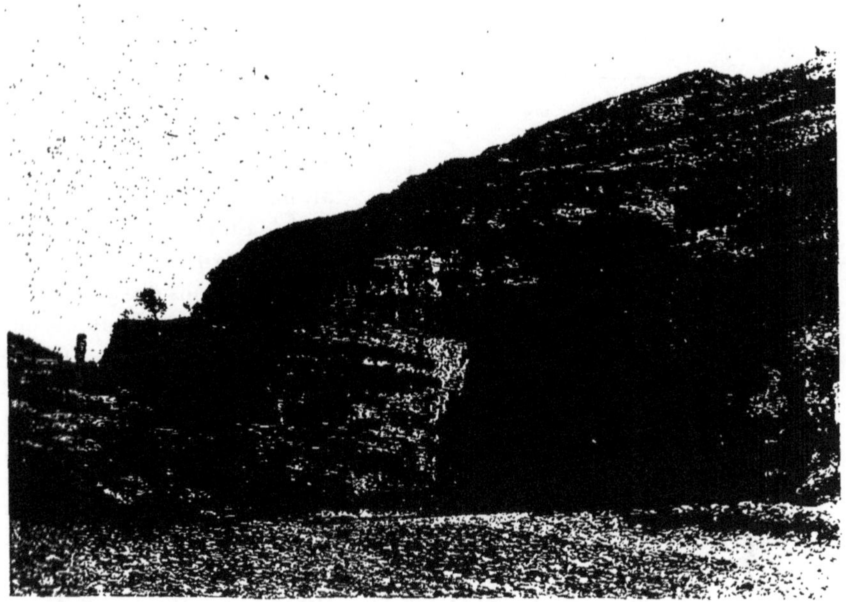

Fig. 12. — Perte de rivière, grand tunnel de la Cesse à Minerve (Hérault).

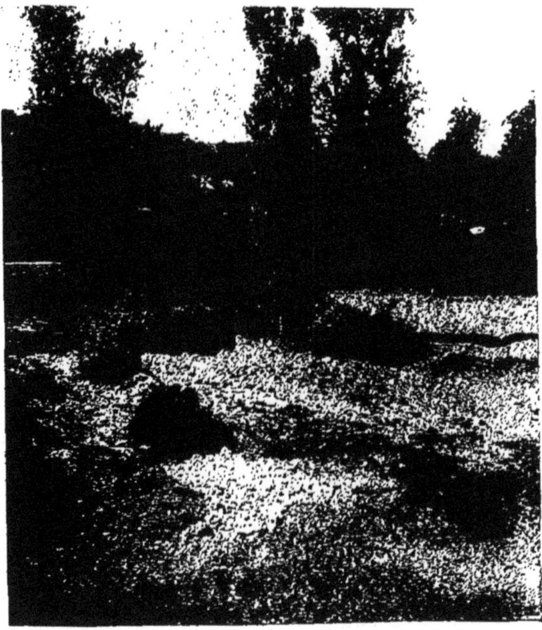

Fig. 13. — Perte du Bandiat (Charente) correspondant à la Touvre.

— Maintenant il est avéré que ces terrains ne sont pas des filtres, mais des *cribles*, dans lesquels l'eau souillée de la surface s'enfonce, sans se séparer de ses impuretés, à travers le complexe réseau des joints et des diaclases, dont le pouvoir filtrant et épurateur doit être, en principe, considéré sinon comme tout à fait nul, du moins comme très faible. En effet, dans leur intérieur, parmi leurs crevasses, les infiltrations des gouttes de pluies, des filets liquides, des ruisseaux enfouis, se réunissent de proche en proche par des anastomoses ou des confluents et finissent, dans la majeure partie des cas, par constituer de puissants collecteurs, exactement à l'image de l'hydrographie extérieure.

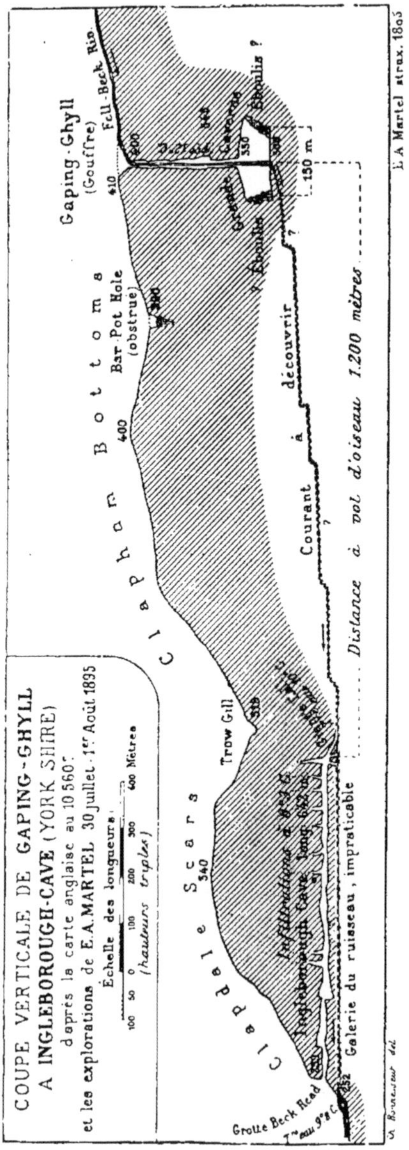

Fig. 14. — Fonctionnement d'une résurgence.

En particulier les *puits* naturels ou *abîmes* (avens), ou gouffres, sont, en principe, les affluents des rivières souterraines, vers lesquelles ils conduisent les eaux des pluies et des orages, mais par des voies plus ou moins détournées et, la plupart du temps, obstruées pour l'homme, à une profondeur variable, par des éboulements ou des accumulations de matériaux détritiques.

Fausses sources ou résurgences (fig. 14). — Au point où les terrains imperméables reparaissent, à un niveau inférieur à celui des points d'absorption (quels qu'ils soient), les rivières souterraines émergent de nouveau hors des terrains perméables par fissuration, sous la forme de fontaines, généralement très puissantes, mais qui sont en réalité de *fausses sources*, à la différence des *vraies sources*, formées directement par les pluies dans les interstices des terrains *perméables par imbibition*; j'ai expliqué ailleurs pourquoi je n'approuve pas le terme de *sources Vauclusiennes*, qui rappelle un cas trop particulier; aussi ai-je proposé pour ces sortes d'émergences le nom de *résurgences*, impliquant l'idée de réapparition d'eaux d'origine plutôt extérieure que véritablement souterraine. Je me tiendrai à ce terme, parce qu'il commence à être assez généralement employé.

Très rarement il y a communication directe (au moins pour l'homme) entre une perte ouverte et une fausse source.

Siphons et vases communicants. — La loi presque générale est l'interruption du cours des rivières souterraines (à cause des

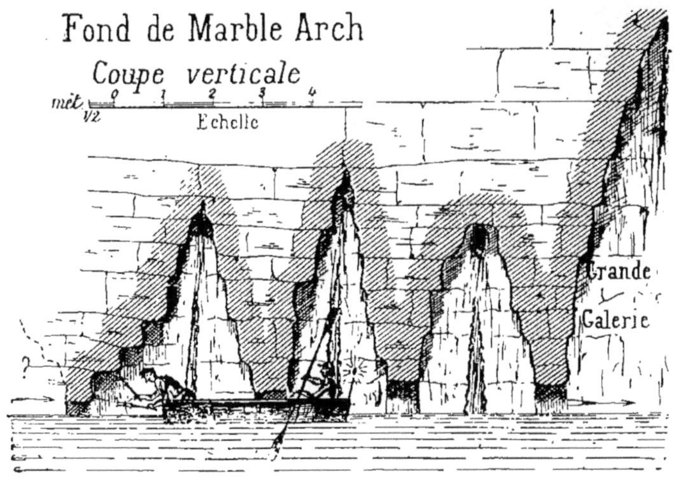

Fig. 15. — Siphons d'aqueducs désamorcés.

accidents tectoniques, ou de la disposition des fissures conjuguées, ou encore de l'inégale résistance des blocs étanches) par de véritables siphons d'aqueducs (fig. 15) ou vases communicants qui jouent le rôle de vannes fixes et retiennent les eaux en amont; je les ai trouvés en grand nombre dans les grottes de tous terrains et cela m'a conduit à formuler cette simple loi que, *dans les terrains fissurés, les eaux souterraines sont englouties dans les points d'absorption, emmagasinées dans les cavernes et restituées par les résurgences*. Si celles-ci ne sont pas toujours sûres au point de vue hygiénique, c'est que les siphons intérieurs eux-mêmes n'ont pas le pouvoir filtrant nécessaire, pour faire disparaître les causes de contamination extérieure, qui ont pu affecter les pluies et les ruisseaux originaires avant leur disparition dans les pertes.

Abîmes. — Les abîmes offrent un danger de pollution des eaux souterraines bien plus considérable encore, et permanent; il provient de la funeste habitude qu'ont les paysans de toutes contrées de jeter dans les gouffres, réputés à tort insondables, les cadavres de tous les bestiaux et animaux morts. Bien qu'interdite par l'article 28 de la loi du 15 février 1902, cette pratique reste universellement répandue. Il en résulte que les pluies drainées par les puits naturels commencent par rincer toutes ces charognes, avant d'atteindre les rivières souterraines, et par se charger de ptomaïnes et de microbes nocifs avant de se rendre aux résurgences qu'elles contribuent à alimenter. Comme conséquence directe, la contamination de ces fontaines est de nature à provoquer de graves maladies (fig. 16 et 17).

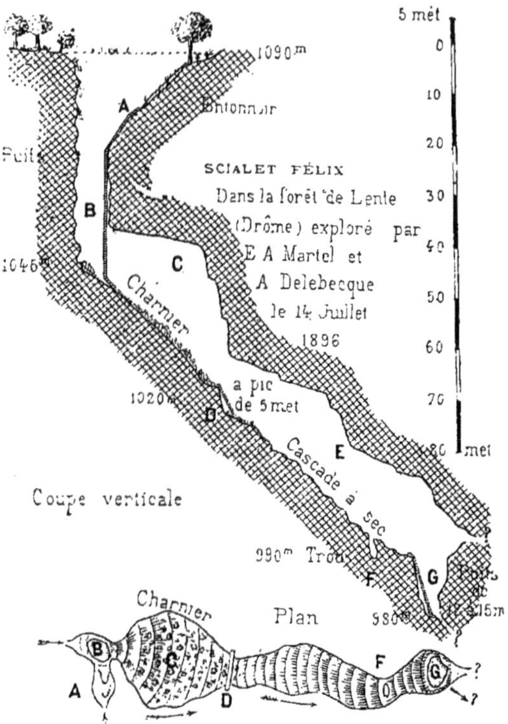

Fig. 16. — Abîme, transformé en charnier et absorbant les eaux d'orages.

Contamination des résurgences. — Je ne citerai que trois exemples devenus célèbres, comme application directe de ces remarques : en 1894 le Dr Thoinot a établi, par des expériences de coloration à la fluorescéine, que les eaux souillées du village de Nancray (Doubs) ressortaient à la *source* d'Arcier alimentant

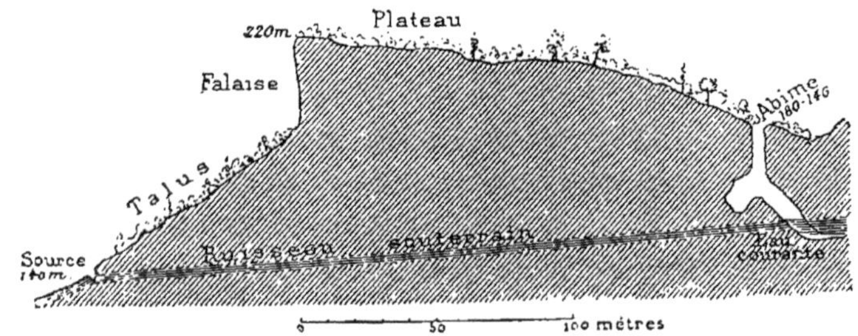

Fig. 17. — Contamination par un abîme.

Besançon et y colportaient la fièvre typhoïde chaque fois que cette maladie se manifestait dans la région fort malsaine de Nancray (1) ; en

(1) Thoinot, *Rapport à l'Académie de médecine*, 1894. — Voy. aussi E. Fournier, *Spelunca*, 1904, no 40.

1897, j'ai moi-même prouvé que les habitants de Sauve (Gard), croyant capter une source, ont pris tout simplement et consomment l'eau de leur propre égout (1); en août 1901, l'incendie de la fabrique d'absinthe Pernod à Pontarlier démontra la correspondance entre les pertes du Doubs à Arçon et la résurgence (une des plus puissantes de France) de la Loue (2). Dans le Jura d'ailleurs, c'est la règle

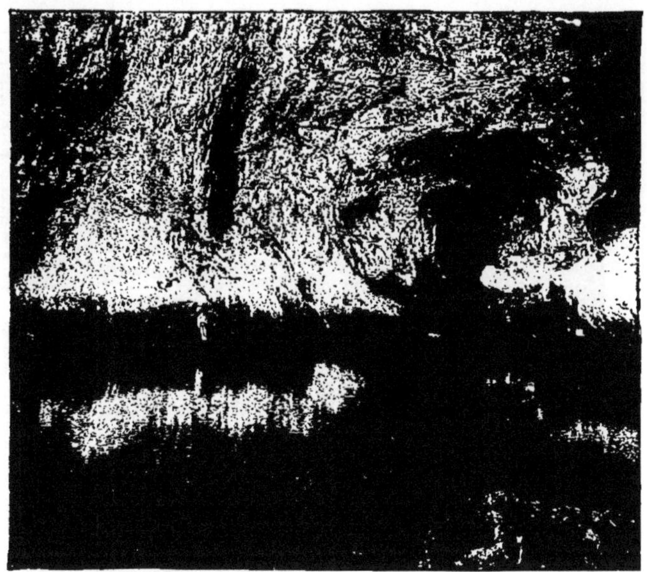

Fig. 18. — Résurgence de Bournillon.

absolue que toutes les résurgences sont contaminées par les bêtes mortes et les purins ou vidanges des points d'absorption (3).

D'autres exemples pourraient être fournis des dangers que cet état de choses fait courir à la santé publique, car c'est par centaines que, pour la France seule, on compte les résurgences, ou fausses sources, ou sources vauclusiennes (il n'importe comment on les appelle) qui servent à l'alimentation, et par milliers que l'on énumérerait les pertes *visibles* et les abîmes qui risquent de les contaminer.

Pour ne parler que des fontaines les plus célèbres par l'abondance et l'apparente pureté de leurs eaux, c'est au fond d'immenses cavernes et de dangereux gouffres, pour la plupart ignorés à l'heure actuelle, que s'alimentent Vaucluse (par les *avens* du Ventoux), Fontaine-l'Évêque (par les abîmes des plateaux du Var), la Foux de Grasse (par les *embuts* des Alpes-Maritimes), Sassenage, Goule-Noire, Bournillon (fig. 18), le Cholet, les Gillardes (par les *scialets* et

(1) *C. R. Ac. Sc.*, 29 novembre 1897.
(2) *C. R. Ac. Sc.*, 19 août et 2 décembre 1901.
(3) Voy. Fournier, *Spelunca*, passim.

les *chouruns* du Dauphiné), le Lison, la Loue, le Dessoubre, la Seille (par les *emposieux* du Jura), la Douix de Châtillon-sur-Seine (par les *pertes* de la Côte-d'Or), la Tourne de Bourg-Saint-Andéol (par les *avens* de l'Ardèche), la Sorgues de Saint-Affrique, les Foux de la Vis et du Tarn (par les *avens* du Larzac et des Grands-Causses), Salles-la-Source (par les *Tindouls* de l'Aveyron), les Chartreux de Cahors et l'Ouysse de Rocamadour (par les *igues* du Quercy), la Touvre de la Charente (par les *fosses* de la Braconne et les *pertes* de la Tardoire),

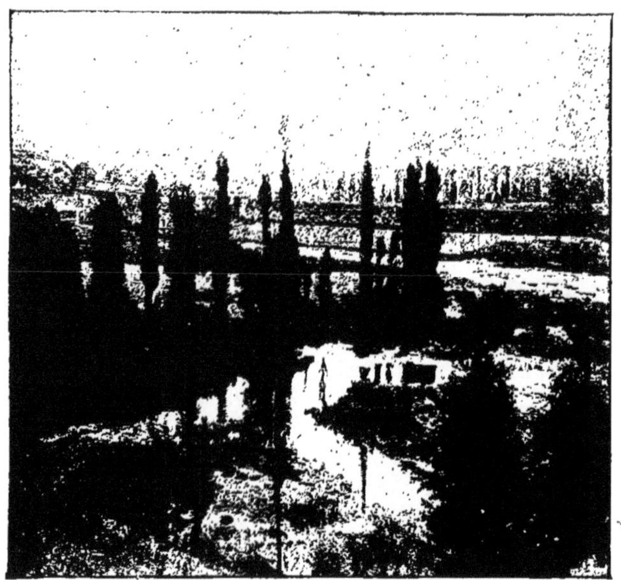

Fig. 19. — La Touvre (Charente).

le Lunain (par les *pertes* de Lorrez-le-Bocage), l'Avre, la Rille, etc. (par les *bétoires* de Normandie), etc. (fig. 19 et 20).

Les gouffres n'ont pas besoin d'être largement ouverts ni même d'être pénétrables à l'homme pour être dangereux ; les simples points d'absorption où l'on peut à peine enfoncer un bâton, ou trouver le véritable trou de fuite des eaux sont tout aussi périlleux ; il a été établi, à la fin de l'automne 1904, que la situation sanitaire de la région de l'Avre (aux inpénétrables bétoires) s'est trouvée compromise par les grandes manœuvres des troupes : des cas de fièvre typhoïde se sont manifestés parmi les soldats, dont les déjections ont souillé la région voisine des sources et, à la suite de grandes pluies, le service de la surveillance médicale a dû mettre l'Avre en décharge le 8 décembre 1904, pour ne pas envoyer la fièvre typhoïde à Paris. Même mesure a dû être prise pour la Dhuis (1). Quant à la mesure

(1) Voy. séance du 16 décembre 1904 du Conseil d'hygiène de la Seine.

préconisée par Babinet et d'autres personnes, qui consisterait à boucher les bétoires et pertes, l'expérience (dans l'Eure) a prouvé qu'alors il s'en forme d'autres dans le voisinage.

Les faits suivants montreront, parmi les centaines d'autres que je pourrais citer, comment le danger est en somme universel.

Dans le *Vercors* (Drôme), le ruisseau qui sort de la grotte du *Brudoux* a été capté pour alimenter la maison forestière de *Lente*; or le Brudoux souterrain tire son origine des infiltrations qu'absorbent

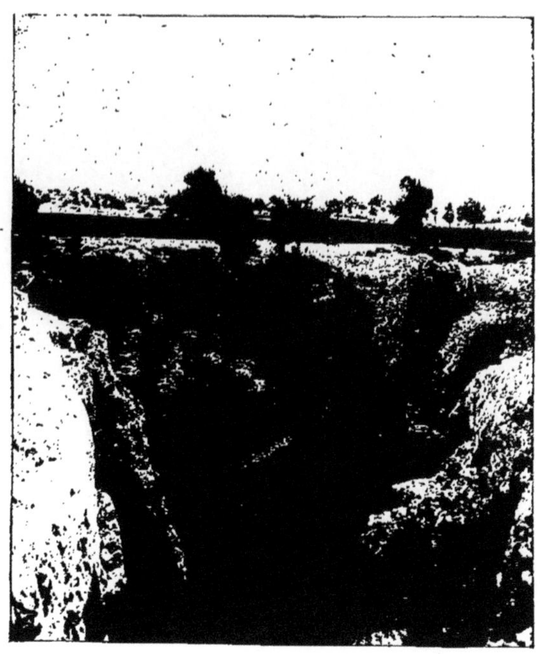

Fig. 20. — Aven de lou Cervi (Vaucluse).

les *pots* et les *scialets* du plateau de *Fondurle*, où de nombreux troupeaux répandent leurs fumiers pendant la saison du pacage.

Non loin de là, à Vassieux, le scialet de la *Cèpe* renferme, à 65 mètres sous terre, un vaste bassin d'eau, encombré par les carcasses d'animaux que le propriétaire y laisse jeter moyennant rétribution; il est probable que, à 3 kilomètres seulement au sud-est, la source de la Vernaison est en relation plus ou moins directe avec le *jus de cadavres* de ce bassin.

Dans tous les abîmes explorés des plateaux de Vaucluse, des monceaux d'ossements sont délavés par les pluies infiltrées, que colligent les canaux encore ignorés de la fontaine de *Vaucluse*.

La ville du Vigan (Gard) est alimentée par la fontaine d'*Isis*, réapparition du ruisseau de *Coudoulous*, dont le cours est souillé en amont par les villages de la vallée d'Arphy et d'Aulas.

Le 11 septembre 1900, les puissants ruisseaux qui sortent du pied du Causse Méjean à Saint-Chély-du-Tarn (Lozère), dans la gorge du Tarn, déversaient une eau absolument jaune et limoneuse, à la suite des exceptionnels orages du 2 septembre précédent; le même fait s'étant produit à Vaucluse en janvier 1895, il en résulte que plusieurs centaines de mètres d'épaisseur de plateau calcaire ne suffisent pas à purifier toujours les infiltrations salies.

Dans la Dordogne, un grand nombre de soi-disant *sources* ne sont que des réapparitions d'absorptions partielles, de *captures*, opérées en amont, comme les *Bouillidous-des-Fonts* sur la *Côle*, à la Chapelle-

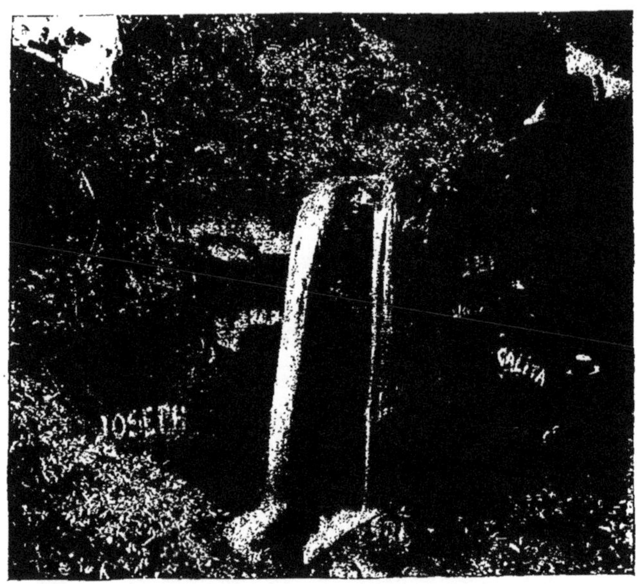

Fig. 21. — Aiguigeois absorbant près Remouchamps (Belgique).

Faucher, ou même d'une vallée à l'autre, comme au *Gour-Saint-Vincent*. Par les crevasses du calcaire, les contaminations d'amont sont copieusement véhiculées vers ces résurgences (fig. 21 et 22).

En Charente, j'ai relevé (octobre 1901) trois faits déplorables :

1° Un cimetière tout neuf vient d'être établi à 400 mètres au nord de la magnifique sortie de la *Touvre*, en plein calcaire jurassique.

2° A Chef-Boutonne (Deux-Sèvres) également, deux cimetières ont été créés, postérieurement à 1850, à quelques hectomètres en amont et à quelques mètres au-dessus du niveau de la résurgence de la *Boutonne*, qui draine souterrainement tout un plateau de jurassique callovien et bathonien.

3° A Ruffec, la source (?) du *Lien* ramène au jour les eaux de la Péruse, perdue à 5 kilomètres au nord-ouest; ses eaux, comme à Sauve, passent sous le plateau callovien-bathonien, épais de 20 mètres seulement, qui porte la ville ; il est vrai, d'après une obligeante communication de M. G. Chauvet, que le *Lien* n'est plus utilisé que par le chemin de fer.

A Niort (Deux-Sèvres), la grande source du jardin des plantes est captée et élevée dans toute la ville ; elle sort d'une falaise jurassique, haute de 30 mètres seulement, sur laquelle, *immédiatement au-dessus de la fontaine*, est construit l'immense quartier de cavalerie Duguesclin. Dans quelles conditions le sous-sol est-il protégé contre les infiltrations diverses de cette caserne ?

Dans la Marne, la source (?) de Vertus, qui jaillit du pied de la

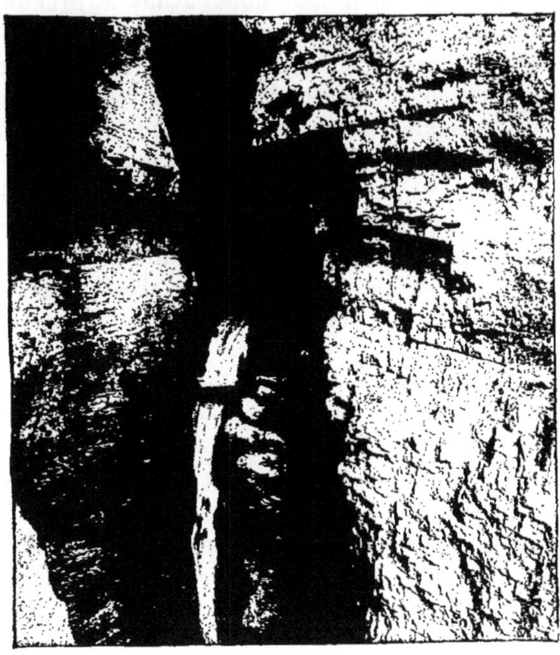

Fig. 22. — Bramabiau (Gard), cascade souterraine, type de fissure non filtrante.

falaise crétacée, est, depuis des siècles, captée sous le chevet même de l'église, en contre-bas d'une partie de la ville.

A Soulaines (Aube), une puissante résurgence se trouble, après toutes les pluies, en aval de grandes cultures et du petit gouffre de la *Fosse-Cormont*.

En 1898, une expérience de coloration a démontré que l'Œil du Néez (Hautes-Pyrénées) n'est pas une source, mais une dérivation souterraine du gave d'Ossau : aussi la ville de Pau qui s'y alimente étudie-t-elle les moyens d'améliorer ces eaux.

Je pourrais allonger cette nomenclature, qui se passe de commentaires, et qui montre suffisamment ce qu'il reste à faire en France pour diminuer la fréquence et les ravages des épidémies causées par les eaux. Le danger des résurgences est d'autant plus grand que leur contamination n'est pas permanente : or il est établi maintenant que l'infection microbienne est d'autant plus dangereuse pour l'eau que celle-ci est plus pure ! Miquel a montré qu'une eau très souillée est en quelque sorte vaccinée, et que si on la chauffe à 100°, elle redevient capable de multiplier les microbes : c'est un des inconvénients de l'eau bouillie !

Quant à l'étranger, la liste ne serait pas moins longue, et je cite seulement la fameuse et équivoque résurgence de *Paderborn* en Westphalie.

Modification nécessaire de la définition des sources : émergences. — La conclusion que nous avons à tirer de tout ceci, c'est qu'il est nécessaire de modifier cette ancienne définition des sources : « l'écoulement d'une eau qui sort de terre », parce que cette définition ne tient pas compte de l'origine réelle et géologique de l'eau, ni par conséquent de sa relation avec l'hygiène publique ; elle ne considère que l'effet de la pesanteur et le jeu des dispositions topographiques ; et c'est ainsi que Daubrée (1) encore, après Belgrand (2), a traité de sources les *sommes* de la Marne qui ne sont que des résurgences ; et cela parce qu'il croyait à la porosité, c'est-à-dire au filtrage de la craie et qu'il subissait aussi l'influence de Belgrand disant : « ces sources sont bien en effet l'origine, le *sommet* de chaque ruisseau ».

Non, l'origine des sources est dans les infiltrations (pluies ou ruissellements) qui pénètrent plus ou moins salies dans les crevasses de la craie fissurée.

Division des émergences en sources et résurgences. — Les progrès de la science forcent sinon à changer, du moins à préciser le sens des mots et il faut dire maintenant que l'écoulement d'une eau qui sort de terre est une *émergence*, et que les émergences se subdivisent en *sources* (vraies sources), sortant des terrains à perméabilité d'interstices et caractérisées par leur *pureté bactériologique*, la *constance de leur température*, les *petites variations de leur débit*, la *modicité de ceux-ci*, etc. — et les *résurgences* (fausses sources), sortant des terrains à perméabilité de fissures et caractérisées par leurs *impuretés bactériologiques* (permanentes ou temporaires), l'*inconstance de leur température*, les *grandes variations* de leur débit, leur *volume souvent considérable*. Ainsi le mot *source* perd forcément de sa généralité : il ne doit plus être qu'une catégorie (la meilleure) d'émergences.

E. Fournier a proposé de nommer *exsurgences* les émergences sortant de terrains à fissures si rapprochées que l'eau peut y être considérée, selon lui, comme une *nappe discontinue* : dans une cer-

(1) DAUBRÉE, Eaux souterraines, t. I, p. 190.
(2) BELGRAND, La Seine, p. 176.

taine mesure, en effet, ce vocable peut correspondre à un état de choses intermédiaire et à certains cas spéciaux, par exemple la craie fendillée ou conglomérée de Gosselet; mais outre que cette définition a l'inconvénient de faire reparaître l'antinomie de termes que j'ai proscrite plus haut, elle ne semble pas répondre, quant à présent, à une différenciation hygiénique réelle avec les résurgences; on ignore encore à quel degré de finesse, d'étroitesse, une fissure de roche, par elle-même compacte, doit être descendue pour devenir filtrante

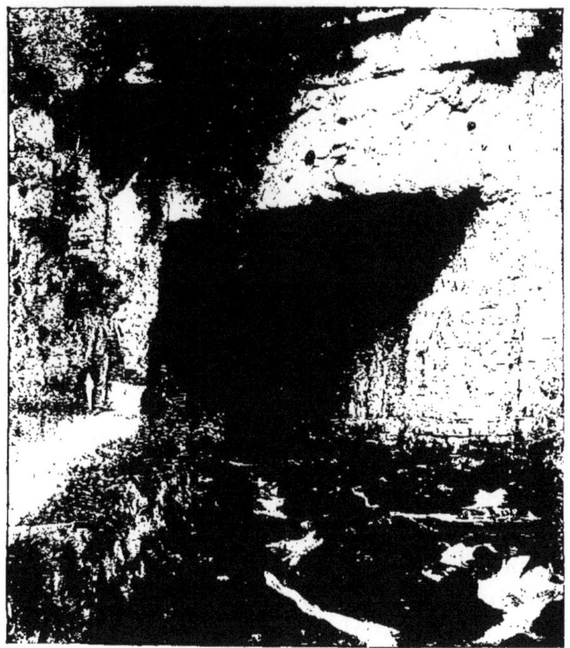

Fig. 23. — Résurgence pénétrable (Sassenage).

comme les interstices arénacés; si donc le mot *exsurgence* peut paraître commode occasionnellement, ne l'employons que comme une subdivision des *résurgences*, ou émergences hygiéniquement suspectes (fig. 23).

La résultante immédiate, depuis longtemps connue, mais expliquée seulement par tout ce qui précède, de la différence d'origine entre les *sources* et les *résurgences*, c'est que les premières, imprégnant toute une zone de terrains, sont *très nombreuses*, *rapprochées*, *faibles* et que leur sortie, leur *point d'élection* est avant tout déterminé par les dépressions topographiques ou tectoniques; tandis que les résurgences ne provenant que d'un réseau espacé de cassures, et formant si souvent l'issue de grosses rivières souterraines, sont *moins nombreuses*, *espacées*, *puissantes*, et subordonnées au caprice des fentes. Un excellent type de *sources* se présente dans les montagnes, au pied des éboulis (clapiers, raillières, etc.) où elles se filtrent sous des épaisseurs considérables de cailloux et menus graviers, par exemple celle de la Sainte-Baume au clapier de porphyre du cap Roux dans l'Estérel, celle de l'Ailefroide descendant des hauts petits glaciers du mont Pelvoux dans l'Oisans, mais totalement purifiée dans l'épaisseur d'un éboulis de plusieurs centaines de mètres de haut (avec le concours probable de la teneur en fer des roches).

Résurgences filtrées. — Exceptionnellement il peut exister, même en terrains fissurés, des émergences qui soient de vraies sources; c'est quand les cassures, petites, se trouvent colmatées (fig. 24) par des alluvions, des graviers entraînés du dehors, voire des argiles de décalcification ou autres remplissages épurateurs : alors chaque fissure est pourvue de son filtre : le cas s'est présenté dans la forêt de Haye (Meurthe-et-Moselle), au contact des calcaires bajociens fissurés et des marnes supraliasiques, et a été mis à profit avec le plus habile discernement par le Dr Imbeaux, l'éminent hygiéniste, pour l'alimentation de la ville de Nancy (1). Un autre a été reconnu par Munier-Chalmas (1903), pour une nouvelle émergence de la craie dont il a proclamé la bonne qualité pour le Havre (entre Honfleur et Tancarville : source de Boui-Cérès), parce qu'il y a là une craie sénonienne sans cassures importantes, *recouverte de 10 à 12 mètres d'argile à silex* éliminant tout risque d'infiltrations contaminées. E. Fournier a relevé quelques cas du même genre dans le Jura. Mais ces exceptions sont, en somme, rares et résultent de la combinaison fortuite des deux types *sources* et *résurgences*; c'est là, semble-t-il, que le terme *exsurgence* trouverait sa meilleure application, comme expression réellement transitionnelle.

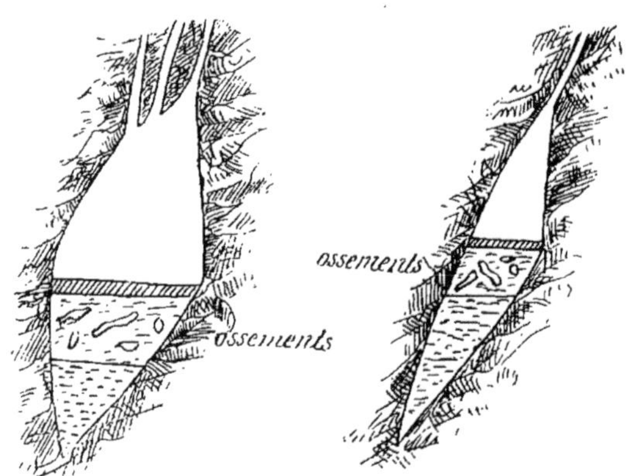

Fig. 24. — Diaclases colmatées de la caverne de Vypustek (Moravie).

Classification des émergences. — Quant à la classification des diverses formes d'émergences, elle peut être infiniment variée : Janet a proposé de ne distinguer que deux classes de sources, celles d'*affleurement* et celles de *thalweg* (2).

(1) IMBEAUX, *Congrès des sociétés savantes*, 1901 (on comptait alors obtenir ainsi 5 000 mètres cubes par jour).

(2) JANET, *C. R. Ac. Sc.*, 23 juillet 1900.

Basée sur la considération topographique seule, cette classification est insuffisante. Pour ma part, j'ai subdivisé les sources (1) en :

1° *Ouvertes* et *fermées*, selon qu'on peut y pénétrer ou non, avec les formes intermédiaires, constituées par les *aveuglées* que bouchent des obstructions accidentelles et les *trop-pleins* qui ne fonctionnent qu'en crue :

2° *De recoupement* sur un flanc de coteau, ou *de fond* dans le bas des vallées ou des plaines, avec les variantes des *sous-fluviales*, des *sous-lacustres*, des *sous-marines* (2), le tout résultant des formes topographiques du terrain :

3° *Tombantes* ou *remontantes* (ascendantes), selon les formes tectoniques concomitantes ;

4° *Calmes*, *bouillonnantes*, *jaillissantes*, selon le degré de la mise en charge, ou pression hydrostatique souterraine :

5° *Froides*, *tempérées*, *thermales*, au gré de la profondeur et de la géothermique ;

6° *Pérennes* (coulant toute l'année ; subdivisées en *constantes* et *variables*) ou *intermittentes* (*régulières* et *périodiques* : et *temporaires* ou *accidentelles*, en général des trop-pleins) si l'on considère le régime :

7° *Douces* ou *minérales* (celles-ci thermales ou chaudes, tempérées et même froides), selon leur composition chimique ; les minérales comprennent les *incrustantes chaudes* (à silice, geysers, Hammam-Meskoutine, ou à zéolithes, Plombières), ou *froides* (à tufs et travertins : Saint-Allyre et Clermont-Ferrand ; Salles-la-Source ; Tivoli ; Lumnar et Trafarni, en Portugal, etc.).

Une terminologie définitive est impossible, la plupart des émergences présentant les plus variées combinaisons de deux ou plusieurs des caractères ci-dessus.

On voit en tout cas qu'il n'est pas suffisant de tenir compte uniquement d'un seul d'entre eux, et qu'on ne saurait maintenir la classification suivante de Belgrand, basée sur la nature des terrains (3) :

1° Sources des terrains imperméables (très petites) ; 2° sources des terrains entièrement perméables ; 3° niveaux d'eau au contact des terrains perméables et imperméables ; 4° sources artésiennes. Les termes de cette subdivision ne correspondent plus aux notions hydrologiques actuelles.

Heim a d'ailleurs déclaré depuis longtemps qu'il peut y avoir plusieurs types de sources, mais qu'il n'y en a pas deux exactement pareils.

Zurcher a récemment signalé la disposition spéciale des sources

(1) Voy., pour plus de détails, MARTEL, Les Abîmes, p. 549.

(2) Littoral de Provence et de Ligurie, côte de Dalmatie, lit du Tage à Lisbonne (arsenal et gare du Sud), Yucatan, etc.

(3) BELGRAND, La Seine, p. 114.

qu'il nomme pseudo-artésiennes, quand un terrain imperméable recouvre des terrains fissurés (1). Ces sources sont remontantes et aveuglées.

Le traité spécial du professeur H.-J. Haas (2) montre très curieusement ce que l'on pensait et disait des sources il y a dix ans. Depuis, on a singulièrement modifié ce qu'il faut croire.

En définitive, retenons seulement la subdivision fondamentale :

Émergences. { Sources, filtrées par les nappes d'interstices.
Résurgences, contaminables dans les fissures.

5° ***RÉGIME DES EAUX SOUTERRAINES***. — **Variations saisonnières**. — Par régime des eaux souterraines, il faut entendre leurs variations de volume : elles sont révélées par les oscillations du niveau dans les puits et par les différences de débit des émergences : on peut les qualifier de *saisonnières*, parce qu'elles sont influencées avant tout par le jeu des précipitations atmosphériques. Il est hors de discussion maintenant que le volume des eaux souterraines augmente après les pluies d'hiver ou d'orages, après la fonte des neiges, etc., et qu'il est *fonction* directe de l'infiltration. Assurément bien des causes locales et particulières retardent très souvent le retentissement direct de celle-ci sur le régime souterrain : les énumérer nous entraînerait beaucoup trop loin; disons seulement que si certaines nappes ou émergences gonflent immédiatement après les pluies, tandis que d'autres ne subissent cette véritable *hypertrophie* qu'après un délai parfois très long, il n'y a là qu'une divergence accidentelle et spéciale de modalité, n'infirmant en aucune manière la loi générale de la corrélation entre les maxima pluviaux et les accroissements d'eaux souterraines.

Seulement ces accroissements se manifestent de deux façons différentes, selon qu'il s'agit (et ici encore nous retrouvons à la fois la cause et l'utilité de la distinction) de nappes d'interstices, ou de tuyaux de fissures. Pour les premières, la surélévation du niveau général, le gonflement de la nappe, est modéré, parce qu'il s'étend au loin, en largeur, en tous sens, parmi les vides de la formation arénacée ou détritique ; aussi les puits des nappes phréatiques ont-ils, en général, des oscillations assez peu importantes. Dans la seconde catégorie d'eaux souterraines, au contraire, leur augmentation s'effectue avant tout dans le sens vertical, parce que les canaux, la plupart du temps resserrés, où se réalise leur circulation, sont très limités par les parements étanches des blocs compacts qui les séparent : bien vite ces canaux sont remplis et transformés en conduites forcées; c'est alors surtout que s'établissent ces multiples anastomoses dont le détail est si infiniment varié.

(1) *Bull. des services de la carte géologique*, n° 85, 1903, p. 186.
(2) Prof. H.-J. Haas, Quellenkunde, Leipzig, 1895.

Pression hydrostatique, mise en charge. — C'est alors aussi que, par *pression hydrostatique*, l'eau s'élève, en proportion de la *mise en charge* générale du terrain fissuré, dans les crevasses verticales, diaclases, cheminées, abîmes, etc., qui, en sécheresse, sont des points d'appel et d'absorption des eaux extérieures, et, en saison mouillée, deviennent autant de réceptacles temporaires de la surabondance liquide (fig. 25). Matériellement, on a pu constater cette ascension de l'eau souterraine dans les fentes verticales des terrains : dans le Karst notamment, on *a vu* aussi cette gigantesque application du vase communicant élever l'eau jusqu'à 100 mètres au-dessus du fond d'étiage de certains gouffres

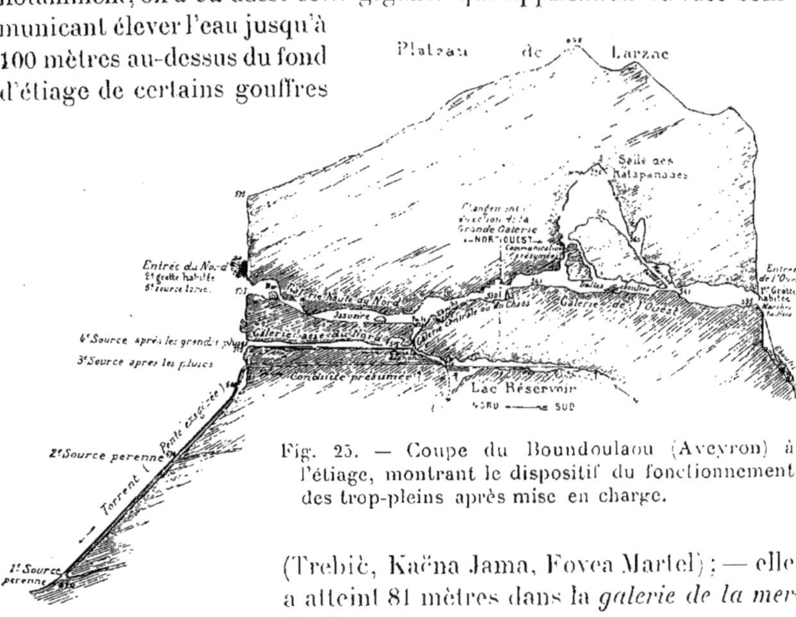

Fig. 25. — Coupe du Boundoulaou (Aveyron) à l'étiage, montrant le dispositif du fonctionnement des trop-pleins après mise en charge.

(Trebič, Kačna Jama, Fovea Martel) ; — elle a atteint 81 mètres dans la *galerie de la mer* de Fuveau.

La perte de la Foiba de Pisino (Istrie) est ainsi un immense entonnoir, qui, tantôt comme un lit de ruisseau à sec permet d'accéder à un lac souterrain, et tantôt se trouve transformé en réceptacle (débordant en amont) où la profondeur de l'eau momentanément accumulée peut atteindre 70 mètres de profondeur totale. C'est parce que le lac souterrain a pour exutoire normal un trou de fond très étroit, un de ces siphons mentionnés, et dont la faible section limite le débit souterrain à une très petite quantité, que se manifeste parfois cette tranche d'eau de plus de 7 atmosphères. *Alors la Foiba reçoit plus d'eau du dehors qu'elle ne peut en conduire sous terre.* Je renvoie, pour plus de détails sur ce phénomène topique et particulièrement instructif, à ce que j'en ai dit ailleurs. Dans la Charente également, j'ai trouvé, en avril 1892, 12 mètres d'eau et, en août 1900, sécheresse complète au fond du gouffre de la Fosse-Mobile, une des composantes, encore presque toutes inconnues, de la célèbre Touvre. Celle-ci, d'ailleurs, montre des différences de niveau qui atteignent un mètre entre l'étiage et les forts débits. A Vaucluse, cette différence atteint plus de 20 mètres entre les extrêmes connus.

Tout cela est la conséquence directe de la quantité d'eau plus ou moins grande mise en charge dans les conduites nourricières, plutôt d'ordre vertical, des résurgences, et c'est ainsi que celles-ci passent par ces extrêmes différences de débit dont on a si longtemps cherché l'explication : elle résulte tout simplement du rôle de régulateurs imparfaits, de vannes fixes ou incomplètes, joué par les siphons et autres obstacles qu'ont révélés les parcours effectués le long des rivières souterraines (fig. 25).

Crues souterraines. — Celles-ci, d'ailleurs, ont montré partout à leurs explorateurs de véritables crues souterraines, spectacles aussi grandioses que terrifiants, qui (disons-le entre parenthèses) ont donné la clef du mode de formation, d'agrandissement, de destruction même (par érosion et corrosion) des canaux aquiducteurs. Le phénomène n'est d'ailleurs que temporaire, l'écoulement par les résurgences ramenant peu à peu vers l'étiage. Les anastomoses produites par les crues souterraines ont pour conséquence de remplir d'eau les galeries supérieures, qui ne fonctionnent que dans ces moments-là et qui, en général, sont des anciens lits, peu à peu délaissés par l'approfondissement progressif du réseau hydraulique interne) ; alors ces galeries se vident par des orifices toujours plus haut placés que celui de l'émergence d'étiage, trop-pleins dont sont pourvues la plupart des cavernes à eaux et qui donnent la clef des émergences intermittentes temporaires, jusqu'à ces dernières années inexpliquées (Tindoul de la Vayssière, Aveyron ; Guiers-Vif, Isère ; Ingleborough, Angleterre, etc.). Les sources intermittentes, régulières ou périodiques, n'ont pas pu encore être pénétrées : mais l'explication classique qu'on en donne, trop connue pour être reproduite, paraît juste et basée également sur une disposition de double siphon, où celui de la sortie est de plus grand débit que celui de l'arrivée.

A Mouthiers, dans la vallée de la Loue, les cavernes de Baume-Archée et des Faux-Monnayeurs et la source du Pontet sont encore d'éloquents témoins du déplacement des eaux souterraines en profondeur. Le système hydraulique des Faux-Monnayeurs-Pontet est spécialement intéressant : la grotte a deux ouvertures, superposées à 40 mètres l'une au-dessus de l'autre, et correspondant chacune à une galerie qui descend dans l'intérieur de la montagne : à 130 mètres de distance des orifices, les deux galeries se rejoignent, et un couloir unique continue à descendre (avec des parties siphonnantes) jusqu'à un bassin d'eau impénétrable (à voûte mouillante) à 380 mètres de l'entrée, 35 mètres plus bas qu'elle et 40 mètres plus haut que la source du Pontet ; celle-ci est le troisième et actuel déversoir (sur la rive droite de la Loue) des eaux souterraines, qui ont successivement jailli, d'abord par l'orifice supérieur, puis par l'inférieur de la grotte des Faux-Monnayeurs et enfin par le Pontet, effectuant une descente totale de 75 mètres; de nos jours, c'est seulement sur 40 mètres de hauteur que les eaux internes sont accumulées dans les fissures du calcaire, faisant fonctions de réservoirs entre la résurgence du Pontet et le bassin terminal de la grotte; ce dernier voit parfois son niveau s'élever, après les grandes pluies et les chutes de neige, avec tendance, qui d'ailleurs n'aboutit plus jamais complètement, à envahir la caverne des Faux-Monnayeurs. La disposition est analogue, en somme, à celle de la grotte du Sergent dans l'Hérault, près Saint-Guilhem-du-Désert, et de beaucoup d'autres du même genre.

Rareté des conduites libres. — Lorsque, par exception, il n'y a point d'obstacle sur le cours d'une rivière souterraine, entre sa perte et sa résurgence [Bramabiau, Mas-d'Azil, Douboca (Serbie), Nam-Hin-Boune (Indo-Chine), etc.], la transmission de la crue est, cela va sans dire, immédiate d'un bout à l'autre de la *conduite libre* ainsi réalisée.

A Han-sur-Lesse (Belgique), au contraire, toute une série de voûtes mouillantes, blocs immergés formant siphons (qu'on n'a pas pu encore tourner et qui laissent inconnue une partie de la grotte, probablement plus vaste que les 5 kilomètres déjà explorés) retardent la transmission des crues, au point qu'il n'y a pas une très grande différence entre la durée du passage de la Lesse sous terre en temps de crue et à l'étiage (en moyenne vingt-quatre heures, ainsi que l'a prouvé la fluorescéine).

Remise en mouvement des bactéries. — On comprend que ces crues souterraines produisent un double effet sur le transport des microbes et pollutions: quand elles cessent et quand les eaux baissent, il se produit des *laisses* dans les concavités ou les portions latérales des hautes sections du réseau souterrain: la décantation peut isoler ainsi en bassins distincts des paquets ou magmas de bactéries et autres contaminations.

La crue suivante atteindra de nouveau ces laisses et les délaiera, en entraînant leurs résidus qui se trouveront remis en mouvement et remplacés par d'autres. Ceci tend à rendre perpétuel et non pas seulement temporaire, c'est-à-dire subordonné à la contamination accidentelle d'une seule crue parmi plusieurs, le risque de pollution des résurgences (E. Fournier).

Points alternativement absorbants et émissifs. Lac de Zirknitz. — Un cas qui, théoriquement, devrait être considéré comme spécial, mais que la nature a réalisé fréquemment et développé sur des proportions colossales dans le Karst autrichien, est celui où la pente modérée, le faible pendage du substratum imperméable n'assure aux eaux souterraines qu'une vitesse d'écoulement réduite : c'est ainsi que bien souvent on voit des points d'absorption, même de larges orifices de cavernes, se transformer subitement en émergences. Ce sont des gouffres alternatifs, tantôt engloutisseurs, tantôt émissifs.

Le fameux lac intermittent de Zirknitz (Carniole) en est le plus bel exemple : et c'est seulement il y a quelques années que Turrettini et Putick en ont découvert et expliqué le très simple mystère. Quand, après une sécheresse, la pluie commence, tout le réseau des conduites souterraines existant sous le lac et dans ses environs (et dont on a pu explorer une partie) est vide ; il recueille donc aisément les premières infiltrations locales ; mais, comme le sol est peu incliné, et comme, d'autre part, les rétrécissements siphonnants existent là ainsi qu'à Pisino, les conduites ne tardent pas à être *bourrées à refus* ; il y a *pléthore d'eaux souterraines* : les cavernes d'aval sont trop étroites ou trop peu en pente pour assurer l'écoulement ; et comme les crevasses d'amont amènent toujours de l'eau arrivant de régions plus élevées, le vase communicant s'établit parmi les points, ci-devant absorbants, du fond du lac : l'eau en jaillit, ils deviennent émissifs et le lac se remplit, plus ou moins haut, plus ou moins longtemps, pour ne se vider que lorsque la capacité de l'échappement souterrain d'aval l'emportera sur le volume de l'apport souterrain d'amont.

L'émissaire principal de la région de Zirknitz est le grand bras de la caverne de Kleinhaüsel (parcouru, sans qu'on ait pu parvenir au fond, sur 4 kilomètres d'étendue) ; on a constaté que ce bras coule à pleins flots et au maximum lorsque le niveau du lac de Zirknitz est très élevé, et qu'au contraire le torrent souterrain est à sec quand le lac se trouve vide depuis longtemps. Un mécanisme du même genre a produit un phénomène analogue en Portugal à la résurgence de l'Alviella et du bassin fermé de Minde et Mira, qui est tantôt absorbant en sécheresse, tantôt transformé en lac (après les pluies).

De même les eaux souterraines de Mammoth-Cave s'écoulent vers la Green-River et en sont les affluents en temps d'étiage ; au contraire, elles en recueillent (par absorption dans les berges extérieures) les crues : et c'est ainsi qu'on voit, dans la grotte, à l'Écho-River, au Styx-River, le sens de l'eau changer complètement, de la saison sèche à la saison humide (1). A l'infini nous pourrions multiplier ces sortes d'exemples (crues de la rivière souterraine de Padirac ; remplissage et dessèchement alternatifs des chavées de Belgique, Jura, etc.).

Tous nous conduiraient aux mêmes conclusions. Sans exception, il n'y a pas un seul des phénomènes, même les plus extraordinaires, de l'hydrologie des terrains fissurés (absorptions, résurgences, intermittences, trop-pleins) qui ne s'explique le plus aisément et le plus naturellement du monde à la *lumière vraie des conduites souterraines dis-*

(1) Voy. Le Couppey de la Forest, *Spelunca*, n° 35, novembre 1903.

tinctes (anastomosées ou non) *à extravasion surtout verticale* : il n'est, au contraire, pas un seul de ces phénomènes qui soit compréhensible, si l'on s'en tient à la fausse et ancienne notion des *nappes à extension surtout latérale.*

C'est parce que les oscillations des puits de la craie en Champagne atteignent jusqu'à 10 mètres qu'il y a donc lieu de les considérer comme alimentés par des fissures et non par des *nappes*. En conséquence, ils peuvent être sujets à des contaminations.

De même, les sources à débit très variable sont, *a priori*, suspectes, parce qu'elles subissent trop rapidement les *à-coups* des apports extérieurs (pluies ou ruissellements), et que l'amplitude de leurs écarts témoigne d'un séjour souterrain trop court pour y avoir pu subir une notable épuration.

Sources sous-marines, etc. — Si l'on prétendait que le processus du vase communicant ou siphonnement, malgré la quantité d'exemples réellement *vus* dans la récente pratique de la spéléologie, n'est qu'une collection de faits spéciaux et non pas une loi hydrologique certaine, il suffirait de rappeler, pour réduire à néant toute objection, ces innombrables émergences *sous-fluviales, sous-lacustres, sous-marines*, connues dans le lit des rivières, le creux des lacs, le fond des mers : et pour celui-ci non pas seulement au long des côtes (Provence, Dalmatie, Caucase, Mexique, etc.), mais encore dans les gouffres abyssaux des océans, où, depuis peu, on a si extraordinairement constaté des ruptures de câbles transatlantiques dues à des émergences violentes de puissants fleuves souterrains. Enfin le mystérieux phénomène d'Argostoli (qui reste inexpliqué, en somme, mais n'est pas unique, comme on le croit d'ordinaire) ne nous montre-t-il pas la mer elle-même s'engouffrant sans arrêt dans les fissures du rivage de l'île Céphalonie, pour ne reparaître assurément que par quelque résurgence sous-marine ou quelque source thermale, jusqu'à présent non identifiée ?

CLASSIFICATION DES EAUX SOUTERRAINES

Résumons-nous dans la classification suivante des eaux souterraines, qui embrasse tout ce qui vient d'être dit :

I. Nappes d'interstices (en terrains arénacés ou détritiques).
  - A. Phréatiques (les plus rapprochées du sol, celles qui alimentent les puits ordinaires).
  - B. Profondes.
    - 1° Statiques (en terrains horizontaux ou subhorizontaux pour les puits profonds).
    - 2° Dynamiques ou captives.
      - α. Fluentes (sables mouvants).
      - β. Artésiennes.
        - a. Ascendantes.
        - b. Jaillissantes.

II. Fissures aquifères (ou conduits aquiducteurs) en terrains compacts, hachés de diaclases et de joints de stratification.

A. Dynamiques (dans les terrains à pendage).

1° Rivières souterraines, citernes et courants plus ou moins rapides et divisés (anastomoses, pression hydrostatique, siphons, vases communicants). Relativement voisines de la surface.

2° Sources thermales (thermo-siphons). Souvent très profondes.

B. Statiques (localisées dans les concavités des synclinaux), profondes ou non.

Les *émergences* sont les écoulements de l'eau hors de terre. Elles se divisent en *sources*, filtrées dans les nappes d'interstices, et en *résurgences*, non filtrées dans les terrains fissurés.

LE PROBLÈME DE L'EAU

Nous voici parvenus au point capital de notre sujet, à la position même du grave et complexe *problème de l'eau potable.*

L'OPINION ET L'ŒUVRE DE BELGRAND

En 1872, Belgrand pouvait dire (1), selon les croyances d'il y a un tiers de siècle : « Les terrains du bassin de la Vanne étant très perméables,... *les eaux extérieures ne peuvent troubler les sources*, et leur limpidité est à peu près constante :... cependant, au moment de leurs grandes crues, ces sources deviennent louches pendant quelques jours, mais elles ne tardent guère à reprendre leur splendide limpidité. » — « Les eaux de la craie sont dans des conditions excellentes de pureté : je crois que ce sont les meilleures eaux potables du bassin de la Seine (2). En général, les eaux des calcaires oolithiques sont d'une admirable limpidité et excellentes à boire (3). » Il pouvait considérer la *dangereuse résurgence* de Châtillon-sur-Seine (Côte-d'Or) comme une *belle source* (4), dire que le calcaire à entroques, *très perméable*, et la terre à foulon, demi-perméable, servent de *filtre* aux sources et donnent naissance à de limpides ruisseaux (5) et aussi à la *pureté des sources* du bassin de Paris (6). Quand ceci fut écrit, en effet, on ignorait deux choses : 1° l'action néfaste des microbes pathogènes, 2° la prédisposition spéciale des terrains perméables par fissuration à leur livrer libre parcours. Et Belgrand est mort le 8 avril 1878, au moment même où Pasteur

(1) Belgrand, La Seine, p. 171.

(2) Dans un mémoire préliminaire il avait déjà dit que les eaux de la Champagne Pouilleuse sont, après celles du granite, les plus pures du bassin de Paris (Sources du bassin de la Seine, Paris, 1854, p. 48).

(3) Belgrand, La Seine, p. 131 et 135.

(4) Belgrand, *loc. cit.*, p. 176.

(5) Belgrand, *loc. cit.*, p. 208.

(6) Belgrand, *loc. cit.*, p. 141 et 158.

faisait triompher définitivement la théorie de l'infection parasitaire et de la pathologie microbienne (charbon, 1877; septicémie anaérobie, 1878; choléra des poules, 1879, etc.), dix ans avant qu'on entreprît en France la recherche méthodique et scientifique de la vraie marche des eaux dans le sous-sol.

Donc il importe de proclamer bien haut que Belgrand, n'ayant certes pas pu lire dans l'avenir, doit être formellement déchargé de toutes responsabilités, quant aux déboires bien secondaires qu'a procurés la réalisation de son gigantesque et génial plan de captage d'eaux pour Paris (1). Loin de critiquer ses conceptions, ce qu'on a souvent fait injustement quand on a voulu ne considérer que ses petits mauvais côtés au lieu de rendre hommage à ses innombrables grands avantages, il convient de déclarer que nul autre plan que le sien n'était plus aisé, moins coûteux, plus sûr à réaliser.

L'ASSAINISSEMENT ET L'ALIMENTATION DE PARIS. — Et s'il est vrai, au contraire, que les sources (disons les résurgences) de la Vanne (et aussi de l'Avre et de la Dhuis) peuvent être troublées et contaminées parfois par les infiltrations de leurs terrains perméables, — s'il est vrai qu'il faut les mettre en décharge (c'est-à-dire les retirer de la consommation) dès qu'elles deviennent louches, — s'il est vrai même que la limpidité n'est plus synonyme de pureté hygiénique, il n'en est pas moins avéré et prouvé que, depuis que Belgrand a doté Paris d'eaux meilleures que celles de ses anciens puits, de l'Ourcq, de la Seine, la capitale de la France est devenue une des plus saines villes du monde. La mortalité générale y est tombée de 25 p. 1 000 à 17 p. 1 000 et la part de la fièvre typhoïde dans cet ensemble est infiniment affaiblie.

Les chiffres sont là, plus sincères que toutes les polémiques, pour rendre au grand ingénieur l'hommage qui lui est dû.

Cela n'empêche point de dire son œuvre perfectible, comme tout ce qui est humain, d'écouter et d'encourager ceux qui tendent vers l'idéal d'une amélioration constante.

Pour la catégorie des résurgences, on a déjà fait et il reste encore beaucoup à faire.

Quelques dissidents seulement se refusent toujours à admettre l'origine hydrique, la transmission par l'eau, de la fièvre typhoïde surtout et de nombreuses autres maladies.

(1) Voy. BELGRAND, Les travaux souterrains de Paris, Les eaux : I. La Seine, in-8° (1872) et atlas (1873) ; II. Les aqueducs romains, in-8° et atlas (1875) ; III. Les anciennes eaux, in-8° et atlas (1877) ; IV. Les eaux nouvelles, in-8° et atlas (1882) ; V. Les égouts et les vidanges, in-8° et atlas (1887). Paris, Dunod. — Le bassin parisien aux âges antéhistoriques, 3 vol. in-4° (2 de planches). Paris, Imp. nation., 1869. — Recherches statistiques sur les sources du bassin de la Seine, in-4°, Paris, 1854, Préfecture de la Seine. — Voy. encore Les eaux de Paris (*Mémoire à la commission municipale*, in-4°, Paris, 1854, Préfecture de la Seine). — Le tout résumé dans IMBEAUX, Les eaux de Paris, Versailles et la banlieue, in-8°, Paris, 1903.

Scientifiquement, la question est tranchée et sa première conséquence est que les infiltrations englouties dans les terrains perméables par fissuration, *où elles ne se filtrent pas*, peuvent transmettre au loin, par le captage des résurgences, les maladies dites épidémiques, plus hydriques encore que contagieuses. Les exemples en sont maintenant si innombrables qu'il serait oiseux de les citer.

Opinions contradictoires sur les résurgences. — En ce qui concerne donc le captage, l'utilisation alimentaire des résurgences (ainsi que des puits de terrains fissurés), il s'est manifesté récemment deux opinions extrêmes, qui se sont trouvées face à face au Congrès d'hygiène de Bruxelles (2 au 8 septembre 1903).

La première, que je représente moi-même, veut qu'il n'y ait pas de *sources* dans les terrains fissurés. Bien des spécialistes la partagent (P. Choffat, Putzeys, E. Fournier, etc.); De Launay n'a pas hésité à dire que toute émergence des terrains calcaires est en principe suspecte, et Michel Lévy surtout a rappelé « que les eaux de Paris provenant de la craie sont contaminables, notamment à la suite des grandes pluies, parce que la nappe d'imbibition de la craie n'est protégée par aucune couche imperméable (1) ».

Enfin, l'autorité de Duclaux s'est exprimée et affirmée en ces termes : « La question des microbes était née quand ont été faits et exécutés les projets de dérivation des sources de la vallée de la Vanne; mais Belgrand n'y croyait pas. C'était pourtant un esprit très fin et très avisé. Mais il prenait le mot *limpidité* dans le sens ancien ; il croyait qu'une eau filtrée était par là même purifiée, et son aqueduc de la Vanne ne fonctionnait pas encore, quand on découvrit que l'eau la plus transparente pouvait contenir des milliers de microbes.

« Grand émoi ! L'Institut Pasteur a fait observer qu'il y avait microbes et microbes. Seuls sont dangereux les microbes qui sortent du corps d'un malade; les autres sont banaux. Cela est si vrai que l'œuvre de Belgrand resterait inattaquable, malgré l'entrée en scène des microbes, qu'il n'avait pas prévus, si les plateaux qui dominent et alimentent les sources captées ne portaient pas d'habitations et ne recevaient aucun fumier humain.

« Mais ce que Belgrand ignorait, ou n'avait pas consenti à voir, c'est que la présence d'un seul malade, d'un typhique par exemple, au voisinage d'une de ces sources, ou de leurs drains d'alimentation, ou à la surface des coteaux qui les nourrissent, peut contaminer les eaux et les rendre dangereuses à boire, sans rien leur faire perdre de leur belle transparence.

« Il est certain qu'il y a là un fait nouveau, devant amener la révision d'une foule de procès qu'on croyait jugés.

« Il est certain que toute eau de source doit être surveillée non

(1) *Conseil d'hygiène publique de la Seine*, 15 avril et 15 décembre 1904.

seulement aux abords de l'orifice, mais encore dans tout son parcours souterrain, surtout lorsqu'elle circule dans une région où la filtration poreuse est aussi aléatoire que dans les terrains calcaires.

« Il est certain que, depuis qu'on est en possession de cette notion, on a eu tort de continuer à promettre une sécurité dont on n'était plus assuré. A quoi bon, ici encore, se gendarmer contre la vérité ? On y gagne qu'en se faisant jour elle prend, chez quelques-uns de ses zélateurs, des allures agressives qui sont bien inutiles à son triomphe, et même le retardent parfois, en introduisant dans le débat des questions de personnes ou d'esprit de corps qui n'ont rien à y faire.

« Son œuvre n'est pas irréprochable, mais elle est bonne et belle ; maintenant que ses défauts sont connus... et avoués, il faut seulement les éviter dans les nouvelles adductions, et les corriger dans celles qui existent.

« Dans les terrains calcaires, la purification par filtration est presque toujours incertaine, mais parmi les dangers que court et que fait courir l'eau potable, il n'y a de vraiment sérieux que ceux qui viennent de la présence de malades dans la région où les sources s'alimentent.

« Pour les sources de l'Avre, la communication entre les puits absorbants, nommés bétoires, et les sources a été démontrée en 1887 par Ferray (1), et il ne faut pas hésiter à dire qu'on aurait dû faire de ce point une étude plus attentive, avant de poursuivre ou plutôt de commencer les travaux d'adduction.

« Le contrôle chimique et bactériologique diagnostique avec un retard inévitable la maladie de l'eau, laisse cette eau en service pendant qu'elle est dangereuse, en prive Paris lorsqu'elle est peut-être corrigée, et, dans tous les cas, ne peut permettre de prévenir le mal puisqu'il n'en indique pas les origines.

« Il faut donc ajouter à ce service un service de prévention. Ce sera la surveillance médicale. Il faudra que, si un malade apparaît, dont la maladie peut se transmettre par les déjections, d'un typhique, par exemple, une autorité médicale se préoccupe de la désinfection des selles et obtienne de la famille, fût-ce à prix d'argent, des mesures d'hygiène et de protection (2). »

Je suis donc fondé à maintenir que, théoriquement, toutes les résurgences sont suspectes, tout en reconnaissant que des dispositions exceptionnelles peuvent parfois les constituer en véritables *sources*, naturellement *filtrées*, par exemple lorsque tout le bassin d'alimentation est entièrement inhabité, inculte, boisé. J'ai été suivi, dans cette

(1) Voy. Ed. Ferray, Hydrographie souterraine du département de l'Eure, Evreux, 1896, in-8°, 120 pages. — F. Biard, Etude des pertes de l'Avre et de ses affluents. *Mém. de la Soc. des ingénieurs civils de France*, octobre 1899.

(2) E. Duclaux, Les sources. *Revue de Paris*, 15 mai 1900.

sévérité, notamment par Thoinot, Putzeys (de Bruxelles) (1), Fournier (de Besançon), etc. (qui demandent même qu'il n'y ait point de gouffres ni d'absorptions dans le bassin), de Grossouvre, etc. (2).

Défense des sources vauclusiennes. — L'autre opinion, formulée par Deblon (3), Babinet, etc., a pris au contraire la *défense des sources vauclusiennes* et cherché à montrer qu'on ne pouvait s'en passer : *en pratique*, cet avis est exact; il est bien clair que, si on interdit la consommation de toutes les eaux des formations calcaires, on aboutira à des impossibilités matérielles. « La recherche de l'absolu, dit avec raison Babinet, n'est pas toujours la meilleure marche à suivre (4) » et « on ne peut songer à interdire absolument l'emploi des eaux vauclusiennes. »

Modus vivendi à établir. — Comme dans la plupart des controverses, il importe de concilier ces extrêmes; cela consiste à établir un *modus vivendi* entre la théorie et la pratique; on l'a défini et réglementé, tant au Congrès d'hygiène que dans les dernières dispositions légales adoptées en France, que nous résumerons plus loin. La difficulté est d'en faire la complète application, et de sortir tant bien que mal de l'impasse, qui constitue actuellement le *problème de l'eau potable : en principe*, les eaux issues des terrains fissurés ne présentent pas les garanties de pureté nécessaires à la santé publique; *en fait*, il est impossible de se passer de ces eaux, une grande partie du globe terrestre n'en possédant point d'autres. Et l'exercice même du contrôle géologique des captages, que je pratique personnellement depuis 1900 dans les terrains calcaires et crétacés de la Marne, de l'Aube et de l'Eure, m'a conduit moi-même à me demander s'il est bien sage de se montrer absolument impitoyable pour des eaux topographiquement suspectes, sous cette impression que la prudence veut qu'on les soupçonne? Devant les *impossibilités* de la pratique, j'en arrive donc à me départir quelque peu de ma rigueur raisonnée, mais trop souvent inapplicable en fait!

Congrès d'hygiène de 1903. — Au Congrès d'hygiène tenu à Bruxelles du 2 au 8 septembre 1903, la division de l'hygiène (troisième section : technologie sanitaire, sciences de l'ingénieur et de l'architecte appliquées à l'hygiène) a spécialement traité, dans une longue discussion, la question suivante : *Établir au point de vue des exigences de l'hygiène, les conditions que doivent remplir les eaux issues des terrains calcaires.*

Sans rappeler les différentes opinions formulées, il importe de

(1) Putzeys, *Bull. de la Soc. belge de géologie*, 15 décembre 1903, t. XVIII, p. 615-619.

(2) Grossouvre, *C. R. des collaborateurs de la carte géologique*, 1904, p. 16 (n° 105).

(3) A. Deblon, Les eaux alimentaires de Bruxelles. *Annales des trav. publ. de Bruxelles*, 4e fasc., août 1903.

(4) Babinet, Alimentation en eau potable dans les villes. *Ier congrès international d'assainissement*, etc., section VII, 1904. — Babinet, Rapport sur la défense des sources vauclusiennes, 17 mars 1900.

reproduire, au moins en substance, la synthèse et les conclusions du rapport de E. Van den Brœck sur cette question.

« 1° Aucune thèse appliquée à l'hydrologie des calcaires ne pourrait prétendre à devenir une vérité scientifique, base d'applications pratiques judicieuses, si elle tendait à l'unification des phénomènes et des conclusions, ou à un principe immuable d'admissibilité ou d'inadmissibilité des eaux à l'utilisation alimentaire.

« 2° L'essence même de l'hydrologie rationnelle des calcaires se caractérise par l'extrême diversité des résultats que fournissent l'étude de leur régime aquifère, essentiellement variable, et la variation des qualités alimentaires des eaux qu'ils renferment.

« 3° Ce sont de multiples facteurs, d'ordre *géologique*, qui concourent, avec d'autres causes secondaires, parfois temporaires, à diversifier à l'extrême le régime hydrologique des calcaires et la valeur alimentaire de leurs eaux.

« 4° Les divergences, parfois si grandes, des principes défendus, spécialement au sujet de l'existence ou de l'inexistence tant des nappes ou réserves aquifères des calcaires que des sources qui en constituent l'exutoire, proviennent uniquement de la localisation du champ d'étude et d'investigation des spécialistes. Ceux-ci, opérant dans les parties distinctes d'un même ensemble, se sont crus, *à tort*, autorisés à formuler, chacun d'après sa seule expérience personnelle, la prétendue *loi d'ensemble* qui, en réalité, doit faire place à des énoncés complexes et distincts, mais mutuellement complémentaires.

« 5° C'est ainsi qu'il ne serait plus possible de nier qu'au sein des calcaires, on constate, soit un réseau d'eaux courantes souterraines n'ayant rien de commun avec les nappes classiques, soit la sortie pure et simple — sous forme de résurgences de ruisseaux engouffrés — d'eaux absolument inutilisables pour l'alimentation.

« Mais il serait tout aussi inutile et décevant de vouloir nier, soit au sein de certains types et de certaines dispositions de terrains calcaires, soit même en certaines *zones inférieures* des massifs précédents, l'existence de véritables et vastes nappes, analogues à celles des formations meubles, et sous-jacentes à d'autres dispositifs, plus localisés.

« Il ne serait pas moins puéril de nier l'existence, dans les terrains de cette nature, de réelles sources — *abstraction faite de leur valeur alimentaire* — constituant le classique trop-plein, le déversement de réservoirs souterrains imprégnant, dans leurs parties profondes, restées forcément inconnues et impénétrables à l'exploration humaine, les vides communicants du calcaire fissuré.

« 6° Mais c'est, dans la plupart des cas, et surtout lorsqu'il s'agit de calcaires durs et rocheux, l'extrême difficulté d'apprécier le degré de variabilité du plexus si changeant du régime hydrologique des calcaires, qui reste constituer le principal obstacle à l'obtention de garanties suffisantes de sécurité, pour l'avenir surtout, en ce qui concerne la connaissance réelle et complète du régime régional ou local, et, par suite, l'opportunité d'utilisations alimentaires.

« Les lumières apportées par l'investigation spéléologique directe ou appliquée, et par les renseignements que fournissent les procédés de coloration des eaux souterraines inaccessibles, ne sont parvenues à nous éclairer *qu'en partie* sur les éléments de si grande complexité du régime hydrologique souterrain en terrains calcaires, et de sérieux progrès restent à accomplir.

« 7° Le régime hydrologique des massifs calcaires est en si intime relation avec les facteurs d'ordre géologique que c'est, comme l'a d'ailleurs reconnu récemment le gouvernement français, au *géologue* qu'il appartient *tout d'abord* d'élucider le problème.

« 8° Quelle que soit d'ailleurs la somme de travail consacrée par le géologue, le chimiste, le bactériologiste et l'ingénieur à l'étude du captage des eaux provenant du calcaire, et quelque compétence que puissent posséder ces spécialistes, aucun d'eux ne serait à même de fournir, — vu les redoutables inconnues du problème et les variations éventuelles, toujours possibles, des éléments du régime hydrologique de ces terrains, — aucun d'eux, disons-nous, ne pourrait fournir de *garanties absolues* pour l'avenir. Aussi, une *surveillance* topographique, médicale, chimique et bactériologique incessante et consciencieuse, tant dans l'aire maximum d'alimentation des venues d'eau captées qu'au captage lui-même et dans la région d'adduction, doit-elle, de même que l'organisation de mesures spéciales de défense éventuelle en cas de contamination partielle ou totale ultérieure, constituer le *complément indispensable* de tout captage des eaux du calcaire.

« Il s'agirait, en somme, d'adopter, en la perfectionnant et en l'élargissant même, la voie, assurément féconde dans son principe, dans laquelle est entré récemment le *gouvernement français*.

« On peut se demander si un *Service technique spécial*, essentiellement géologique dans certains de ses éléments, ne serait pas un objectif des plus hautement désirables? Il serait chargé, aussi bien de fournir des éclaircissements pendant la phase d'étude préalable des projets, que d'organiser la surveillance ultérieure *continue* de toute distribution d'eaux — qu'elles émanent du calcaire fissuré ou des sables filtrants ; — il pourrait rendre les services les plus signalés, et prévenir soit de regrettables fausses recherches, soit de lamentables et coûteux échecs en matière d'entreprises d'eaux alimentaires, soit de graves atteintes à la santé des populations desservies. »

En définitive, la troisième section du congrès a adopté à l'unanimité les conclusions suivantes :

« Les alimentations au moyen d'eaux issues des terrains calcaires doivent être l'objet d'une attention particulière en raison des imperfections *possibles* du filtrage dans les terrains fissurés.

« Une enquête minutieuse, au double point de vue hydro-géologique et chimico-biologique, s'impose donc avant tout captage.

« La distribution d'eau étant établie, des mesures de surveillance doivent être instituées et poursuivies, tant en ce qui concerne les eaux captées que leur bassin d'alimentation. »

Je me rallie entièrement à ces formules, demandant seulement (comme l'avait fait Navarre) que les mots *des imperfections possibles du filtrage* soient remplacés par *de l'insuffisance générale du filtrage.*

J'approuve aussi l'insistance de Van den Brœck à éviter les solutions extrêmes et je me range à ses conclusions, tout en persistant à croire que les *vraies sources* et les *vraies nappes* dans les calcaires sont l'exception, plus rare qu'il ne le pense. On remarquera d'ailleurs qu'il ne parle des sources, en ces terrains, qu'abstraction faite de leur valeur alimentaire : cette réserve est hautement prudente et corrobore ma propre définition, qui n'accorde le nom de *sources* qu'aux émergences *filtrées* et *saines* des vraies nappes d'interstices.

DESSÉCHEMENT DE LA TERRE

La difficulté se complique d'une autre considération, totalement inconnue il y a peu d'années : c'est la diminution universelle des eaux dites de sources, l'appauvrissement général de leur débit, l'abaissement du niveau des puits (que partout on est obligé de recreuser), le dessèchement d'un grand nombre de vallées. Diverses explications en ont été données (1). Beaucoup de géologues et de météorologistes admettent que c'est là un phénomène passager, tenant surtout à une diminution des chutes de neige (entraînant une infiltration moindre) dans les régions où se manifestent les dessèchements; et ils considèrent qu'il n'a pas une portée très générale. Telle est, par exemple, l'opinion de De Launay :

« Cette éventualité de la disparition, ou tout au moins de la diminution de l'eau est une de celles que doit prévoir la géologie et l'une des causes nombreuses qui assignent une durée limitée à la vie de l'espèce humaine. La quantité d'eau existant sur la terre ne saurait manquer de se réduire progressivement.

« Il est, d'ailleurs, à peu près certain que cette diminution progressive de l'eau superficielle ne se fait sentir en aucune façon pour les périodes de temps que peut envisager l'histoire. La provision d'eau dont la terre dispose est encore énorme, puisqu'elle représente

(1) Voy. WHITAKER, The present shortage of water. *Journal of the sanitary institute*, vol. XXIV, 1re partie, 11 février 1903 (Diminution par l'accroissement du nombre des puits à pompe).

une épaisseur de 3 kilomètres, répartie sur toute sa surface. Le seul phénomène d'ordre général, qui puisse amener une modification permanente dans le régime de nos sources, est la diminution progressive du relief, qui, en rapprochant le niveau hydrostatique de la superficie, doit avoir pour effet de réduire la zone où s'alimentent les eaux souterraines (1). »

De même, L.-A. Fabre, qui s'inquiète également beaucoup du danger futur de la dessiccation (2), le prévoit surtout à longue échéance et ne semble pas le croire humainement mesurable.

« La dégénérescence locale de la situation altitudinale de certaines associations végétales hydrophiles, la régression des glaciers continentaux, l'exagération de la torrentialité, l'abaissement des étiages, l'obstruction des estuaires, la progression des édifications littorales, sont, dans nos régions hydroclimatiques, et particulièrement en Gascogne, les symptômes incontestables, non pas tant d'une réduction dans la circulation aérienne des eaux, que d'une inaptitude progressive des écrans montagneux dénudés à leur condensation, à leur emmagasinement sur le sol et à leur circulation superficielle. Ils traduisent la caducité, l'épuisement prématuré de nos terres pauvres livrées à des cultures intensives et désordonnées, l'asséchement, par cette culture, des régions de sources d'un grand nombre de rivières.

« Il est peu probable, d'ailleurs, que les mensurations nivométriques et autres corroborent utilement et par des chiffres bien précis ces faits séculaires, aux multiples et lointaines contingences. »

Je ne partage point tout à fait cet avis et je crois que l'évolution de la dessiccation est beaucoup plus rapide. Dès 1896 et 1899, Le Couppey de la Forest avait été frappé par la baisse du plan de l'eau dans la région de l'Iton, etc. (3). Un grand nombre de faits que j'ai cités à ce sujet ont été confirmés par d'autres observations analogues de E. Fournier qui, dans le Jura, constate aussi la descente progressive des rivières souterraines, l'abaissement des résurgences, des transformations d'émergences en *trop-pleins* où des travaux permettent de retrouver la *veine d'eau*, des cas formels de captures, même superficielles, *historiques* (4), des desséchements de bassins fermés et même, par une curieuse contradiction *apparente*, l'augmen-

(1) L. DE LAUNAY, La science géologique. Paris, 1905, p. 192.

(2) Voy. L.-A. FABRE, La lutte pour et contre l'eau (*C. R. du Ier congrès du S.-O. navigable*, Bordeaux, 1902). — BOPPE et JOLYET, Les forêts, Paris, 1901. — HENRY, La forêt et les eaux souterraines. *Revue des eaux et forêts*, septembre 1898 etc. — L.-A. FABRE, *La Géographie*, 15 mai 1905, p. 353.

(3) Observation publiée en 1903, p. 170-171 du 3e volume de la *Commission de Montsouris*, juin 1903.

(4) *C. R. Ac. Sc.*, 13 mars 1905. — Celle de la rivière d'Etretat (Seine-Inférieure) ne date que de 1660 (Voy. l'abbé Cochet).

Tout près de là, à *Yport*, le captage d'une émergence sur la plage a retrouvé le courant souterrain par un puits de 12 mètres, exécuté dans la galerie naturelle par où l'eau, paraît-il, sortait autrefois (Diction. Joanne, Yport).

tation de certaines grandes résurgences, sortant dans de profondes vallées et drainant des artères de plus en plus nombreuses.

Ailleurs L.-A. Fabre lui-même avait reconnu que le *réseau souterrain* des terrains fissurés « soustrait à la circulation superficielle des quantités d'eau de plus en plus considérables (1) ».

Ce n'est pas en somme le phénomène lui-même qui fait question, c'est la mesure de sa durée, la possibilité d'évaluer sa rapidité. Celle-ci est-elle d'un ordre de grandeur directement accessible à l'observation expérimentale? Je le crois. Mais je reconnais bien volontiers que la vraie prudence scientifique exige que l'on s'abstienne de conclusions prématurées : il faut laisser au temps et à la multiplication des observations le soin de préciser si, oui ou non, la dessiccation s'opère avec une vitesse empiriquement enregistrable ou si, au contraire, sa lenteur est de *dimension géologique*, comme le pense De Launay. Récemment Bigot, en Normandie, a confirmé encore la première opinion. Et au printemps de 1905 Ardouin-Dumazet signale en Beauce un extraordinaire abaissement de la nappe des puits.

De nombreux exemples pourraient prouver que l'érosion mécanique seule, s'exerçant sur les fissures du sous-sol, agrandit celles-ci et y entraîne l'eau de plus en plus avec une célérité très appréciable en un temps bref. Cet effet ne saurait être, sous terre, inférieur à ce qui se passe à la surface du sol : or la rapidité du creusement des marmites du barrage de la Maigrauge près Fribourg (constatée par J. Brunhes) est devenue un exemple classique. En Amérique, il est constaté que l'approfondissement (et aussi le dessèchement) des thalwegs de la région du grand cañon du Colorado marche très vite. Selon W.-M. Davis (2), l'influence de l'érosion éolienne est faible; celle de l'eau l'emporte de beaucoup. Depuis 1871, les eaux torrentielles *ont approfondi de 12 à 22 mètres* le petit cañon de Kanab-Creek. Il n'est absolument pas niable que l'eau, sur et sous terre, scie et sape beaucoup plus vite qu'on ne le pense, proportionnellement, cela va sans dire, au degré de fissuration et de dureté des roches attaquées.

En 1904, la ville du Havre projetait le captage d'une nouvelle source, parce que celle de Saint-Laurent, qui donnait, lors de son captage, 20 000 mètres cubes par jour et qu'on a même vue monter à 30 000 mètres cubes est maintenant descendue à 13 000 mètres cubes. Les forestiers, de leur côté, regardent, avec raison, la pratique inconsidérée, encore si répandue, du déboisement, de la destruction des forêts, comme une cause majeure de réduction des capacités aquifères générales du sol.

(1) *Bull. de géogr. histor. et descriptive*, n° 2, 1903, p. 22. — Voy. aussi A. Richard, Diminution des sources, des eaux, etc. (*Congrès international de météorologie*, 1878, n° 20) et E. Imbeaux, Les eaux potables, Nancy, 1897.

(2) W.-M. Davis, An excursion to the plateau province of Utah and Arizona (*Bull. of Mus. of compar. zool. Harvard college*, t. XLII; *Geol. ser.*, n° 1, t. VI, 48 p. et 6 pl; Cambridge, Mass., juin 1903).

Il est bien certain que la végétation met obstacle à la rapidité du ruissellement, et donne à une notable quantité d'eau le temps de s'infiltrer. La forêt est donc bien, selon l'heureuse expression de L.-A. Fabre (1), « l'organe essentiel de réceptivité hydraulique, de prophylaxie torrentielle » (contre les excès du ruissellement), le réservoir vivant au service des irrigations. Cependant, il ne faut pas oublier que l'évaporation par les feuilles ou celle des gouttes suspendues aux branchages, etc., rend directement à l'atmosphère une certaine proportion d'eau, insuffisante d'ailleurs pour contrebalancer le sûr effet de l'accroissement d'infiltration. A ce sujet et tout nouvellement, Houllier a émis l'idée (2) que, pour les plaines du moins, l'appauvrissement des sources pouvait provenir de la diminution des jachères et de l'accroissement des cultures intensives : ainsi, en effet, il y a un plus grand nombre de plantes pour retenir l'humidité de l'air ; l'*évaporation* par transpiration végétale s'en trouve accrue, au détriment de l'infiltration et du ruissellement ; les expériences de Houllier dans le bassin de la Somme rendent cette hypothèse très plausible.

Dans le même ordre d'idées, les forestiers avaient déjà remarqué que, sous le sol des bois, les niveaux phréatiques sont affectés d'une sensible dépression, tandis que ces niveaux se relèvent vers la surface dans les régions déboisées; en contradiction apparente avec ce qui vient d'être dit du déboisement, cette particularité corrobore au contraire le rôle que jouent les forêts dans la formation de réserves d'eau soustraites à l'action extérieure. De mon côté, je crois que le creusement continu des canaux souterrains des terrains fissurés conduit lentement, mais sûrement, à un abaissement général du plan d'eau, à un enfouissement progressif des eaux souterraines, à l'abandon de quantité d'orifices de résurgences.

Dans le Jura, tout témoigne du remplacement de la circulation superficielle de jadis (représentée maintenant par des vallées desséchées) par une circulation souterraine d'investigation la plupart du temps impossible.

Deux topiques exemples de cette évolution sont fournis par le lac de Joux et le bassin fermé du Locle (Suisse).

On sait qu'actuellement le lac de Joux et son annexe le lac Brenet (altitude 1 006 mètres) au sud-ouest de Vallorbe, ne se vident que par des entonnoirs, vrais ponors karstiques (d'ailleurs impénétrables), et que la résurgence de leurs eaux est un point dit source de l'Orbe (impénétrable, altitude 789 mètres), ainsi que l'ont établi en 1893 et 1894 les expériences de coloration à la fluorescéine de Piccard, Forel et Golliez.

(1) L.-A. Fabre, L'enseignement sylvo-pastoral. *VIIe Congrès international d'agriculture*, Rome, 1903.

(2) Houllier, *C. R. Ac. Sc.*, 6 février 1905.

Or l'existence d'une vallée sèche et d'un ancien seuil de déversement du lac de Joux, beaucoup plus haut que ses eaux actuelles, est une des particularités les plus frappantes de cette région.

De même les eaux du bassin du Locle (à l'est du lac de Chaillexon, du Saut du Doubs et de Morteau) se déversaient autrefois par une coupure extrêmement étroite, véritable brèche, en dessous de laquelle ont été pratiqués, dans une situation particulièrement pittoresque, les deux tunnels de la route et du chemin de fer de France en Suisse par le col des Roches (916 mètres) ; l'écoulement de l'eau est devenu souterrain ; quelques centaines de mètres à peine séparent l'engouffrement en territoire suisse et la résurgence en France, par une belle cascade qui sort d'un trou même de la roche calcaire.

Ainsi le côté quantitatif du problème de l'eau, la *lutte pour l'eau et contre la soif*, n'est peut-être pas moins préoccupant que le côté qualitatif. Et ce dernier, qui est spécial à notre sujet, se résume en définitive comme suit :

Les eaux des résurgences et des puits des terrains fissurés sont susceptibles, avant leur infiltration dans le sol, d'être contaminées par les vidanges (notamment les selles des malades), les ptomaïnes, les décompositions végétales ou animales, les cimetières, les résidus chimiques industriels, en un mot toutes les pollutions qui peuvent se mélanger aux pluies ou aux ruissellements ; sous terre le *filtrage* n'existe pas dans les formations crevassées, et la prudence exige qu'au point de vue de l'hygiène publique une formelle distinction soit faite entre les *sources* filtrées par les terrains arénacés ou détritiques, et les *résurgences* non épurées.

CARACTÈRES DES BONNES EAUX

Autrefois on ne considérait dans une émergence que ses caractères physiques ou organoleptiques, c'est-à-dire sa couleur (bleue, de préférence), sa transparence, sa saveur (absence de goût et d'odeur), sa pureté chimique, la fraîcheur de sa température, son aptitude à cuire les légumes et à dissoudre le savon (1). Tout ceci reste nécessaire, mais n'est plus suffisant : il faut y joindre la recherche géologique et topographique de l'origine de l'eau, pour en connaître le bassin d'alimentation et en établir les chances de contamination, soit pour éliminer ces chances, soit, si elles ne peuvent l'être, pour interdire le captage ; il faut, comme contrôle des présomptions géologiques, exécuter l'analyse bactériologique (ou teneur en microbes) de l'émergence à capter. La présence de poissons et du cresson de fontaine n'est nullement, comme on l'a cru trop longtemps, l'indice d'une eau

(1) Voy. E. Imbeaux, Les eaux potables, Nancy, 1897. — Auscher, L'eau potable. *Gazette des eaux*, avril et mai 1901.

sans bactéries. Il faut enfin étudier soigneusement les variations de température et de débit qui fournissent de précieuses données. Examinons un peu plus en détail la mise en pratique de ces éléments d'investigation, et tout d'abord les conditions et qualités que doit réunir une bonne eau potable.

COULEUR ET LIMPIDITÉ

La couleur (1) doit être nulle par transparence à travers une faible épaisseur, et bleue (2) (non pas verte, ni jaune) sous une profondeur de quelques mètres. Elle est d'ailleurs fort diminuée par l'action de la lumière solaire qui « mange la couleur de la tranche superficielle » (Imbeaux). Elle ne doit pas être confondue avec la limpidité ou transparence, qui est toujours si recherchée du consommateur : celui-ci serait en général bien surpris si on lui disait, conformément à la stricte vérité, qu'une eau trouble, limoneuse par exemple, chargée de particules argileuses en suspension, mais provenant d'une région inhabitée, exempte de toutes causes de contamination, peut être plus saine que l'eau claire de certaines résurgences remplies d'invisibles et dangereuses bactéries. Il est vrai que certaines eaux courantes, opaques, comme les torrents laiteux des glaciers, ne sont pas de bonnes eaux potables, à cause des substances dissoutes (magnésie, sulfates, etc.) qu'elles entraînent. Il est certain aussi qu'une résurgence doit toujours être mise en décharge, dès qu'elle présente le moindre indice de trouble, principalement à cause des remises en mouvement de microbes décantés, provoquées par les crues souterraines et dont il a été question ci-dessus.

Une eau est limpide quand, vers $0^m,50$ à $0^m,60$ d'épaisseur, elle n'altère pas la couleur du papier blanc. Une eau jaunâtre renferme du sable ou de l'argile ; noirâtre, de la tourbe ; laiteuse foncée, des résidus industriels ; brunâtre, des résidus fécaux.

Le service des eaux de la Ville de Paris distingue, à ses captages, les trois degrés de *turbidité* : louche, très louche, trouble. (On peut les apprécier avec le récent *tholomètre* (de *tholos*, trouble) ou diaphanomètre de Van den Broeck et Rahir) (3).

Jusqu'en 1904, on ne mettait en décharge que quand le deuxième degré se manifestait. La prudence complète exigerait que l'on prît cette précaution dès le premier degré (4). Mais alors, en l'état actuel des

(1) Voy. KEMNA, *Bull. de la Soc. belge de géologie*, t. X, 1896, mém. p. 241-279. — E. IMBEAUX, Odeur, couleur et limpidité de l'eau. *Bull. de la Soc. des sciences de Nancy*, séance du 1er décembre 1903.

(2) Voy. SCHLŒSING, Rapport sur M. Gérardin. *C. R. Ac. Sc.*, 23 déc. 1895.

(3) *Soc. belge de géologie*, 28 juillet 1903.

(4) Des pluies abondantes survenues dans le bassin supérieur de l'Avre les 6, 7, 8, 9 et 10 juin 1904, avec fortes averses le 7 et le 8, ont déterminé du 9 au 12 une nouvelle crue des sources captées dans cette région, et, à partir du 10 au matin,

choses, et surtout en saison chaude où, par fâcheuse coïncidence, les débits tendent à être plus faibles, Paris (qui consomme parfois jusqu'à 400000 mètres cubes en vingt-quatre heures) risquerait de manquer d'eau, ce qui met en permanence la théorie en antagonisme avec la pratique. Aussi arrive-t-il presque chaque année (par exemple le 20 juillet 1904 et jours suivants, fin juillet 1905, etc.) que le service privé des Parisiens en eau *dite de source* soit suspendu partiellement (de minuit à six heures du matin) ou même totalement. A ce propos, notons en passant que l'aspect laiteux que prend l'eau lorsqu'on la rend après un arrêt de ce genre n'a aucune importance : il est dû, comme l'a expliqué Bechmann (1), au « dégagement, en petites bulles, de l'air qui s'est introduit dans les conduites partiellement vidées ».

Pour apprécier le degré de limpidité de l'eau, divers systèmes ou appareils ont été jusqu'à présent essayés (par Forel, grandes lettres blanches immergées dans l'eau ; disques à trois secteurs jaune, blanc, rouge, cette dernière teinte disparaissant la dernière dans l'eau plus ou moins troublée, etc.) ; aucun ne donne pleine satisfaction, à cause des variations subjectives de la vision des observateurs.

SAVEUR ET ODEUR

La saveur de l'eau doit être inappréciable et son odeur nulle : la bonne eau n'a point de goût ; elle laisse seulement une impression de fraîcheur, qui se confond avec celle de la température désirable.

FRAICHEUR

Celle-ci peut varier entre 7 et 15° (9 à 14° selon Belgrand), limites normales de la température des vraies sources (au niveau de la mer) du nord au midi, dans la France. Il est bien évident que, dans les régions arctiques, une eau de 5 à 6° ne paraîtra point froide, tandis qu'au Sahara des puits à 23° semblent d'une fraîcheur bienfaisante (2). Pour conserver à l'eau de source le plus que l'on peut de sa fraîcheur originaire, il importe, dans les adductions et canalisations,

une altération sensible de l'eau, qui s'est montrée légèrement louche d'abord, puis louche le 11 (sauf au Breuil où elle est demeurée claire), pour s'améliorer ensuite à partir du 12 et redevenir claire à toutes les sources le 18. Aucune n'étant devenue trouble ni même très louche, il n'y a pas eu de mise en décharge.

Le préfet de la Seine, se conformant à la délibération prise par le Conseil municipal lors de la recrudescence de la fièvre typhoïde du mois de mars 1904, n'a pas manqué d'aviser le public de cette situation. Hanriot ajoute qu'il semble que l'on doive mettre immédiatement en décharge une eau, même légèrement louche, lorsque des cas de fièvre typhoïde ont été signalés dans la région d'où proviennent les sources (*Conseil d'hygiène publique du département de la Seine*, 24 juin 1904 et 16 décembre 1904).

(1) *Conseil d'hygiène publique de la Seine*, séance du 22 juillet 1904.

(2) Belgrand, La Seine, p. 471.

de prendre deux précautions : en aqueducs surélevés ou à fleur de sol, l'épaisseur de la maçonnerie ou du revêtement devra être assez considérable pour atténuer les conséquences du rayonnement, le réchauffement en été, le refroidissement en hiver (1); pour les conduites enfouies, il convient de les enterrer bien plus profondément qu'on n'a l'habitude de le faire, à 1m,50 ou 2 mètres si l'on peut, au lieu des 0m,30 à 0m,50 usuels ; on diminue ainsi l'amplitude des écarts saisonniers de température. Les tuyaux devront toujours être en fonte, plus coûteuse que la poterie, mais plus aisée à protéger et à réparer, et bien moins sujette aux accidents (ruptures par le poids des terres ou l'expansion des racines, introduction d'eaux polluées, etc.).

COMPOSITION CHIMIQUE

En ce qui touche la pureté chimique, l'eau potable doit posséder certains sels, utiles à la nutrition (sels de chaux, de magnésie, de sodium, de silicium, etc.). Elle ne doit contenir ni sulfates, *ni acide sulfurique*, ni ammoniaque (2) (décelant les infiltrations de matières organiques décomposées, matières fécales, eaux industrielles), ni magnésie (laxative ; terrains basaltiques et dolomitiques), ni matières organiques qui nourrissent les microbes (eaux tourbeuses ; matières animales ou végétales ; celles-ci moins dangereuses), ni chlore, ni chlorures (indicateurs d'urine, purin, eaux ménagères, sauf au voisinage de la mer), ni nitrites (contamination récente par oxydation de l'ammoniaque, et incomplète oxydation de la matière organique). Les nitrates sont moins dangereux (3).

Les azotates, dus à la transformation des matières organiques, ont cette traîtrise de donner à l'eau un goût piquant que l'on peut prendre pour de la fraîcheur : dans maintes localités, il arrive que l'on préfère ainsi de l'eau de puits phréatiques, empoisonnés littéralement par des azotates, à celle de sources véritables. — Les ptomaïnes et toxines, provenant de la décomposition des matières animales et végétales, engendrent des indispositions moins graves que les maladies dues aux bactéries pathogènes, mais qui sont cependant bonnes à éviter : embarras gastrique, diarrhée, dysenterie, ictère.

(1) A Paris, la variation de température d'une saison à l'autre dans les réservoirs des aqueducs oscille autour de 3°,60. Dans cette limite, on peut la considérer comme acceptable à cause du renouvellement constant (Belgrand, La Seine, p. 476 et 480).

(2) Voy. Trillat et Turchet, Nouveau procédé de recherche de l'ammoniaque (à l'iodure d'azote) appliqué à l'étude de la pureté des eaux. *C. R. Ac. Sc.*, 6 fév. 1905. — La réaction de l'*indol* dans les cultures indique la présence de matières fécales. — P. Guichard, La question de l'eau potable devant les municipalités. *Encyclopédie Léauté*.

(3) Voy. les recherches et travaux de Schlœsing sur l'acide nitrique, les nitrates, les nitrites du sol et des sources et particulièrement sa note (*C. R. Ac. Sc.*, 13 avril 1896) sur la potabilité des sources, selon leur titre en nitrates.

DURETÉ, DEGRÉ HYDROTIMÉTRIQUE

La teneur en calcaire constitue le *degré hydrotimétrique* : en France, 1° = 5 milligrammes de chaux par litre d'eau. Très chargée de carbonate de chaux, l'eau est *dure*, indigeste, elle cuit mal les légumes, dissout insuffisamment le savon (ce qui la rend impropre au blanchissage) et incruste de tartre les bains-marie des fourneaux domestiques et les chaudières industrielles. Le degré hydrotimétrique (qui n'est pas le même dans tous les pays) est recherché par des opérations chimiques spéciales de laboratoire, et déterminé selon une échelle conventionnelle (qui varie selon les pays) : en France les limites du degré hydrotimétrique ont été fixées, assez arbitrairement d'ailleurs, à 20° pour les eaux ***douces*** (pauvres en calcaire) et à 30° pour les eaux dures.

Une bonne eau potable doit donc avoir de 20° à 30° hydrotimétriques ; au delà de 36°, elle est trop dure. A partir de 60°, elle cesse d'être applicable aux usages industriels. Elle peut atteindre 80 à 81° sous les calcaires et 160 à 170° sous les gypses. De même que pour les eaux troubles, il faut retenir qu'une eau dure, malgré ses inconvénients, n'est pas dangereuse pour la santé comme les eaux mêlées de microbes pathogènes. On notera aussi que l'hydrotimétrie d'une même eau est essentiellement variable : sa dureté augmente dans les saisons sèches, parce que la solution en sels est plus concentrée (puits artésien de Grenelle, eaux froides du tunnel du Simplon, etc.).

Certaines eaux tempérées et même froides, d'origine et de circulation analogues aux émergences ordinaires, et différant des eaux thermales parce qu'elles ne remontent pas réchauffées des profondeurs du sol, ne sont potables qu'à titre thérapeutique : ce sont les eaux minérales proprement dites qui, dans leur parcours souterrain, dissolvent des terrains spéciaux qui les chargent de fer, magnésie, hydrogène sulfuré, etc. Je citerai Montmirail (Vaucluse), Miers (Lot), Matsesta (Trauscaucasie), etc., uniquement pour ordre.

TENEUR ET ANALYSE BACTÉRIOLOGIQUES

L'analyse bactériologique se charge, par les procédés les plus délicats, d'indiquer la teneur en microbes et la nature de ceux-ci : les uns sont banaux, inoffensifs, certains même sont reconnus pour détruire les autres : mais les pathogènes procurent la fièvre typhoïde, le choléra, la dysenterie, la diphtérie même, etc. Ce sujet sera traité dans d'autres articles. Ici cependant il faut bien préciser que la pureté chimique a de beaucoup cédé le pas à la pureté bactériologique. Or la recherche et la constatation de celle-ci est une tâche des plus ardues qui soient : actuellement il est très difficile de distinguer le bacille d'Éberth, ou de la fièvre typhoïde, du bacille *coli communis*; on n'a pas encore saisi les relations qui peut-être existent entre eux, et maintenant les hygiénistes tiennent pour suspecte toute eau qui renferme le bacille *coli communis*, parce que ce microbe se trouve toujours et normalement dans les intestins humains et animaux, que sa présence dénonce donc une eau souillée par des matières fécales et qu'on ignore s'il provient d'individus sains ou malades. On ne sait pas non plus combien de temps les microbes restent virulents chez les convalescents.

Des savants américains, en opérant sur les bacilles d'Éberth, ont constaté par de nombreuses expériences que ces germes possèdent en principe fort peu de longévité, trois ou quatre jours au maximum, quand ils se trouvent dans l'eau et dans des conditions se rapprochant autant que possible de celles de la nature. Il est cependant vraisemblable que, dans les eaux naturelles, il se fait, par suite de la concurrence vitale, une sélection de races typhiques beaucoup plus résistantes, et d'une durée de vie beaucoup plus étendue. Dans la terre, la survie serait de trois à six mois environ; on tend même à croire que les urines sont aussi dangereuses que les selles, etc. (1).

Bref, comme il n'est pour ainsi dire pas d'émergence (dans les pays habités) où on ne rencontre ce bacille, la théorie une fois de plus, si on l'appliquait rigoureusement, conduirait à la privation d'eau.

On peut dire seulement, selon Miquel, que là où il n'y a pas de coli-bacille, il n'existe probablement pas de bacille d'Éberth.

La présence, à bord des navires, de convalescents de fièvre typhoïde peut être la cause de contaminations généralement insoupçonnées. Dans cette convalescence, les décharges urinaires qui produisent la bactériurie représentent une énorme quantité de bacilles, 172 millions par centimètre cube (Petruchsky); la persistance du bacille d'Éberth dans les urines va jusqu'à deux mois, au dire des auteurs allemands. Il peut donc y avoir, à bord, un danger, de ce chef, par la projection de l'urine en dehors des urinoirs et le transfert du contage à travers le navire par les chaussures, les fauberts, les mouches, comme l'ont démontré des travaux récents (2). Les Allemands redoutent plus le danger de l'urine que celui des matières fécales, celles-ci trahissant leur présence par leur odeur; aussi, dans les casernes allemandes, prend-on des précautions en conséquence (3).

(1) Dans les excréments, Sucksdorff a obtenu une moyenne de 1 119 000 germes par gramme de matière solide, Manfredi une moyenne de 381 millions avec des écarts allant de 25 à 2 350 millions (Miquel et Cambier). Des marins en bonne santé, provenant d'un foyer de choléra, peuvent être des porteurs inconscients de vibrions cholériques, dont la vitalité persisterait six mois dans les selles.

(2) Guerre hispano-américaine, 1899. — Épidémie de fièvre typhoïde à Chicago. — Launoy, *Manuel d'hygiène*, 1902.

(3) Couteau et Girard, Hygiène de la marine de guerre moderne, p. 88. Paris, 1905.

Nous avons vu comment les bactéries pathogènes sont conduites aux fissures aquifères du sol par des infiltrations ayant traversé ou par des ruissellements ayant délavé les fumiers, les fosses d'aisance, les cimetières, les abattoirs, les égouts.

L'analyse *quantitative* détermine le nombre des microbes (descendant à 5000 par centimètre cube dans la Seine en amont de Paris, pour monter à 180 000 à Neuilly, 200 000 au Pecq, même 720 000 au Pont National; 26 millions dans les eaux de lavage des linges sales).

L'analyse *qualitative* détermine l'espèce des microbes : elle est beaucoup plus importante que la numération, un seul microbe pathogène présentant bien plus de périls que des millions de banaux ! — Les traités municipaux avec les compagnies d'eaux admettent un *nombre* de 400 colonies au maximum par centimètre cube. Mais un seul bacille d'*Eberth* doit être une cause de rejet.

Moins dangereuses, mais cependant nuisibles comme susceptibles de provoquer des entérites par exemple, sont les *ptomaïnes* et les *toxines* résultant de la décomposition des cadavres d'animaux tombés ou jetés dans les puits d'absorption ou les abîmes; d'autant plus que parfois ces jets ont lieu par grandes masses, lorsqu'une épidémie de charbon, clavelée, morve, etc., a décimé les troupeaux. J'ai piétiné maintes fois dans des fonds d'abîmes (Vaucluse, Causses, Jura, Dauphiné, Provence, etc.) sur une masse gélatineuse noire, que les eaux d'orages infiltrées aux gouffres dissolvaient peu à peu avant de se rendre aux drains souterrains des résurgences ! C'est le *gras des cadavres*, que Chevreul a reconnu être « l'un des produits ultimes de l'altération des cadavres... due à la décomposition des principes azotés (1) ».

Les eaux ménagères, les résidus industriels (raffineries, distilleries, usines chimiques, teintureries), s'ajoutent aux causes de pollution, surtout quand la pratique, si commode, mais formellement condamnable, des puisards, puits perdus, puits absorbants, est employée pour s'en débarrasser ; je ne rappellerai que deux faits, entre tant d'autres, celui des puisards de l'usine Pernod à Pontarlier qui, lors de l'incendie du 11 août 1901, a conduit l'essence d'absinthe à la résurgence de la Loue, et celui des puits absorbants du haras de Villechétive, dont la fluorescéine a prouvé la communication avec une des résurgences de la Vanne.

En octobre 1904, pour une commune de Normandie que je m'abstiendrai de nommer, j'ai eu à donner un avis défavorable pour un projet de captage, qui consistait à prendre une résurgence en communication certaine avec une bétoire (point d'absorption) que la municipalité avait transformée, au mépris de la loi de 1902, en un formel tout-à-l'égoût !

(1) M. Berthelot, Notice sur Chevreul, *Ac. des Sc.*, 22 décembre 1902.

Enfin les décompositions de substances végétales produisent des résidus de matières organiques qui altèrent certainement la qualité des eaux : dans les katavothres du Péloponèse, mes recherches et celles de Sideridès ont été entravées par les émanations de gaz délétères dues à ces décompositions; et il me paraît certain que, indépendamment du rôle capital et transmetteur des anophèles, les eaux souillées par ces sortes de décompositions végétales sont pour quelque chose dans la malaria ou le paludisme de certaines régions (marais Pontins, Grèce, Caucase occidental, etc.).

Telles sont, à grands traits, les principales causes de pollutions des eaux d'alimentation. Elles montrent suffisamment qu'*une seule* analyse chimique et surtout bactériologique est absolument insuffisante dans les terrains fissurés, où, couramment, les variations, saisonnières ou accidentelles, de composition *font osciller les résurgences entre les extrêmes de pureté satisfaisante et de pollution désastreuse.*

PRÉCAUTIONS ET LUTTE CONTRE LA POLLUTION DES EAUX

Il faut maintenant voir comment on peut : 1° les découvrir, 2° les corriger ou les supprimer.

Pour les découvrir, on a recours aux moyens d'investigation suivants.

EXAMEN GÉOLOGIQUE ET TOPOGRAPHIQUE

D'abord l'examen géologique et topographique très soigné du lieu de l'émergence à capter (ou du puits à creuser) : cela consiste à examiner sa relation avec les risques de contamination rapprochés ou éloignés, à déterminer approximativement les limites probables du bassin d'alimentation de l'eau à capter, à reconnaître, d'après la nature géologique du sol, si l'on est présence d'une nappe d'interstices (filtrée) ou d'un réseau aquifère polluable. Les détails de la topographie ne sont pas moins indispensables à observer que ceux de la géologie. En principe, jamais un captage ne doit être fait en dessous, c'est-à-dire en aval, d'une localité habitée, d'un cimetière, d'une ferme, d'une usine; en principe, tout puits au milieu d'une cour de ferme ou d'un village doit être condamné, à moins qu'il ne s'agisse d'une vraie nappe d'interstices et que le puits soit maçonné jusque dans cette nappe même; si étrange que cela puisse paraitre, et quelle que soit la dépense complémentaire qui en résulte, un puits sera de préférence toujours creusé non seulement dans une position dominante, et isolée, par rapport à l'agglomération à alimenter, mais encore sur une saillie du sol plutôt que dans un creux : ainsi les ruissellements voisins tendront à diverger du point de creusement au lieu d'y converger; et cela diminuera d'autant les risques de mauvaises infiltrations. On notera bien que l'accroissement de profondeur qui en résulte est avantageusement récupéré par la situation élevée de l'eau remontée mécaniquement (par colonne, moteur à pétrole, etc.) : car pour la distribution et la canalisation il n'y a plus alors qu'à laisser agir la gravité.

Dans une commune de la Marne (que je ne nommerai pas davantage) j'ai dû par deux fois m'opposer à un premier projet qui prenait une source (?) en dessous d'une cour transformée en cloaque immonde, et à un deuxième, qui voulait prendre un filet d'eau recoupé par un fossé au-dessous d'une grande ferme possédant plusieurs fosses à purin non étanches : quelques semaines après mon deuxième et formel rejet, le village était décimé par la maladie au point que le facteur rural et les fournisseurs éloignés n'y pénétraient point et, par crainte de contagion, déposaient lettres et denrées sur la route à l'entrée de l'agglomération !

Au contraire, toute venue d'eau dans un pli de terrain rempli et couronné de bois aura toutes chances d'être de bonne qualité, sous réserve, bien entendu, de la propreté et de l'état sanitaire des maisons (gardes forestiers, etc.) isolées qui peuvent exister dans la forêt, et de la nature géologique du sol, sous réserve aussi que les gros arbres morts près des sources peuvent devenir dangereux, dès que leurs racines pourries laissent dans le sol un *tuyau libre* par où risquent de s'introduire des décompositions organiques. La question du *périmètre de protection*, c'est-à-dire de l'établissement d'une zone, où sont interdites toutes les industries, cultures, habitations et pratiques quelconques susceptibles de faire parvenir, de près ou de loin, des pollutions quelconques aux émergences, est bien moins avancée en France qu'à l'étranger.

En Autriche, Vienne avait acquis en pleine propriété, dès 1870, 4 560 hectares pour protéger la première adduction de la Franz-Joseph-Quelle; pour un deuxième captage, elle a acquis et transformé en domaine forestier 5 911 hectares dans la vallée de la Salza.

En principe, le bassin d'alimentation d'une résurgence (terrains fissurés) n'est protégé *naturellement* que s'il est *inhabité*, *inculte*, *boisé*; encore subsiste-t-il quelques risques, du fait des ptomaïnes d'animaux morts et des matières organiques végétales décomposées.

Récemment Cartwright a développé ce sujet devant l'institution des ingénieurs civils de Manchester, en une conférence sur les « lignes de défense dans la protection des eaux de distribution ». D'après le compte rendu qu'a bien voulu nous en adresser le Dr Imbeaux, la loi anglaise (1) n'est pas plus précise que la loi française. Mais les municipalités ont montré une initiative des plus louables et exposé des dépenses considérables : Manchester a acheté tout le bassin

(1) *Rivers pollution Act* de 1876.

du lac Thirlmere (près de 4500 hectares) et distribue son eau sans filtrage ; Glasgow, pour utiliser le lac Katrine, a obtenu de ne laisser bâtir aucune maison sur les bords du lac ; Edimbourg, Birmingham, Liverpool ont pris des mesures analogues, plus étendues encore.

Périmètre de protection. — C'est de l'examen géologique que résulte la détermination du *périmètre de protection*, que la loi autorise à prescrire autour d'un captage pour en écarter les pollutions voisines : mais cette précaution est de nature si essentiellement variable, selon chaque cas particulier, que la loi sur l'hygiène publique a dû le laisser dans le vague, ce qui crée, en pratique, des embarras sur lesquels je reviendrai en examinant tout à l'heure les dispositions légales récemment intervenues en France. En fait, l'appréciation de son étendue doit être totalement laissée au géologue chargé de l'enquête sur le terrain (circulaire du 10 décembre 1899) ; cette étendue variera selon les cas, de quelques mètres à plusieurs hectomètres de rayon (sa surface est de 17 hectares au nouveau captage du Havre). L'embarras est souvent extrême, car, en principe, la protection, en matière de terrains fissurés, devrait s'étendre à la totalité du bassin d'alimentation, ou du moins de la portion de ce bassin qui se trouve en de tels terrains : cela équivaudrait à y interdire toute culture et toute habitation. En pratique, le géologue doit, trop souvent, se résigner à faire protéger le captage contre les pollutions rapprochées seulement : à l'égard des lointaines, il n'a d'autre arme qu'un rapport défavorable, si elles lui paraissent trop dangereuses et permanentes. Comme indication technique, je dirai que le périmètre doit être plus étendu vers l'amont que vers l'aval, c'est-à-dire de préférence du côté de l'arrivée des eaux : les mouvements du terrain influeront aussi sur la forme à lui donner. Comme règle générale, on le fera circulaire autour des puits, tandis qu'autour des émergences on peut l'évider quelque peu vers l'aval, en en retranchant un secteur incomplet, c'est-à-dire non prolongé jusqu'au point de captage pris comme centre.

COLORATIONS A LA FLUORESCÉINE

Pour identifier autant que possible les causes de pollution lointaine, deux moyens techniques sont maintenant d'une pratique absolument courante : 1° la coloration par des substances chimiques, 2° l'emploi de la levure de bière et celui du sel marin, qui permettent, *dans une certaine mesure*, de dire s'il y a communication plus ou moins directe et rapide entre un (ou plusieurs) point d'absorption donné et une (ou plusieurs) résurgence (ou puits) supposée correspondante.

De toutes les substances colorantes expérimentées à ce jour (fuchsine, violet de Paris, éosine, bleu de méthylène, etc.), la plus favorable est la fluorescéine (phtaléine de la résorcine) appliquée pour la première fois par Ten Brink, en 1877, aux pertes du Danube, à Immendingen (duché de Bade), pour prouver péremptoirement leur *résurgence* à l'Aach (affluent du lac de Constance *et du Rhin*). A la suite d'une quantité innombrable d'expériences, souvent contradictoires, faites pendant plus d'un quart de siècle, par des savants et des observateurs de tous pays, une discussion approfondie de la matière a été soulevée en 1903, par Van den Broeck, devant la Société belge de Géologie, relativement à l'emploi de la fluorescéine, spécialement pour l'étude des courants souterrains ; un comité composé de Ad. Kemna, E.-A. Martel, E. Putzeys, H. Rabozée, Ed. Rahir et E. Van den Broeck a présenté et résumé tous les éléments destinés à mettre en lumière les résultats obtenus à la suite de cette discussion (1).

L'un des problèmes les plus importants à résoudre, lorsqu'on fait l'étude d'une source destinée à l'alimentation, consiste à rechercher l'origine de l'eau qu'elle fournit, le chemin suivi par cette eau depuis le point d'absorption jusqu'au point d'émergence, le temps qu'elle met à effectuer ce trajet, les relations permanentes ou accidentelles avec les conduits souterrains voisins.

L'emploi des matières colorantes est généralement considéré comme le meilleur mode d'investigation, et les expériences de coloration, par la fluorescéine notamment, sont regardées par un grand nombre d'hydrologues comme susceptibles de résoudre le problème d'une manière très satisfaisante.

Cependant, des doutes se sont élevés à ce sujet : des essais de coloration ont donné des résultats inattendus, paraissant parfois incompatibles avec les lois de l'hydraulique ou en désaccord avec des constatations résultant d'autres procédés de recherche ; la fluorescéine a été accusée de tout le mal, on lui a reproché de modifier, dans certaines circonstances, les lois du mouvement de l'eau, au point de rendre dérisoires les résultats des expériences.

La discussion de cette importante question au sein de la Société belge de Géologie, de Paléontologie et d'Hydrologie a provoqué un grand nombre de communications intéressantes, émanant des spécialistes les plus distingués. Des faits bizarres ont été signalés, des conclusions opposées ont été formulées, donnant lieu à des discussions contradictoires qui seront sans doute d'un grand intérêt pratique.

Sans nous arrêter aux recommandations faites pour le jet de la substance colorante, il faut dire du moins que, si l'on veut faire une expérience vraiment consciencieuse, dont le résultat peut être

(1) Le tout a été publié en un fascicule des plus instructifs et auquel je ne fais que les extraits absolument nécessaires ici : L'étude des eaux courantes souterraines, in-8, 213 pages, avril 1904 (*Société belge de géologie*, Bruxelles), résumée dans *La Géographie*, 15 septembre 1904.

important, les échantillons d'eau doivent être prélevés à l'émergence toutes les heures et parfois pendant dix à quinze jours, si c'est nécessaire. Suivant le but à atteindre, les échantillons devront être pris dans toute la tranche du cours d'eau, ou bien il suffira de les prélever dans l'axe le plus rapide du courant. Il arrivera que l'on puisse encore déceler la fluorescéine sur les bords, dans les parties les plus lentes, quand la matière colorante n'est plus appréciable dans l'axe de la plus grande vitesse des eaux.

Ajoutons que l'observation à l'œil nu est souvent insuffisante; aussi l'emploi d'un instrument spécial est indispensable, surtout si l'on veut relever l'arrivée de l'avant-garde peu colorée et se rendre compte des variations qui se produisent dans l'intensité de la coloration. Cet instrument est le fluorescope imaginé (en 1899) par Trillat, perfectionné par Marboutin et couramment employé dans les services d'études et inspections d'eau de la ville de Paris (1).

L'examen des échantillons doit toujours se faire par comparaison entre l'échantillon type pris avant l'expérience et l'échantillon suspect; si l'échantillon offre le plus léger trouble, *il faut absolument filtrer*, sinon on ne pourrait parvenir à déceler les faibles doses, le dichroïsme propre à la fluorescéine étant masqué par les matières en suspension. Il est toujours bon d'ajouter quelques gouttes d'ammoniaque afin de neutraliser l'acide carbonique et par conséquent de pouvoir régénérer la matière colorante, si elle existe même à faible dose. Si l'ammoniaque produit un précipité (par exemple de bicarbonate), il faut laisser déposer *à l'abri de la lumière* et filtrer.

L'examen au fluorescope doit être très consciencieux; il faut s'assurer que les tubes à expérience sont d'un verre aussi homogène que possible, sinon on obtiendra des teintes différentes pour la même eau, d'où cause d'erreur possible.

L'observateur doit posséder une vue lui permettant l'appréciation exacte des couleurs (ce qui est assez rare).

En prenant toutes ces précautions, on peut arriver à déceler, au fluorescope, le 10 000 000 000e sans aucun doute et parfois même aussi le 20 000 000 000e de fluorescéine en solution dans l'eau.

Les conclusions du comité ont été les suivantes, quant à présent (je considère que certaines d'entre elles au moins ne sont pas définitives) :

1° La fluorescéine reste, jusqu'ici, la meilleure substance à employer pour la recherche des relations entre les points d'absorption ou pertes et les points de réapparition ou résurgences.

2° La fluorescéine ne modifie pas les conditions du mouvement de l'eau dans laquelle elle est incorporée. Le soi-disant retard de la

(1) E. MARBOUTIN, Propagation des eaux souterraines. *Bull. de la Soc. belge de géologie*, t. XV, 1901, mémoires, p. 214-227. — MARBOUTIN, Nouvelle méthode d'étude des eaux de sources. *Mém. de la Soc. des ingénieurs civils de France*, Bull. février 1901.

matière colorante sur l'eau qui la véhicule n'est qu'une illusion, résultant de la défectuosité des opérations et des observations, ou bien d'erreurs dans les interprétations.

3° L'eau colorée se comporte comme l'eau pure dans les grandes cavités; elle n'a pas de tendance à s'accumuler dans leurs fonds. [Cependant, ces grandes cavités exagèrent les effets perturbateurs éventuels (épanouissement des filets d'eau produisant des différences de vitesse, mouvement rotatoire, etc.) L'existence de ces grandes cavités [ou de canalisations naturelles, doubles ou multiples] peut être parfois révélée par une réapparition de la coloration, provoquée par une crue subite. [Une telle crue rendra au courant des masses d'eau colorées, arrêtées dans les portions immobiles de la rivière, dans les poches latérales d'*eau morte*; celles-ci sont fréquentes dans les courants souterrains et se créent surtout aux époques où l'eau est en décrue et tend à abandonner les parties hautes ou retirées de son lit : on comprend qu'en cette occurrence, la fluorescéine aille s'*assoupir* en quelque sorte dans des *laisses* provisoirement isolées.]

4° Des intumescences dues aux crues et aux levées de vannes peuvent amener aux résurgences des dépôts microbiens et des troubles, bien avant l'arrivée des eaux colorées qui ont provoqué ces crues.

5° Il ne faut pas demander à la fluorescéine plus qu'elle ne peut donner : prouver l'existence d'une communication entre deux points, donner une idée approximative des temps employés à effectuer le trajet. La vitesse de l'eau est une notion très complexe; la détermination des éléments qui la définissent sera d'autant plus complète et plus précise, que les causes d'erreurs auront été mieux écartées et que les observations seront faites avec plus de soin.

6° La fluorescéine doit être jetée non pas en poudre, mais à l'état de solution assez étendue, [pour 1 kilogramme on diluera au préalable dans 50 litres d'eau ou dans 10 litres d'eau additionnés d'un demi-litre d'ammoniaque. Le jet sera opéré sur toute la largeur du courant et non sur les bords, dont les aspérités arrêtent une grande partie de la solution; — *en une seule fois* et non en plusieurs.]

7° Les prélèvements des échantillons au point d'observation doivent être très fréquents et prolongés assez longtemps. L'examen des échantillons doit se faire au fluorescope. Tout échantillon paraissant limoneux ou légèrement trouble réclame le filtrage préalable.

8° La lumière solaire décolore rapidement les solutions de fluorescéine [sans qu'on puisse régénérer la couleur].

9° Les sols tourbeux ont la même influence sur cette matière colorante; [en leur présence, il faut donc employer la fuchsine acide (rouge), qu'on régénère au besoin par l'acide acétique.]

10° L'acide carbonique décolore également les solutions de fluorescéine, mais la substance peut être régénérée [au moyen de l'ammoniaque.]

11° Certains limons, de même que les calcaires, n'exercent pas d'action décolorante sur la fluorescéine. [Au contraire, les argiles de décalcification, que l'eau traverse d'ailleurs très lentement, décolorent la fluorescéine].

12° Il faut se montrer très circonspect en ce qui concerne les conclusions à tirer d'expériences négatives, même si elles ont englobé un cycle complet d'influences saisonnières très diverses.

J'ajoute que mes expériences personnelles exécutées non seulement entre des pertes et des résurgences (où le parcours intermédiaire était ignoré et s'accomplissait *sans témoin*), mais encore le long même de vraies rivières souterraines suivies pas à pas (Padirac, Betharram, Bramabiau, Han-sur-Lesse, etc.) ou de rivières extérieures étudiées (au Caucase notamment) pendant des dizaines de lieues, c'est-à-dire sans perdre de vue les incidents de la propagation, m'ont rendu sceptique sur la généralité trop hâtive de certaines conclusions : bien souvent on a prématurément déduit les conséquences d'observations forcément incomplètes, parce que partiellement hypothétiques. Ainsi je fais toutes réserves sur la construction des courbes dites isochronochromatiques, et je crois que l'on perdra son temps si l'on veut appliquer la fluorescéine notamment à l'étude de la vitesse réelle ou moyenne de l'eau souterraine : elle est sujette à trop d'accidents variés, qui rendent beaucoup de ses indications illusoires. J'estime qu'il serait sage de se borner à employer cette substance pour constater uniquement la communication de telles pertes données avec telles résurgences (ou puits) connues; en n'oubliant pas surtout que, par essence, elle ne peut jamais fournir que des demi-indications, puisqu'il y a lieu de ne point faire état du résultat négatif d'une expérience.

AUTRES PROCÉDÉS

L'usage du sel marin (chlorure de sodium) ou du chlorure de calcium et leur recherche dans les résurgences ont donné des résultats analogues à la fluorescéine, mais moins probants encore. La méthode des cellules organiques (*Mycoderma aceti* et surtout *Saccharomyces cerevisiæ, levure de bière*) de Miquel (1), présente également de grands avantages. Nous n'avons point le loisir de nous y étendre ici : il suffit de renvoyer aux travaux de la commission de Montsouris.

Un tout nouveau procédé de recherche du degré de pureté bactériologique de l'eau est celui qui consiste à examiner les variations de sa *conductibilité électrique*, pour y reconnaître celles des substances

(1) *C. R. Ac. Sc.*, 17 juin 1901.

ou organismes qu'elle renferme. Depuis 1904, ce nouveau mode d'investigation, qui promet d'être fécond, est appliqué à l'usine élévatoire des eaux du Loing et du Lunain à Sorques (près Nemours); antérieurement (1903), il l'avait été pour l'Avre par Dienert et d'abord à Lyon (eaux du Rhône, naturellement filtrées dans les graviers), par Chanoz (1); la conductibilité diminue lors des crues (qui amènent des pollutions et augmentent la richesse des eaux en sels).

Plus grossière assurément que les précédentes, mais féconde néanmoins en indications pratiques, est l'étude attentive des variations thermométriques.

THERMOMÉTRIE

Depuis une dizaine d'années, j'ai expérimentalement démontré (2) que la température des rivières souterraines, et des *résurgences* où elles aboutissent, n'est pas du tout constante, ni par conséquent égale à la température moyenne annuelle du lieu de l'émergence (comme on le croyait jadis) — que leurs variations saisonnières peuvent fournir des indications sur leur origine et leur enfouissement lointains, — que les infiltrations glacées et l'air froid de l'hiver ou des hautes altitudes exercent une forte action réfrigérante sur les eaux souterraines des terrains fissurés, même jusqu'à plusieurs centaines de mètres de profondeur, — et que ces éléments d'étude sont précieusement utilisables contre les causes de contamination éloignées (3).

Dans le Jura, Delacroix et le frère Ogérien avaient déjà signalé des écarts saisonniers de 4° à 6° dans la température des sources. Plusieurs hydrologues et géologues (Van den Broeck, Fournier, Schardt, Boursault, Maréchal, Le Couppey de la Forest, Dienert, Marboutin (4), etc.) ont déjà fait, comme moi-même, d'heureuses applications pratiques de ces notions nouvelles, spécialement dans l'examen des projets de captage d'eau réglementé par la circulaire ministérielle du 10 décembre 1900 et la loi du 15 février 1902.

Mais cette importance capitale des variations thermométriques de

(1) Qui dès 1902 l'a appliqué avec Doyon aux eaux minérales (*Journal de physiologie*, mai 1903). — Voy. A. Guillerd, *Revue d'hygiène*, novembre 1904; *Revue municipale*, 15-28 février 1905; *C. R. Ac. Sc.*, 13 mars 1905. Pour les eaux de Paris, la détermination quotidienne de la résistance électrique est publiée au *Bulletin municipal officiel*, depuis le 11 octobre 1904.

(2) *Comptes rendus Ac. Sc.*, 12 mars 1894, 13 janvier 1896.

(3) Daubrée, Eaux souterraines. — Paul Choffat, Sources en Portugal. — E. Imbeaux, Les eaux potables, p. 98.

« A partir de la zone de température constante, une source ne subira pas l'influence des saisons;... l'eau emprunte sa température à celle du terrain qu'elle traverse » (Paul Choffat, *loc. cit.*). « Les eaux souterraines ont, en général, la température géothermique de la strate rocheuse au sein de laquelle se trouve le gisement aquifère » (Marboutin, *Revue d'hygiène*, novembre 1903, janvier 1904).

(4) Voy. E. Van den Broeck, *Bull. de la Soc. belge de géologie*, t. XII, 25 octobre 1898. — F. Dienert, Contribution à l'étude de la température des sources, *Bull. de la Soc. belge de géologie*, t. XVIII, 1904, Mémoires, p. 107-114.

certaines eaux souterraines est encore si méconnue en général, même des hygiénistes, qu'il est nécessaire d'en bien résumer toute la portée utilitaire.

D'autant plus qu'une quantité de faits et observations nouveaux la confirment de plus en plus ; je ne rappellerai que les trois principaux : 1° d'abord l'écart énorme de température présenté par l'eau de la Fontaine de Vaucluse en 1903, de 8° en janvier à 14°,7 en mars, différence de 6°,7 qui n'avait jamais été constatée antérieurement ; elle est la conséquence naturelle de l'absence presque totale de pluies d'hiver, de l'arrêt des hautes infiltrations réfrigérantes, et d'un faible débit prolongé pendant trois mois, ce qui, à cause de la forme en fond de bateau du bassin souterrain, a exceptionnellement favorisé le réchauffement géothermique souterrain (1) ; 2° ensuite, et au contraire, les *infiltrations permanentes d'eaux froides*, qui, depuis le printemps 1901, se manifestent dans la galerie italienne du tunnel du Simplon et qui, bien que traversant 700 mètres d'épaisseur de terrain, y ont abaissé la température souterraine à 19°, 16° et même 11°, au lieu des 36° à 38° des conditions normales (2) ; 3° parmi les émergences de l'Avre et de la Vigne captées pour la ville de Paris, la *source* du Breuil est la seule dont la température soit invariable, à très peu de chose près ; aussi sa composition chimique est-elle constante ; les expériences à la levure de bière et à la fluorescéine y sont toutes demeurées négatives et sa teneur bactériologique reste jusqu'à présent satisfaisante (deux fois seulement, 20 février 1900 et 10 février 1904, un trouble s'est fortuitement produit par une extravasion accidentelle de la rivière d'Avre voisine ; ces faits exceptionnels eussent été évités par l'emploi du captage profond en gisement géologique, préconisé par Imbeaux, Janet, Babinet, etc. ; on travaille à en empêcher le retour). Au contraire, toutes les autres émergences présentent des variations saisonnières de température qui vont jusqu'à 2° ; corroborant ces écarts, les expériences à la fluorescéine et à la levure de bière, et les analyses chimiques et bactériologiques ont démontré que ces *résurgences* sont en relations plus ou moins directes avec les infiltrations des terrains perméables, situés à plusieurs kilomètres au sud-ouest et qu'elles risquent toujours d'être *temporairement et accidentellement* contaminées par elles (3).

Bref, et sans rappeler ici une foule d'autres constatations, personnelles ou non, de moindre envergure mais identiquement concluantes, je me crois autorisé à proposer définitivement aux hydrologues et aux hygiénistes que préoccupent la recherche et le

(1) Voy. ma note sur Vaucluse aux *Comptes rendus* du 10 novembre 1902 et les rapports de la *Commission météorologique de Vaucluse*.

(2) Voy. les mémoires de Schardt.

(3) Rapports de la commission scientifique de Montsouris. Voy. E.-A. MARTEL, *Les eaux de Paris*. La Nature, 5 août 1905.

captage des eaux d'alimentation, les quelques règles suivantes :

1° Les émergences ou venues d'eaux tempérées et froides (les sources thermo-minérales n'étant point ici en question, à cause de leurs conditions particulières de remontée au jour), ne méritent réellement le nom de *sources*, que lorsque leur température est à peu près constante, c'est-à-dire lorsque leurs variations *saisonnières* thermométriques sont très faibles. Une telle constance préjuge, *en général*, l'origine véritablement souterraine d'une source et la qualité saine de son eau, géothermiquement équilibrée dans le sol à l'abri de tout mélange superficiel et impur.

2° On peut, en pratique, ne pas tenir compte des variations inférieures à 0°,5, tolérance qu'il faut admettre pour les erreurs d'observations (si bien faites qu'elles soient), les divergences, les imperfections et les modifications inévitables des instruments (même les meilleurs).

3° Dès que les variations atteignent aux environs de 1° C., l'émergence ne doit plus être considérée comme une vraie *source* (1), c'est-à-dire comme la sortie d'une eau, qui a circulé ou séjourné sous terre assez longtemps pour égaliser sa température avec celle de la roche encaissante (gisement géologique). Ces écarts dénoncent l'action réfrigérante en hiver, réchauffante en été, d'infiltrations rapprochées ou éloignées, qui comportent, dans les pays habités, les plus grandes chances de contamination. Ce terme de 1° est basé sur ce que telle est, dans nos climats de l'Europe moyenne, la limite des oscillations annuelles à 8 mètres de profondeur (selon Mohn); à 28 mètres l'équilibre géothermique est atteint, c'est-à-dire que la variation est nulle. Or, 28 mètres d'épaisseur de terrains sablonneux ou détritiques sont surabondamment suffisants pour amener la constance de température et le filtrage; mais *plusieurs centaines de mètres ne produisent pas ces résultats dans les terrains fissurés.*

4° Dans ce cas, et avant tout travail d'adduction, il faut rechercher si les causes de contamination sont assez proches pour être sûrement éliminées par le captage géologique profond ou par l'établissement du périmètre de protection (art. 10 de la loi de 1902). Si l'origine des pollutions est lointaine, et due à des infiltrations de ruisseaux ou de pluies contaminés à distance, il faudra recourir à la surveillance médicale de la zone dangereuse d'absorption et, mieux encore, à la stérilisation ou à l'épuration des eaux à capter, qui ne sont réellement que des *résurgences.*

5° L'importance du facteur température étant ainsi établie, il conviendrait, théoriquement, de ne conclure à l'autorisation d'aucun captage avant d'avoir observé scientifiquement, pendant un cycle

(1) A la *source* de la Dhuis à Pargny, Belgrand avait considéré comme négligeable l'oscillation de 1° (maximum 10°,7, minimum 9°,7, La Seine, p. 176) qui, au contraire, suffit, selon moi, à bien corroborer la relation de cette émergence avec les bétoires et lavoirs d'amont autour d'Artonges.

d'une année entière, les variations thermométriques de l'eau choisie; inapplicable dans la pratique, cette précaution peut être réduite à quatre séries d'observations précises : 1° en sécheresse (étiage) d'hiver; 2° après les pluies (en crue) d'hiver; 3° en étiage d'été; 4° en crue d'été. Au strict minimum, deux études thermométriques seraient nécessaires, une après la fonte des neiges ou les pluies froides de fin d'hiver, l'autre après les sécheresses ou, selon les conditions climatériques locales, après les pluies chaudes de l'été. Ainsi seulement on pourra tirer des conclusions sûres de cet important facteur de l'étude des sources, la température, qui, on le voit, n'a certainement pas été pris jusqu'à présent en considération suffisante; l'observation thermométrique ne doit pas se borner à dire si une eau est suffisamment fraîche pour la consommation.

6° Tout ce qui précède s'applique aussi aux *nappes phréatiques*; d'autant que, plus souvent qu'on ne le pense, les eaux alimentaires des puits s'écoulent en vrais *ruisseaux de fissures*, bien plus qu'elles ne s'étendent en réelles *nappes d'interstices* (1).

CAPTAGES GÉOLOGIQUES

Il va sans dire que tout projet de captage de source doit étudier en détail le débit des eaux à capter, et examiner, au préalable, s'il peut répondre aux besoins à satisfaire : pour les grandes villes comme Paris, on estime qu'il faudrait 250 litres par habitant et par jour (en été, on y a absorbé jusqu'à 400 litres); dans les campagnes, surtout s'il y a peu de bestiaux et peu de voitures à laver, on peut à la rigueur descendre à 50 litres; 100 à 150 litres sont une bonne moyenne; la Rome antique en avait, dit-on, 700 et la moderne 1000; Madrid est réduite à 15.

Outre le périmètre de protection, une souveraine protection contre les contaminations rapprochées (*mais contre celles-là seulement*) est le procédé du captage en gisement géologique (2), préconisé par les ingénieurs Imbeaux (3), Janet (4) et Babinet; il consiste à appliquer aux émergences, quelles qu'elles soient, le système de captage sous le sol et d'isolement employé pour les sources thermo-minérales, c'est-à-dire à prendre et à enfermer l'eau dans le sein même de la roche d'où elle

(1) Signalons aussi la récente et originale idée de L. CAYEUX, Les minéraux des eaux de sources de Paris. *C. R. Ac. Sc.*, 17 juillet 1905) qui recherche par l'étude micrographique du résidu des filtres les éléments minéraux des terrains alimentaires des résurgences.

(2) C'est-à-dire comme pour les captages des sources minérales. Voy. L. DE LAUNAY, Recherche et captage des sources thermo-minérales, in-8°, 1899 et Conférence du 22 mai 1902. — E. FOURNIER, Étude sur les sources... du Jura franc-comtois. *Bull. de la carte géologique de France*, n° 89, t. XIII, 1902. — Voy. aussi GASPERINI, *Annali d'igiena sperimentale*, 1901, p. 143.

(3) IMBEAUX, Les eaux potables, 1897, p. 93, L'alimentation des villes, etc.

(4) JANET, *C. R. Ac. Sc.*, 23 juillet 1900.

sort, et non pas dans les terrains meubles, superposés ou rapportés, qui surmontent le vrai gisement géologique. C'est ainsi qu'ont été très heureusement prises plusieurs des sources des nouvelles eaux du Loing et du Lunain (1).

De plus, ce système est de nature à procurer un meilleur rendement, en évitant toute déperdition au point d'émergence de l'eau; mais tout ce qui concerne les approvisionnements, captages, adductions et distributions (canalisation double ou simple) sera spécialement étudié dans un autre article. Il ne reste ici qu'à signaler l'impardonnable incurie qui laisse, encore dans beaucoup d'endroits, une canalisation *découverte* conduire de l'eau, bonne à l'origine, à sa destination : J. Deprat, vient de signaler un très grave fait de ce genre pour Ajaccio (Corse) (2) et demande la construction d'un aqueduc couvert : la même erreur existait pour les eaux de Cannes (Alpes-Maritimes) : on s'occupe de la corriger : par décret du 14 octobre 1902, la Société lyonnaise des eaux et d'éclairage, concessionnaire du canal de la Siagne et du Loup, a été autorisée à amener à Cannes les eaux des sources du Loup dites de Gréolières (amont et aval) et de Bramafan, au moyen d'un canal maçonné et couvert et de trois branches secondaires; ce travail doit remplacer le canal « découvert » actuel, qui alimente Cannes dans de mauvaises conditions hygiéniques. Un nouveau décret du 9 décembre 1904 a prorogé de dix-huit mois, selon les vœux exprimés, le délai pour les expropriations à effectuer en vue des travaux nécessaires pour assurer la dérivation des trois sources.

PRÉLÈVEMENTS ET ANALYSES BACTÉRIOLOGIQUES

Quant à l'examen bactériologique, qui contrôle si précieusement l'étude géologique et topographique et peut souvent en corriger les incertitudes, il se heurte à une difficulté matérielle considérable, celle du prélèvement de l'échantillon destiné à l'analyse; de même que pour observer la température, il est souvent impossible, sans travaux préalables de dégagement, de trouver, dans l'état naturel d'une émergence, sous la vase, les feuilles mortes, les éboulis, etc., qui l'encombrent, le point précis de sortie de l'eau : aussi beaucoup d'analyses ont-elles montré comme mauvaises des eaux qu'une analyse ultérieure a reconnues bonnes, après un prélèvement plus soigneusement fait. Des instructions minutieuses et spéciales ont été rédigées en ce sens par le Comité consultatif d'hygiène publique.

(1) Qui, depuis juin 1900, amènent à Paris 50 000 mètres cubes en 24 heures. — Voy. J. Gannat, Captage des sources des vallées du Loing et du Lunain, dans les *Travaux publics*, août-septembre 1904. — A. Babinet, *Revue municipale* du 23 juin 1900.

(2) *C. R. des collaborateurs de la carte géologique*, mai 1904, p. 146. — La canalisation double a l'inconvénient que, par ignorance, négligence, paresse, les ouvriers, soldats, écoliers, etc., boiront aussi bien au robinet d'eau *non potable* qu'à celui de l'eau *pure*, si celle-ci surtout est moins fraîche.

On considère même actuellement comme utile un autre élément de précaution, l'*analyse biologique*, qui décèle la faune et la flore, notamment les protozoaires et les algues dans les eaux (1) : en effet, ces organismes inférieurs pullulent parfois sur les filtres à sable, donnent au liquide odeur et goût désagréables et vont même jusqu'à obstruer les conduites (2).

Il y aurait lieu de se livrer sur ce point à des études analogues à celles que Bruyant exécute sur le *plankton* des lacs d'Auvergne (3). Le procédé au sulfate de cuivre a été employé avec succès contre ces inconvénients. Je ne puis que renvoyer sur ce sujet à l'intéressant rapport récemment élaboré par le Dr Imbeaux (4).

Scientifiquement les bactériologistes ne devraient considérer comme dignes de leur délicat travail que les échantillons qu'ils auraient prélevés eux-mêmes, ce qui, pratiquement, présente d'insurmontables difficultés.

CONTAMINATIONS LOINTAINES

Quant à la protection contre les contaminations lointaines, il n'y a que trois ressources :

1° INTERDICTION DE CAPTAGE

La plus radicale est l'interdiction de captage d'une eau suspecte, mais alors les difficultés d'alimentation deviennent considérables.

2° SURVEILLANCE MÉDICALE

La surveillance médicale de toute la région où peuvent se produire des infiltrations contaminées peut permettre au moins de les prévoir, sinon de les empêcher : cette surveillance (dont l'initiative est due, sur un rapport de Duclaux, du 23 novembre 1900, à la commission municipale des eaux de Paris) consiste à faire connaître, dès qu'ils se produisent, tous les cas de maladies transmissibles, à prendre

(1) Voy. Malmejac, L'eau dans l'alimentation, Paris, 1902.

(2) Voy. E. Maréchal, Le régime bactériologique des sources vauclusiennes du Doubs. *Soc. d'hist. naturelle du Doubs*, Besançon, janvier 1903. — Maréchal, Les eaux d'alimentation du Doubs, Besançon, in-8°, 91 p. et pl. — Prescot et Winslow, Elements of water bacteriology. *Institut de technologie du Massachussets*, 1904.

(3) Tout récemment les sources de Lille et les eaux souterraines de Berlin ont été affectées par le développement excessif de l'algue dite *Crenothryx polyspora*, qui se développe en présence du fer. Berlin dut recourir aux procédés de déferrification. A Brooklyn, un trouble malodorant a été causé par une autre algue, l'*Asterionella formosa*.

(4) Imbeaux, Sur un moyen de détruire les algues, etc., dans les eaux potables, etc. Rapport du 4 juillet 1904 à M. le ministre des travaux publics, d'après une brochure du département de l'agriculture des États-Unis. — Gasser, Analyse biologique des eaux potables. *Encyclopédie Léauté*.

les mesures voulues pour la destruction des selles, la désinfection du linge des malades, etc.; au besoin, à faire mettre les résurgences captées en décharge si l'on redoute leur pollution temporaire.

On estime que pour l'Avre la durée de la transmission des germes à Paris par l'aqueduc est de cinquante heures. Mais cette mesure est bien insuffisante, il faut l'avouer. Empêchera-t-elle, en cas de grandes manœuvres autour de Sens ou de Verneuil, par exemple, des soldats infectés à leur insu de germes typhiques, de souiller des champs qui, lavés par les pluies, laisseront les funestes bacilles s'introduire sous terre vers les conduites aquifères naturelles? Le cas s'est déjà présenté.

3° PURIFICATION ARTIFICIELLE

Plus efficaces seraient les procédés de purification artificielle de l'eau, dont l'application ne peut pas être encore considérée comme une panacée universelle. D'autant plus que, par un phénomène bizarre de microbiologie, les eaux semblent d'autant plus aisées à purifier qu'elles sont plus malpropres; l'eau de la Seine, par exemple, se filtrant mieux artificiellement que celle de l'Avre. Les eaux de sources sont presque « impossibles à filtrer (1) ». Il est curieux de remarquer, comme l'a fait Bechmann (2), que Belgrand, en présentant son plan si ingénieux d'alimentation de Paris en eau de *sources* (?), fit repousser la solution du filtrage des eaux de Seine, malgré les bons résultats réalisés à Dunkerque, Tourcoing, à Londres et malgré les recherches convaincantes d'Aristide Dumont. Et voici que, maintenant, les anciennes *sources* devenant suspectes, on évolue de nouveau vers le filtrage !

Malgré la quantité de ceux déjà découverts et mis en pratique avec des succès divers (particulièrement à la suite du concours ouvert sur ce point par la ville de Paris le 24 juillet 1894), il y a lieu de réaliser encore des progrès parmi les systèmes connus de purification artificielle (3) qui peuvent, dès maintenant, être classés en deux catégories principales :

La *stérilisation*, d'ordre chimique ;

L'*épuration* ou *filtrage*, d'ordre physique (mécanique).

Ce sujet sera développé ailleurs et c'est pour ordre seulement que je citerai, parmi les modes de *stérilisation*, l'emploi de l'*ozone* (systèmes Tindal, Pascal, Marmier et Abraham à Emmerin, près Lille; de Frise, à Saint-Maur, près Paris; Vossmaer, à Schiedam, près Rotterdam; Otto, à Romorantin et Nice, etc.); du peroxyde de chlore ou ferrochlore (procédés Howatson à Lectoure, Gers; à Ostende), du polarite

(1) Michel Lévy, *Cons. d'hyg. publ. de la Seine*, 15 avril 1904.

(2) Bechmann, *Revue d'hygiène*, t. XXIII, n° 4, 1901.

(3) Voy. F. Marboutin, Surveillance des sources et filtration des eaux. *Revue d'hygiène*, janvier 1904.

(Dr Barthé, à Reading. Angleterre) : de l'eau oxygénée à l'état naissant (1) et de diverses substances minérales (baryte, soude, permanganate de chaux ou de potasse, manganèse, baryum, etc.). Leur grand écueil est la difficulté d'éliminer les réactifs nuisibles à l'organisme humain. Une mention spéciale est due aux curieuses recherches de Dienert, qui a étudié avec succès l'action destructrice du zinc (blende et calamine) et du magnésium sur le bacille d'Éberth, qui y meurt en quarante-huit heures, mais dans certaines conditions : malheureusement la dolomie (carbonate double de chaux et de magnésie), si répandue dans les terrains triasiques, jurassiques, crétacés, n'a aucune action sur ce microbe (2).

Pour l'*épuration* (3), il faut nommer les procédés des *filtres à sable* (4) : bassins de décantation préalable par simple gravité (Londres, Berlin, Hambourg) ; purification préalable par le fer (système des revolvers Anderson, à oxyde de fer (5) : Anvers, Choisy-le-Roi, Nogent et Neuilly-sur-Marne, Londres) : dégrossisseur Puech-Chabal avec préfiltre (Ivry, Suresnes, Annonay, Nantes, Zurich, Vienne) ; filtres non immergés de Miquel (6), pareils au *filtrage naturel* dans les sables et qui paraissent pleins d'avenir.

Quant aux alluvions, elles ne filtrent pas l'eau.

La ville de Göteborg (Suède) a créé de toutes pièces une véritable nappe phréatique artificielle, en élevant et en déversant l'eau de la Got-Elf sur une couche de sable, qui la filtre complètement (7). M. Janet avait proposé de même d'élever et filtrer l'Oise par le moyen des sables de Fontainebleau, des plateaux de Montmorency.

Les divers modes de filtrage au sable employés à Londres depuis 1830 et très généralisés en Angleterre, Allemagne, Hollande, aux États-Unis, ont le double et grave inconvénient de donner des eaux (de rivières) *insuffisamment fraîches* en été, et d'être d'un maniement très délicat, d'une surveillance très difficile.

Quant à la fraîcheur, il a été établi, notamment par le corps médical militaire, qu'elle est une condition hygiénique absolument indispensable.

Par les grandes chaleurs, une eau de boisson tiède présente, pour les assoiffés, des inconvénients extrêmement fâcheux. Enfin il est éta-

(1) Bonjean, *C. R. Ac. Sc.*, 2 janvier 1905.

(2) *C. R. Ac. Sc.*, 16 mars 1903 et 1er semestre 1905.

(3) E. Imbeaux, La filtration artificielle des eaux. *Bull. de la Soc. industrielle de l'Est*, 22e année, 1905, suppl. 43.

(4) J. Courmont, Alimentation des villes en eau potable. *Presse médicale*, 15 juin 1904. — Dr L. Lacomme. L'épuration des eaux par les filtres à sable dits américains. *Revue d'hygiène*, 20 janvier 1905.

(5) C.-H. Regnard, Les filtres à sable et à coagulant. *Revue d'hygiène*, oct. 1904.

(6) *Annales de l'observatoire de Montsouris*, t. V, 1904, p. 69-103 et *C. R. Ac. Sc.*, 16 mai et 18 juillet 1904. — Marboutin, *Ibid.*, 18 avril 1904.

(7) Voy. Bechmann, *Commission de Montsouris*, t. II, année 1902. Paris, 1903, p. 329-344.

bli que les eaux fraîches (jusqu'à 15° C.) sont bien moins favorables, que celles de température plus élevée, à la pullulation des bactéries (1).

En ce qui touche leur fonctionnement, les filtres, s'ils ne sont pas soumis à un examen constant et des plus minutieux, peuvent provoquer des accidents tout à fait dangereux (2) (excès de charge, déchirure de la membrane biologique, etc.). Cependant des agglomérations telles que Rotterdam, Hambourg, Berlin, Londres se louent hautement de leurs systèmes de filtrage.

Aux États-Unis, « la science de la filtration est arrivée à un degré très avancé ;... elle a abaissé la mortalité typhique dans de très grandes proportions... et il y aurait grand intérêt à s'en inspirer... pour améliorer la construction et le perfectionnement de nos filtres » (3). Au cours d'une mission spéciale (de la Ville de Paris) de cinq mois aux États-Unis, Le Couppey de la Forest a pu se convaincre que les critiques, si souvent dirigées contre les filtres de la Ville de Paris (notamment l'imputation d'accroître la fièvre typhoïde quand on distribue leur eau), tiennent avant tout à l'intermittence de leur fonctionnement.

Pour les particuliers, les casernes, les écoles, etc., les filtres privés (procédés des pâtes céramiques ou bougies, de la chaleur, de l'amiante, etc.), sont d'un faible débit, demandent des nettoyages fréquents et restent encore aussi perfectibles que le filtrage industriel en grandes masses : il n'est guère de système parfait et ce n'est pas ici qu'on peut s'engager dans une énumération, même énonciative, des nombreux spécimens commerciaux offerts au public (4).

Sur ce sujet, et à propos du doublement des bassins filtrants de l'usine élévatoire d'Ivry, une discussion des plus synthétiques a eu lieu à la séance du 15 avril 1904 du conseil d'hygiène publique de la Seine. Un court résumé n'en sera pas superflu.

Il s'agissait de porter de 35 000 à 70 000 mètres cubes par jour l'épuration d'eau de Seine installée à Ivry en 1899 (celle de la Marne

(1) Aussi Berlin, Hambourg, Magdebourg reviennent en ce moment aux puits des eaux souterraines profondes (Voy. E. Imbeaux, dans la *Revue d'hygiène* d'avril 1904, sur les vicissitudes de l'alimentation en eau de Berlin).

(2) La ville de Lincoln (Angleterre) a eu en janvier 1905 une épidémie de fièvre typhoïde qui, en moins de deux mois, s'est élevée à 800 cas. L'origine en est purement hydrique. L'alimentation en eau est empruntée à la rivière Witham filtrée au sable ; on cherchait (en automne 1904) à améliorer le filtre, en enfouissant plus profondément le lit de sable fin ; au cours des travaux survinrent à la fois une pollution de la rivière et une gelée qui interrompit la correction du filtre ; comme beaucoup de consommateurs laissèrent leurs robinets ouverts et l'eau couler pour éviter la congélation des tuyaux, on provoqua un excès de vitesse et par suite une insuffisance du filtrage (*Nature* (angl.), 2 mars 1905, p. 425). La gelée a aussi produit d'analogues effets à Birmingham.

(3) Le Couppey de la Forest, Les filtres à sable aux États-Unis. *Revue d'hygiène*, avril et mai 1904.

(4) Voy. H. Labit, L'eau potable. *Encyclopédie Léauté*, p. 193. — Dr Vallin, Rapport sur l'alimentation des garnisons. *Acad. de méd.*, 27 octobre 1903.

à Saint-Maur date de 1896, et donne 30 000 mètres cubes). Les accidents hygiéniques et estivaux de l'Avre exposant à des mises en décharge non prévues à l'origine, le rôle d'appoint des eaux filtrées a pris le caractère d'une « collaboration continue, presque permanente, qui, bien conduite et surveillée, peut fournir une eau valant, uniquement au point de vue sanitaire, certaines adductions d'eaux de *sources* (?) ». En 1903, la numération des microbes s'est, d'une façon générale, montrée plus faible pour les eaux filtrées de Saint-Maur et d'Ivry que pour les émergences de l'Avre dites du Chêne et du Blaou (rapport de M. Brousse).

Mélanges d'eau. — On a prétendu alors que le mélange d'eau de Seine filtrée et d'eau dite de source était plus facilement contaminable que chacune des deux eaux séparément; et que la petite épidémie typhoïde de Paris au début de 1904 provenait de filtres mis trop tôt en service. Or le premier point n'a été nullement démontré. Quant au second, rien ne l'a prouvé non plus, malgré toutes les allégations produites; au contraire, il a été établi devant la commission spéciale du comité consultatif d'hygiène publique chargée d'enquête sur cette épidémie, qu'elle provenait (comme celles de 1899 et de 1900), de pollutions temporaires de l'Avre supérieure et de la contamination des bétoires et des *résurgences* à travers le réseau souterrain de la craie, à la suite de grandes pluies d'hiver (1).

D'ailleurs « la prison de Fresnes, alimentée exclusivement en eau filtrée, est, depuis son ouverture, absolument indemne de typhoïde » (M. Barrier). Il est vrai, par contre, que les filtres de Vienne (Autriche) et de Toulouse sont loin d'avoir donné la même satisfaction.

La discussion a conduit à demander, entre autres mesures, que le calibrage des sables employés fût efficacement vérifié; — que le fonctionnement des filtres soit permanent (pour éviter les *à-coups* du mûrissement); — que, pour Ivry, la prise d'eau fût reportée en amont, sur un point moins contaminé; — et qu'autant que possible, les diverses eaux ne fussent pas mélangées entre elles.

Il faut faire encore une remarque curieuse, mais assez décourageante et qui fait considérer, par beaucoup d'esprits distingués, comme illusoires toutes les précautions que l'on prend : c'est que les eaux sinon mauvaises, du moins médiocres, semblent communiquer une sorte d'immunisation, d'accoutumance contre les maladies d'origine hydrique; comme Mithridate et Denys le Tyran, protégés contre les poisons par leur usage même, on peut comprendre que, quand toute une population a été longtemps soumise au régime d'eaux de « fleuves contaminés, tous ceux qui pouvaient contracter la fièvre typhoïde sont devenus indemnes »; mais cela ne démontre pas que des eaux même filtrées « ne puissent transmettre les fièvres intesti-

(1) Rapport de Michel Lévy et Renault.

nales à d'autres populations moins bien protégées par leurs maladies antérieures » (Armand Gautier). Sur quoi des pessimistes ont prétendu qu'on est d'autant plus disposé à la fièvre typhoïde qu'on est plus habitué aux eaux pures ! Ce n'est pas ici qu'on peut discuter si ceci est vérité ou paradoxe.

Eau bouillie. — Comme moyen extrême, beaucoup d'hygiénistes préconisent l'emploi de l'eau bouillie : c'est l'expédient auquel la ville de Paris renvoie ses habitants, en cas d'*accidents* à ses captages de *sources* ; il est compliqué : la stérilisation absolue ne s'obtient qu'à 110-120° ; il est vrai qu'une ébullition de cinq minutes suffit à tuer le bacille typhique (qui ne peut supporter plus de 56°), le bacille cholérique (52°), le bacille du charbon (54°), et celui de la diphtérie (60°) ; et l'eau bouillie n'est pas exempte de critique : on la dit indigeste, faute d'aération, et si on l'aère et rafraîchit à nouveau, on risque de réintroduire des germes. La question, fort controversée, a été complètement exposée ailleurs (1).

Au contraire, la congélation de l'eau s'est trouvée inefficace, contrairement à l'idée de Rochard et Bodet : Miquel a prouvé que les bactéries pathogènes engourdies ne se réveillent que plus nocives en retrouvant la température normale. Il en existe d'ailleurs dans la glace : des mers glacées de l'Atlantique, le Dr Charcot vient de rapporter plusieurs centaines d'espèces de microbes.

RESSOURCES EN EAUX

Avant de terminer cette étude, générale et rapide, sur l'eau potable par l'exposé des récentes dispositions légales qui viennent d'y être appliquées et de celles qu'il y aurait lieu d'introduire encore, il faut synthétiser pratiquement tout ce qui précède par un tableau général montrant où et comment on peut se procurer l'eau hygiénique d'alimentation.

L'évolution naturelle de l'eau nous en fournit six manières :

1° La pluie ; 2° les émergences ; 3° les puits ; 4° les cours d'eau ; 5° les lacs ; 6° la mer.

1° LA PLUIE

On a vu que, loin des villes et des usines, l'eau de pluie est pure par excellence (4 bactéries et 4 mucédinées par centimètre cube, selon Miquel) ; la difficulté est de la recueillir sur des surfaces ou dans des récipients inaccessibles aux causes de pollution ; même le creux naturel d'une roche ne sera pas, au moment où les gouttes de pluie vont s'y réunir, exempt des matières organiques

(1) *Tribune médicale*, 13 août 1904.

ou des germes suspects ou malsains agglomérés par l'évaporation de la précédente précipitation ou survenus pendant la période sèche ; l'artificielle *citerne* est vieille comme l'humanité, et l'antiquité nous en a laissé d'admirables modèles à Carthage, Constantinople, Baies, etc. Actuellement encore celles d'Aden sont célèbres, et quand parfois elles sont à sec, il faut recourir à l'eau de mer distillée pour ce port. Vézélay, dans l'Yonne, a de bonnes citernes publiques, etc., mais on n'ignore point les infinies précautions, bien rarement observées, qu'elles comportent : propreté absolue des toits (irréalisable en fait à cause des germes, des poussières atmosphériques et des feuilles) et des gouttières (où trop souvent on déverse les eaux de toilette des mansardes ou combles), installation méticuleuse et renouvellement annuel d'un filtre à charbon et sable au point d'arrivée des eaux dans la citerne, étanchéité absolue contre les infiltrations des latrines et pierres d'évier voisines, nettoyage annuel du récipient avec les mille soins antiseptiques presque toujours négligés (1) (instruments n'ayant jamais servi et stérilisés, sabots et vêtements neufs ou désinfectés s'il faut descendre dans le récipient, état sanitaire parfait du voisinage au moment de l'opération, etc.). Une bonne citerne rentre dans la catégorie des desiderata théoriques d'eaux !

De la neige je ne dirai rien, l'eau de fonte qu'elle fournit n'étant que très exceptionnellement *propre*.

Dans les villes, d'ailleurs, l'eau de pluie est souillée ; celle du *Strand*, à Londres, renferme un peu plus de 1 décigramme de matières solides par litre (sel marin, suie, sulfate d'ammoniaque, etc.).

2° LES ÉMERGENCES

Elles ne sont pures qu'à l'état de *sources*, surtout des terrains arénacés et détritiques, à nappes d'interstices ; en général, leur débit est faible ou moyen ; le nombre l'emporte sur le volume ; pour une alimentation copieuse, il faut en trouver et capter beaucoup.

Les *résurgences*, issues des courants libres au sein des terrains fis-

(1) L'éloquent tableau de ces desiderata est fait, à propos des *caisses à eau* des navires, par Couteaud et Girard, dans l'excellent livre déjà cité ici plusieurs fois (L'hygiène dans la marine de guerre moderne) :

« Le soin de la caisse et celui de la vérification du niveau de l'eau sont confiés à un matelot, le calier. Quand il veut mesurer l'étiage de l'eau, il ouvre le trou d'homme, il repère le niveau à l'aide d'une perche en bois abandonnée au premier endroit venu, au milieu des poussières et des souillures des rats. Veut-il pomper de l'eau ? il introduit dans la caisse une manche en cuir suspendue à découvert dans la cale, et qui a servi peut-être auparavant à pomper de l'eau de terre. Mais toutes ces énormités ne sont rien à côté du nettoyage méthodique de la caisse. Armé d'une éponge plus ou moins suspecte et d'un faubert qui a déjà rendu de longs services, le calier s'introduit par le trou d'homme, et, les pieds nus, s'acquitte en conscience du travail qui lui est confié. Quelle pléiade de microbes cette éponge, ce faubert et ces pieds, sans parler des vêtements et des mains, ont mis en culture dans ce vaste récipient ! »

surés, sont volumineuses mais clairsemées; en principe *suspectes* comme non filtrées sous terre : on ne les doit employer que faute de mieux, et avec la triple sauvegarde du *captage profond*, du *périmètre de protection* (contaminations rapprochées) et de la *surveillance médicale* (contaminations éloignées). Le moyen, souvent proposé, de boucher les pertes, bétoires, fissures, etc. des zones d'absorption dangereuses est un véritable *leurre* : dans les quelques cas où on a cherché à le mettre en pratique, l'engouffrement a su se trouver une nouvelle voie souterraine au voisinage, et même le point obstrué s'est rouvert de lui-même.

En vérité, quand une émergence du calcaire comprend dans son bassin d'alimentation des *gouffres*, *bétoires*, *entonnoirs*, pertes de ruisseaux et des *villages*, toutes les mesures que l'on peut prendre pour tenter son amélioration sont illusoires et l'usage de ces émergences doit être en théorie *rigoureusement prohibé*.

3° LES PUITS

Souvent, sur les plateaux ou les versants, loin des thalwegs ou dépressions qui, par recoupement, donnent naissance aux émergences, les puits sont le seul moyen de s'alimenter en eau potable (1). Nous pouvons en distinguer trois sortes :

A. Ceux de la *nappe dite phréatique* (Grundwasser), niveau d'eau le plus rapproché du sol qui ne dépasse que rarement 100 mètres de profondeur : bien souvent celle-ci n'est pas une nappe, mais un réseau de cassures, où circule l'eau polluable des résurgences. J'ai dit quelles précautions on doit prendre, contre les très faciles contaminations par infiltrations superficielles, pour l'établissement d'un puits même véritablement phréatique (à Paris, leur usage pour l'alimentation est interdit par arrêté du Préfet de la Seine du 22 juin 1904). Le périmètre de protection y est indispensable. Il est des niveaux phréatiques si profonds que, même s'ils ont le facies *réseau* et non celui de *nappes*, on peut cependant tolérer leur emploi (judicieux, protégé et surveillé) quand nulle source n'est disponible : dans la craie de Champagne, par exemple, à l'est de Reims et de Châlons, l'eau ne se rencontre souvent qu'à 30 ou 50 mètres de profondeur. Comme, véritablement, les fissures de cette craie paraissent plus ténues, quoique plus nombreuses que celles des vrais calcaires, il est permis d'admettre, à pareille distance du sol, une quasi-purification acceptable (sauf accident géologique ou hygiénique impossible à prévoir d'avance). Pour le calcaire moyennement fissuré, il faut compter au moins 50 mètres d'épaisseur pour espérer un semblant de filtration. Pour les calcaires à grandes diaclases, on connaît des

(1) Le Couppey de La Forest, Alimentation en eau potable dans les campagnes. *Revue d'hygiène*, 20 mai 1905.

abîmes de 300 mètres où la chute des eaux polluées reste absolument libre ! Les puits de 100 mètres et plus de la région normande crayeuse sont dans le même cas : on peut espérer, *mais non affirmer*, qu'à travers pareille épaisseur, la purification a plus de chance de s'accomplir que dans les grandes diaclases du jurassique ou carbonifère, particulièrement en raison de la prédisposition naturelle de la craie à la *décalcification*, c'est-à-dire à la décomposition qui, par corrosion chimique, entraîne le carbonate de chaux et laisse un résidu d'argile ferrugineuse qui tend à colmater les fissures (poches des falaises du pays de Caux) et à filtrer les eaux. Mais qu'on sache bien qu'en parlant ainsi, *je fais une concession aux impossibilités matérielles*, et que je laisse fléchir la rigueur de la théorie scientifique devant les exigences de la pratique. En tout cas, les puits du niveau phréatique devront être maçonnés assez bas en dessous de leur margelle pour éviter les contaminations rapprochées (1).

B. Les puits des vraies *nappes profondes* (qui ne doivent pas être confondues avec le premier niveau hydrostatique, même s'il dépasse, comme dans la craie, 100 mètres d'éloignement de la surface), qu'elles soient statiques ou dynamiques (captives), sont en principe bons. On en connaît qui ne sont *profondes* que *théoriquement*, c'est-à-dire à cause de leur gisement géologique, et qui *matériellement* sont plus rapprochées de la surface que certaines vraies nappes phréatiques ; par exemple, la *nappe* qui, sous la Seine, à Croissy, en amont de Saint-Germain-en-Laye, est pompée à 26 mètres de profondeur seulement. A raison de leur profondeur même, elles peuvent présenter une température trop élevée pour être captées comme potables. Telles par exemple les eaux (à 29° C.) des puits artésiens de Paris, qui ont atteint jusqu'à 682 mètres de creux. La proposition, souvent faite, de les refroidir artificiellement se heurte à la difficulté d'une grosse dépense. Souvent aussi, les eaux artésiennes ne sont pas assez chargées de sels calcaires (9° et 12° au puits artésien de Grenelle) ; ou bien, d'autre part, elles renferment trop de substances minérales dissoutes. Dans des conditions favorables cependant, la nappe captive artésienne peut être une précieuse ressource alimentaire. Tel est le cas de Sainte-Menehould, où la nappe artésienne de Paris a déjà été captée pour le quartier de cavalerie et pour l'usine Géraudel vers 80 à 100 mètres de profondeur seulement à une température excellente, etc. ; seulement l'eau ne s'y est montrée qu'ascendante et non jaillissante, à cause de l'altitude du point de forage assurément, mais aussi parce que le tubage n'a pas été établi avec une étanchéité suffisante pour empêcher l'expansion de l'eau ascendante à travers les zones perméables rencontrées par le forage. Il faut achever la montée avec des pompes. Dans un projet, à la veille de son exécution, d'un

(1) Sur la contamination des puits de Lyon par la cystine, voy. H. Causse, *Soc. d'agricult., sc. et industrie de Lyon*, 16 février 1900, et *C. R. Ac. Sc.*, 30 avril 1900.

troisième puits artésien pour la ville même de Sainte-Menehould, on a choisi un point plus bas placé et on fera un double tubage (à remplissage de ciment) complètement étanche, qui permettra sans doute d'obtenir un véritable *jaillissement* de quelques mètres au-dessus du sol. D'ailleurs, cette précaution du tubage étanche est indispensable pour les puits des nappes profondes (surtout quand elles ne sont pas artésiennes, c'est-à-dire refoulantes), pour éviter leur mélange avec l'eau de la nappe ou du réseau phréatique proprement dit, au cas où celle-ci serait contaminée. Et comme, d'autre part, il empêche les déperditions dans les zones perméables intercalaires, il y a double raison de considérer la trop fréquente abstention du tubage étanche comme une économie fort mal entendue. Les puits artésiens présentent cet autre inconvénient de s'affaiblir les uns les autres quand on les multiplie aux dépens d'une même nappe. A partir de 1884, la ville de Denver, au Colorado, creusa 400 puits artésiens en quelques années sur un espace de 65 kilomètres de côté et 8 kilomètres de largeur; à partir de 1888 ils baissèrent; à la fin de 1890, tous, sauf six, avaient dû être pourvus de pompes (1)!

4° LES COURS D'EAU

Les ruisseaux, rivières, fleuves subissent, au fur et à mesure de leur écoulement, une auto-épuration (action solaire, oxygénation) matériellement constatée; il est acquis que la lumière exerce une notable action destructive sur les bactéries, qui redoutent surtout les radiations bleues et violettes et, d'une façon générale, l'oxygène : le soleil et l'air sont donc de puissants bactéricides dans l'eau, comme sur le sol; la concurrence vitale est aussi un facteur épurant; tout le monde sait, en effet, que la Seine, polluée par Paris, est déjà relativement purifiée à Conflans, plus encore à Mantes et surtout à Vernon (2). Mais la progression constante de cette auto-épuration est singulièrement contrariée par les contaminations, à chaque pas renouvelées, que drainent les petits comme les grands courants. Même dans les forêts, on ne peut considérer comme négligeables pour les ruisseaux la mauvaise influence des étangs plus ou moins stagnants, la décomposition des substances végétales, les ptomaïnes des cadavres d'animaux. Dans les plaines, le tout-à-l'égout naturel des villes, villages et usines a organisé de distance en distance l'infection des rivières et des fleuves, si bien qu'il ne faut faire fond sur l'auto-épuration que de la plus circonspecte manière.

(1) Slichter, Notions of underground waters, *U. Soc. geol. Surv. water supply papers*, n° 67, Washington, 1902, p. 44.

(2) L'Isar est épuré à 33 kilomètres aval de Munich, etc. — Voy. H. Labit, L'eau potable, p. 68.

5° LES LACS

Les lacs sembleraient les meilleurs producteurs d'eau potable, s'il est confirmé, selon les idées de Forel (1), qu'à une certaine distance à la fois de la surface et du fond il existe une zone exempte de souillures et de microbes, réellement assainie par l'auto-épuration même. En ce sens, Forel et Durand ont trouvé 150 000 bactéries par centimètre cube au bord du lac Léman et 38 au milieu. Genève et Zurich boivent leurs lacs (Zurich avec filtrage au sable) ; Glasgow l'eau du lac Katrine, en suivant des précautions indiquées ci-dessus ; mais Lausanne a cru devoir chercher des eaux plus sûres dans des sources situées à 70 kilomètres et dont l'adduction a nécessité de grands tunnels. Selon Imbeaux, 8 villes de France et 189 aux États-Unis s'alimentent à des lacs ou étangs ; 13 villes de France et 54 des États-Unis à des barrages-réservoirs (en 1904).

Mais les lacs sont le privilège (à peu de chose près) des régions submontagneuses : et l'on sait quels obstacles de toutes natures, financiers, techniques, industriels, diplomatiques même, ont jusqu'ici empêché d'amener le *lac de Genève à Paris*. La capitale a pensé aussi au lac d'Issarlès (Haute-Loire).

6° LA MER

La mer ne peut fournir que de l'eau distillée ; longtemps on l'a considérée comme imparfaite pour la boisson ; en 1901 même, la presse allemande souleva une polémique en prétendant que l'eau distillée est un poison ; selon Couteaud et Girard (2), il faut revenir de cet « absurde préjugé ».

« La marine française a résolument adopté la distillation de l'eau de mer, et rendu son usage réglementaire. Le seul reproche qu'on puisse lui faire, c'est de fournir une eau trop pure, puisqu'elle est privée de ses sels, inconvénient qui n'est pas bien sérieux. L'eau distillée est la plus saine des eaux, comme le prouve la navigation sur les navires qui ne possèdent pas d'autre eau potable. Malheureusement, l'eau distillée coûte très cher. On n'a consenti ce sacrifice d'argent que lorsqu'il fut acquis que ce mode de production était le meilleur préservatif contre les maladies infectieuses, notamment la fièvre typhoïde et la dysenterie. »

De même, le Dr A. Winckler vient d'établir (3) que l'eau distillée est parfaitement saine ; selon cet auteur, elle est, en Angleterre et en

(1) Forel, Le Léman.

(2) Couteaud et Girard, L'hygiène dans la marine de guerre moderne. Paris, in-8°, 1905, p. 190, 199, 211.

(3) Winckler, *Balneologische Zeitung* du 20 novembre 1904 ; *Séance de l'Union balnéaire allemande à Kreuznach* du 7 octobre 1904.

Amérique, ordonnée dans un certain nombre d'affections, et jamais un malade ne s'est plaint d'en être incommodé.

Le Dr américain L. Holbrook a démontré qu'à bord des vaisseaux de guerre américains à Cuba, des milliers de soldats ne buvaient que de l'eau distillée, et qu'il ne s'est jamais rencontré, parmi eux, un seul cas de typhus.

En Chine, les hauts fonctionnaires boivent de l'eau distillée, par luxe.

Les travaux de Cantini, Valentini et Sahli ont prouvé la grande valeur de l'eau distillée pour l'expulsion rapide des toxines du corps et pour débarrasser le filtre rénal de toutes ses impuretés.

Tout ce qu'on peut dire, c'est qu'il est bon d'agiter la bouteille avant de boire, pour aérer le liquide.

RECHERCHE DES EAUX POTABLES

Un mot, au moins, est ici nécessaire sur les signes extérieurs qui peuvent révéler la présence d'eaux souterraines potables latentes.

La fameuse *baguette divinatoire* (1) des sourciers est trop connue et surtout trop controversée encore pour que je m'y arrête. Cependant, je ne suis pas de ceux qui n'y voient qu'un vain artifice : je ne crois pas impossible que certains tempéraments, d'aptitude physiologique spéciale, se trouvent véritablement et sensiblement impressionnés par la proximité d'une eau cachée sous terre; pourquoi l'humidité du sous-sol n'influerait-elle pas sur leur organisme comme les changements de temps sur les gens nerveux et rhumatisants? Il faut, selon moi, considérer ce côté de la question comme digne d'études, tout en tenant cependant pour enfantine la prétention de certains sourciers à déterminer à l'avance et avec exactitude le débit, la profondeur, la direction de l'eau qu'ils prédisent souvent sans succès, et par *auto-suggestion*, mais que beaucoup *pressentent* efficacement. En 1854, Chevreul a consacré à la baguette divinatoire un travail remarquable : il y voit l'effet d'une action musculaire quasi inconsciente rendant en somme l'emploi de la baguette assez chimérique.

On trouvera dans les manuels spéciaux, et aussi dans les classiques traités de Degousée (2), de l'abbé Paramelle (3) (entachés certes, actuellement surtout, de notables inexactitudes, mais encore pleins de vues pratiques des plus utiles à connaître), les signes extérieurs qui peuvent renseigner sur les eaux rapprochées du sol : bruits d'écoulement dans des canaux, végétation spéciale, vapeur d'eau, nuées d'insectes hydrophiles, fonte plus rapide des neiges (4).

(1) Voy. E. Chabrand, La baguette divinatoire et les sourciers (*Bull. de la Soc. dauphinoise d'ethnologie*, juillet 1904). Mémoire très curieux et très documenté.

(2) Degousée, *Guide du sondeur*.

(3) Paramelle, L'art de découvrir des sources.

(4) Voy. E. Fournier, *Bull. de la carte géol. de France*, n° 94, t. XIV, 1903. — L. Auscher, L'art de découvrir les sources et de les capter. Paris, 1905, in-16.

MESURES LÉGALES DE PROTECTION DES EAUX POTABLES

Bien que ce sujet doive être traité *in extenso* au fascicule XII, il nous est impossible de ne pas en présenter au moins le sommaire historique et les desiderata subsistants.

Dès que l'on eut reconnu les vrais modes de circulation des eaux souterraines et leur perpétuelle exposition aux souillures entraînées par les infiltrations, plusieurs géologues (Van den Broeck, Fournier, moi-même) dans les Comptes rendus de corps savants ou les réunions des congrès scientifiques, invitèrent les pouvoirs publics à élaborer la législation rendue nécessaire par le nouvel état de choses ainsi révélé. Déjà en 1884 un décret du 30 septembre avait attribué l'examen de tout ce qui concernait les eaux salubres au Comité consultatif d'hygiène publique de France, et dès 1889 était créé le laboratoire de recherches spécial à ce comité.

Après plusieurs années de tâtonnements, d'hésitations, de projets de loi divers, ce fut en réalité dans la séance du Sénat du 18 novembre 1898, sur interpellation du Dr Labbé, que de Freycinet, alors ministre de la guerre, reconnut publiquement, à propos d'une épidémie de fièvre typhoïde à Lure (Haute-Saône), la réelle importance des découvertes récentes de l'hydrologie souterraine : la discussion ainsi ouverte et continuée devant le Parlement français (Chambre des députés, 30 janvier 1899 ; Sénat, 30 mars 1899), provoqua une double série de mesures, parallèles, mais malheureusement pas toujours concordantes dans le détail : du côté de la ville de Paris, d'une part, et du côté du ministère de l'intérieur d'autre part.

Le 1er mars 1899, le préfet de la Seine chargeait la commission municipale de perfectionnement de l'Observatoire de Montsouris d'étudier spécialement toutes les questions relatives à l'alimentation de Paris en eau potable ; cette commission a publié (1899-1903) trois gros volumes remplis des faits et observations les plus curieux et détaillés. Le 13 juin 1904, elle est devenue la « commission chargée de l'étude et de la surveillance des eaux d'alimentation et de l'assainissement ». Quant à l'État, voici comment il intervint : le 30 mars 1899, au Sénat, Legrand, sous-secrétaire d'État à l'intérieur, reconnaissait avec Strauss l'insuffisance de l'analyse chimique et la nécessité de l'examen géologique et de l'étude bactériologique en matière de captage d'eaux ; le 10 avril 1899, une commission fut chargée d'étudier l'amélioration des projets de captage d'eau et la protection des sources (lisez *émergences*), notamment vauclusiennes ; sur l'avis donné le 17 mars par cette commission, intervint, à la date du *10 décembre 1900*, l'organisation (par *circulaire du ministère de l'intérieur*) de l'instruction des projets de captage d'eaux. Cette circulaire a prescrit que désormais aucune commune de France ne pourrait effectuer de captage sans un double rapport favorable d'un géologue (sur l'origine et les chances de contamination de l'eau) et d'un bactériologiste (sur la composition chimique et bactériologique de l'eau).

L'examen géologique fut confié, sur la proposition de Michel Lévy, directeur, aux soixante-cinq collaborateurs de la carte géologique de France (dont le rôle exact est précisé par une autre circulaire du 3 novembre 1902). L'analyste est désigné par le préfet. L'enquête scientifique ainsi appliquée est un considérable progrès et une très satisfaisante garantie des conditions où seront désormais exécutés les captages d'eaux (1). Enfin les travaux de la commission spéciale et les divers projets antérieurement élaborés aboutirent à la *loi du 15 février 1902* « relative à la protection de la santé publique » et dont nous ne citerons que les articles relatifs aux eaux potables (2).

Art. 3. — En cas d'urgence, c'est-à-dire en cas d'épidémie ou d'un autre danger imminent pour la santé publique, le préfet peut ordonner l'exécution immédiate, tous droits réservés, des mesures prescrites par les règlements sanitaires prévus par l'article 1er. L'urgence doit être constatée par un arrêté du maire, et, à son défaut, par un arrêté du préfet, que cet arrêté spécial s'applique à une ou plusieurs personnes ou qu'il s'applique à tous les habitants de la commune.

Art. 4. — La liste des maladies auxquelles sont applicables les dispositions de la présente loi sera dressée, dans les six mois qui en suivront la promulgation, par un décret du Président de la République, rendu sur le rapport du ministre de l'intérieur, après avis de l'Académie de médecine et du Comité consultatif d'hygiène publique de France. Elle pourra être revisée dans la même forme.

Art. 5. — La déclaration à l'autorité publique de tout cas de l'une des maladies visées à l'article 4 est obligatoire pour tout docteur en médecine, officier de santé ou sage-femme qui en constate l'existence. Un arrêté du ministre de l'intérieur, après un avis de l'Académie de médecine et du Comité consultatif d'hygiène publique de France, fixe le mode de la déclaration.

Art. 7. — La désinfection est obligatoire pour tous les cas des maladies prévues à l'article 4; les procédés de désinfection devront être approuvés par le ministre de l'intérieur, après avis du Comité consultatif d'hygiène publique de France.

Art. 10. — Le décret déclarant d'utilité publique le captage d'une source

(1) Il importe de noter que, dès 1890, Van den Broeck avait demandé, en Belgique, l'institution de ce triple examen (*Soc. belge de géologie*, 15 juillet 1900). — Voy. aussi Monod, L'alimentation publique en eau potable. *Recueil des travaux du comité consultatif d'hygiène publique*, t. XXI.

(2) Henri Monod, La santé publique, législation sanitaire de la France. Paris, 1904, in-8°, 374 pages. — Dr A.-J. Martin et A. Bluzet, Commentaire administratif et technique de la loi sur la santé publique, Paris, 1903, in-8°, 472 pages. — Strauss et Fillassier, Loi sur la protection de la santé publique, Paris, 2e édit. 1905, in-8°, 504 pages.

pour le service d'une commune déterminera, s'il y a lieu, en même temps que les terrains à acquérir en pleine propriété, un périmètre de protection contre la pollution de ladite source. Il est interdit d'épandre sur les terrains compris dans ce périmètre des engrais humains et d'y forer des puits sans l'autorisation du préfet. L'indemnité qui pourra être due au propriétaire de ces terrains sera déterminée suivant les formes de la loi du 3 mai 1841 sur l'expropriation pour cause d'utilité publique, comme pour les héritages acquis en pleine propriété.

Ces dispositions sont applicables aux puits ou galeries fournissant de l'eau potable empruntée à une nappe souterraine.

Le droit à l'usage d'une source d'eau potable implique, pour la commune qui la possède, le droit de curer cette source, de la couvrir et de la garantir contre toutes les causes de pollution, mais non celui d'en dévier le cours par des tuyaux ou rigoles. Un règlement d'administration publique déterminera, s'il y a lieu, les conditions dans lesquelles le droit à l'usage pourra s'exercer.

L'acquisition de tout ou partie d'une source d'eau potable par la commune dans laquelle elle est située peut être déclarée d'utilité publique par arrêté préfectoral, quand le débit à acquérir ne dépasse pas 2 litres par seconde.

Cet arrêté est pris sur la demande du conseil municipal et l'avis du conseil d'hygiène du département. Il doit être précédé de l'enquête prévue par l'ordonnance du 23 août 1835. L'indemnité d'expropriation est réglée dans les formes prescrites par l'article 16 de la loi du 21 mai 1836.

Art. 25. — Le comité consultatif d'hygiène publique de France délibère sur toutes les questions intéressant l'hygiène publique, l'exercice de la médecine et de la pharmacie, les conditions d'exploitation ou de vente des eaux minérales, sur lesquelles il est consulté par le gouvernement.

Il est nécessairement consulté sur les travaux publics d'assainissement ou d'amenée d'eau d'alimentation des villes de plus de 5 000 habitants et sur le classement des établissements insalubres, dangereux ou incommodes.

Il est spécialement chargé du contrôle de la surveillance des eaux captées en dehors des limites de leur département respectif, pour l'alimentation des villes.

Art. 28. — Quiconque, par négligence ou incurie, dégradera des ouvrages publics ou communaux destinés à recevoir ou à conduire des eaux d'alimentation ; quiconque, par négligence ou incurie, laissera introduire des matières excrémentitielles, ou toute autre matière susceptible de nuire à la salubrité, dans l'eau des sources, des fontaines, des puits, citernes, conduites, aqueducs, réservoirs d'eau servant à l'alimentation publique, sera puni des peines portées aux articles 479 et 480 du Code pénal.

Est interdit, sous les mêmes peines, l'abandon de cadavres d'animaux, de débris de boucherie, fumier, matières fécales et, en général, de résidus animaux putrescibles dans les failles, gouffres, bétoires ou excavations de toute nature autres que les fosses nécessaires au fonctionnement d'établissements classés.

Tout acte volontaire de même nature sera puni des peines portées à l'article 257 du Code pénal.

Ainsi se trouvent légalement prescrits désormais :

La surveillance médicale, par la déclaration des maladies contagieuses ou transmissibles, la désinfection obligatoire et le contrôle de l'administration et du Comité consultatif d'hygiène publique ;

Le périmètre de protection des captages d'eaux ;

L'interdiction de contaminer volontairement ou non les eaux d'alimentation et les points d'infiltration, sous des peines variant de 11 francs à 500 francs d'amende et de cinq jours à deux ans d'emprisonnement.

Difficultés subsistantes et améliorations désirables. — Il est excellent d'avoir enfin posé et sanctionné ces principes et meilleur encore d'accorder aux communes des subventions sur le pari mutuel. Mais on est obligé d'avouer que, malgré les règlements d'administration publique et les circulaires intervenus pour en préciser les détails et en assurer la bonne exécution, celle-ci se heurte à des écueils matériels souvent impossibles à surmonter.

Ainsi la déclaration des maladies n'est pas toujours consciencieusement faite par le docteur, qui craint de mécontenter la famille où elle a eu lieu, en lui imposant des mesures gênantes, et, par suite, de perdre sa clientèle (1).

Déjà une loi du 30 novembre 1892 avait prescrit la déclaration obligatoire des maladies contagieuses. Elle n'a pas encore réussi à s'imposer aux mœurs médicales.

A la séance du 6 juin 1905 de l'Académie de médecine, Vaillard a appelé l'attention sur la fâcheuse influence que peut avoir sur l'état sanitaire de l'armée en particulier la non-observance des dispositions de cette loi et de celle du 15 février 1902, qui établissent la déclaration obligatoire des maladies contagieuses.

« Cela rend absolument inefficace la circulaire du ministre de la Guerre en date du 10 décembre 1902, concernant les mesures à prendre pour éviter la propagation, dans l'armée, des maladies épidémiques qui se produisent dans la population civile. A la suite d'une entente entre les départements ministériels intéressés (Intérieur et Guerre), les maires ont été expressément invités à signaler immédiatement à l'autorité militaire tous les faits épidémiques parvenus à leur connaissance, soit dans les villes de garnison, soit dans les localités que la troupe doit occuper ou traverser pendant les marches et manœuvres. Cela est bien, mais ne peut conduire à des résultats appréciables que si les maladies contagieuses sont régulièrement déclarées, puis signalées à qui de droit ; or les médecins ne déclarent rien et les maires ne signalent pas davantage, parce qu'ils ignorent tout, ou à peu près tout. La faute n'en est sans doute pas aux muni-

(1) Dans une grande ville du nord-ouest de la France, un médecin a été récemment condamné à 16 francs d'amende avec sursis pour avoir omis de déclarer deux cas de fièvre typhoïde qu'il avait soignés (*Revue pratique d'hygiène municipale*, février 1905, p. 77, et *Conseil d'hygiène de la Seine*, 16 décembre 1904).

cipalités, mais aux médecins qui négligent ou refusent systématiquement de les informer par la déclaration des maladies contagieuses. Pour ne pas nuire à certains intérêts particuliers, on laisse ainsi la maladie s'étendre à cette catégorie de sujets auxquels le séjour de la ville de garnison est imposé et que tous devraient s'efforcer de protéger.

« Si la loi sur la déclaration obligatoire des maladies contagieuses était plus volontiers et partout obéie ; si, de ce fait, l'autorité administrative et par suite l'autorité militaire se trouvaient plus fidèlement renseignées sur l'état sanitaire des populations, un grand bienfait en pourrait résulter pour l'armée, au point de vue de la prophylaxie des maladies transmissibles, et notamment des fièvres éruptives. Mais cette loi tutélaire des intérêts de tous demeure lettre morte devant la résistance ou l'indifférence du corps médical.

« La déclaration d'une maladie contagieuse, disent les médecins pour couvrir leur inertie, ne comporte actuellement aucune sanction prophylactique, surtout dans les localités rurales ; elle est donc inutile et vexatoire. Il est cependant une sanction utile que l'obéissance à la loi pourrait comporter à notre point de vue militaire : c'est la suppression des permissions dans toute localité infectée, et cette sanction ne lèse aucun intérêt immédiat. Pour réaliser ce bénéfice, il faut vouloir, et, au besoin, faire appel à tous les concours, même à celui des instituteurs, lesquels, dans les localités rurales, pourraient aviser rapidement l'autorité académique ou préfectorale des maladies transmissibles qui atteignent leurs élèves. »

Un maire hésitera souvent à prendre un arrêté ou à exiger une précaution qui risque de lui aliéner un ou plusieurs électeurs influents : tel celui qui déclare « ne pouvoir mettre une sentinelle devant une bétoire (*sic*) pour empêcher ses administrés d'y précipiter leur voirie domestique ! » Il est regrettable que les captages et amenées d'eaux de la Guerre et de la Marine ne soient pas soumis à la circulaire du 10 décembre 1900 et échappent au contrôle du Comité consultatif d'hygiène publique. Cela présente des inconvénients à Cherbourg et à Toulon. L'unification civile et militaire est, sous ce rapport, indispensable.

On a vu quel embarrassant discernement le géologue doit apporter à la fixation de l'étendue du périmètre de protection : cet embarras ne fait que grandir quand les intérêts privés, les exigences des propriétaires empêchent d'acquérir à l'amiable le terrain nécessaire, ce qui est la meilleure manière d'établir le périmètre. Presque toujours les municipalités se heurtent là à des entraves financières telles, que beaucoup renoncent au captage projeté, faute de pouvoir faire les sacrifices nécessaires.

Il y a beaucoup moins de difficultés à obtenir la cession ou la vente amiable d'une émergence que de la surface nécessaire au périmètre. Et la rédaction de l'article 10 de la loi du 15 février 1902 n'est pas satisfaisante : elle ne fournit aucune solution pratique pour le cas, presque universel, où le décret d'utilité publique n'est pas nécessaire pour le captage d'une émergence, mais où il le serait pour la création du périmètre, car cet article, tel qu'il est, subordonne exclusivement cette création à la préalable déclaration d'utilité publique du captage. Il eût fallu rendre les deux éventualités indépendantes et permettre d'appliquer l'expropriation pour cause d'utilité publique au périmètre seul, le cas échéant. C'est ce que demandait l'article 4 du projet de la commission, en disant que ces mêmes formes seraient observées, si l'on reconnaissait nécessaires de nouvelles mesures de protection. Il est bien fâcheux que ce texte ne se soit pas trouvé maintenu; il importerait même que le périmètre de protection pût être appliqué rétroactivement aux émergences déjà captées. De plus, l'article 10 semble restreindre le rôle du périmètre aux seules interdictions d'y répandre des engrais humains et d'y forer des puits : c'est trop limitatif; il faut y défendre aussi les puisards absorbants, les fosses d'aisances et à purins non étanches, les fumures, etc., bref toutes les causes de contaminations possibles. Dans une commune de l'Eure, j'ai dû mettre, comme condition d'un captage d'émergence, l'acquisition d'une maison qui la dominait et qui jetait toutes ses eaux ménagères, etc., dans un puits absorbant naturel de terrain fissuré situé seulement à 30 mètres de distance et à 12 mètres au-dessus de l'orifice d'émergence (qui en l'espèce était, chose curieuse, une petite caverne dans le calcaire tertiaire). Ici l'émergence appartenait à la commune; mais, si celle-ci n'a pas pu s'entendre avec le propriétaire de la maison dominante, la difficulté paraît insoluble, le décret d'utilité publique pour le captage n'ayant pas à intervenir. Comment, avec l'article 10 actuel, pourrait-on, en pareil cas, parvenir indirectement à l'expropriation pour cause d'utilité publique? Il y a certainement là une lacune ou une incohérence à corriger. Depuis longtemps d'ailleurs le conseil d'hygiène publique de la Seine demande que le périmètre de protection soit étendu à tous les points reconnus dangereux.

On voit, à ce propos, combien il est regrettable que la loi en question n'ait pas formellement et définitivement interdit l'usage des puits absorbants artificiels. La commission l'avait demandé. Le Parlement ne l'a pas voté, et actuellement la jurisprudence de la cour de Cassation déclare illégal l'arrêté d'un maire qui supprime un puisard environné de fièvre typhoïde (1)! Des deux types de règlements sanitaires proposés aux communes un seul comprend la suppression des puisards; l'autre (petites agglomérations) n'en parle pas (2).

(1) Rapport de H. Monod du 17 mars 1900.
(2) Circul. ministér. du 30 mai 1903.

Trop souvent aussi la cupidité, l'ignorance, la mauvaise volonté entravent la tâche salutaire des géologues enquêteurs: dans la région du Jura notamment, de véritables scandales et même des procès ont surgi entre eux et des maires intéressés, ou peu clairvoyants, qui refusaient de se soumettre à des rapports défavorables. Il serait facile de citer bien des noms (1). Le Comité consultatif d'hygiène publique est chargé de donner un avis en cas de conflit de ce genre (2).

Il y aurait lieu encore de faciliter la tâche (actuellement toute gracieuse) des géologues: soit en la rémunérant de façon appréciable, soit en leur fournissant des éléments complets d'information; malgré la circulaire du 3 novembre 1902, la plupart des communes ne comprennent pas que le géologue est chargé, non pas de faire les recherches d'eau et d'établir le projet de captage, mais simplement de contrôler le plan de travail adopté. Il en résulte des discussions et retards préjudiciables à tous, qui montrent la nécessité de perfectionner l'organisation du service d'enquête : il conviendrait, par exemple, de constituer un personnel spécialement chargé de la préparation des projets, appointé à cet effet ou autorisé à traiter pour sa rémunération de gré à gré avec la commune; ce personnel pourrait être recruté parmi les géologues-contrôleurs eux-mêmes, les ingénieurs des améliorations agricoles, voire même les conducteurs des ponts et chaussées ou agents voyers locaux (en activité ou en retraite), de telle manière que l'examen géologique définitif pût être plus rapidement et facilement exécuté.

Ajoutons que l'article 102 de la loi de finances du 31 mars 1903 autorise le ministre de l'Agriculture à subventionner les communes pour leurs adductions d'eau au moyen de prélèvements sur les fonds du pari mutuel; un décret du 6 novembre 1903 et une circulaire du ministre de l'Agriculture du 1er octobre 1904 réglementent l'attribution de ces subventions.

Enfin il est trois améliorations d'hygiène générale que je n'hésite pas à réclamer, quelque subversives ou impraticables qu'elles puissent paraître dans les conjonctures des choses :

La suppression du tout à l'égout; — l'incinération ou le traitement biologique du sewage ou résidu de la voirie; — la crémation des morts.

(1) Voy. E. Fournier, Étude sur les projets d'alimentation d'eaux. *Bull. des services de la carte géologique*, n° 94, t. XIV, 1902-1903. — Fournier, La source d'Arcier. *Mém. Soc. spéléol.*, n° 38, mars 1905.

(2) Voy. *Recueil des travaux du Comité consultatif d'hygiène publique de France*, Melun, in-8. L'année 1903 (publiée en 1904) est le tome XXXIII; — Les arrêtés municipaux et les lois sanitaires des 15 et 19 février 1902 et du 7 avril 1903, par Lucien Graux, Paris, 1905, in-8.

On a contesté le droit de l'État à la réglementation hygiénique, sous prétexte qu'il est attentatoire à la liberté individuelle. Henri Monod a victorieusement et éloquemment réfuté cet argument dans son livre et dans un article sur *la légitimité de la législation sanitaire* (*Revue pratique d'hygiène municipale*, avril 1905).

De la plus intransigeante manière, je considère la mise en pratique du *tout à l'égout* comme une des lamentables erreurs du XIXe siècle : à l'époque où, comme je l'ai montré ci-dessus, le problème de l'eau devient si difficile en quantité et en qualité, cela a été, pour Paris en particulier, acheter trop cher le bon fonctionnement des latrines que d'y consacrer la quantité d'eau (et d'eau dite de source encore!) requise par ce procédé ; en été surtout, le dommage bat son plein quand l'excès de consommation force à suspendre la distribution d'eau dite de *source*. Et les soi-disant bienfaits du tout à l'égout sont bien limités par l'arrêt des appareils domestiques, dès que les gelées d'hiver font fermer la nuit, dans les maisons, les robinets des colonnes montantes ; sans ajouter qu'en cas d'absence prolongée le siphon se désamorce et que le fonctionnement cesse. Comme conséquence directe, que produit donc l'introduction du tout à l'égout dans les cours d'eau, le *tout aux rivières*, malgré leur auto-épuration? On a préconisé le système *séparatif*, qui, d'une part, n'envoie à la rivière que les écoulements les moins contaminés, et, d'autre part, conduit aux usines d'épuration les matières fécales, les urinoirs et les eaux ménagères et industrielles (1). Mais il faut pour cela un double réseau de conduites d'évacuation. Dans un récent rapport relatif à l'instruction des projets de construction d'égouts, l'un des membres du Comité consultatif d'hygiène publique n'a point hésité à conclure qu'on ne saurait permettre aux agglomérations urbaines de contaminer d'une façon quelconque les cours d'eau qui la baignent et qui l'avoisinent. Au nom de l'hygiène publique, il faut repousser les projets qui, *sans purifications préalables* (2), déversent les eaux d'égout (surtout chargées de vidanges) à la rivière. Dès janvier 1901, A. Launay proposait de faire précéder l'épandage par une épuration bactérienne. Il faut en effet qu'un moyen de purification des eaux résiduaires (décantation, épurations biologiques, stérilisation, traitement chimique) soit adopté et qu'un contrôle efficace soit établi, avec l'approbation des Comités compétents. Les récentes études et expériences du Dr Calmette de Lille (3) semblent avoir fait faire un grand progrès pratique à cette question. En effet, la Caisse des recherches scientifiques a continué, en 1904, à assurer au Dr Calmette les moyens de poursuivre les études entreprises sur l'épuration des eaux résiduaires des villes et des industries. A l'usine de la Madeleine-lez-Lille, l'expérience a été entreprise sur toutes les eaux (résiduaires ménagères, industrielles, etc.) provenant de l'égout collecteur d'une

(1) Dr J. Trollat, Le système séparatif dans l'assainissement urbain. Thèse de doctorat, Lyon, 1904-1905.

(2) Voy. Grandeau, Purification des eaux potables et épuration des eaux d'égout Paris, 1905.

(3) Dr A. Calmette, Contribution à l'étude de l'épuration des eaux résiduaires des villes et des industries. *Ann. de l'Inst. Pasteur*, 25 août 1904, p. 481. — A. Calmette, *Revue d'hygiène*, mars 1901.

des communes limitrophes de Lille (12 000 habitants). Le débit moyen oscille entre 500 et 700 mètres cubes par vingt-quatre heures. Le terrain d'expériences de 1 500 mètres carrés de superficie est aménagé de manière à permettre des expériences sur l'épuration biologique, chimique ou chimico-bactérienne et à comparer les différents procédés portant sur la même eau d'égout. Les premiers essais entrepris comportent : 1° la décantation des matières minérales non putrescibles et la séparation des corps flottants de plus de 5 centimètres de diamètre ; 2° la fermentation anaérobie en fosse septique (ouverte ou couverte); 3° l'oxydation de l'affluent des fosses sur lits bactériens aérifiés. Les résultats obtenus sont remarquables : les eaux dont l'aspect à l'entrée de l'usine est noir et l'odeur putride, sulfhydrique, sortent des lits bactériens absolument limpides et sans odeur. Le rapport de Calmette fait connaître le degré d'épuration que l'on obtient ainsi. Les expériences se poursuivent d'autre part sur les procédés d'épuration chimique ou chimico-bactérienne. En outre, soit à l'Institut Pasteur de Lille, soit dans quelques usines du Nord et du Pas-de-Calais, se continuent des études sur l'épuration des eaux usées. Déjà des résultats très importants ont été réalisés en ce qui concerne les sucreries et les amidonneries (1). Cette question, capitale pour l'hygiène publique, constitue un des plus importants sujets d'études pratiques pour la science moderne.

A la suite de ces résultats, le Conseil général de la Seine a décidé, en mai 1905, l'expérimentation des procédés d'épuration des eaux d'égout de Paris par la voie bactériologique des septictanks et des lits bactériens. Les essais vont être faits à Ivry. Si leur succès conduit à l'adoption définitive du système, on pourra réaliser le desideratum de la suppression nécessaire du tout à l'égoût et des champs d'épandage, déplorable régime qui ne saurait plus être rationnellement défendu. Cette décision a été prise sur l'initiative du préfet de la Seine, comme conséquence des résultats probants obtenus par le Dr Calmette à Lille et à la suite d'une visite faite à Lille et en plusieurs villes d'Angleterre (Leeds, Manchester, Birmingham, Hampton, Barking, Chester, etc.) par une délégation du Conseil général. Un concours a été ouvert par la Ville de Paris et une commission spéciale d'examen a été désignée.

Innombrables sont déjà les divers systèmes essayés et préconisés (distributeur rotatif automatique Fiddian ; épuration bactérienne Dibdin; septictank Cameron; carboferrite Candy-

(1) Rapport de Dislère au Président de la République (*Journal officiel*, 6 mai 1905). En avril 1905, Ruau, ministre de l'Agriculture, a constitué un comité spécial d'études hydrauliques et agricoles dont une section, présidée par Calmette, s'occupe des eaux résiduaires des usines : cette section entreprend des expériences importantes sur l'épuration biologique des vinasses de distillerie, pour substituer l'épuration à l'épandage.

Whitaker; épuration chimico-bactérienne Howatson, etc.) (1).

Que si, au lieu du déversement à la rivière, on recourt, comme le fait Paris, à l'*épandage*, on doit reconnaître que le principe de cette volontaire souillure du sous-sol par des infiltrations au maximum de pollution est gros de risques et infiniment délicat à appliquer : autour de Paris, certes, on ne peut le nier, les analyses de la commission municipale de Montsouris ont *théoriquement* démontré l'innocuité de l'épandage dans la grande majorité des points où il s'exerce. Mais n'oublions point que le sous-sol *tertiaire* de Paris, malgré ses calcaires fissurés, doit par place un pouvoir épurateur spécial à ses fréquentes intercalations de sables divers; que si une faille ou un accident géologique souterrain quelconque (fontis ou cloche de gypse, sable coulant mis en liberté, etc.) dérange l'état normal du sous-sol, il peut, par cette échappée, par cette solution de continuité dans le filtrage, se produire une contamination imprévue d'où naîtra une épidémie. En terrains franchement fissurés, l'épandage ne doit pas être permis. D'ailleurs l'épandage des eaux d'égout de Paris a donné maintes déconvenues : chaque jour, 15 p. 100 de ces eaux doivent être déversés dans la Seine ; la proportion atteint même 35 p. 100 pendant certains mois. Vincey a insisté récemment sur ce sujet devant la Société d'agriculture, en ajoutant que bien souvent les eaux demeurent stagnantes dans les terrains de culture ou dans des terrains *ad hoc*.

Grandeau aussi a parfaitement montré à quels déboires a conduit en somme la pratique de l'épandage aux environs de Paris, sur des surfaces insuffisantes ou mal adaptées au but à atteindre (2); et il est bien clair que si, par malheur, l'épuration biologique ne pouvait devenir la solution de l'avenir, il faudrait de toute nécessité se rabattre, pour l'évacuation des matières usées, sur les traitements chimiques, l'incinération du *sewage* [résidu de voierie et des eaux vannes des villes, matières usées, ordures (Voy. fasc. XV)] : depuis longtemps Hambourg la pratique avec succès et récupère même ainsi pour l'agriculture et la chimie des produits de valeur que nous laissons perdre. En 1904, Bruxelles aussi a établi une usine d'incinération des ordures ménagères (système Hornfall), Zurich de même, etc.

D'ailleurs, le rapport adressé au ministre de l'Agriculture, le 16 mai 1905, par la commission de surveillance des irrigations des eaux d'égout de Paris à Achères est tellement suggestif et défavorable *au fond* qu'il est indispensable de le reproduire ici *in extenso* :

La commission de surveillance (3) des irrigations d'eaux d'égout de la ville

(1) Voy. Alf. Riche, L'épuration biologique des eaux d'égout. *Journal de pharmacie et de chimie*, 16 août 1905.

(2) *Le Temps* du 28 mai 1905, etc.

(3) Cette commission se compose de MM. Récopé, administrateur des eaux et forêts, désigné par le ministre de l'Agriculture; Léthier, inspecteur général des

de Paris sur le territoire de la commune d'Achères a visité les terrains d'épandage les 30 octobre 1903, 7 novembre 1904 et 31 mars 1905.

Elle a constaté l'exécution de nouveaux et importants travaux de drainage, qui empêchent la stagnation prolongée des eaux à la surface du sol et surtout leur écoulement dans la direction des drains à ciel ouvert. C'est ainsi qu'a été grandement améliorée la partie haute de la dépression de Garenne par l'établissement d'un drain allant jusqu'au mur de la forêt de Saint-Germain. Les levées en terre destinées à empêcher le déversement direct des eaux d'égout dans les drains et de là en Seine ont été effectuées sur beaucoup de points ; ce qui permet d'irriguer dans de meilleures conditions.

En 1903, la région d'Achères, d'environ 1 300 hectares, a reçu 68 721 913 mètres cubes d'eaux d'égout. Le maximum légal, s'élevant à 52 millions de mètres cubes, a donc encore été dépassé. Mais, dans le courant de l'année 1904, par suite des réclamations des fermiers qui ne veulent plus que leurs récoltes soient abîmées par des arrosages excessifs, la dose a été restreinte et ramenée à 57 850 622 mètres cubes, d'après les chiffres fournis par le service municipal.

Il y a eu évidemment là une grande amélioration, et la commission reconnaît volontiers que les inconvénients qu'elle a maintes fois constatés ont disparu en partie.

Mais cette meilleure exploitation des champs d'Achères a produit ailleurs de sérieux inconvénients que la commission croit indispensable de signaler. En effet, comme les surfaces des autres champs d'épandage n'ont pas été augmentées, la diminution des eaux envoyées à Achères a eu pour conséquence un déversement plus considérable à Clichy d'eaux d'égout non épurées.

En 1904, le trop-plein des collecteurs a laissé passer en Seine 15 398 147 mètres cubes au lieu de 7 789 113 mètres cubes en 1903.

Cette situation ne tend qu'à empirer par suite de l'accroissement annuel et continu des eaux d'égout à Paris, lequel correspond à une plus grande quantité d'eau consommée. La commission estime qu'il est très urgent d'aménager d'autres terrains destinés à l'épandage *ou de procéder à l'épuration par d'autres moyens*. Elle fait remarquer que le domaine du Picquenard, d'une étendue de 200 hectares, acheté depuis deux ans par la ville de Paris, n'est pas encore irrigué. Les conduites d'eaux sont posées ; les drains sont achevés. La ville de Paris n'attend plus qu'un décret reconnaissant d'utilité publique l'épandage sur le territoire de Poissy. Temporairement, et en attendant mieux, l'irrigation de ce domaine procurerait une amélioration sensible à l'état de choses actuel. Il serait désirable qu'une solution intervînt à bref délai.

D'un autre côté, la commission est d'avis, pour le même motif, qu'il serait prématuré de mettre en marche l'usine élévatoire de Courbevoie, prête à fonctionner et destinée à recueillir les eaux des égouts départementaux de la rive gauche de la Seine en aval de Paris. Ce surcroît ne pourrait pas être

ponts et chaussées, par le ministre des Travaux publics ; le Dr Bourneville, par le Comité consultatif d'hygiène publique de France ; Duverdy, par le conseil général de Seine-et-Oise ; Laurent-Cély, conseiller général, par le conseil général de la Seine ; Allard, sous-inspecteur des domaines, désigné par le ministre des Finances. Elle a nommé pour son président M. Récopé.

absorbé par les champs d'épandage actuels, qui sont incapables de suffire au débit des collecteurs de Clichy.

Paris, le 16 mai 1905.

Récopé,

Laurent-Cély, Bourneville, Allard, Léthier, Duverdy (1).

Le rapport de la même commission pour Méry, Pierrelaye et pour Carrières, Triel, en date du 16 mai 1905 (2) est moins sévère, mais non dépourvu de critiques.

Quant à la crémation des morts, c'est l'influence religieuse seule qui s'oppose à son adoption définitive : nous ne saurions ici ouvrir pareille discussion (Voy. fasc. XV). Rappelons seulement que les Romains, ces maîtres hygiénistes, ces inimitables découvreurs d'eaux pures et constructeurs d'aqueducs (qui font encore notre admiration et notre envie, et dont beaucoup ont été remis en service : Rome, Tunisie, Fréjus, etc.), ces grands amateurs de bains publics, se gardaient bien d'enterrer leurs morts.

Nombre de villes de France (ne les nommons point) doivent l'endémie de la fièvre typhoïde à la position de leurs cimetières (3) par rapport à leurs eaux d'alimentation (4). Cela est hors de doute depuis les observations de Lefort et Robinet. C'est assez pour applaudir à la mise en service du nouveau four crématoire du Père-Lachaise (2 janvier 1905), provoquée par le nombre croissant des incinérations et pour demander la suppression universelle de l'inhumation. Il est sûr que l'avenir réalisera cette réforme, provoquant ainsi un des plus utiles et désirables progrès de l'hygiène publique.

(1) *Journal officiel* du 17 juin 1905.

(2) *Journal officiel*, 13 juillet 1905.

(3) Le cimetière actuel de la maison de retraite de Villers-Cotterets (Aisne) possède un terrain essentiellement imperméable, et les corps y sont encore incomplètement décomposés après cinq années.

Le directeur de la maison de retraite demande si, en raison de la nature des terrains du cimetière actuel, il n'y aurait pas lieu de jeter de la chaux dans les fosses au moment de leur occupation.

La chaux n'a jamais été employée dans les cimetières parisiens pour hâter la décomposition des corps. La ville et les environs immédiats de Villers-Cotterets sont situés sur les marnes du calcaire grossier supérieur, peu perméables et très impropres à laisser circuler l'air en profondeur. Les sables moyens, très puissants alentour, commencent avec le sol forestier et sont, au contraire, très favorables à l'établissement d'un nouveau cimetière.

L'état de choses actuel peut être considéré comme très fâcheux au point de vue de l'hygiène publique. En conséquence, il y a lieu d'émettre le vœu que le cimetière actuel soit remplacé dans le plus bref délai possible par un nouveau cimetière situé sur les sables moyens, assez haut au-dessus des marnes du calcaire grossier supérieur (Rapport de Michel Lévy, au Conseil d'hygiène du département de la Seine, 14 octobre 1904).

(4) Voy. Michel Lévy, *Séances du Conseil d'hygiène de la Seine*, 14 avril 1905. — Le Couppey de la Forest, *Revue d'hygiène* et *Bull. de la Soc. belge de géologie*, t. XVII, 17 mars 1903.

On est en droit de souhaiter et d'espérer que cet avenir est proche, si l'on considère la rapidité des améliorations déjà obtenues, et si l'on compare les notions hydro-hygiéniques d'il y a vingt-cinq ans avec celles, si essentiellement nouvelles et différentes, dont nous arrêtons ici l'exposé sommaire (1).

(1) Il faut signaler le récent ouvrage de M. le Dr Ed. Imbeaux, ingénieur des Ponts et Chaussées : *L'alimentation en eau et l'assainissement des villes*, 2 vol. in-8°, Paris, 1902. On y trouvera, bien mis au point, tous les problèmes relatifs aux captages, à l'amélioration et à la distribution de l'eau et à tous les procédés d'assainissement des villes.

L'EAU

ÉTUDE MICROBIOLOGIQUE ET CHIMIQUE

PAR

J. OGIER
Chef du laboratoire
de Toxicologie.
Membre du Comité consultatif d'Hygiène publique.

ET

ED. BONJEAN
Chef du laboratoire
du Comité consultatif d'Hygiène
publique.

ROLE DE L'EAU DANS L'ALIMENTATION.

L'eau est un produit indispensable à l'entretien des fonctions de l'organisme sain et à la réparation des pertes qu'il subit constamment : en raison de cette double fonction, l'eau constitue un aliment naturel. C'est un aliment liquide, comme l'oxygène, pour des raisons analogues, est un aliment gazeux.

Les tissus animaux et végétaux, en raison de la grande quantité d'eau intimement combinée qu'ils renferment, constituent une masse aqueuse, véritable plasma au milieu duquel s'effectuent les phénomènes biologiques des organismes vivants. Suivant la curieuse expression de Hoppe-Seyler, « tous les organismes vivent dans l'eau, et même dans l'eau courante ».

L'eau est le plus puissant des dissolvants, et pour cette faculté, c'est le plus utile des éléments de la nutrition.

Pour assurer la constance de l'état osmotique, isotonique, etc. des tissus, des organes, des vaisseaux, l'organisme puise l'eau où il peut : la plante trouve normalement dans le sol par ses radicelles, et dans l'atmosphère par ses feuilles, l'élément liquide de la sève et du parenchyme aqueux ; l'animal introduit dans son organisme par l'eau en nature, les boissons, les aliments, et, au besoin, par la vapeur d'eau atmosphérique, l'eau indispensable à sa vie.

L'homme doit trouver normalement dans l'eau potable la plus grande partie du liquide nécessaire à l'entretien de son organisme.

L'organisme humain contient en moyenne 650 grammes d'eau par kilogramme de poids vif : le corps d'un homme de 75 kilos renfermerait donc environ 49 kilogrammes d'eau ; les muscles renferment environ 76 p. 100 d'eau ; le sang environ 79 p. 100 ; la lymphe environ 96 p. 100. Certains végétaux contiennent jusqu'à 94 p. 100 d'eau.

Les aliments apportent à l'économie une importante quantité d'eau, comme on peut s'en rendre compte par le tableau suivant, qui indique les proportions d'eau contenues dans 1 000 grammes de divers aliments :

Muscles des mammifères	745 à 783
— des oiseaux	717 à 773
— des animaux à sang froid	Env. 800

Œuf	734	Mouton	727	Sole	771
Veau	738	Canard	717	Saumon	769
Porc	707	Pigeon	743	Hareng	700

Les *produits animaux* renferment des proportions variables d'eau :

Blanc d'œuf	828	Fromage	369	Cervelle	754
Jaune d'œuf	485	Sang	790	Foie	707
Lait	855				

Les *végétaux* contiennent aussi des proportions extrêmement variables d'eau :

Salade	940	Raisins	802	Froment	130
Choux	917	Cerises	777	Maïs	120
Champignons	910	Pommes de terre	727	Lentilles	113
Épinards	905	Truffes	720	Avoine	108
Fraises	874	Châtaignes	537	Riz	92
Asperges	870	Sarrasin	146	Noix	85
Navets	853	Orge, pois	145	Amandes	42
Pommes	821	Seigle	139	Noisettes	35

Les produits de combustion des matières hydrocarbonées, les dédoublements chimiques des aliments contribuent aussi à l'apport d'une certaine quantité d'eau dans l'organisme.

Si la proportion de l'eau vient à varier dans l'organisme, au delà de certaines limites, il se produit des troubles plus ou moins graves, pouvant entraîner la mort. Par exemple, dans le sang, dès que l'eau tombe de 3 p. 100 au-dessous de la normale, les reins ne peuvent plus éliminer les déchets cellulaires insolubles et la mort survient par auto-intoxication (syncope respiratoire et cardiaque).

La diminution de l'eau dans le sang entraîne une diminution deux fois plus élevée de l'eau dans les muscles, et le tissu musculaire insuffisamment irrigué produit des manifestations douloureuses.

Lorsque l'organisme manque d'eau, les tissus échangent celle qu'ils renferment suivant leur nécessité et finissent par subir des altérations plus ou moins profondes.

Dans le cas contraire, où l'organisme humain est imbibé par une quantité trop grande d'eau, les échanges sont troublés : l'élimination excessive par les reins et la peau entraîne des composés organiques et minéraux, en produisant une désassimilation exagérée.

Non seulement l'eau est le solvant le plus précieux, mais c'est encore l'agent le plus actif de la désorganisation des substances albuminoïdes : elle facilite ainsi tous les actes de la nutrition. Nous empruntons à Gaube les chiffres ci-dessous :

L'homme au repos absorbe chaque jour, en moyenne, 32cc,45 d'eau par kilogramme de poids vif. L'eau absorbée se répartit en eau de boisson proprement dite et en eau alimentaire. L'eau de la boisson peut être évaluée à 22cc,16 et l'eau alimentaire à 10cc,29 par kilogramme de poids vif.

L'homme au repos élimine chaque jour par kilogramme de poids vif l'eau absorbée de la manière suivante :

Les reins éliminent 17cc,57.
Les intestins — 3cc,27.
Les poumons — 3cc,51.

C. Voit admet que 16 p. 100 de l'eau éliminée proviennent de l'oxydation de l'hydrogène des composés hydrocarbonés et des dédoublements chimiques : d'après ce chiffre, la quantité d'eau minimum nécessaire à l'homme au repos serait de 27cc,258 par kilogramme de poids vif, soit pour un homme de 75 kilogrammes : $75 \times 27,258 = 2044,35$, c'est-à-dire environ 2 litres d'eau de boisson.

L'homme au travail accentué absorbe 47cc,76 d'eau par kilogramme de poids vif. L'eau prise en boisson sera de 32cc,92 et l'eau alimentaire donnera la différence, soit 14cc,84.

Les reins élimineront 16cc,90 d'eau par kilogramme de poids vif.
La peau — 16cc,91 —
Les poumons — 10cc,00 —
Les intestins — 3cc,28 —

La quantité d'eau minimum nécessaire à l'homme au travail accentué, d'après le principe de Voit, serait de 40cc,118 par kilogr., soit, pour un individu de 75 kilogrammes, 3 litres environ.

C'est dans l'eau de boisson que l'homme doit trouver ces quantités complémentaires d'eau nécessaires à son organisme ; c'est là le principal rôle de l'eau comme aliment.

Il nous paraît en effet tout au moins exagéré d'attribuer aux éléments minéraux, que l'eau potable peut tenir en solution, un rôle alimentaire important, comme l'ont fait jusqu'à ce jour la plupart des auteurs.

Diverses expériences ont été effectuées pour démontrer le rôle des sels calcaires contenus dans l'eau, au point de vue de l'alimentation. Chossat (1) rapporte que des pigeons étant nourris avec du blé ne

(1) CHOSSAT, *Comptes rendus*, t. XVI p. 356.

contenant qu'une quantité de calcaire insuffisante pour l'ossification, on les vit, après quelque temps de ce régime, boire beaucoup plus d'eau qu'auparavant; on en conclut que ces oiseaux cherchaient à compléter, à l'aide des sels dissous dans l'eau, le calcaire qui leur faisait défaut dans les aliments.

L'expérience suivante, due à Boussingault (1), a été souvent citée. Sur trois jeunes porcs, d'une même portée, on en sacrifie deux, on dose la chaux dans leur squelette. Le troisième est nourri avec des pommes de terre où l'on a dosé la chaux, et de l'eau. L'animal est tué après quatre-vingt-treize jours; l'analyse montre que dans ce délai l'accroissement du squelette a nécessité 140 grammes de chaux. Or les aliments solides n'en ont apporté que 98, et Boussingault conclut naturellement que les 42 grammes manquant n'ont pu être fournis que par les sels calcaires de l'eau potable. On vérifia que l'eau absorbée contenait 180 grammes de chaux; la somme de la chaux des aliments solides et liquides était donc égale à 278 grammes. — Si d'autre part on fait la somme de la chaux absorbée par le squelette, 140 grammes, et de la chaux dosée dans les excréments et les urines, 116 grammes, on arrive au chiffre de 256 grammes. Les 22 grammes manquant répondent à la chaux fixée dans les tissus autres que les os.

A. Gautier (2) a recherché par l'interprétation des rations alimentaires, si la présence des sels calcaires dans les eaux potables est indispensable.

Il présente à ce sujet les observations suivantes :

« Il n'est pas douteux que l'eau potable ne participe encore à la constitution de nos tissus par ses sels minéraux, au moins dans certaines conditions chez l'adulte, et dans tous les cas au cours de la période du développement des jeunes animaux.

« Un homme, de sa naissance à dix-huit ou vingt ans, construit son squelette. Si l'on tient compte que les os frais contiennent 36 p. 100 de chaux, et qu'un squelette d'adulte pèse environ 5000 grammes, on voit que les os d'un homme fait ont emmagasiné au minimum 1800 grammes de chaux en dix-huit années, soit en moyenne 0gr,250 de chaux par jour.

« Ce n'est pas tout : l'adolescent perd, en moyenne, par ses urines des vingt-quatre heures, 0gr,220 de chaux, et il en rejette encore 0gr,360 avec ses excréments. Les besoins journaliers en chaux seront donc :

Pour la formation du squelette..........	0,250
Perdu par les urines..........	0,220
— par les fèces..........	0,360
	0,830

(1) Boussingault, *Comptes rendus*, t. XXII, p. 456 et t. XXIV, p. 486.
(2) A. Gautier, L'alimentation et les régimes, Paris, 1904, p. 316.

« Or l'adolescent reçoit journellement par son alimentation moyenne :

	CaO.
Pour 260 grammes de viande fraîche....................	0,080
— 500 — de pain..................................	0,250
— légumes secs..................................	0,135
— — frais...	0,300
	0,765

« Il est donc obligé d'emprunter à l'eau le supplément de chaux qui lui manque, soit 0gr,065 au moins par jour. Mais dans combien de cas la ration alimentaire est-elle insuffisante et les apports de chaux plus faibles que ce que nous indiquons ici ! Par conséquent aussi, combien plus pressante encore est la nécessité de trouver dans l'eau potable le supplément de chaux nécessaire.

« Au cours de la période de croissance de la vie humaine, l'eau paraît donc bien contribuer à parfaire le déficit sensible des aliments en chaux, et probablement aussi en quelques autres matières minérales.

« Pour l'adulte, les besoins du squelette sont atténués, puisqu'il ne grandira plus. Nous aurons dans ce cas :

	CaO.
Pour réparer les pertes journalières de chaux par les urines.	0,245
— la chaux perdue par les matières fécales............	0,400
	0,645

« On vient de dire que l'alimentation normale (l'eau non comprise) en fournit par jour la quantité suffisante de 0gr,765 environ. Mais si l'alimentation s'appauvrit, l'adulte lui-même est obligé d'emprunter en partie sa chaux à son eau de boisson. »

Les essais de Chossat, de Boussingault, les calculs faits par A. Gautier pour démontrer l'utilité comme aliment des sels calcaires dans l'eau sont évidemment fort intéressants, mais ils revêtent, croyons-nous, un caractère d'exception : ils montrent sans doute que l'homme réduit à l'état de famine, que le malade non alimenté pourraient utiliser les sels dissous dans les eaux ; mais quel est l'aliment naturel qui n'apporterait pas ces sels indispensables ?

Il nous paraît donc que l'on a exagéré l'importance de l'élément calcaire dans les eaux. Il n'est pas difficile de montrer par de multiples exemples que l'organisme sait trouver, s'il est nécessaire, ailleurs que dans l'eau potable le supplément de chaux qui lui manque.

« Actuellement, dit Pouchet (1), la proportion des sels minéraux et des gaz dissous ne tient plus qu'une faible place dans les préoccupations de l'hygiéniste... La navigation à grandes distances et l'impossibilité où l'on se trouvait de conserver longtemps de l'eau douce sous les climats tropicaux, apportèrent aux anciens modes d'appréciation des qualités de l'eau des modifications assez profondes. L'alimentation

(1) Pouchet, *Ann. d'hyg. et de méd. légale*, 3e série, tome XXV, avril 1891.

longtemps prolongée des équipages à l'aide de l'eau distillée, obligea de conclure au peu d'utilité, au point de vue de l'hygiène, des gaz et des sels minéraux dissous dans l'eau. Les qualités organoleptiques auxquelles on attribuait jadis une si grande valeur n'offrent plus qu'un intérêt médiocre et peuvent être envisagées à bon droit comme des qualités secondaires. »

A. Gautier établit par le calcul des rations alimentaires que la quantité totale de chaux en CaO reçue par jour avec la ration normale est de $0^{gr},650$: la quantité de chaux excrétée étant de $0^{gr},824$. Cette différence de $0^{gr},174$ de CaO devrait être fournie par l'eau ou par un excès d'alimentation. Pour obtenir cette quantité de chaux dans l'eau, il faudrait boire journellement un litre d'eau renfermant $0^{gr},310$ de carbonate de chaux, ou 2 litres renfermant $0^{gr},155$ de CO^3Ca. Nombreuses sont les agglomérations alimentées par des eaux ne renfermant pas cette quantité de chaux, sans qu'il soit possible de relever un fait établissant l'insuffisance de l'eau comme aliment calcique.

En consultant les tableaux ci-contre (p. 208, 209, 210) que nous avons dressés d'après les analyses effectuées au laboratoire du Comité consultatif d'hygiène publique de France et d'après les documents que nous avons rassemblés, on est obligé de reconnaître que les eaux présentant une faible quantité de sels minéraux, et notamment pauvres en sels de chaux, sont extrêmement répandues, et consommées sans inconvénient dans des agglomérations très variées, par leur situation géographique ou économique.

Ces agglomérations sont généralement situées sur des terrains granitiques, gneissiques, schisteux. Sur de pareils terrains, d'après nos tableaux (Ed. Bonjean), la mortalité générale des petites agglomérations communales, c'est-à-dire celles sur lesquelles les agents naturels peuvent avoir le plus d'influence, n'est pas supérieure à celle des agglomérations situées en terrain calcaire.

D'ailleurs l'homme trouve largement dans les plus simples aliments animaux et végétaux ou dans les produits tirés de ceux-ci les éléments minéraux nécessaires à son alimentation : il en trouve presque toujours un excès qu'il est obligé d'expulser par ses excreta, notamment en ce qui concerne la chaux.

Les tableaux ci dessous montrent que les aliments suffisent à apporter la quantité et la variété de sels nécessaires à l'organisme.

1° Aliments animaux ou tirés du règne animal :

Quantité de sels minéraux pour 100 grammes d'aliments.

Aliment	Quantité	Aliment	Quantité
Bœuf	1,6	Sole	1,5
Veau	0,57	Lait de vache	0,72 (Marchand).
Porc	1,11	Fromage	5,41
Canard	1,2	Blanc d'œuf	0,68 (Schutzenberger).
Saumon	1,2	Jaune d'œuf	1,58 (Schutzenberger).
Hareng	1,9		

D'après K. B. Hoffmann, il y aurait dans 100 grammes de viande musculaire :

Chez les mammifères..	0,9 à 1,0	de sels minéraux.
Chez les oiseaux....................	1,0 à 1,9	—
Chez les animaux à sang froid.......	1,0 à 2,0	—

2° Aliments végétaux ou tirés du règne végétal :

Quantité de sels minéraux pour 100 grammes.

Poires, pommes.....	0,36	Salade.............	0,87	Lentilles...........	1,66
Riz...............	0,50	Pommes de terre...	1,02	Froment...........	1,99
Raisins............	0,61	Navets............	1,13	Épinards..........	2,03
Cerises...........	0,65	Maïs..............	1,28	Sarrasin...........	2,36
Fraises.......... ..	0,75	Seigle.............	1,46	Pois...............	2,37
Asperges..........	0,80	Châtaignes.........	1,51	Orge...............	2,65
Pain de froment.....	0,81	Choux.............	1,59	Haricots...........	3,20
Farine de froment..	0,81				

D'une façon générale : les légumineuses renferment 2,2 p. 100 de sels ; les céréales, de 0,9 à 3,0 p. 100 ; les racines, tubercules farineux, de 1,0 à 2,6 p. 100 ; les légumes herbacés, de 0,8 à 2,0 p. 100 ; les fruits, de 0,4 à 0,7 p. 100 ; les champignons, de 0,4 à 2,10.

Le pain de ménage frais renferme de 0,81 à 1,21 p. 100 de sels minéraux.

Tous les sels utiles à l'organisme humain sont représentés en proportion variable dans ces aliments, comme on peut s'en rendre compte dans le tableau suivant :

	SOUDE.	POTASSE.	CHAUX.	MAGNÉSIE.	OXYDE DE FER.	ACIDE SULFURIQUE.	ACIDE PHOSPHORIQUE.	SILICE.	CHLORURE DE SODIUM.	
Froment...........	1,91	4,46	0,57	2,21	0,19	0,02	9,98	0,21	0,41	19,96
Riz................	0,13	1,01	0,35	0,21	0,12	»	3,12	0,07	»	5,01
Pommes de terre...	tr.	6,26	0,26	0,53	0,05	0,47	1,79	0,18	0,13	10,25
Viande	0,4	3à3,9	0,17	0,42	0,07	»	3,4 à 4,8	»	0,07	9à 10
Châtaignes.........	2,90	5,96	1,18	1,18	0,15	0,58	1,24	0,35	0,74	15,17

Le lait de vache renferme environ par litre :

Chlorure de potassium................................	0,994
— de sodium................................	0,458
Phosphate de potasse................................	0,073
— de chaux................................	3,458
— de magnésie................................	0,657
— de fer................................	0,248
Sulfate de potasse................................	0,703
Silicate de potasse	0,018
Carbonate de soude................................	0,671

Mortalité globale dans quelques communes alimentées par des eaux peu minéralisées (Ed. Bonjean).

	DÉPARTEMENT.	COMMUNE.	NOMBRE d'habitants.	MORTALITÉ sur 1000.	RÉSIDU.	CHAUX en CaO.	MAGNÉSIE en MgO.	SULFATES en SO3.	CHLORURE de sodium en NaCl.	NITRATES en AzO3H.	ALCALIMÉTRIE en CO3Ca.	DEGRÉ hydrotimétrique total.	RÉSULTATS bactériologiques.
1	2	3	4	5	6	7	8	9	10	11	12	13	14
		Roches éruptives.											
Granite, pegmatite...	Allier............	Doméral (1898)............	3.513	14,6	51,0	5.6	»	tr.	8,4	10,3	»	3,0	Bons.
Granite	Aude............	Counozouls (1896)........	452	18,14	65.5	19,0	4,0	tr.	4,0	»	»	5,0	Id.
Granulite..........	Corrèze.........	Treignac (1899)..........	2.866	20.3	67,0	15.6	tr.	tr.	6.8	tr.	30.0	2,5	Id.
Granite............	—	Ussel (1897).............	4.843	23,53	44.2	5,6	tr.	»	6.4	5,9	»	1,5	Id.
Granite et serpentines	Côtes-du-Nord. ...	Guingamp (1902)...........	»	»	100,0	14.0	6,0	7.5	34,0	10.0	22,0	6.0	Id.
Granite............	Dordogne	Nontron (1899)...........	3.657	21.00	101,0	14,8	1,8	3.0	16,4	13,6	18.0	5.0	Id.
Granulite..........	Finistère	Tréboul (1900)...........	4.037	20,06	113,0	7.2	5,0	5,4	52,8	7.1	22.0	5,0	Id.
Granite	Ille-et-Vilaine	Dinard (1892)............	4.496	22,46	195,8	35.0	7.5	12.0	97.0	11.0	»	9.5	Id.
Granite............	—	Saint-Malo (1903)	11.486	29,60	338.0	56.0	28,4	41,1	136,0	5.7	100,0	13.0	Mauvais.
Microgranulite.......	Loire	Belmont (1904)...........	3.373	18,38	36,0	3,3	tr.	1,3	6,4	»	4.0	3.0	Bons.
Granite	—	Malleval (1899)	504	20,83	62.0	13,5	tr.	6.1	14,0	tr.	16,0	3.0	Id.
Granite	—	St-Bonnet-le Château (1896).	2.385	29,18	99.5	18,8	7.1	3,4	10,0	6,1	»	5,0	Id.
Granite............	—	Usson (1898).............	3.166	17,37	41.5	11,7	tr.	»	7,2	»	»	1,5	Id.
Basalte............	Haute-Loire.......	Langeac (1899)...........	4 391	23,91	28,0	6.7	3,6	tr.	1,6	tr.	»	1.5	Id.
Granite	—	St-Didier-la-Séauve (1897)...	4.981	23,89	32,3	3.9	tr.	»	5,2	tr.	»	1,5	Mauvais.
Basalte............	—	St-Jean-Lachalm (1895).......	1.034	30,25	40,5	3,9	4,3	»	7,6	tr.	»	3,0	Bons.
Phonolithe..........	—	St-Julien-Chapteuil (1895)...	3 168	23,03	10,5	tr.	»	»	4,8	tr.	»	1,0	Id.
Granite	—	St-Romain-la-Chalm (1897)..	1.225	21,22	39,3	5.6	3,6	5,5	4,8	6,9	»	2,5	Id.
Labradorite	—	Thoras (1902)............	1.100	19,09	37,0	7,2	tr.	3,4	6.0	tr.	10,0	3,0	Id.
Granite............	—	Yssingeaux (1898).........	8.004	28,43	50.5	10.0	tr	tr.	8,4	tr.	»	3,0	Id.
Syénite............	Manche.........	Coutances................	8 145	21,85	105.2	15,9	9,4	8,2	32,4	7,5	»	7.5	Id.
Syénite............	—	—	8.145	21,85	204,0	56.0	14,4	7.5	32.0	4,0	»	15,0	Mauvais.
Granite, granulite....	Nièvre	Lormes (1898)............	2.886	23,46	30.3	8.9	»	»	7.2	»	»	1,0	Médiocres.
Granite............	Puy-de-Dôme	Manzat (1899)............	2.006	22,46	121,0	28,0	6,1	1,0	6.4	»	62,0	6.0	Bons.
Granite, porphyre...	—	Thiers (1897)............	10.694	25,68	20.0	3,9	1,8	»	2,4	»	»	1.0	Id.
Granite, diorite......	Rhône..........	Belleville-s. Saône (1898)....	2.844	26.37	35,8	8,4	tr.	tr.faib	4.4	tr.tr.f.	»	2,5	Id.
Microgranulite.......	—	Grandris (1896)...........	1.995	23,15	36.0	7,8	2,2	3,8	4.8	»	»	2,5	Id.
Microgranulite.......	—	Thizy (Bourg) (1894........	4.026	26,62	56.2	11,2	2,8	»	4,0	tr.	»	4,0	Médiocres.
Granulite et permien.	Saône-et-Loire....	Autun (1898).............	15.187	22,65	15.6	tr.	»	tr.	6,0	»	»	2,0	Bons.

Schistes chloriteux et sériciteux, micaschistes.

	Cantal	Calvinet (1898)	635	28,03	25,3	5,6	tr.	»	7,6	tr.	»	1,5	Bons.
	—	Marcolès (1893)	1.502	20,00	14,6	tr.	»	»	6,0	tr.	»	1,5	Id.
	Cher	Culan (1905)	1.534	17,33	98,0	8,9	8,6	10,2	19,2	20,5	12,0	5,0	Id.
	Corrèze	Eygurande (1893)	1.007	19,26	33,0	10,1	0,7	»	6,0	»	»	3,0	Mauvais.
	Finistère	Lesneven (1901)	3.456	27,63	132,0	10,0	7,9	9,6	52,8	15,3	16,0	5,0	Bons.
	—	Saint-Marc (1904)	3.714	19,93	226,0	14,5	tr.	13,0	64,8	68,1	14,0	5,0	Mauvais.
	Loire	Terrenoire (1896)	4.944	18,20	35,7	4,5	tr.	tr.	7,2	tr.	»	1,5	Mauvais.
	Lozère	Bleymard (1895)	605	21,15	20,0	4,5	»	»	4,8	»	»	1,5	Bons.
Avec granulite	Morbihan	Lorient (1905)	44.640	24,64	62,0	6,1	tr.	4,8	33,2	tr.	12,0	2,5	Id.
	—	—	44.640	24,64	167,0	26,3	8,6	12,3	49,6	tr.	66,0	10,0	Mauvais.

Gneiss.

	Ardèche	Annonay (1900)	17.000	28,25	33,0	6,0	tr.	tr.	6,8	tr.	10,0	2,0	Mauvais.
	—	— hameau (1897)	125	16,00	85,0	17,3	tr.	8,	5,6	tr.	14,0	2,5	Bons.
	—	La Bégude (1896)	1.397	27,34	67,0	13,7	3,3	tr.	5,2	»	»	3,5	Id.
	—	Le Cheylard (1895)	3.228	32,27	25,0	3,6	tr.	tr.	6,0	3,0	»	1,5	Id.
	—	Quintenas (1899)	1.125	20,80	56,0	10,0	tr.	7,5	9,2	tr.	»	3,0	Id.
	—	Saint-Alban-d'Ay (1896)	1.218	19,70	65,1	6,7	3,2	4,1	6,8	10,0	»	2,5	Mauvais.
	—	St-Julien-Labrousse (1900)	1.295	23,93	54,0	6,1	tr.	5,4	5,2	3,1	10,0	2,0	Bons.
	Aveyron	Rodez (1893)	16.122	23,81	37,4	8,4	tr.	»	8,0	tr.	»	3,0	Mauvais.
	—	Salles-Curan (1899)	2.579	21,71	14,9	2,0	tr.	2,0	4,8	tr.	»	1,5	Id.
	Cantal	Champ-de-Bort (1898)	1.860	20,00	28,5	5,6	tr.	tr.	4,8	tr.	»	3,0	Bons.
	—	Champs (1894)	1.963	18,13	26,2	5,6	»	»	6,4	»	»	1,5	Mauvais.
	—	Coren (1902)	513	19,49	96,0	12,3	8,6	4,1	7,2	tr.	52,0	6,5	Bons.
Avec labradorite	—	Mauriac (1895)	3.631	23,96	96,8	14,0	8,3	tr.	9,6	15,8	»	4,5	Id.
	—	Védrines-St-Loup (1896)	481	24,94	51,5	10,4	2,7	2,4	9,2	15,6	»	4,0	Mauvais.
Avec amphibole	Corrèze	Tulle (1898)	17.374	20,14	97,0	19,0	12,9	tr.	10,8	tr.	»	7,0	Bons.
Avec amphibole	—	Tulle	18.964	22,62	66,0	16,8	tr.	tr.	10,0	»	»	3,0	Id.
	—	Vigeois (1904)	2.835	19,05	100,0	12,3	9,3	8,9	13,5	10,4	36,0	7,0	Mauvais.
	Loire	Chazelles (1904)	5.727	20,90	71,0	12,8	5,7	13,7	19,6	»	18,0	6,0	Id.
Avec granite	—	St-Genest-Malifaux (1898)	2.633	16,38	31,5	5,6	tr.	tr.	tr.	6,0	»	1,5	Bons.
	Tarn	St-Amans-Soult (1895)	2.574	21,76	34,3	5,0	tr.	tr.	7,6	»	»	2,5	Id.
	—	St-Amans-Valtoret (1895)	1.721	18,83	35,0	7,8	tr.	tr.	12,0	tr.	»	3,0	Id.

Silurien.

	Aveyron	Camarès	2.160	15,74	816,0	142,8	115,5	310,4	20,0	tr.	»	52,0	Tr. mauv.
	Côtes-du-Nord	Paimpol	2.668	26,60	324,0	72,8	26,2	34,3	104,0	12,0	124,0	20,0	Mauvais.
	Maine-et-Loire	Candé	2.120	27,66	127,0	11,7	9,3	7,5	36,8	23,4	12,0	5,5	Bons.
Avec gneiss	Tarn	Murat-s.-V	2.232	20,34	24,0	2,2	1,0	1,4	9,6	»	8,0	3,5	Id.

	DÉPARTEMENT.	COMMUNE.	NOMBRE d'habitants.	MORTALITÉ sur 1000.	RÉSIDU.	CHAUX en CaO.	MAGNÉSIE en MgO.	SULFATES en SO3.	CHLORURE de sodium en NaCl.	NITRATES en AzO3H.	ALCALIMÉTRIE en CO3Ca.	DEGRÉ hydrotimétrique total.	RÉSULTATS bactériologiques.
1	2	3	4	5	6	7	8	9	10	11	12	13	14
		Terrain cambrien : Phyllades de Saint-Lô. Schistes micacés.											
	Ardennes	Arreux (1900)	350	22,85	43,0	7,8	tr.	2,7	10,0	»	16,0	2,5	Bons.
Dévonien en partie	—	Braux (1899)	2.778	24,25	52,0	14,0	tr.	7,5	6,4	5,9	»	4,0	Id.
	—	Charleville, hameau (1895)	907	15,87	49,8	6,7	tr.	tr.	10,0	»	»	4,0	Passables.
	—	Fumay (1896)	5.500	18.18	47,5	5.6	4,3	3,4	10,0	»	»	2,0	Mauvais.
Avec quartzite	—	Haybes-s.-Meuse (1899)	2.021	19,29	28,0	7,8	tr.	4,8	7,2	tr.	»	1,5	Bons.
Avec quartzite	—	Monthermé (1902)	3.422	24,25	20.0	4,0	tr.	3,4	9,6	»	4,0	4,5	Id.
	Ariège	Massat (1904)	3.014	19,30	25,0	6,1	tr.	3,4	5,2	»	8,0	2.5	Médiocres.
	—	—	3.014	19,30	64,0	13,4	3,4	6,8	7,6	tr.	32,0	3,5	Mauvais.
	Calvados	Thury-Harcourt (1905)	1.127	26.61	118,0	20,1	7,2	15.0	27,6	5,4	46,0	6,0	Id.
	—	— (1900)	1.127	26,61	132,0	30,8	10,4	10,2	28,4	9,4	58,0	10,0	Id.
	Finistère	Brest (1894)	75.854	29,47	91,8	5,6	5,7	tr.	46,0	12,5	»	5,0	Médiocres.
	Hérault	Lamalou (1894)	737	»	39,7	2,8	6,8	tr.	13,2	tr.	»	3,0	Bons.
Avec alluvions	Ille-et-Vilaine	Dol (1894)	4.665	23,15	169,9	24,0	9,4	6,8	66,4	16,6	»	8,0	Mauvais.
Avec alluvions	—	—	4.665	23,15	146,9	21,2	13,0	10,0	49,6	13,1	»	8.0	Id.
	Loire	Violay (1894)	1.959	17,35	30,8	5,0	1,8	faib.tr.	6,8	tr.	»	2,5	Bons.
	Maine-et-Loir	Chemillé (1898)	4.365	17,91	172,0	19,0	11,5	6,8	14,0	16.3	»	5,5	Id.
	Manche	Avranches (1893)	7.785	28,00	86.4	10,6	4,7	6,8	24,0	14,0	»	5,5	Id.
	—	Dragey (1898)	604	26,49	188,8	30,8	11,5	10,0	44.0	»	»	10,5	Mauvais.
	—	Granville (1898)	12.005	23,25	148,0	5,6	6,0	tr.	55,6	»	»	3,5	Id.
	—		12.005	23.25	79,4	6,1	4,0	tr.	28,4	4,5	»	3,5	Id.
	—	Saint-Lô (1895)	11.484	27,95	96,5	15,6	5,7	5,0	33.2	8,3	»	6,0	Bons.
	—	— (1897)	11.484	27,95	132,0	15,1	20,2	6,5	30,0	6,6	»	9,0	Médiocres.
Avec grès dévonien	Mayenne	Saint-Ouen-des-Toits (1902)	»	»	152,0	50,4	7.9	13,7	30,4	»	94,0	11,0	Id.
	Pyrénées (Basses-)	Biarritz (1905)	»	»	76,0	3,3	6,4	6,8	45.6	tr.	12,0	5,5	Excellents.
	Pyrénées-Orient[les]	Moutner (1893)	»	»	110,0	21,8	4.3	15,6	34,0	tr.	»	10,0	Bons.
	—	La Tour de France (1893)	»	»	180,0	45,9	14,3	22,0	26,0	tr.	»	12,5	Id.
Avec miocène	Tarn	Sorrèze (1899)	2.049	22.25	205,0	66,6	30,2	4,0	9.6	10,0	176,0	18,5	Id.
Avec miocène	—	— (1904)	2.120	15,70	190,0	59,3	27,7	5,4	10,8	8,1	160,0	18,0	Id.

Enfin, dans les œufs, la minéralisation serait la suivante, pour 100 grammes d'œuf :

Blanc d'œuf :	Sels minéraux, notamment chlorure de sodium et phosphate de chaux.	0,66 (Lehmann).
Jaune d'œuf :	Chlorures de sodium et de potassium. } Sulfate de potasse.................. }	0,277
	Phosphates de chaux et de magnésie.	1,022 (Gobley).

Tant pour la variété que pour la quantité des sels minéraux, l'homme n'a donc pas le besoin absolu de recourir à l'eau potable.

Inversement, il est exagéré de considérer les eaux riches en sels calcaires comme étant nécessairement mauvaises pour l'organisme : ce sont des eaux peu propres aux usages domestiques, cuisant mal les aliments, incrustant les chaudières, saturant les acides gras des savons et de ce fait rendant difficile le lavage du linge ; sous ces différents rapports, elles sont peu appréciées, et il est incontestable qu'on doit rechercher de préférence des eaux moins minéralisées.

On a invoqué la fatigue des reins par l'élimination continuelle des sels de chaux, pour établir la mauvaise influence des eaux calcaires et séléniteuses : il est à remarquer que la quantité de sels apportée par l'eau dans l'organisme est généralement en bien faible proportion par rapport à la quantité de sels apportée par les aliments. D'ailleurs, les reins paraissent ne pas devoir être fatigués par ce travail : rappelons que certaines eaux minérales très sulfatées calciques ($2^{gr},0$) (Vittel) sont recherchées et consommées en forte quantité par les néphrétiques.

Quoi qu'il en soit, bien des agglomérations n'ont à leur disposition que des eaux de cette nature, sans que leur état sanitaire en paraisse influencé.

S'il est impossible de relever des différences, dans l'état sanitaire des agglomérations alimentées par des eaux peu minéralisées ou très minéralisées, il est facile au contraire de reconnaître que des différences marquées apparaissent généralement (endémies, épidémies, augmentation de la mortalité) dans l'état sanitaire des agglomérations consommant des eaux de même minéralisation, suivant que ces eaux sont *pures* ou *contaminées*.

Lorsqu'on envisage les chiffres globaux de la mortalité, l'influence de la pureté de l'eau est saisissante et incontestable.

Lorsqu'on étudie une épidémie d'origine hydrique, on constate généralement que l'eau servant à l'alimentation est contaminée ; il est vrai que ce n'est qu'exceptionnellement que l'on réussit à mettre en évidence l'agent du contage dans l'eau : bien des faits nous échappent encore, même au sujet des épidémies les plus répandues et les mieux observées : ainsi, pour la fièvre typhoïde, qu'à la suite des travaux de Brouardel et de son école on peut considérer aujourd'hui comme maladie hydrique par excellence, c'est l'étude attentive des épidémies, de la répartition des cas, de leur mode de propagation, — bien plutôt que l'isolement du bacille spécifique, — qui a permis de mettre en lumière le rôle de l'eau d'alimentation.

Néanmoins, bien qu'il soit extraordinaire de constater que le germe typhique, par exemple, que l'on peut isoler de la rate, du sang, des fèces des typhiques, n'ait été qu'exceptionnellement mis en évidence dans l'eau suspecte malgré l'emploi de procédés spéciaux qui permettent de le retrouver aisément lorsqu'on l'ajoute artificiellement à l'eau même; bien qu'il soit surprenant de voir isoler, au contraire, d'eaux inoffensives des vibrions plus ou moins pathogènes; bien qu'il soit difficile d'expliquer l'efficacité de la filtration des eaux puisqu'il est reconnu que des germes fins et mobiles, tels le bacille de la fièvre typhoïde et le vibrion du choléra, traversent sans peine la paroi filtrante, il est incontestable, malgré ces contradictions bactériologiques, que l'eau servant à une agglomération éprouvée par une mortalité élevée ou par des épidémies fréquentes est souvent souillée et que cette contamination peut être démontrée par une enquête judicieuse sur place ainsi que par l'examen chimique et bactériologique.

L'hygiéniste ne devra donc jamais oublier que, au point de vue de la santé publique, le choix de l'eau potable doit être basé sur la pureté constante de cette eau, bien plus que sur la proportion plus ou moins grande des sels minéraux qu'elle renferme.

EXAMEN DES EAUX POTABLES.

HISTORIQUE. — Depuis la plus haute antiquité, on s'est occupé des causes d'insalubrité et de corruption des eaux potables. Ainsi Hippocrate indique comme suspectes les eaux de pluies, de lacs, de marais.

Mais jusqu'à une époque assez rapprochée de nous, il n'est guère question des moyens permettant de constater la mauvaise qualité des eaux. André Baccius, qui a publié un *Traité des eaux*, à Rome, en 1596, ne parle pas des procédés d'analyse. Les premiers essais analytiques datent de R. Boyle (1669); ils ont trait surtout à l'examen des eaux minérales (1). Après avoir donné des indications générales sur l'étude des eaux, il propose divers réactifs pour la recherche de certains sels, par exemple la teinture de noix de galle pour reconnaître le fer, l'infusion de bois de Brésil ou le sirop de violette pour distinguer les eaux alcalines ou acidules, le nitrate d'argent pour les chlorures, l'ammoniaque pour le cuivre; il indique la présence possible de l'arsenic dans certaines eaux et la difficulté de

(1) *Memoirs for a natural history of mineral waters.*

l'y constater. Il se sert déjà du microscope pour la recherche des êtres organisés. Enfin, il applique à la mesure de la densité des eaux la *méthode du flacon*, à peu près comme on l'emploie aujourd'hui, mais avec une précision insuffisante (1).

Les travaux relatifs à l'analyse des eaux deviennent ensuite fort nombreux : citons les principaux (2).

C'est d'abord, en 1680, Urbain Hierne, chimiste suédois, qui publie un *Traité sur les eaux*; Lister en 1682, qui signale la présence de la chaux; Grew, en 1685, la magnésie; Vallerius, 1697 : analyse des eaux d'Aix-la-Chapelle; Regis, Didier, Boulduc, en 1699; Burlet, Geoffroy, en 1707; et Hoffmann, qui publie en 1729 diverses notes sur l'analyse des eaux. Le Roi, en 1752, constate le chlorure de calcium; Home, en 1756, le nitrate de chaux; Margraff (1759), le chlorure de magnésium; Priestley (1782) étudie l'acide carbonique. Guyton de Morveau, à la même époque, et Bergmann proclament l'utilité de l'analyse des eaux potables, et la difficulté de ces analyses (2). Dans tous ces travaux, les éléments minéraux des eaux potables ont surtout préoccupé les observateurs. C'est seulement en 1778 qu'un élève de Bergmann, Scharemberg, de Stockholm, aborde la question des matières organiques, et indique que les eaux sont parfois chargées de matières extractives provenant des substances végétales ou animales du sol, d'où il résulte que ces eaux sont susceptibles de se corrompre avec rapidité. Bergmann essaye de doser cette matière organique avec le nitre mercuriel. A cette époque, on ne connaissait rien sur la nature de cette matière organique ou extractive des eaux potables : nous ne sommes guère plus avancés aujourd'hui, malgré les multiples travaux auxquels a donné lieu cette question.

L'état des connaissances relatives à l'eau potable vers la fin du XVIIIe siècle a été assez bien résumé dans les *Opuscules* de Bergmann; en voici un passage intéressant (trad. de Morveau, 1780) :

« Les eaux tiennent quelquefois mécaniquement des parties très subtiles de *silex*, de *chaux*, de *magnésie* et d'*argile*. *L'argile* diminue leur limpidité et produit une couleur qui approche de l'opale; les autres n'y occasionnent pas des changements aussi sensibles, parce que la petitesse des molécules et l'eau qui les environne les rendent comme transparentes...

« L'*air pur* existe dans la plupart des eaux... On l'en sépare par la cuisson et à l'aide de la machine pneumatique; elles le reprennent insensiblement dans l'atmosphère.

« L'*acide aérien* se trouve aussi dans toutes les eaux, mais en quantités bien différentes, depuis une centième partie de leur volume, jusqu'à un volume égal. Il s'élève avec l'air pur sous le récipient de

(1) Voy. Höfer, Hist. de la chimie, t. II, p. 171.
(2) Voy. Pouchet et Bonjean, *Ann. d'hyg. et de méd. lég.* (3), t. XXXVIII, p. 49.

la machine pneumatique et donne à l'eau une saveur fraîche, agréablement piquante et salutaire.

« L'*air inflammable* s'élève quelquefois des eaux ; cependant il n'y séjourne pas ; il vient du sol et s'étend à leur surface.

« Les *autres acides libres* ne s'y rencontrent qu'accidentellement.

« L'*alcali végétal* y est rarement, et presque toujours joint à d'autres substances, quelquefois engagé dans les acides *vitriolique* ou *marin*, plus souvent avec l'acide *nitreux*.

« L'*alcali minéral* y existe au contraire fréquemment uni ou à l'*acide aérien*, ou à l'*acide vitriolique*, ou à l'*acide marin*.

« L'*alcali volatil*, que les eaux tiennent quelquefois, leur a été fourni probablement par la décomposition des matières végétales et animales.

« La *terre pesante* peut s'y trouver unie à l'*acide marin*.

« La *chaux* s'y trouve fréquemment, engagée avec les acides *aérien*, ou *vitriolique*, ou *nitreux*, ou *marin*.

« La *magnésie* n'y est pas aussi commune, on y trouve cependant quelquefois, ou la *magnésie aérée*, ou le *vitriol de magnésie*, ou le *nitre de magnésie*, ou le *sel marin de magnésie*.

« L'*argile vitriolée* ou l'*alun* ne s'y rencontrent que rarement.

« Le *fer* est, de tous les métaux, celui qu'on y découvre le plus ordinairement, quelquefois *aéré*, quelquefois en état de *vitriol de mars* et quelquefois en état de *sel marin martial*.

« Le *cuivre* n'a encore été trouvé qu'en état de *vitriol de cuivre*. L'*arsenic* y est très rarement et en forme de *chaux*.

« Les eaux sont encore chargées quelquefois de la *matière extractive*, des substances végétales et animales qu'elles rencontrent dans l'intérieur de la terre ; de là vient qu'elles sont sujettes à se corrompre, lorsqu'il y en a une certaine quantité. On trouve aussi, dans les eaux thermales surtout, quelquefois même dans les eaux martiales froides, quelque chose d'*hépatique*, mais le plus souvent si subtil, qu'il s'évapore sur-le-champ à l'air libre, et qu'il ne peut se manifester que par l'odeur...

« Les eaux ne reçoivent jamais à la fois toutes ces matières étrangères ; les unes en ont plus, les autres moins ; ainsi les eaux du ciel, les eaux de la mer contiennent des principes différents. La *neige* recèle une très petite portion de sel marin calcaire et donne quelques faibles indices d'acide nitreux ; lorsqu'elle est récemment fondue, elle est absolument privée d'air et d'acide aérien, qui existent plus ou moins abondamment dans toutes les eaux ; ne serait-ce pas ce qui la rend nuisible aux animaux ?

« L'*eau de pluie* est communément altérée par les mêmes matières, mais à plus grande dose. Il est évident qu'elle les trouve suspendues dans l'atmosphère, dont elle balaie, en quelque sorte, toutes les immondices ; c'est pourquoi on ne la recueille jamais pure ; elle n'est que très peu chargée, quand les pluies ou les neiges ont duré pendant plusieurs jours.

« Les *eaux de fontaines* contiennent peu de matières étrangères lorsqu'elles sont très pures ; autrement on y trouve de la terre calcaire, du sel marin calcaire, du sel commun et quelquefois un peu d'alcali. Celles qu'on nomme minérales tiennent encore de la sélénite, de la magnésie aérée, du vitriol de magnésie, du vitriol de mars, du fer aéré, etc.

« Les *eaux de fleuves* sont souvent purifiées par le mouvement, au point de ne tenir que de la terre calcaire, du sel commun, et quelquefois un peu d'alcali. Elles sont ordinairement plus légères que les eaux de fontaines et d'autant plus pures qu'elles roulent avec plus de violence et sur un fond plus dur. Les *eaux de puits* fournissent en grande quantité les matières que nous venons de nommer, et souvent encore de la sélénite et du nitre. Les *eaux de lacs* sont moins limpides et plus pesantes... et sont communément altérées par la matière extractive. Les *eaux de marais*, ayant moins de mouvement, sont en conséquence moins limpides, plus lourdes, et chargées plus abondamment de matière extractive, ce qui leur donne souvent une couleur plus ou moins jaunâtre, obscure...

« Il y a deux manières d'examiner les eaux : par les réactifs et l'évaporation... Quand on a le temps nécessaire, on doit procéder à la fois suivant les deux méthodes, parce que les preuves que l'on en tire se fortifient réciproquement et les réactifs indiquent comment l'évaporation doit être conduite.

« On doit observer les qualités physiques... La vue distingue plusieurs de ces qualités (limpidité, couleur, odeur, saveur)...

« Il faut encore s'assurer de la température des eaux par le thermomètre, si elle est la même à la source pendant toute l'année, ou si, au contraire, elle suit les variations de l'atmosphère ; si elle gèle l'hiver ; si les eaux thermales ne forment pas de dépôt en se refroidissant ; si, après le refroidissement, leur odeur et leur saveur ne sont pas diminuées, ou même entièrement détruites.

« On ne doit pas négliger aussi les considérations prises des *lieux*, telles que la situation, tant par rapport à la géographie naturelle qu'à la géographie politique, le caractère et l'élévation du sol dans les environs. Il faut observer la quantité d'eau, si elle est constante toute l'année ; si elle varie suivant les sécheresses et les pluies ; si elle est stagnante et si son cours est lent ou rapide ; combien elle fournit de pintes par heure ; combien il y a de sources... Enfin, il est bon de savoir s'il croît des végétaux dans la fontaine même, quels ils sont et s'il y a quelques animaux. »

Les méthodes d'examen des eaux se perfectionnent ensuite peu à peu, grâce aux progrès continus de la chimie minérale, et des méthodes analytiques. — Enfin, les découvertes de Pasteur font faire un nouveau pas à la question des eaux potables, et mettent en lumière l'importance de l'examen bactériologique.

CONDITIONS QUE DOIVENT REMPLIR LES EAUX DESTINÉES A L'ALIMENTATION

On a bien souvent essayé de préciser les qualités que doivent présenter les eaux destinées à l'alimentation. Il faut convenir qu'on n'y est pas arrivé d'une manière tout à fait satisfaisante.

Dans l'*Annuaire des Eaux de France* (1), publié par une commission où figuraient Orfila, Becquerel, Bouchardat, Chevalier, Milne-Edwards, Ch. Sainte-Claire-Deville, et autres savants, on trouve cette définition :

« Une eau peut être considérée comme bonne et potable quand elle est fraîche, limpide, sans odeur ; quand sa saveur est très faible, qu'elle n'est surtout ni désagréable, ni fade, ni salée, ni douceâtre ; quand elle contient peu de matières étrangères ; quand elle renferme suffisamment d'air en dissolution ; quand elle dissout le savon sans former de grumeaux, et qu'elle cuit bien les légumes. »

Cette définition, déjà ancienne, vaut bien la plupart de celles qu'on a données depuis : elle a du moins l'avantage d'être suffisamment vague. Vu l'époque à laquelle elle remonte, elle est muette sur la question des bactéries dans les eaux.

Il y a vingt ans, le *Congrès pharmaceutique international de Bruxelles* résumait comme il suit les qualités exigibles d'une eau d'alimentation :

1° Elle doit être fraîche et d'une saveur agréable.

2° Sa température ne doit pas varier sensiblement et ne peut dépasser + 15°.

3° Elle doit être aérée et tenir en dissolution une certaine quantité d'acide carbonique. Il faut en outre que l'air qu'elle renferme contienne plus d'oxygène que l'air atmosphérique.

4° La quantité de matières organiques, évaluée en acide oxalique, ne doit pas dépasser 20 milligrammes par litre.

5° Elle ne doit pas contenir plus de 5 dixièmes de milligramme d'ammoniaque par litre.

6° La matière organique azotée, brûlée par une solution alcaline de permanganate de potasse, ne doit pas fournir plus de 0,0001 d'azote albuminoïde par litre d'eau.

7° Un litre d'eau ne doit pas contenir plus de :

0,500 de sels minéraux,
0,060 d'anhydride sulfurique.
0,008 de chlore.
0,002 d'anhydride azotique.
0,200 d'oxydes alcalino-terreux.
0,030 de silice.
0,003 de fer.

8° L'eau potable ne doit renfermer ni nitrites, ni hydrogène sulfuré, ni sulfures, ni sels métalliques précipitables par l'acide sulfhydrique ou le sulfhydrate, à l'exception de traces de fer, d'aluminium ou de manganèse.

9° Elle ne doit pas acquérir une odeur désagréable après avoir séjourné pendant quelque temps dans un vase ouvert ou fermé.

10° Elle ne doit renfermer ni saprophytes, ni leptothrix, ni leptomites, ni hyphéotrix et autres algues blanches, ni infusoires, ni bactéries, et particulièrement aucun de ces êtres en décomposition.

11° L'addition de sucre blanc ne doit pas y développer de *fungus*.

12° Cultivée avec de la gélatine, elle ne doit pas produire d'innombrables bactéries liquéfiant cette gélatine en moins de huit jours.

C'est surtout à titre de curiosité que nous avons reproduit ce tableau des qualités d'une eau potable. Si l'on voulait suivre à la lettre de telles prescriptions, bien rares seraient les sources jugées dignes d'être employées pour l'alimentation de l'homme. Où trouverait-on, par exemple, des eaux naturelles complètement exemptes de bactéries? — Certains des chiffres fixés comme limites sont certainement trop bas (chlore, acide nitrique), d'autres paraissent trop élevés (ammoniaque), etc.

Le *Comité consultatif d'Hygiène publique de France* avait, il y a quelques années, dressé un tableau des qualités des eaux potables et des limites dans lesquelles devaient osciller les différentes données analytiques pour qu'une eau fût considérée comme *pure*, *potable*, *suspecte* ou *mauvaise*. L'étude des nombreux projets d'adduction d'eau qui ont été soumis à cette assemblée a rapidement montré combien il est imprudent, en pareille matière, de fixer des limites précises et d'édicter des prescriptions rigoureuses que l'on est à tout moment obligé de transgresser.

En réalité, la possibilité d'utiliser une eau pour l'alimentation est subordonnée à une foule de conditions dont on doit tenir compte dans chaque cas particulier. Par exemple, ce n'est pas parce qu'une eau marquerait plus de 30 degrés hydrotimétriques, qu'on devrait nécessairement la rejeter, s'il n'existe pas dans la région d'eaux moins calcaires, ou s'il y existe des eaux moins calcaires, mais plus suspectes au point de vue des matières organiques, des sels ammoniacaux, des bactéries pathogènes, etc.

C'est d'après l'examen d'ensemble des résultats fournis par l'examen des propriétés physiques, par l'analyse chimique, bactériologique et micrographique, c'est d'après l'étude géologique des terrains traversés, d'après la topographie de la région, la critique des causes de pollution, etc., que l'on arrive à établir — souvent non sans difficulté — si une eau peut être livrée à la consommation. — Nous reviendrons sur ces points en parlant de la discussion des résultats analytiques; et s'il faut absolument définir ce qu'on entend par une eau potable, nous donnerons la formule suivante, qui nous paraît résumer par ordre d'importance les principales conditions exigibles :

« L'eau destinée à l'alimentation de l'homme ne doit présenter, par l'examen physique, chimique et microbiologique, aucun indice d'une souillure suspecte ; elle ne doit renfermer aucune substance capable d'occasionner des troubles dans un organisme sain. Elle doit être agréable au goût, ne dégager aucune odeur, demeurer limpide. Elle doit être, autant que possible, propre aux usages domestiques, et avoir une température constante, comprise entre 5° et 18°. »

PROPRIÉTÉS ET ANALYSE DES EAUX POTABLES

Nous indiquons dans les chapitres qui suivent les méthodes qui paraissent le plus recommandables pour les diverses opérations permettant d'apprécier la qualité des eaux potables.

Les procédés proposés sont fort nombreux, et nous ne saurions les indiquer tous dans un ouvrage comme celui-ci. La description qui va suivre, bien que déjà longue, est donc assurément très incomplète.

L'analyse des eaux comprend les opérations ou études suivantes :

Prélèvements des échantillons destinés aux examens bactériologique, micrographique et à l'analyse chimique ;

Examen des propriétés physiques et organoleptiques ;

Examen bactériologique ;

Examen micrographique ;

Analyse chimique ;

Renseignements géologiques, hydrographiques et sanitaires ;

Discussion et interprétation des résultats.

La détermination de la valeur hygiénique des eaux destinées à l'alimentation publique, c'est-à-dire le problème qui consiste à dire si une eau est de bonne ou mauvaise qualité, si elle doit être utilisée ou rejetée pour l'alimentation, si cette eau est ou a été la cause d'épidémies ou d'endémies, est des plus importante pour l'hygiène publique ; c'est une tâche très sérieuse pour l'hygiéniste appelé à donner son avis en pareil cas : les conséquences qui peuvent en résulter s'étendent en effet sur les existences d'un nombre souvent considérable d'individus.

L'examen d'une eau destinée à l'alimentation est donc une œuvre délicate, qui doit être entourée de toutes les garanties que fournissent les données actuelles de la science.

PROPRIÉTÉS PHYSIQUES ET EXAMEN PHYSIQUE DES EAUX

L'eau pure est formée de deux volumes d'hydrogène et d'un volume d'oxygène condensés en deux volumes. Elle contient en poids 88,889 d'oxygène et 11,111 d'hydrogène p. 100. Elle n'a pas d'odeur ni de saveur appréciable; se solidifie à 0°, bout à 100° sous la pression normale.

L'eau subit facilement la surfusion. De l'eau contenue dans des tubes capillaires peut être abaissée à —16° sans se congeler. La glace à 0° a une densité de 0,918; la densité de l'eau à +4° étant égale à 1, il s'ensuit que par la congélation, l'eau se dilate de 0,07 de son volume. Si l'eau est en état de surfusion, la dilatation peut continuer jusqu'à des températures plus basses (—9°) et la densité de l'eau liquide est supérieure à celle de l'eau solide à la même température. Au-dessus de +4°, l'eau se dilate régulièrement à mesure que la température s'élève. — La force expansive de l'eau pendant la congélation est considérable; il suffit de rappeler à ce sujet les expériences classiques de Huyghens et autres, les ruptures de roches et de pierres gélives. Nous indiquons brièvement ces données relatives à la congélation, en raison de l'intérêt qu'elles présentent en hydrologie et dans la technique des distributions d'eau.

Solubilité des gaz. — L'eau dissout différents gaz, et notamment les gaz de l'air atmosphérique. La dissolution des gaz dans l'eau est régie par les lois de Henry (1803) et de Dalton (1805) : « L'eau en contact avec une atmosphère indéfinie d'un gaz en dissout un volume qui, ramené à la pression de cette atmosphère, est, pour une température donnée, dans un rapport constant avec le volume du liquide. » Ce rapport constant, ou le volume de gaz dissous par litre d'eau, est le coefficient de solubilité du gaz : il varie avec la température. Pour l'oxygène il est égal à 0,04961 à 0°, et à 0,03497 à +15°; pour l'azote, 0,02388 à 0° et 0,01818 à +15°. Un litre d'eau à 0°, en présence d'un volume d'oxygène illimité, en dissout 49^{cc},61, et à +15°, 34^{cc},97. — Le poids de gaz dissous par un volume déterminé d'eau est proportionnel à la pression que le gaz non dissous exerce sur le liquide. Ainsi, le gaz dissous se dégage complètement sous l'action du vide et au contraire se dissout en plus forte proportion lorsque la pression augmente. (C'est sur ce dernier principe qu'est basée la gazéification par l'acide carbonique des eaux de table, comme l'eau de Seltz, Apollinaris, etc.)

Lorsque l'eau se trouve en présence de plusieurs gaz — c'est le cas général pour les eaux naturelles, — leur dissolution est régie par la loi suivante (Dalton) : « L'eau, en présence d'une atmosphère formée de plusieurs gaz, dissout chacun d'eux comme s'il était seul, avec la pression qu'il occupe dans le mélange. »

Par exemple, l'eau en contact avec l'air atmosphérique, qui contient quatre cinquièmes d'azote, dissout ce gaz comme s'il existait seul dans le mélange, mais avec une pression égale aux quatre cinquièmes de la pression de l'air; l'oxygène se dissout comme s'il était seul à une pression égale au cinquième de la pression de l'air. Les proportions des volumes dissous de ces deux gaz sont donc :

$$\frac{0{,}02388 \times \frac{4}{5}}{0{,}04961 \times \frac{1}{5}} = \frac{0{,}01910}{0{,}00992}, \text{ ou, p. 100. } \begin{array}{ll} \text{Azote.......} & 66{,}4 \\ \text{Oxygène....} & 33{,}6 \end{array}$$

Ces données expliquent les résultats observés sur les gaz dissous dans les eaux naturelles. Ainsi, l'eau de pluie renferme en moyenne 23 centimètres cubes de gaz, qui sont formés, pour 100 volumes de gaz, de

Azote..	65,66
Oxygène......................................	32,15
Acide carbonique.............................	2,19

chiffres voisins des chiffres théoriques. — On voit que le rapport en volumes de l'oxygène et de l'azote dissous, à peu près de 1 à 2, est bien différent du rapport des volumes de ces mêmes gaz dans l'air, soit 1 à 4.

Bien des facteurs peuvent faire varier les proportions relatives des gaz dissous dans les eaux naturelles (composition des terrains traversés, présence de l'acide carbonique en grande quantité, influence des matières organiques en voie d'oxydation, etc.). — Ainsi, pour l'eau de Seine, une moyenne de nombreuses déterminations donne 54 centimètres cubes de gaz dissous, formés de (pour 100 volumes) : azote, 39,55; oxygène, 18,67; acide carbonique, 41,78, chiffres fort éloignés de ceux que fournirait l'eau pure en présence de l'air atmosphérique (1).

Solubilité des corps solides dans l'eau. — En dehors des gaz, les eaux naturelles tiennent en dissolution un grand nombre de corps provenant du sol avec lequel elles se sont trouvées en contact. Les matières organiques sont en général très peu abondantes : nous savons en effet que la matière organique dans le sol est constamment en voie de minéralisation (Voy. art. *Sol*), sous l'influence des agents naturels, des germes de toutes espèces, et notamment des germes nitrificateurs. La matière organique soluble qui existe dans le sol est le plus souvent emprisonnée dans des cellules végétales, où l'eau ne peut facilement l'atteindre.

Quant aux divers sels minéraux, la proportion qui s'en dissout dans

(1) Dans certains cas nous avons isolé de l'azote seul (Evaux).

les eaux naturelles dépend évidemment d'abord de leur coefficient de solubilité ; mais diverses influences, et en particulier la présence de l'acide carbonique, font varier cette solubilité dans de très larges limites.

Solubilité des principaux sels minéraux qui se rencontrent dans les eaux naturelles.

	Dans un litre d'eau à + 10°
Chlorure de sodium	357 grammes.
— de potassium	320 —
— de magnésium	1600 —
Sulfate de soude	527 —
— de potasse	97 —
— de chaux	2 —
— de magnésie	310 —
Carbonate de soude	170 —
— de potasse	890 —
— de chaux	0,010
— de magnésie	traces.
Nitrate de soude	780 grammes.
— de potasse	220 —
— de chaux	940 —
Bicarbonate de soude	100 —
— de potasse	230 —
— de chaux	0,385
— de magnésie	0,715

On remarquera que la solubilité des bicarbonates de soude et de potasse est beaucoup plus faible que celle des carbonates correspondants ; ce qui explique pourquoi, dans les eaux minérales bicarbonatées, et riches en acide carbonique, on trouve rarement plus de 5 à 6 gr. de bicarbonates alcalins. Au contraire, pour le carbonate de chaux, qui est extrêmement peu soluble, la présence de l'acide carbonique augmente beaucoup la solubilité. Aussi dans les eaux naturelles issues de terrains calcaires, et contenant du gaz carbonique, la quantité de carbonate de chaux dissoute est souvent bien plus grande que celle que pourrait dissoudre l'eau privée de gaz. Si l'acide carbonique disparaît par suite de l'exposition à l'air, le carbonate de chaux se précipite plus ou moins vite : ainsi s'explique la formation des stalactites ou dépôts calcaires abandonnés par les eaux dites « incrustantes ».

Couleur, transparence et turbidité des eaux. — La transparence des eaux dépend à la fois des matières en suspension et de la couleur. Une eau peut être limpide, quoique très fortement colorée : sa transparence sera faible ; elle peut être incolore et trouble, sa transparence sera également faible. Il est facile d'apprécier isolément la coloration propre de l'eau, en la regardant sous une suffisante épaisseur, après l'avoir préalablement filtrée. D'autre part, la mesure de la transparence et celle de la turbidité ne peuvent guère être séparées.

Sous quelques mètres d'épaisseur, l'eau a une teinte bleu verdâtre. Dans la nature, l'eau présente des colorations différentes, selon les corps avec lesquels elle s'est trouvée en contact et qu'elle a pu dissoudre. Tout le monde sait que les eaux des lacs présentent des colorations variées : on cite par exemple les eaux du lac Léman, des lacs du Bourget et d'Annecy, comme colorées en bleu, celles du lac de Constance en vert, de Nantua en jaune, etc.

La lumière exerce une influence appréciable sur la coloration des eaux : on a reconnu en effet que l'eau ayant subi l'action de la lumière est moins colorée que la même eau soustraite à cette action ; ainsi l'eau prise à la surface d'un lac est, pour un même degré de turbidité, moins colorée que celle prise dans les profondeurs. Ce fait paraît attribuable à la nature végétale de la matière colorante, sur laquelle les rayons solaires exercent leur action destructive bien connue.

Les eaux issues de terrains granitiques, lacs et eaux courantes, tourbières, marécages, peuvent être colorées en jaune brun, jaune verdâtre, ou brun par les matières organiques en voie de régression et notamment par certains humates alcalins solubles. Les eaux issues de terrains calcaires, sableux, argileux — ou coulant sur ces terrains — sont généralement peu colorées, les matières colorantes étant fixées mécaniquement ou détruites.

Pour apprécier la couleur de l'eau, il importe de séparer d'abord les éléments en suspension. A cet effet, on filtre soit sur une colonne de coton de verre serré, soit sur du silex pur concassé en grains fins, soit encore à travers une bougie de porcelaine poreuse sans alumine (1), ou sur une bougie siliceuse en terre de diatomées (Berkefeld). L'eau filtrée est introduite dans des tubes de verre de longueurs diverses ($0^m,25$ à 1 mètre par exemple), fermés à leurs extrémités par des glaces : les tubes qui servent aux essais polarimétriques peuvent être employés à ces usages. On fait des observations comparatives avec des tubes remplis d'eau distillée pure.

Zidy examinait, dans un tube de $0^m,60$ de long, l'eau étudiée, et, dans un autre tube semblable, de l'eau distillée. En interposant sur le trajet du rayon lumineux de petits vases renfermant des solutions colorées, il cherchait à obtenir avec l'eau distillée la même teinte qu'avec l'eau étudiée. Ces solutions colorées étaient formées de chromate de potasse pour les teintes jaunes et de sulfate de cuivre pour les teintes bleues. Thoulet s'est servi dans le même but de séries de verres teintés, bleus et jaunes.

Aux États-Unis, où les eaux potables sont fréquemment colorées de teintes diverses, la détermination du *degré colorimétrique* a été l'objet de nombreuses études. Parmi les méthodes les plus recommandables, citons celle d'Allen Hazen, employée au *Geological Sur-*

(1) L'alumine exerce une action décolorante.

vey, dite *méthode au platino-cobalt* : elle repose sur l'observation de l'eau, dans des tubes analogues aux tubes polarimétriques, comparativement avec des solutions témoins colorées à l'aide de chlorure platinico-potassique et de chlorure cobalteux : la couleur de ces témoins ne s'altère pas. Le *Geological Survey* adopte comme base des mesures le nombre de milligrammes de platine contenu dans un litre. La solution type, marquée 500, est obtenue par dissolution d'une quantité de 1gr,246 de chlorure platinico-potassique $PtCl^4 2KCl$ (correspondant à 500 milligrammes de platine), et de 1 gramme de chlorure cobalteux hydraté cristallisé (correspondant à 0,250 de cobalt), avec 100 centimètres cubes d'acide chlorhydrique ; on complète avec de l'eau distillée pour faire un litre. On prépare avec cette solution divers tubes témoins que l'on conserve dans des tubes de 100 centimètres cubes de capacité et de 0m,20 de hauteur. Les solutions peuvent aussi être examinées à l'aide de colorimètres comme celui de Fitz-Gerald (*Laboratoire des Waterworks de Boston*).

Pour les opérations sur place, où le maniement des solutions types serait peu commode, on remplace ces solutions par des séries de verres ayant les mêmes teintes que les types au platino-cobalt, et que l'on visse à l'extrémité du tube contenant l'eau distillée, jusqu'à ce qu'on obtienne l'égalité de teinte avec le tube contenant l'eau étudiée.

Les eaux colorées ne paraissent pas avoir d'action nuisible au point de vue de l'hygiène, du moins lorsque la couleur ne provient pas de substances minérales nocives, d'eaux résiduaires industrielles, de matières organiques suspectes. Un assez grand nombre de villes des Etats-Unis sont alimentées par des eaux fortement colorées, sans qu'on ait jusqu'ici relevé d'accidents fâcheux dus à leur emploi.

Turbidité, transparence. — Selon la nature et la quantité des éléments qu'elle tient en suspension, l'eau est plus ou moins *trouble* ou *louche*.

Une trace d'argile en très fines particules, de minimes quantités de sels de fer en voie d'oxydation, suffisent pour altérer la limpidité de volumes d'eau relativement considérables. En dehors des matières terreuses en suspension, les algues, les diatomées sont souvent la cause de la turbidité de certaines eaux. — Tantôt une simple décantation ou une filtration grossière suffisent pour séparer ces éléments et rendre à l'eau sa limpidité. Tantôt, au contraire, une décantation de longue durée ou une filtration sur matériaux très fins sont à peine efficaces (eaux de l'*alios*, eaux contenant des substances organiques colloïdales), et il existe des eaux dont le trouble ne disparaît que par l'emploi d'agents chimiques coagulants, comme l'alun ou le sulfate d'alumine.

Parfois des eaux pures, ayant subi dans le sol une filtration suffisante et parfaitement limpides à leur émergence, deviennent après quelques heures tout à fait opaques : c'est le cas de beaucoup d'eaux sulfureuses ; les eaux chargées d'acide carbonique et de sels calcaires, beaucoup d'eaux ferrugineuses présentent cet inconvénient (1). Elles peuvent cependant être employées pour la boisson, après décantation,ou grâce à des traitements spéciaux.

Ed. Bonjean a étudié la composition des dépôts formés par certaines eaux devenant troubles à l'air : ce sont des combinaisons organiques riches en fer, renfermant de 18,6 à 7,3 p. 100 de matières organiques, des carbonates de chaux et de magnésie, de la silice, de l'acide phosphorique et de l'arsenic ; le fer, l'arsenic, l'acide phosphorique, que l'eau contenait primitivement, sont ainsi entraînés en totalité dans le dépôt.

Analyses de dépôts formés par des eaux originairement limpides.

	I. (St-Yorre.)	II. (Rapaggio.)	III. (Apollinaris.)	IV. »
Quantités de matériaux insolubilisés et déposés par mètre cube	26gr,0	»	15gr,0	»
Dosages, rapportés à 100 grammes de produit sec.				
	1.	2.	3.	4.
Silice, en SiO^2	4,0	0,46	10,63	0,30
Fer, en Fe^2O^3	70,0	79,20	48,90	0,29
Chaux, en CaO	6,72	0,38	14,29	53,81
Magnésie, en MgO	0,49	0,16	1,52	0,42
Strontiane, en SrO	0,073	0	0	0
Arsenic, en As	0,95	0,011	0,83	0
Acide carbonique, en CO^2	10,19	0,86	15,78	42,00
Acide phosphorique, P^2O^5	tr.not.	2,00	traces.	0
Mat. organique indét.	7,31	18,610	10,03	3,00
Ac. sulfurique, manganèse.	traces.	0	traces.	traces.
Composition probable des dépôts.				
Carbonate ferrique	75,2	traces.	52,567	0
— de chaux	12,0	0,678	25,520	96,00
— de magnésie	1,03	0,336	3,190	0,88
Silice	4,0	0,460	10,630	0,30
Arsenic	0,95	0,011	0,800	0
Matière organique indét.	7,31	18,610	10,030	3,00
Peroxyde de fer (combinaison partielle avec P^2O^5 ?).	0	79,20	0	0,29

Certaines eaux sont constamment troubles en raison des limons, des vases qu'elles charrient, ou à cause de la nature des terrains traversés (alios, tourbières). L'apparition de troubles momentanés dans

(1) Nous avons eu l'occasion d'étudier récemment, avec M. Cuau, un captage dans les sables de la région de Rambouillet, qui fournissait une eau d'abord très limpide, puis devenant trouble au bout d'une heure ou deux : le trouble persistait jusqu'à ce que les matières susceptibles de s'oxyder et de se précipiter fussent complètement déposées (Ed. Bonjean).

des eaux habituellement limpides, les variations importantes dans le degré de turbidité sont des indices défavorables ; on y trouve la preuve que les eaux peuvent recevoir des apports d'eaux superficielles insuffisamment filtrées. Tel est le cas pour beaucoup de sources circulant dans les fissures du sol (calcaires, granites). Même si les matériaux charriés par de telles eaux sont indifférents, elles doivent être considérées comme suspectes, et capables d'être contaminées à un moment donné. Les considérations relatives aux *fausses sources*, *sources vauclusiennes*, *résurgences*, ont été développées dans un précédent article et nous ne nous y étendrons pas davantage (1).

On considère généralement une eau comme *très transparente* lorsqu'un objet bien éclairé peut être vu nettement à travers une épaisseur de 1 mètre ; si la visibilité ne se produit que sous une épaisseur de $0^{m},50$, de $0^{m},35$, de $0^{m},25$, l'eau sera dite *légèrement louche*, *trouble*, ou *extrêmement trouble*. — En dehors de ce mode d'appréciation sommaire, on a cherché par divers procédés à évaluer méthodiquement la transparence des eaux.

Rappelons à ce sujet les expériences de Bérard qui déterminait à quelle profondeur une assiette blanche, suspendue par des fils, cessait d'être visible (40 mètres dans l'océan Pacifique) ; celles analogues du P. Secchi, de Cialdi (45 mètres dans la Méditerranée). Dans le même ordre d'idées, on peut signaler les essais de Forel sur les eaux du lac Léman et du lac de Constance, pour lesquelles la limite de visibilité a varié de 1 à 21 mètres ; ces observations ont mis en lumière les variations saisonnières de la transparence, attribuables aux variations des quantités de vases amenées par les affluents. Delebecque a fait au même point de vue des études très complètes sur les eaux de plusieurs lacs français.

Forel a cherché aussi, dans le Léman, la limite à laquelle les plaques photographiques cessent d'être impressionnées (170 mètres).

Citons encore l'appareil très ingénieux de Regnard basé sur la *pile de résistance au sélénium* (la diminution de la résistance électrique du sélénium est proportionnelle à la quantité de lumière qu'il reçoit).

La méthode dite *au fil de platine*, adoptée en Amérique par le *Geological Survey*, est due à Allen Hazen et G. Whipple, et repose sur le principe suivant :

« Un étalon type 100 est formé d'eau contenant par litre 100 milligrammes de silice (2) en suspension dans un état de division tel qu'un fil de platine brillant, de 1 millimètre de diamètre, cesse d'être aperçu quand il est placé 100 millimètres au-dessous de la surface

(1) Voy. fasc. II, p. 81 et suiv.

(2) Cette silice est préparée par la pulvérisation au mortier d'agate, jusqu'à un degré de finesse convenable, d'une terre de diatomées préalablement calcinée et traitée par l'acide chlorhydrique.

de l'eau, l'œil de l'observateur étant à $1^m,20$ au-dessus du fil (1).» Quand l'eau à examiner est plus trouble que l'étalon, ou l'étend d'eau absolument limpide, jusqu'à ce qu'on arrive au degré de transparence de l'étalon. Inversement, on ajoute de l'eau à l'étalon, lorsque l'échantillon examiné est moins trouble que celui-ci.

Le *tholomètre* de Van den Broeck et Radir permet de mesurer le degré de transparence de l'eau dans de bonnes conditions. Il consiste essentiellement en un tube de 1 mètre de long sur $0^m,037$ de diamètre, gradué en demi-centimètres. Un manchon de verre évidé suspendu à un fil passant sur une poulie et relié à un contrepoids peut descendre dans l'intérieur du tube. A l'une de ses extrémités, ce manchon porte une mire formée d'un trèfle métallique dont une feuille est blanche, l'autre grise, l'autre noire. A l'autre extrémité du manchon est un oculaire, qui permet d'examiner les hauteurs auxquelles cessent d'apparaître successivement les trois feuilles du trèfle.

En terminant ce rapide exposé des procédés de mesure relatifs à la transparence des eaux, nous dirons que dans l'étude des qualités hygiéniques d'une eau potable cette mesure de la transparence n'est généralement pas nécessaire. Mais une eau constamment ou accidentellement trouble doit toujours être tenue pour suspecte, et, sinon contaminée, du moins susceptible de le devenir. Si les matériaux en suspension sont très abondants, ils peuvent, en se déposant dans les conduites, réservoirs, compteurs, etc., être l'origine de graves inconvénients dans les distributions d'eau. Enfin une eau trouble, même non dangereuse pour la santé, est difficilement acceptée comme eau de boisson. La limpidité de l'eau potable est donc un facteur dont il importe de tenir grand compte.

Odeur. — Les eaux de source présentent rarement des odeurs particulières. Il n'en est pas de même des eaux stagnantes (mares, étangs, réservoirs, barrages) où se développent assez souvent des produits odorants (odeurs de vase, de poisson, odeur herbacée, etc.), dus presque toujours au développement d'organismes très petits, algues, diatomées, etc., et parfois suffisamment intenses pour rendre impossible la consommation de ces eaux. La destruction des microorganismes empêche la production des odeurs de ce genre (Voy. p. 450).

Pour constater l'odeur d'une eau, on la respire sur place, à l'écoulement, ou bien on en prélève un litre environ dans un flacon entièrement rempli, et on cherche à percevoir l'odeur d'abord directement, puis après avoir vidé le tiers ou la moitié de l'eau et fortement agité; on vide enfin le flacon entièrement et on en respire encore l'atmosphère. La sensibilité de ces essais varie naturellement beaucoup selon la délicatesse de l'odorat de l'observateur.

(1) Circulaire du *Geological Survey*.

Parfois l'odeur de l'eau est due à des traces d'hydrogène sulfuré. On peut essayer d'en vérifier la présence par des moyens chimiques, par exemple en ajoutant quelques gouttes d'une solution saturée de nitroprussiate de soude alcalin, qui donnera une coloration violette, s'il y a de l'hydrogène sulfuré. L'addition d'un peu de solution d'un sel de plomb détermine une coloration brunâtre due au sulfure de plomb. Si les teintes sont très faibles, on devra, pour les apprécier, comparer avec une même quantité d'eau non additionnée de réactif, et en opérant dans de grandes éprouvettes posées sur un fond blanc. Au besoin, ces procédés se prêtent à une appréciation approximative de la quantité d'hydrogène sulfuré : il suffit de faire des observations comparatives avec des volumes d'eau semblables contenant des quantités connues d'hydrogène sulfuré.

Bien que les deux réactifs ci-dessus soient extrêmement sensibles, il le sont certainement moins que l'odorat.

La présence de l'hydrogène sulfuré n'implique pas nécessairement une contamination des eaux ; elle est souvent due au passage sur des pyrites dans les couches souterraines du sol, et des eaux qui offrent nettement cette odeur peuvent être très pures à tous les autres points de vue; elles sont pourtant bien difficilement utilisables ; il faut, en effet, que le contact avec l'air, l'oxydation aient fait disparaître complètement l'odeur caractéristique et très désagréable d'œufs pourris.

L'hydrogène sulfuré a aussi pour origine d'autres causes banales, comme le séjour prolongé de l'eau dans des vases clos, dans des canalisations urbaines où la circulation est momentanément interrompue. Dans ces cas, divers microorganismes, en présence de traces de sulfates ou de matières organiques contenant du soufre, amènent des transformations et des réductions qui mettent en liberté de l'hydrogène sulfuré.

L'existence de ce gaz dans les eaux d'alimentation, surtout dans les puits des villes, doit toujours attirer l'attention : car il peut provenir d'infiltrations d'eaux résiduaires, de liquides de fosses d'aisance; l'usage de semblables eaux doit être absolument proscrit.

Nous avons reconnu, dans certaines eaux stériles aux griffons, des odeurs schisteuses, sulfureuses, et aussi parfois l'odeur alliacée du phosphure d'hydrogène. D'après Spring, l'odeur fétide de certains calcaires serait due à la réduction des phosphates calcaires en phosphure de calcium décomposable par l'eau avec dégagement de phosphure d'hydrogène.

Saveur. — La saveur des bonnes eaux potables doit être agréable ; cette saveur est généralement très faible : cependant certaines personnes, au palais exercé, habituées à boire une eau déterminée, la discernent sans peine des autres eaux similaires.

Sous l'influence des gaz et des sels qu'elle tient en dissolution, l'eau prend des saveurs particulières plus ou moins appréciables, telles que la saveur *piquante* ou *aigrelette*, due à l'acide carbonique ; *terreuse*, pour les eaux argileuses ; métallique, pour les eaux contenant du fer ; *fade*, *plâtrée*, pour les eaux sulfatées calciques. La saveur de l'eau est dite *lourde* ou *légère*, suivant qu'elle est peu ou fortement minéralisée. La saveur *herbacée* ou *vaseuse* désigne souvent des eaux contenant beaucoup de matière organique. L'abondance excessive de certains microorganismes est quelquefois l'origine de goûts spéciaux (Voy. p. 450).

Température. — On mesure la température des eaux à l'aide d'un thermomètre à mercure gradué en dixièmes de degré, en ayant soin de plonger l'instrument dans l'eau jusqu'au haut de la colonne de mercure. — On note en même temps la température atmosphérique. — Si l'eau n'est pas directement accessible (puits), on y descend un thermomètre installé verticalement dans un seau ou autre vase de grandeur suffisante qu'on laisse immergé quelque temps et qu'on remonte ensuite rapidement pour faire la lecture avant que la température atmosphérique ait pu modifier celle de l'eau. — Les thermomètres à maxima et à minima peuvent être employés pour ces mesures : les indications de ces instruments sont souvent infidèles.

Il est parfois intéressant de mesurer la température de l'eau à une profondeur donnée au-dessous de la surface. Divers instruments permettent de faire de semblables mesures ; le thermomètre à renversement, par exemple, est formé d'un gros thermomètre à mercure, maintenu vertical dans un cadre métallique : on descend l'appareil à la profondeur voulue, au bout d'une cordelette ; on attend quelques instants, et on laisse glisser sur la cordelette un poids ou *messager*, qui, par un mécanisme facile à saisir, détermine le basculage du thermomètre dans son cadre ; le réservoir se trouve alors en haut, et le mercure qui se trouvait dans la colonne descend au bas du tube ; il n'y a plus de communication entre la colonne et le réservoir, et l'instrument est remonté sans que les variations de température qu'il subit en traversant les diverses couches d'eau ou en arrivant dans l'atmosphère, puissent modifier le chiffre donné par la colonne de mercure restée dans la tige.

Des thermomètres *enregistreurs* de divers modèles sont parfois utilisés pour l'étude régulière des variations de température des eaux.

Les données relatives à la température sont de peu d'intérêt, lorsqu'il s'agit d'eaux superficielles : les fleuves, rivières, lacs, étangs, etc., ont des températures extrêmement variables, selon la température extérieure, selon le volume et la provenance des eaux qui les alimentent. — Pour les eaux de sources ou de nappes souterraines, la *constance* de la température est un indice favorable : si l'on observe des variations importantes, on peut, en effet, soupçonner des apports intermittents d'eaux superficielles.

On a remarqué que la température des sources ou eaux souterraines, surtout dans les terrains perméables, reste à peu près constante et ne s'écarte que très peu de la température atmosphérique moyenne du lieu. Un écart considérable entre la température d'une source et la température moyenne du lieu est un mauvais indice, qui peut faire suspecter l'origine de l'eau : résurgences, circulation superficielle. mélange avec des eaux de surface, etc. (1).

Conductibilité électrique. — La conductibilité électrique des eaux dépend de leur composition chimique. L'étude des variations de cette conductibilité fournit un moyen très délicat de constater les variations de la composition. — La méthode, dont le principe est dû à Kohlrausch et Ostwald, a été successivement perfectionnée par Lehnert, Kœppe, Pleissner et surtout par Müller (de Nancy) (2).

Dans un vase contenant l'eau à étudier, plongent deux plaques de platine servant d'électrodes et placées à une distance invariable. L'appareil étant maintenu à une température constante, on mesure la résistance qu'oppose l'eau au passage du courant, en utilisant pour cette mesure la méthode bien connue du *téléphone*. — Des variations même très minimes de la teneur en sels minéraux sont accusées par des variations considérables de la conductibilité. Mais il est bien certain que la nature des changements de composition de l'eau n'est pas révélée par ces déterminations. Aussi cette méthode, qui est d'une extrême délicatesse, ne semble-t-elle pouvoir servir qu'à constater si l'eau d'une distribution reste ou non de composition toujours identique (3).

Radioactivité des eaux. — Il a été reconnu que beaucoup d'eaux possèdent des propriétés radioactives. D'après Herman Schlundt et Richard B. Moore (4), la radioactivité serait due à la présence de l'émanation du radium. Les diverses fractions de gaz obtenues par le chauffage des eaux naturelles contiennent toutes de petites quantités d'émanation. Si l'on opère synthétiquement, c'est-à-dire si l'on dissout l'émanation du radium dans de l'eau distillée, on obtient, par fractionnement du gaz, les mêmes résultats qu'avec l'eau naturelle. Au moment où commence l'ébullition, moins de la moitié de l'émanation est mise en liberté. — Les gaz radioactifs des eaux impressionnent la plaque photographique et déchargent l'électroscope. — H. Mache évalue la radioactivité des gaz qui se dégagent des eaux, d'après la vitesse avec laquelle ils déchargent un électromètre (5).

(1) Voy. fasc. II, p. 127 et suiv.

(2) *Comptes rendus de l'Ac. des sciences*, t. CXXXII, p. 1046.

(3) Guillard et Dienert ont appliqué cette méthode à la surveillance des eaux de Paris.

(4) *Chemistry*, t. IX, p. 320-332, avril 1905.

(5) *Mon. f. Ch.*, t. XXVI, p. 149-184, février 1905.

La radioactivité des eaux semble attribuable au contact de celles-ci avec des roches profondes renfermant du radium.

Henrich (1), dans une étude sur les eaux de Wiesbaden, a reconnu que les gaz dégagés, les dépôts formés par l'eau, le résidu qu'elle laisse par évaporation sont radioactifs.

On ne sait pas encore si les propriétés radioactives ont une importance au point de vue des qualités hygiéniques des eaux. Il nous a paru bon, cependant, de signaler ici ces observations toutes récentes.

EXAMEN BACTÉRIOLOGIQUE DES EAUX.

L'état de la science bactériologique appliquée à l'examen des eaux est loin de nous permettre de mettre en évidence tous les germes que celles-ci renferment.

Les germes relevés dans les numérations sont ceux qui sont susceptibles de cultiver dans des milieux de culture artificiels, conventionnels, et qui s'éloignent beaucoup, par leur composition, leur température, etc., du milieu naturel dans lequel les microorganismes des eaux vivent normalement.

Le nombre des microbes ainsi trouvés est sans doute extrêmement faible par rapport au chiffre réel. Par exemple, dans ces nombres nous ne comptons pas un seul de ces germes qui effectuent les plus importantes réactions naturelles, c'est-à-dire ceux de la fermentation nitreuse et nitrique, qui doivent être si répandus dans les eaux. Nous renvoyons le lecteur à l'article sur le *Sol*, pour juger des conditions délicates et multiples auxquelles il faut recourir pour isoler seulement, sans pouvoir les dénombrer, deux espèces de ces germes (2). De même, on ne parvient qu'avec peine à mettre en évidence quelques-uns des germes anaérobies des eaux, sans pouvoir en faire le dénombrement. Enfin nous sommes également très limités dans nos procédés d'investigations pour la recherche des germes pathogènes même les mieux connus.

Quelque imparfaits que soient les procédés d'examen bactériologique que nous allons exposer, en y joignant les données d'ordre chimique, ils sont néanmoins presque toujours suffisants pour permettre de formuler une opinion exacte sur la qualité d'une eau au point de vue de l'hygiène; nous indiquerons ici la méthode suivie au laboratoire du *Comité consultatif d'Hygiène publique de France*, et nous donnerons ensuite quelques détails sur les principaux autres procédés d'examen bactériologique.

Rappelons ici qu'on a cherché plus d'une fois à unifier les méthodes d'analyse. Ces tentatives ont jusqu'ici donné de médiocres

(1) Henrich, *Mon. f. Ch.*, t. XXVI, p. 349-372, 6 avril 1905.

(2) Ed. Bonjean, Le sol, p. 65.

résultats : en ce qui concerne la bactériologie des eaux, il ne semble pas utile, au moins pour le moment, de chercher à imposer à tous les analystes des procédés uniformes, quant à la préparation des milieux, la numération des espèces, leur spécification. Pour les milieux de culture, par exemple, on peut dire que plus on a de milieux variés à sa disposition, plus on fait d'ensemencements, mieux on parvient à isoler les germes et à les spécifier ; il arrive souvent qu'on caractérise un germe pathogène sur un milieu qui paraissait impropre à sa culture, alors que l'emploi de milieux plus favorables en apparence est resté infructueux.

MÉTHODE GÉNÉRALE DU LABORATOIRE DU COMITÉ CONSULTATIF D'HYGIÈNE DE FRANCE (G. Pouchet et Ed. Bonjean).

PRÉLÈVEMENT DES ÉCHANTILLONS

Précautions générales. — Les prélèvements des échantillons d'eaux destinés à l'analyse doivent être faits avec des précautions minutieuses, particulièrement nécessaires pour les échantillons qui serviront à l'examen bactériologique.

Ces précautions varieront nécessairement selon les conditions où se trouvent les eaux à prélever. La connaissance des lieux permettra de juger l'opportunité de telle ou telle mesure spéciale. Sans donc formuler de règles précises, nous dirons d'une façon générale qu'il faut avoir soin de :

Faire garantir, plusieurs jours avant les prélèvements, l'eau à prélever contre toute contamination accidentelle ou volontaire (lavage de linges, abreuvage des animaux, dépôts ou projections d'immondices ou matières fécales, etc.) ;

Assurer le renouvellement de l'eau, soit par écoulement naturel, soit par épuisement à l'aide de pompes ;

Éviter, plusieurs jours d'avance, toute introduction ou manipulation d'objets ou de matériaux dans l'eau qui doit être prélevée (échelles, seaux, planches, etc.) ;

S'il s'agit d'un puits, d'un puits instantané, d'un forage, pomper le plus longtemps possible plusieurs jours avant et jusqu'au moment du prélèvement, afin d'éliminer l'eau qui a pu être en contact avec les murs nouvellement maçonnés, les tuyaux d'aspiration et les matériaux de toutes sortes utilisés pour l'aménagement du puits. S'il s'agit d'une canalisation, faire écouler une quantité d'eau suffisante pour ne pas prélever celle qui a séjourné dans les tuyaux. S'il s'agit d'eaux superficielles, lacs, cours d'eau, bassins, réservoirs, tranchées, etc., éviter de recueillir les eaux de la surface ou du fond, qui peuvent entraîner des corps étrangers, matières organiques, feuilles, poussières atmosphériques ; éviter également de mettre en suspension les dépôts du fond ou des bords.

Il est impossible de préciser toutes les conditions qui peuvent se présenter : l'opérateur est le seul juge des dispositions les plus favorables à prendre pour la bonne exécution de ces prélèvements.

Prélèvements des échantillons destinés à l'examen bactériologique. — On effectue ensuite les prises des échantillons en se conformant aux conditions suivantes : on commence par les prélèvements des échantillons destinés à l'examen bactériologique en évitant les contaminations accidentelles, même les plus insignifiantes.

Certaines difficultés pratiques peuvent se présenter, suivant que l'eau est facilement ou difficilement accessible, suivant qu'on peut la recueillir directement dans des récipients stérilisés ou qu'on est obligé d'employer un vase intermédiaire, lequel doit aussi toujours être stérilisé. Dans ce cas, les flacons stérilisés de 150 grammes dont nous parlerons plus loin peuvent rendre de grands services.

Lorsque l'eau est difficilement accessible, ou lorsqu'il faut effectuer les prises à certaines profondeurs, on fixe les flacons dans une « masse à prélèvement » : celle que nous employons se compose d'une masse de plomb rivée dans une armature métallique mobile permettant l'échange des flacons ; on peut flamber le système à l'alcool ou à l'aide de la lampe à souder. Lorsque l'eau est à une distance inaccessible avec le bras même armé d'une longue pince, on descend le flacon stérilisé bouché d'ouate et fixé dans l'appareil, à l'aide d'une chaîne ou de fil en cuivre qu'on flambe tout en le déroulant.

Lorsque la nappe est éloignée, on maintient le fil à la distance nécessaire à l'aide d'une fourche. Dans cette armature on peut également disposer des ballons dont le col a été étiré en pointe fine et où l'on a fait le vide en y chauffant un peu d'eau à l'ébullition ; en laissant glisser sur le fil un petit anneau de fer ou de plomb, lorsque le ballon, a atteint la profondeur voulue, on détermine la rupture de la pointe et le remplissage du ballon.

On se sert plus simplement et avantageusement des flacons stérilisés, lorsqu'il s'agit de prélever l'eau au robinet d'une canalisation ou à un écoulement quelconque. Dans ce cas il faut avoir le soin de flamber le robinet ou l'extrémité du tuyau d'écoulement avant de procéder à la prise des échantillons.

Dans tous les cas, on retire avec soin les flacons en évitant d'entraîner et d'y faire tomber de la terre, des fragments végétaux, des poussières, etc... On flambe le goulot et le bouchon, puis on prélève dans ces flacons l'eau destinée au remplissage des tubes stérilisés, en chauffant fortement la pointe de ces tubes et en les plongeant rapidement dans l'eau, ce qui amène la rupture de l'effilure et leur remplissage partiel.

Il est de beaucoup préférable d'effectuer sur place les ensemencements directs dans les boîtes de gélatine, comme il est dit plus loin. Dans les cas assez fréquents où cette opération est irréalisable, on est obligé de prélever et d'expédier les échantillons au laboratoire dans des conditions telles que les résultats des analyses présentent une exactitude suffisante.

Nous prélevons donc les échantillons dans des tubes et dans des flacons stérilisés. Les tubes ont l'avantage d'être résistants et de donner une fermeture hermétique et présentant plus de garantie que celle des flacons.

1° *Tubes.* — On choisit un tube de verre de 6 à 8 millimètres de diamètre intérieur et de 2 à 2,5 millimètres d'épaisseur et on l'étire en fragments de 20 centimètres de longueur, en prenant soin de donner à l'effilure de chaque extrémité une longueur de quelques centimètres et de la faire assez épaisse.

On ferme à la lampe une des effilures près du tube; l'autre, qui doit avoir environ 5 centimètres de long, restant ouverte; on place le tube dans une gouttière en toile métallique ou en clinquant ayant la même longueur que ce tube, et on chauffe au rouge sombre, sur toute la longueur, à l'aide d'une grille à gaz ou de charbons incandescents; on ferme ensuite l'extrémité de l'effilure laissée ouverte. On a ainsi un récipient partiellement vide d'air, en raison de la dilatation du gaz à la température à laquelle le tube a été porté; il est de plus absolument stérilisé.

Ce tube est enroulé d'une bande de papier maintenue à l'aide de deux ficelles fines : on stérilise tout le système dans le four à flamber ou l'autoclave.

Au moment de prélever l'échantillon, on déroule l'enveloppe de papier près de la pointe effilée, sur laquelle on trace un léger trait avec un couteau à verre. On déchire l'enveloppe de papier en en laissant une longueur suffisante pour tenir le tube, sans toucher la surface du verre : on le plonge dans l'eau à analyser à quelques centimètres au-dessous du niveau, après en avoir flambé la pointe. L'effilure est brisée à l'aide d'une longue pince flambée : l'eau se précipite dans le tube et occupe le vide partiel qui est d'environ 5 centimètres cubes; on retire le tube et on ferme l'effilure ouverte en la chauffant progressivement jusqu'à soudure du verre sur lui-même. Lorsque la soudure est complètement refroidie, on agite vivement le tube afin de s'assurer que la fermeture est bien hermétique.

Pour ces opérations de flambage, fusion du verre, etc., la petite lampe éolipyle est d'un usage pratique.

2° *Flacons.*— Nous employons des fioles en verre blanc, de 150 centimètres cubes de capacité, bouchées à l'émeri. Ces fioles, dont le goulot est garni d'ouate et dont les bouchons enveloppés sont attachés au goulot, sont stérilisées au four à flamber pendant deux heures à 150 degrés. Le tout est enveloppé de papier et le système est de nouveau stérilisé plus légèrement.

Au besoin, on peut stériliser les fioles sur place au moyen de l'acide sulfurique. A cet effet on y introduit l'acide sulfurique à 66° Baumé et l'on a soin de bien mettre chaque point de la surface intérieure de la fiole en contact avec l'acide et de l'y laisser séjourner quelque temps, pour être parfaitement sûr de la destruction complète de tout germe : 20 à 25 centimètres cubes d'acide sulfurique du commerce sont largement suffisants pour une fiole de la contenance indiquée. — Après quelques minutes, on vide la fiole et on la rince au moins une dizaine de fois avec l'eau à prélever, en ayant soin de ne mêler aucune trace d'acide à l'eau qui devra être recueillie définitivement.

On remplit presque complètement la fiole avec l'eau à analyser, et on la bouche après avoir flambé le bouchon à l'émeri. Lorsque l'on doit plonger le flacon dans l'eau pour le remplir, il importe de ne pas le toucher directement avec la main : on se sert d'une longue pince à extrémité arrondie, de façon à serrer le goulot et à maintenir solidement la fiole le plus profondément possible sous l'eau. Bien entendu, on flambera la pince avant chaque opération.

Le bouchon sera forcé dans le goulot et fixé au moyen d'une peau ou papier-parchemin ficelé autour du goulot; à la rigueur, le bouchon pourra être plongé après la fermeture, jusqu'à la naissance du goulot, dans de la cire ou de la paraffine fondue.

On prélève trois flacons et trois tubes pour chaque échantillon d'eau.

Les tubes et les flacons sont ensuite soigneusement étiquetés ou repérés ; les trois tubes enroulés de papier sont introduits dans un mince étui en fer-blanc ; de même chaque flacon est mis dans un étui ; les étuis sont placés dans une caisse, au milieu de fragments de glace (environ 10 kilos), mêlés de sciure de bois. On se servira avantageusement de glacières à doubles parois, l'intervalle des parois étant rempli d'une substance isolante (sciure de bois, balle d'avoine) ; ces précautions permettent d'envoyer à de grandes distances des échantillons d'eau qui peuvent alors être soumis à l'analyse bactériologique dans des conditions presque semblables à celles que pourrait réaliser l'ensemencement sur place. Dans tous les cas, l'envoi devra se faire par grande vitesse et dans le plus bref délai après la prise d'échantillons.

Il est plus commode et plus prudent d'effectuer la préparation des récipients stérilisés dans les laboratoires où se font les analyses. Ce matériel s'expédie facilement.

ENSEMENCEMENTS SUR PLACE. — Il est toujours préférable d'effectuer les ensemencements sur place. Cette façon d'opérer est la plus exacte : elle permet d'opérer sur l'eau telle qu'elle est en réalité. Notamment, au point de vue de la recherche du bacille typhique et des espèces peu résistantes, elle évite les altérations, même très faibles, qui peuvent résulter du séjour de l'eau confinée dans un récipient.

Dans ce cas, notre matériel se compose de deux caisses renfermant l'une (fig. 26) :

Un ou deux paniers de cristallisoirs (ou boîtes de Petri) enveloppés de papier et stérilisés ; chaque panier contient 8 cristallisoirs (diam. = 12 cm ; haut. = 2 cm.);

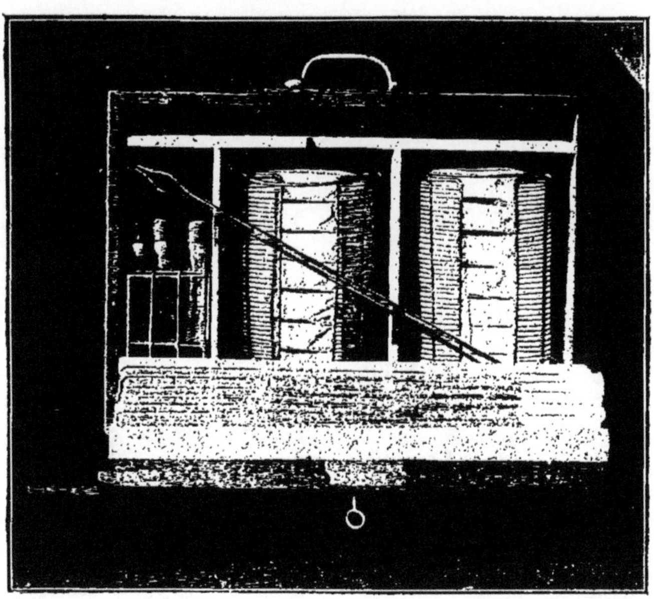

Fig. 26. — Nécessaire pour ensemencements sur place (Ed. Bonjean).

Un support en fil de fer contenant 10 à 20 tubes de gélatine capuchonnés ;

Un casier disposé pour recevoir 4 à 6 pipettes à numération, et un thermomètre sensible gradué en dixièmes de degré ;

Une longue pince à extrémités arrondies, une petite pince à bourre.

L'autre caisse renferme :

Un petit niveau d'eau et quelques petites cales de bois;

Une lampe éolipyle ;

Des fioles stériles, de 160 centimètres cubes, bouchées à l'émeri ;

La masse à prélèvements et le fil métallique ;

Un flacon d'alcool, allumettes, etc.

On garnit de glace la boîte à réfrigération (boîte métallique rectangulaire à couvercle bien plat que l'on dispose horizontalement sur le sol à l'aide de petites cales de bois et en se guidant sur le niveau d'eau placé sur le couvercle). On opère ensuite comme s'il s'agissait de faire une culture au laboratoire : on fond la gélatine dans les tubes, on la coule dans les cristallisoirs; lorsque sa température est au-dessous de 37°, ce dont on peut se rendre compte facilement à la main en touchant le dessous du cristallisoir, on ensemence avec une quantité déterminée de l'eau prélevée directement, ou prise dans une des fioles de 150 centimètres cubes à l'aide d'une pipette : lorsque l'on juge l'eau relativement pure, on emploie jusqu'à 1 centi-

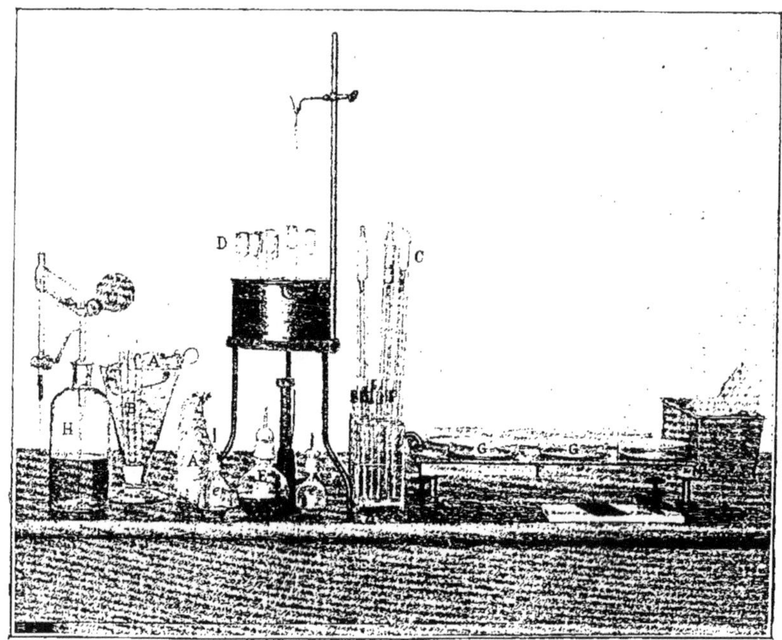

Fig. 27. — Matériel bactériologique.

mètre cube et même 2 centimètres cubes ; si l'eau paraît devoir renfermer un assez grand nombre de germes, on ensemence avec 1/30, 1/15, 1/5 de centimètre cube. Après avoir mélangé intimement l'eau et la gélatine, on place le cristallisoir sur la boîte réfrigérante : lorsque la gélatine est bien solidifiée, on enveloppe le cristallisoir dans son papier stérile et on le replace dans le panier. On fait ainsi 4 à 6 cristallisoirs pour chaque eau.

L'eau de chaque fiole sert ultérieurement à la recherche des germes pathogènes ou suspects sur un volume d'environ 150 centimètres cubes ; ces ensemencements sont effectués au laboratoire.

ENSEMENCEMENTS AU LABORATOIRE EN VUE DE LA NUMÉRATION, DE LA SPÉCIFICATION ET DES RECHERCHES DES GERMES PATHOGÈNES. — Voici l'indication des différents objets nécessités par les examens bactériologiques des eaux (fig. 27 et 28) :

Fioles Pasteur de 50 centimètres cubes de capacité renfermant 10 centimètres cubes de bouillon (fig. 27, E);

Fioles Pasteur de 250 centimètres cubes de capacité renfermant 100 centimètres cubes de bouillon;

Fioles Pasteur de 50 centimètres cubes renfermant 10 centimètres cubes de solution de peptone ;

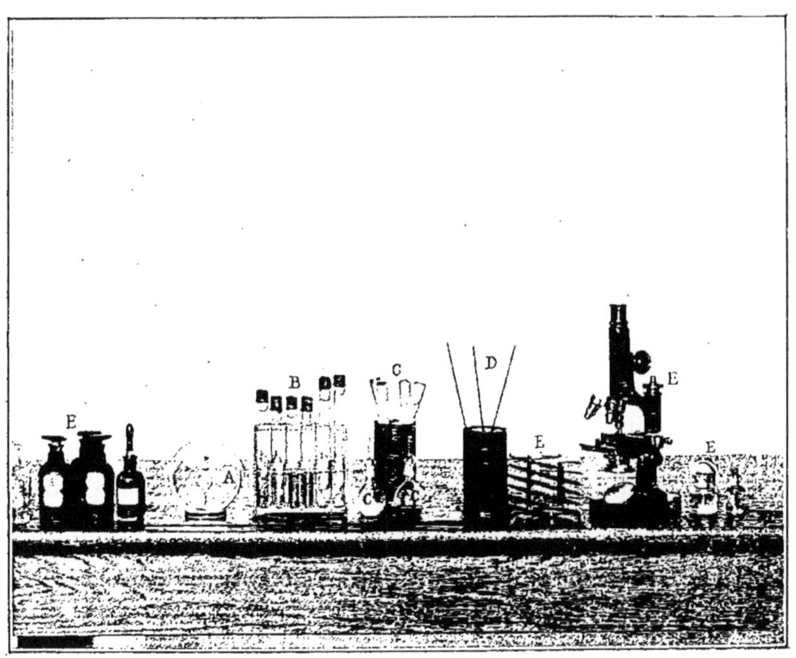

Fig. 28. — Matériel bactériologique.

Fioles Pasteur de 50 centimètres cubes renfermant 10 centimètres cubes de lait;

Tubes renfermant 10 centimètres cubes de gélatine, droits et inclinés (fig. 28, B);

Tubes renfermant 10 centimètres cubes de gélatine Elsner, droits et inclinés.

Tubes de gélose; de gélatine-artichaut; droits et inclinés, etc.;

Tubes de Roux, avec morceaux de pomme de terre ;

Solution d'acide phénique à 5 p. 100 dans une pipette Dupré (fig. 27, H);

Cristallisoirs doubles, en verre blanc à surface régulière et bien plane (diamètre 12 cm. ; hauteur 2 cm.) (fig. 28, A);

Boîtes de Roux ;

Pipettes à ensemencements (fig. 28, D);

Pipettes effilées à numération, donnant de 30 à 50 gouttes par centimètre cube (chiffre indiqué sur une étiquette), enfermées dans un tube de verre bouché avec du coton, le tout stérile ;

Table réfrigérante (fig. 27, F) : celle que nous employons a l'avantage de refroidir rapidement un assez grand nombre de cristallisoirs ; elle se compose d'une tablette en cuivre, très plane, assez épaisse, sous laquelle est fixé un réservoir de 22 centimètres de hauteur occupant toute la surface de la tablette. Ce réservoir est alimenté par un entonnoir latéral, dans lequel on charge de la glace et de l'eau ; l'eau en excès provenant de la fusion de la glace s'écoule par un trop-plein fixé à l'autre extrémité de la tablette, après avoir baigné complètement, sans interposition de lame d'air isolante, toute la surface intérieure de la tablette ;

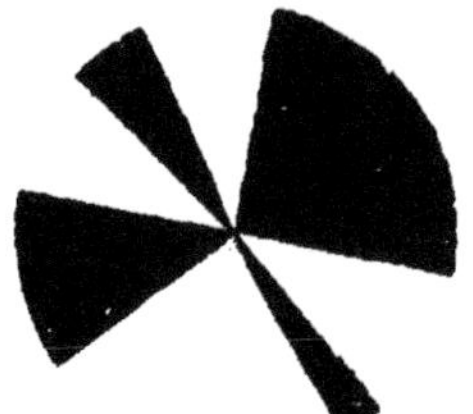

Fig. 29. — Numérateur à secteur.

Bain-marie pour fusion des tubes de gélatine (fig. 27, D) ;

Numérateur à secteur (E. Bonjean) que l'on peut fabriquer soi-même à l'aide d'un carton blanc, en traçant des circonférences d'un diamètre égal à celui des cristallisoirs ou boîtes de culture, et en découpant des secteurs d'une surface représentant 1/20, 1/10, 1/5 de la surface totale des cercles. On fixe le numérateur ainsi préparé sur une feuille noire (fig. 29) ;

Enfin tout le matériel courant d'un laboratoire de bactériologie bien outillé, par exemple une étuve de Roux réglée à 42°, une autre de 30 à 36°, un microscope avec toute la série des objectifs et oculaires ; animaux d'expériences, principalement des cobayes, etc.

Toute la verrerie doit être stérilisée au four à flamber pendant au moins deux heures à 150 degrés.

La bactériologie des eaux exige beaucoup d'ordre et de soin. Nous ne saurions trop attirer l'attention sur la nécessité d'un étiquetage très lisible, très précis de tous les récipients employés.

Tous les milieux de cultures, avant d'être ensemencés, doivent séjourner au moins quarante-huit heures à l'étuve à 25° et y rester stériles. Les plus grandes précautions doivent être apportées dans la préparation de ces milieux, dans leur répartition et stérilisation. Une stérilisation insuffisante des milieux gélatinisés (gélatine ordinaire, Elsner, artichaut, etc.) peut être aussi préjudiciable qu'une stérilisation exagérée : dans le premier cas les tubes cultivent, dans l'autre cas la gélatine ne se solidifie plus et devient infertile même après ensemencement.

Les milieux de culture doivent être conservés à l'abri de la lumière et employés, autant que possible, peu de temps après leur préparation. Généralement leur qualité diminue lorsqu'ils ont été insolés ou lorsqu'ils sont trop vieux.

Enfin, dans toutes les opérations d'ensemencements et d'examen, il faut prendre toutes les mesures possibles pour travailler dans des endroits calmes et à l'abri des poussières atmosphériques.

PRÉPARATION DES MILIEUX DE CULTURE. — **Bouillon de bœuf.** — On coupe 5 kilogrammes de viande bien dégraissée en fragments que l'on passe ensuite au hache-viande et que l'on introduit dans un vase de grès avec 5 litres d'eau et 80 grammes de sel gris; on laisse macérer au frais pendant douze heures. On place ensuite le pot de grès dans l'autoclave, et l'on chauffe pendant quatre heures de 60° à 100°, puis une heure à 110°; le bouillon est alors filtré grossièrement sur une toile métallique neuve flambée et le résidu est exprimé à la presse.

On laisse refroidir complètement le bouillon ainsi obtenu, puis on le filtre sur du papier Chardin mouillé ; on ajoute 50 grammes de peptone Defresne, 20 grammes de glycérine, et on complète le volume à 10 litres avec de l'eau ordinaire.

Au moyen de lessive de soude diluée, ou d'une solution de carbonate de soude, on alcalinise jusqu'à réaction nettement bleue au papier de tournesol sensible; on chauffe le bouillon vingt minutes dans l'autoclave à 110° et on le filtre sur papier Chardin; il ne reste plus qu'à le répartir dans des vases bouchés à l'ouate (ballons, fioles Pasteur, tubes à essai, etc.) et à stériliser à 110° pendant environ quinze minutes.

Gélatine nutritive. — On dissout, d'une part, 150 grammes de gélatine de bonne qualité dans 600 centimètres cubes de bouillon, au bain-marie, et d'autre part 10 grammes de sucre et 15 grammes de peptone Defresne dans 200 centimètres cubes de bouillon. On mélange les solutions et on complète le volume à 1 litre avec du bouillon. On alcalinise jusqu'à réaction nettement bleue au tournesol (l'alcalinité correspond à peu près à 1 gr. 5 NaOH par litre); on refroidit vers 35 à 40° et on « colle » à l'aide d'un blanc d'œuf; on passe à l'autoclave pendant vingt minutes à 105°, et on filtre sur papier Chardin. La gélatine ainsi préparée est répartie dans des tubes à essai bouchés avec du coton et stérilisés. Ces tubes, chargés de 10 centimètres cubes de gélatine, sont passés pendant quinze minutes à l'autoclave à 105°, deux fois, à vingt-quatre heures d'intervalle.

Milieu de Holz. — On prépare avec le suc de pommes de terre crues fraîchement exprimé une gélatine dont le degré d'acidité est établi de façon que 10 centimètres cubes nécessitent pour leur neutralisation 2,4 à 3,3 centimètres cubes d'un alcali normal-décime (soude à 4 grammes par litre, ou potasse à 5 gr. 61, ou carbonate de soude à 5 gr. 300 par litre).

On utilise aussi le milieu de Holz, phéniqué à raison de 0,05 d'acide phénique p. 100.

Milieu d'Elsner. — On épluche le plus rapidement possible et on passe au hachoir 500 grammes de pommes de terre, en ayant soin de recueillir la purée obtenue dans 900 centimètres cubes d'eau bouillie, pour éviter le noircissement qui se produirait au contact de l'air. On laisse macérer au frais et à l'abri de la lumière pendant vingt-quatre heures; on filtre ensuite sur papier Chardin.

Dans la moitié du liquide obtenu, chauffé au bain-marie, on dissout 150 grammes de gélatine, puis on refroidit vers + 40° et on ajoute l'autre moitié préalablement neutralisée avec une solution de soude diluée. On fait dissoudre ensuite 10 grammes d'iodure de potassium, et on complète le volume à 1 litre avec de l'eau ordinaire. On chauffe vingt minutes à 105°, on filtre sur papier Chardin et on répartit le milieu dans des tubes à essai bouchés au coton et stérilisés. Les tubes, chargés d'environ 10 centimètres cubes de ce milieu d'Elsner, sont ensuite stérilisés deux fois, à vingt-quatre heures d'intervalle, à la température de 105° pendant quinze minutes. — On prépare aussi des tubes inclinés, pour les cultures en stries.

Gélose. — On chauffe à l'ébullition 400 centimètres cubes de bouillon dans lequel on a introduit 20 grammes de gélose coupée en petits morceaux.

Lorsque la solution est effectuée, on ajoute 15 grammes de peptone Defresne, 10 grammes de glycérine et on complète à 1 litre avec du bouillon. Les autres opérations sont les mêmes que celles que l'on effectue pour la préparation de la gélatine, c'est-à-dire : alcalinisation, collage au blanc d'œuf, filtration sur papier Chardin, répartition dans les tubes à essais et stérilisation. On prépare des tubes inclinés pour les cultures en stries.

Solution de peptone :

Peptone de bonne qualité et donnant nettement de l'indol après culture du B. coli	30	grammes.
Eau	1000	—

La solution faite à chaud est filtrée et répartie dans des fioles Pasteur (10 centimètres cubes).

Lait. — Le lait est réparti dans les fioles (10 centimètres cubes) : on stérilise à 105°, en deux reprises espacées de vingt-quatre heures.

Bouillon de panse de porc. — Le *bouillon de panse de porc* préparé d'après les indications de Louis Martin constitue la meilleure solution de peptone.

Hachis d'estomac de porc	200	grammes.
Acide chlorhydrique pur	10	—
Eau à 50°	1000	—

On maintient à une température de 50°, afin que la pepsine stomacale digère les tissus et les transforme en peptone, pendant douze à vingt-quatre heures : le milieu est très acide et il ne se développe pas de germes. On chauffe à 100° et on filtre au papier Chardin; on chauffe de nouveau, alcalinise à 80° : il se forme des flocons qui clarifient le liquide ; on filtre, puis on chauffe à 120°, on filtre une dernière fois et on répartit dans les fioles, qui sont ensuite stérilisées à 115°.

Préparation du sérum sanguin. — Dans un flacon stérile, à large ouverture, couvert à l'aide d'un cristallisoir s'emboîtant sur le col, on recueille le sang le plus près possible de la saignée, en évitant l'introduction des poussières.

On abandonne ce sang dans un endroit frais pendant vingt-quatre heures. Quand le caillot est bien rétracté, on aspire dans des pipettes stériles, régulièrement et sans à-coup, le sérum que l'on répartit ensuite dans des fioles bouchées d'ouate ou dans des tubes à essais stériles. On stérilise les tubes de sérum par chauffages discontinus à + 58° dans un bain-marie, une heure chaque jour pendant six à sept jours. On a ainsi le sérum liquide stérile.

Le sérum *solide* s'obtient en chauffant à la température de 68° à 70° pendant quarante à cinquante minutes ; généralement on solidifie le sérum dans des tubes inclinés. Il suffit pour cela de disposer les tubes sous une inclinaison convenable, dans une petite étuve de d'Arsonval réglée à 68° ; ils doivent être retirés immédiatement après la solidification totale.

Sérums agglutinatifs. — Les préparations de sérums agglutinatifs : fièvre typhoïde, colibacille, choléra, etc., en raison des frais qu'elles occasionnent, des aménagements et soins spéciaux que nécessitent les grands animaux qui fournissent les sérums, ne peuvent être généralement faites dans les laboratoires d'analyses. On doit donc recourir, pour s'en procurer, aux services des Instituts Pasteur ou autres laboratoires spéciaux.

Pommes de terre. — Les pommes de terre, assez grosses et saines, sont nettoyées à l'aide d'une brosse et plongées dans une solution de sublimé au millième pendant une heure. On coupe les deux extrémités de la pomme de terre, on place l'une des extrémités sur plusieurs épaisseurs de papier filtre, et on enfonce dans l'axe de la pomme l'emporte-pièce de Queyrat ; on a ainsi deux demi-cylindres de pomme de terre qu'on lave à l'eau stérile ; on sèche dans du papier à filtre et on les introduit dans des tubes de Roux. On stérilise à l'autoclave pendant trente minutes à 115°, de manière à assurer la destruction des germes sporulés très nombreux (*B. mesentericus*) sans toutefois altérer les pommes de terre.

Coloration des bactéries. — Les matières colorantes les plus usitées sont : les rouges de fuchsine et de rubine ; les violets de gentiane ; violet de méthyle ; krystall-violet ; thionine ; le vert de méthyle, le bleu de méthylène ; l'éosine. On en fait des solutions alcooliques saturées dans l'alcool à 90°, ou des solutions aqueuses saturées que l'on conserve à l'abri de la lumière.

Pour les colorations instantanées des germes prélevés sur différents milieux, on utilise ces solutions plus ou moins étendues d'eau.

On emploie aussi diverses solutions complexes dont nous donnons ci-dessous quelques formules :

Fuchsine phéniquée de Ziehl. — On dissout en agitant :

Fuchsine..	1 gramme.
Acide phénique	5 grammes.
Alcool..	10 —

Au bout de vingt-quatre heures on ajoute 90 centimètres cubes d'eau.

Violet aniliné d'Ehrlich.

Solution alcoolique saturée de violet de gentiane..	2 cent. cub.
Alcool absolu....................................	1 —
Eau saturée d'huile d'aniline....................	9 —

Pour les colorations plus faibles, 1 centimètre cube de solution de violet suffit.

Violet phéniqué de Nicolle.

Solution alcoolique saturée de violet de gentiane..	10 cent. cub.
Eau phéniquée à 1 p. 100.........................	100 —

Thionine phéniquée de Nicolle.

Thionine..	1 gramme.
Acide phénique cristallisé........................	2 grammes.
Alcool..	10 —

Bleu de Löffler.

Solution de potasse caustique à $\frac{1}{10\,000}$...........	100 cent. cub.
Solution alcoolique saturée de bleu de méthylène.	30 —

Éosine. — Solution aqueuse et solution hydro-alcoolique (faible en alcool).

Nous ajouterons comme réactifs complémentaires l'*essence de girofle* pour l'éclaircissement des préparations, le *xylol* pour le dégraissage, l'*alcool absolu*, le mélange *alcool-éther* à volumes égaux, pour la décoloration et le séchage rapide ; enfin le *baume* obtenu en dissolvant à consistance sirupeuse le baume de Canada sec dans du xylol pur et en décantant la solution limpide ainsi obtenue.

Nous rappellerons que les lames et lamelles doivent être conservées dans l'alcool et essuyées à l'aide d'un linge de mousseline avant leur emploi, ou mieux nettoyées d'avance et conservées à l'abri des poussières.

Pour les lames et lamelles ayant servi, nous conseillons de les jeter dans une conserve couverte renfermant une solution sulfurique étendue de bichromate de potasse, qui a le double avantage de stériliser et de nettoyer ces objets très complètement.

Examen morphologique des germes. — On examinera les germes cultivés sur les différents milieux, avec et sans colorants, et l'on déterminera si le germe « prend » ou « ne prend pas le *Gram* ».

Sans colorants. — Pour les milieux liquides, on prélève à l'aide d'une pipette très fine une gouttelette que l'on dépose sur la lame, on recouvre de la lamelle et on examine sans condensateur Abbe, en diaphragmant et avec l'éclairage oblique.

Pour les milieux solides, il suffit de prélever une partie extrêmement faible de la colonie à l'aide du fil de platine et de la délayer aussi régulièrement que possible dans une gouttelette d'eau déposée sur la lame.

On constate notamment le degré de mobilité des germes (bien entendu, il importe de savoir distinguer les mouvements vrais des mouvements indépendants, brownien et autres); on observe aussi la présence des spores.

Avec colorants. — Les cultures sur milieux solides ou liquides peuvent être examinées en préparations extemporanées par délayage dans une fine gouttelette de solution colorante : celle que nous employons de préférence est la solution aqueuse de rubine.

On doit compléter cet examen rapide en fixant les germes et en les colorant d'une façon durable. A cet effet, on étale une parcelle fine du milieu solide sur la lame, ou on délaye dans une gouttelette d'eau distillée une parcelle de culture prélevée sur le milieu solide, et on étale l'émulsion sur la lame. On fait sécher à l'étuve ou près la flamme, sans dépasser 60°; la lame étant, sur un espace central de 2 centimètres carrés environ, recouverte d'un enduit aussi homogène que possible, on dégraisse en faisant couler à la surface quelques gouttes de xylol; on fait sécher, puis on colore, par exemple avec la solution hydro-alcoolique de rubine; le colorant de Ziehl ou le violet aniliné d'Ehrlich donnent d'excellentes colorations à la condition de les diluer sur la culture même. La préparation étant bien colorée, on la lave à grande eau. On peut l'examiner au microscope à ce moment; sinon, on la sèche au papier mousseline et mieux à l'étuve; lorsqu'elle est complètement sèche, on y met une goutte d'huile à immersion et on examine au microscope. Rappelons qu'il est toujours possible de nettoyer la préparation, en enlevant l'huile au moyen de lavages au xylol.

Coloration des cils. — On prélève une fraction de jeune culture sur strie de gélose ou de gélatine, sans entraîner aucune parcelle du milieu de culture; on délaye dans 1 centimètre cube d'eau distillée stérile et on répartit à l'aide d'une pipette très effilée de fines gouttelettes de l'émulsion sur des lames neuves lavées à l'alcool, rigoureusement propres, non altérées et bien sèches.

On fait sécher à l'étuve. La coloration est effectuée de préférence par le procédé de Van Ermengem. On fixe la préparation à froid (une heure), ou à chaud (quinze minutes) à l'aide de la solution suivante, en évitant la dessiccation :

Solution aqueuse d'acide osmique à 2 p. 100......	1 gramme.
Solution de tanin à 25 p. 100......................	2 grammes.

On lave ensuite à l'eau distillée. Puis on sensibilise pendant deux à trois minutes au moyen d'une solution de nitrate d'argent à 1 p. 100 ; les enduits prennent une teinte grisâtre. Après avoir fait écouler le nitrate d'argent, sans laver, on réduit en faisant agir pendant une ou deux minutes la solution suivante :

Acide gallique....................................	5 grammes.
Tanin...	8 —
Acétate de soude fondu............................	10 —
Eau...	350 —

On lave à fond à l'eau distillée, on laisse sécher et on examine au microscope.

Méthode de Gram. — Le liquide de Gram se compose de :

Iode..	1 gramme.
Iodure de potassium...............................	2 grammes.
Eau distillée.....................................	200 —

Après avoir fixé et dégraissé la culture comme nous l'avons indiqué, on verse sur l'enduit, en tenant la lame légèrement inclinée, la solution de violet aniliné d'Ehrlich ou le violet phéniqué de Nicolle ; après deux ou trois minutes on laisse tomber l'excès de solution colorante et on fait couler sur la préparation un peu de liquide de Gram : il se forme une pellicule mordorée ; on laisse le liquide agir deux ou trois minutes et on décolore en faisant couler à la partie supérieure de l'alcool absolu comme si on voulait laver la préparation ; lorsque la matière colorante en excès a complètement disparu (environ quinze secondes), on lave au xylol goutte à goutte ; on sèche et on examine.

Nous ne pouvons, dans le cadre de cet ouvrage, entrer dans des détails techniques qui, en dehors des données précédentes strictement applicables aux analyses des eaux, seraient plutôt du domaine d'un traité de technique microbiologique. Pour la préparation d'autres milieux de culture, ou pour de plus amples détails relatifs aux appareils, autoclaves, étuves, microscopes, appareils à filtration, préparations, stérilisation, outillage bactériologique, technique des ensemencements, des inoculations, des examens des cultures, etc., on consultera avec intérêt l'excellent *Précis de microbie* de L.-H.

Thoinot et E.-J. Masselin, dont la partie technique a été entièrement remaniée par Binot, chef de laboratoire à l'Institut Pasteur (1), ou le *Traité de bactériologie* si bien documenté de Macé (2) et celui de Miquel et Cambier (3).

ENSEMENCEMENT DES ÉCHANTILLONS D'EAU. — Pour mettre une eau en culture, nous employons :

Trois pipettes à numération enfermées dans des étuis de verre : ces pipettes portent une étiquette indiquant le nombre de gouttes qu'il est nécessaire de faire tomber pour avoir 1 centimètre cube d'eau ;

Neuf cristallisoirs ou boîtes à culture ;

Neuf tubes renfermant 10 centimètres cubes de gélatine nutritive ;

Une fiole Pasteur de 250 centimètres cubes renfermant 100 centimètres cubes de bouillon et jaugée à 200 centimètres cubes au moyen d'un trait tracé avec de l'acide fluorhydrique ;

Deux petites fioles Pasteur renferment 10 centimètres cubes de bouillon.

On commence par faire fondre les tubes de gélatine et on en verse le contenu, avec toutes les précautions que commande la technique bactériologique, dans les cristallisoirs ou boîtes de culture étiquetées d'avance et tiédies par un séjour de quelques minutes à l'étuve à 36°, afin d'éviter la condensation abondante qui se produirait sous le couvercle si ce dernier était froid.

On prend un tube scellé renfermant l'eau à examiner et qui a été conservé dans la glace. On l'agite assez vivement et à plusieurs reprises pour obtenir une égale répartition des germes et pour s'assurer que la fermeture était bien hermétique. Puis, un peu au-dessus du niveau du liquide, on fait avec une lime fine ou un couteau à verre un trait, et l'on achève de briser le tube en présentant le trait à la pointe d'une petite flamme.

On plonge alors la pipette stérilisée dans le tube, on aspire l'eau et on ensemence successivement trois boîtes de culture en entrebâillant le couvercle et en laissant couler de la pipette, tenue assez obliquement, un nombre de gouttes correspondant à un centimètre cube, un demi-centimètre cube et un quart de centimètre cube. Ces trois boîtes sont remuées doucement et assez longtemps, de façon à bien mélanger la gélatine et l'eau ensemencée, et à répartir également les germes ; puis elles sont placées sur la table refroidissante où on laisse la gélatine se solidifier.

Avec un autre tube, et en se servant de la même pipette que précédemment, on introduit 1 centimètre cube d'eau dans l'une des fioles Pasteur à 10 centimètres de bouillon, ce qui revient à faire une dilution de l'eau au dixième. Avec le troisième tube et toujours avec la même

(1) L.-H. Thoinot et J. Masselin, Précis de microbie, 4e édition, 1902.
(2) Macé, Traité de bactériologie, 4e édition, 1904.
(3) Miquel et Cambier, Traité de bactériologie, 1904,

pipette, on introduit 1 centimètre cube d'eau dans la grande fiole Pasteur renfermant 100 centimètres cubes de bouillon, ce qui fait une dilution au centième. On se sert des deux fioles qui viennent d'être ensemencées pour deux séries de trois boîtes de culture : à cet effet on emploie deux autres pipettes, l'une pour la dilution au dixième, l'autre pour la dilution au centième, et dans chaque cas on ensemence 1 centimètre cube, un demi-centimètre cube et un quart de centimètre cube. Dans la fiole de bouillon ordinaire, qui jusqu'ici n'a pas reçu d'eau, on verse environ 10 centimètres cubes de l'eau qui reste dans chacun des tubes; elle est ensuite mise dans l'étuve à 37°.

La grande fiole qui a servi à faire la dilution au centième est ensemencée massivement avec 100 centimètres cubes d'eau (1) provenant de l'un des flacons conservés dans la glace; puis cette grande fiole et celle qui a servi à faire la dilution au dixième sont phéniquées à 1 p. 1000 au moyen d'une solution d'acide phénique à 5 p. 100 renfermée dans une burette de Dupré; ces deux fioles sont ensuite mises à l'étuve à 42°.

Les cultures sur gélatine sont abandonnées à la température atmosphérique dans un endroit peu éclairé.

Numération. — Cette opération très simple consiste à compter le nombre de colonies visibles sur ou dans la gélatine des boîtes de cultures, au bout d'un temps qui peut varier de huit à vingt-cinq jours.

Pour chaque boîte, la numération est pratiquée lorsqu'on juge le moment propice, c'est-à-dire le plus tard possible, mais avant que la gélatine ait subi une liquéfaction excessive ou soit envahie par l'extension trop rapide de certaines colonies. — On note pour chaque boîte le nombre de jours écoulés depuis l'ensemencement, le calibrage de la pipette, le nombre de gouttes d'eau employées. — Le compte des colonies se fait aisément à l'aide du numérateur à secteur, dont il a été question plus haut, qu'on place sur une feuille de papier noir et sur lequel on pose la boîte à examiner. Les colonies se détachent alors très nettement sur le fond noir du secteur, tandis qu'elles sont à peine visibles dans les autres parties de la plaque. L'opérateur, une plume à la main, marque sur les parois du cristallisoir les limites du premier secteur et compte toutes les colonies visibles sur le champ noir. Puis, il fait tourner le cristallisoir et amène sous ses yeux un nouveau secteur faisant suite au premier qu'il limite également par un trait de plume et dont il fait le dénombrement : ainsi de suite jusqu'à ce qu'il soit arrivé à son point de départ, toute la surface de la plaque ayant ainsi défilé devant ses yeux.

Par le calcul on ramène le nombre de colonies au centimètre cube. On prend finalement la moyenne des numérations.

(1) On détermine cette quantité soit par un trait de jauge sur la fiole, soit par pesée directe sur une petite balance.

Spécification. — La détermination des espèces de tous les germes présents dans une eau au moment où les échantillons ont été prélevés est l'opération la plus difficile, et la plus longue des analyses : c'est aussi la partie la plus importante, puisque cette spécification doit permettre de distinguer les bactéries banales et inoffensives, des bactéries pathogènes ou de celles dont la présence est un indice de contamination.

Les procédés de spécification sont ceux appliqués dans la microbie générale ; procédés, il faut le reconnaître, encore bien imparfaits : il s'en faut de beaucoup que chaque espèce microbienne ait une monographie définitivement établie : aussi arrive-t-il souvent que des germes isolés de l'eau ou de l'air ne peuvent être identifiés avec aucune espèce déterminée. La spécification des germes est donc souvent incomplète ; mais heureusement les lacunes portent surtout sur les bactéries saprophytes, les espèces pathogènes étant beaucoup mieux connues. Dans cet article nous ne ferons qu'indiquer notre technique générale : pour les détails des spécifications, il est indispensable de se reporter aux ouvrages de microbie générale, tels que ceux de Macé (1), de Thoinot et Masselin (2), de Duclaux (3), de G. Roux (de Lyon) (4), de Miquel et Cambier (5), de P. et G. Frankland (6), de A. Lustig (7), de J. Eisenberg (8), etc. ; enfin et surtout, aux mémoires originaux.

L'examen rigoureux et patient des cristallisoirs de gélatine, colonie par colonie, est l'opération essentielle de la bactériologie des eaux. L'observation attentive des formes, couleurs et autres caractères des colonies permet souvent de reconnaître approximativement beaucoup d'espèces banales, et encore divers microbes pathogènes, comme le bacille typhique, aussi bien que par l'emploi de procédés de sélection spéciaux.

On examine les colonies lorsqu'elles sont nettement développées, par exemple du huitième au quinzième jour, à l'aide d'une forte loupe ou de l'objectif 0. On note les divers caractères de la colonie, tels que : liquéfaction ou non-liquéfaction, ramollissement ou viscosité, production de vésicules gazeuses, consistance, formes, dimensions, coloration de la colonie elle-même et des zones qui l'entourent, diffusion de la matière colorante dans la gélatine, zones concentriques, filaments mycéliens, granulations, rayonnement, etc.

On fait ensuite plusieurs examens microscopiques en vue

(1) Macé, Traité pratique de bactériologie, 1905.
(2) Thoinot et Masselin, Précis de microbie, 1902.
(3) Duclaux, Traité de microbiologie, 1899.
(4) Roux, Précis d'analyse microbiologique des eaux, 1892.
(5) Miquel et Cambier, Traité de bactériologie, 1902.
(6) P. et G. Frankland, Micro-organisms in water, Londres, 1894.
(7) A. Lustig, Diagnostica dei Batterie delle acque, Torino, 1890.
(8) J. Eisenberg, Bakteriologische Diagnostick, Hamburg und Leipzig, 1891.

d'observer si les germes sont mobiles ou non, et de déterminer leurs caractères morphologiques. A cet effet, on prélève une faible partie de la colonie, en évitant avec le plus grand soin d'entraîner la gélatine, à l'aide d'un fil de platine que l'on a d'abord chauffé au rouge et laissé refroidir. On délaie dans une goutte d'eau distillée stérile sur une lamelle et on examine au microscope avec les forts grossissements, sans éclairage Abbe, la gouttelette suspendue : la mobilité des germes est ainsi facile à reconnaître.

Sur d'autres préparations colorées, on a observé la forme des éléments, leur grandeur, leurs groupements ; on note si la motilité a résisté à l'action de la matière colorante, s'il existe des spores et quelles sont leurs dimensions, si le germe « prend le Gram », etc. Ces premières données permettent souvent d'identifier quelques espèces.

Quand ces renseignements sont insuffisants, il convient de pratiquer des cultures sur différents milieux : gélose, pomme de terre, bouillon, lait, stries et piqûres dans la gélatine, etc. On observe soigneusement les caractères morphologiques et biologiques produits sur chacun de ces milieux. L'ensemble des observations ainsi recueillies permet ordinairement d'identifier un microorganisme ou tout au moins de le classer près de l'espèce dont il se rapproche le plus.

L'examen des cultures en bouillon phéniqué et non phéniqué fournit également des renseignements d'une grande valeur. L'odeur de la culture, sa réaction, sa coloration, la production de pigments verts, fluorescents, bleus, rouges, bruns, etc., de voiles plus ou moins épais, colorés ou non, le dégagement de gaz fétides, d'odeurs fécaloïdes produites par les bactéries putrides, d'hydrogène sulfuré, d'acide carbonique, etc., sont autant d'indices précieux pour la spécification.

C'est ainsi que dans les bouillons phéniqués, les cultures des eaux contaminées produisent généralement une odeur intense, très analogue à celle des matières fécales fraîches et paraissant indiquer des réactions dues à des germes provenant de matières fécales.

Germes anaérobies. — Nous n'effectuons généralement pas de recherches spéciales sur le dénombrement et la spécification des microbes anaérobies. Les connaissances sur ce chapitre de la microbie sont, à notre avis, encore trop rudimentaires et les méthodes publiées trop imparfaites. La numération des germes anaérobies des eaux est le plus souvent inexacte, car ils sont pour la plupart facultativement aérobies et anaérobies : on s'expose par conséquent à les signaler deux fois.

D'ailleurs, nous avons constaté que dans les cultures en bouillon ordinaire dans les fioles Pasteur remplies, soit en partie, soit jusqu'au goulot, le milieu de culture devient très rapidement et toujours énergiquement réducteur, sous l'influence des germes aérobies toujours prépondérants dans les eaux et si avides d'oxygène; les bactéries anaérobies, en proportion relativement faible, sont donc à même de se développer. Les espèces anaérobies pathogènes peuvent être retrouvées par l'expérimentation physiologique.

Pour la numération des anaérobies dans les eaux, Bordas utilise un appareil (fig. 30) qui permet de faire l'ensemencement en milieu solide, dans un courant d'hydrogène produit au moyen du zinc et de l'acide chlorhydrique et purifié par lavage dans des solutions de potasse, d'azotate d'argent, d'acétate de plomb, de bichlorure de mercure. Sur un support sont fixés les tubes à culture, portant deux tubulures : l'une dirigée dans le sens de la longueur du tube, l'autre perpendiculaire à cette direction. Après stérilisation à l'autoclave, ces tubes sont reliés entre eux, ainsi qu'à l'appareil producteur d'hydrogène, par des tubes en caoutchouc. Le dernier tube porte un caoutchouc qui plonge dans un verre contenant de l'eau.

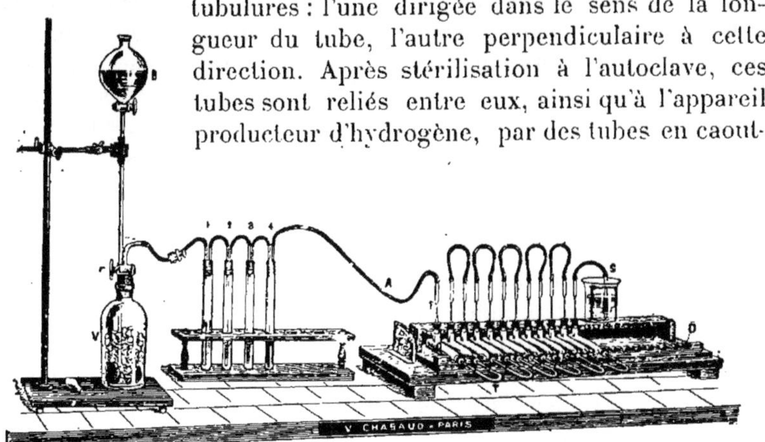

Fig. 30. — Appareil de Bordas pour la culture des germes anaérobies des eaux.

Les tubes étant placés dans la position inclinée, on verse le milieu de culture liquéfié par la tubulure perpendiculaire et on ensemence par la même tubulure. On laisse passer le gaz pendant trois heures et on ferme les tubes par un jet de chalumeau dirigé sur les parties étranglées des petits tubes.

Le procédé indiqué par H. Vincent (1) pour la recherche des anaérobies consiste à employer comme milieu la gélatine-peptone additionnée de 1 p. 100 de glucose et teintée par le sulfindigotate de soude : on ensemence et on aspire dans de longs tubes de Vignal. H. Vincent a trouvé, ainsi que d'autres observateurs, que le nombre des germes anaérobies dans les eaux est peu élevé : moins de 1 par centimètre cube dans les eaux très pures et de 5 à 100 dans les eaux contaminées. Les bacilles sont prépondérants. Pour la recherche des espèces pathogènes, il utilise l'expérimentation physiologique préconisée par Pouchet et Bonjean.

(1) *Société de biologie*, 27 mai 1905.

RECHERCHE GÉNÉRALE DES ESPÈCES PATHOGÈNES OU SUSPECTES

EXPÉRIMENTATION PHYSIOLOGIQUE

On laisse à l'étuve à 35° pendant quatre jours le bouillon ordinaire renfermant 10 centimètres cubes de l'eau étudiée.

Au quatrième jour, à l'aide de cette culture, on pratique sur un cobaye de poids connu une injection intrapéritonéale de $0^{cc},3$ environ pour 100 grammes du poids de l'animal. Il est important de ne pas s'écarter de ces chiffres dont la fixation est le résultat de très nombreuses expériences. On suit attentivement les variations de température du cobaye en prenant la température rectale, une demi-heure, une heure, puis d'heure en heure pendant cinq ou six heures après l'injection, puis enfin soir et matin pendant quelques jours.

Les cultures faites avec des eaux pures influencent très peu la température des cobayes; on observe seulement une élévation ou un abaissement de quelques dixièmes de degré, mais généralement plutôt une élévation.

Les variations notables de la température, l'état de l'animal, les abcès qui peuvent prendre naissance à la suite de ces injections, l'émission de selles diarrhéiques, l'hyperexcitabilité ou l'abattement, etc., des animaux soumis aux expériences, sont autant d'indices qui peuvent éveiller l'attention et faire suspecter la présence de bactéries virulentes dans les cultures. La spécification des bactéries, dans ce cas, doit être faite avec le plus grand soin.

Les grands écarts de température sont généralement suivis de la mort de l'animal dans l'espace de vingt-quatre à quarante-huit heures, rarement plus tard. On pratique le plus tôt possible l'autopsie, on observe les lésions, et avec des prélèvements des sérosités péritonéales, pleurales, du foie, de la rate, du sang du cœur, on ensemence des bouillons et d'autres milieux de culture. On fait des préparations que l'on examine au microscope par les procédés habituels.

Le foie, la rate, le sang du cœur donnent souvent des cultures pures directement.

En tout cas, il est indispensable de procéder à la spécification des germes recueillis dans les ensemencements faits avec ces organes ou produits. Ce travail est d'ailleurs très facilité par suite de la sélection produite dans ces conditions entre les espèces bactériennes. C'est dans ces cultures que l'on peut retrouver les microbes pyogènes, le *staphylocoque aureus*, *albus*, le *streptocoque pyogène*, le *micrococcus tetragenus*, le *pneumocoque*, le *bacillus pyogenes felidus*, le *colibacille*, le *bacille pyocyanique*, la *bactéridie charbonneuse*, le *bacille tétanique*, le *vibrion septique*, le *vibrion du choléra*, le *bacille de la diphtérie*, rarement le *bacille typhique*.

Les manifestations observées sur l'animal après l'injection, les lésions à l'autopsie, les renseignements fournis par les cultures en bouillon, peptone, lait, gélatine, gélose, pomme de terre, etc., ainsi que ceux donnés par l'examen microscopique, permettent d'identifier certains germes pathogènes.

L'expérimentation physiologique appliquée dans ces conditions apporte donc des renseignements utiles; il ne faudrait cependant pas lui attribuer une importance exclusive.

Si les résultats sont positifs, c'est-à-dire si l'injection de la culture a déterminé la mort de l'animal et causé des lésions caractéristiques, si l'on a isolé et reconnu une espèce bactérienne pathogène bien déterminée dans les cultures faites avec les produits ou organes prélevés sur l'animal, l'expérimentation physiologique est d'une valeur indiscutable. Si, au contraire, l'injection faite dans les conditions indiquées n'a produit aucun effet appréciable, il faut bien se garder de conclure que l'eau examinée ne renferme pas de germes dangereux. Un certain nombre des espèces pathogènes énumérées plus haut pourraient en effet passer inaperçues, notamment le bacille d'Eberth.

Que cette recherche ait ou n'ait pas donné de résultat, nous effectuons toujours concurremment, comme nous allons l'exposer, la recherche du bacille typhique et du colibacille dans les eaux.

Un autre procédé d'expérimentation physiologique (Ed. Bonjean) qui peut quelquefois être utile à appliquer (recherche du B. tuberculeux) consiste à centrifuger directement une certaine quantité d'eau prise dans les flacons *entourés de glace* aussitôt qu'ils arrivent au laboratoire, en ayant soin d'ajouter à la surface de chaque tube du centrifugeur un petit morceau de papier à filtrer stérile : on insère ensuite sous la peau de plusieurs cobayes les papiers avec les dépôts qui s'y sont formés par la centrifugation.

Pour la recherche du B. tuberculeux, on observe l'animal pendant quatre à cinq semaines, notamment au point de vue de la production de ganglions, d'abcès, etc. (Voy. p. 283).

Recherches sur les cultures en bouillon phéniqué. — Après quarante-huit heures d'étuve, lorsque les bouillons phéniqués ont cultivé, on ensemence avec ces bouillons :

1° Des solutions de peptone à 3 p. 100, ou des bouillons de panse de porc (Martin) ;

2° Des cristallisoirs de milieu d'Elsner, avec des dilutions convenables.

On place les solutions de peptone ensemencées dans l'étuve à 36 degrés. Après huit jours d'étuve, sur ces cultures en peptone ou en bouillon de panse :

a. On recherche l'indol de la façon suivante : Dans un tube à essai on introduit environ 5 centimètres cubes de culture ; on ajoute trois gouttes d'une solution aqueuse à 2 p. 100 de nitrite de soude, on fait tomber ensuite trois à quatre gouttes d'acide sulfurique pur, on porte à l'ébullition pendant quelques secondes : il se produit une coloration rose ou rouge (Ed. Bonjean). En opérant ainsi, on met l'indol en évidence mieux que par tout autre procédé, même quand il n'existe qu'à l'état de traces. La réaction se produit généralement à froid.

b. On pratique sur un cobaye une injection intrapéritonéale de 0^{cc},3 pour 100 grammes d'animal : on note les variations de température, et les accidents divers qui peuvent se présenter. Dans le cas où les eaux examinées ne renferment que des espèces banales résistant à une première culture en bouillon phéniqué au millième, les animaux inoculés supportent sans inconvénient l'injection des cultures dans la proportion indiquée. Malgré tout le bénéfice que l'on peut tirer de l'expérimentation sur le cobaye dans les conditions ci-dessus, il ne faut pas négliger les recherches suivantes, très utiles pour la confirmation des résultats obtenus précédemment et souvent indispensables pour la spécification du bacille typhique, du colibacille, ou des espèces très voisines.

Que l'expérimentation sur le cobaye ait ou non donné des résultats, on procède finalement à l'examen des cultures sur le milieu d'Elsner.

Examen des cultures sur le milieu d'Elsner. — Les ensemencements sont faits, comme nous l'avons indiqué ci-dessus, avec les cultures en bouillon phéniqué au millième : on règle la dilution de façon à obtenir des plaques peu chargées de colonies. Généralement la dilution d'une goutte fine de culture dans 10 centimètres cubes de bouillon est suffisante ; en prenant une goutte fine de cette dilution pour 10 centimètres cubes de gélatine Elsner, on obtient sur les plaques de culture un nombre de colonies convenable.

L'examen des colonies très jeunes, de vingt-quatre ou quarante-huit heures par exemple, ne fournit pas de renseignements intéressants. A cet âge, presque toutes les colonies ont le même aspect et ressemblent aux colonies de B. coli ou de B. typhique. L'examen doit être fait de préférence à partir du quatrième jour et même plus tard. Les colonies qui cultivent dans les conditions ci-dessus appartiennent à un très petit nombre d'espèces, souvent deux ou trois, quelquefois quatre, très rarement à un plus grand nombre.

Un examen microscopique minutieux des colonies et des préparations faites avec des prélèvements de ces colonies permet d'éliminer immédiatement un certain nombre d'espèces, représentées par des coccus (*coccus ureæ*, *coccus candicans*, *coccus plumosus*), ou de forts bacilles (*Bacillus acidi lactici*, *B. albus*, *B. fluorescens longus*, *B. ureæ*), qu'il n'est pas possible de confondre avec le B. coli ou le B. typhique.

Il ne faut pas attacher une trop grande importance à l'aspect de transparence ou d'opacité des colonies qui est variable avec l'âge de la colonie, sa situation dans la gélatine, son intensité de culture. On observe ensuite les caractères morphologiques des individus dans les préparations colorées, et, si le bacille paraît analogue au B. coli ou au B. typhique, on en fait des cultures sur peptone, en prélevant entièrement la colonie et en soumettant la culture aux essais que nous indiquerons plus loin, en vue de l'identification du B. typhique, du B. coli ou des espèces voisines qui ont été dénommées « éberthiennes », « éberthiformes », « paratyphiques », « paracoli », etc.

L'emploi du milieu d'Elsner dans l'analyse bactériologique des eaux présente de réels avantages; il constitue un terrain éminemment favorable pour la culture de quelques espèces seulement, parmi lesquelles le B. coli, et, à un degré beaucoup moindre, le B. typhique ; enfin quelques espèces se rapprochant beaucoup des deux précédentes. Il faut cependant se garder de considérer, ainsi qu'on a tendance à le faire, le milieu d'Elsner comme absolument spécifique pour ces germes.

L'ensemencement direct des eaux sur ce milieu ne nous a jamais donné de résultats satisfaisants. Il est absolument nécessaire de faire une sélection parmi les variétés de germes qui existent dans les eaux, afin d'éliminer un grand nombre d'espèces bactériennes qui pourraient encore cultiver dans la gélatine d'Elsner.

Identification du bacille typhique et du colibacille. — Les colonies ayant l'aspect habituel des colonies de B. typhique et de B. coli, provenant de différentes plaques ensemencées avec l'eau étudiée soit sur gélatine, soit sur le milieu d'Elsner, sont ensuite ensemencées en strie sur gélose et abandonnées vingt-quatre ou quarante-huit heures à l'étuve à + 35°. Avec chacune de ces cultures on fait de nouveaux ensemencements sur les milieux suivants :

En strie, *sur gélatine*, pour s'assurer de la non-liquéfaction, et de l'absence de pouvoir chromogène ;

En strie, *sur milieu d'Elsner*, pour vérifier si la colonie pousse sur ce milieu sans le liquéfier ;

En strie, sur *gélatine-artichaut* (Roger), pour constater s'il se produit une coloration verte ;

En piqûre, sur *gélatine lactosée*, pour observer la fermentation ;

Sur *lait*, pour observer la précipitation de la caséine ;

En strie, sur *gélose*, pour l'examen morphologique de la culture (dimensions, mobilité, coloration des cils, réaction de Gram) ;

Sur *solution de peptone* ou *bouillon de panse de porc*, pour la recherche de l'indol après quatre jours ;

Sur *solution de peptone*, pour la recherche de la séro-réaction de Widal.

Séro-réaction du Bacille typhique. — Dans un tube à essai de petit diamètre, on verse environ 5 centimètres cubes de la culture trouble obtenue sur peptone après vingt-quatre heures : on y fait tomber une ou deux gouttes de sérum de cheval immunisé contre la fièvre typhoïde (sérum Chantemesse, de pouvoir agglutinatif 1 p. 200 environ) (1) ; on agite et on laisse le tube au repos. Si la culture est formée de bacille typhique, il se produit en quelques minutes une agglutination des germes qui se déposent au fond du tube, tandis que la solution de peptone devient limpide ; lorsque la culture n'est pas du germe typhique pur, la solution de peptone reste trouble, et s'il se forme un dépôt, il n'apparaît qu'après quelques heures.

Voici les principaux caractères différentiels des deux germes qui nous occupent.

	BACILLE TYPHIQUE.	BACILLE COLI.
Séro-réaction par le sérum typhique ou le sérum de cheval immunisé.	Agglutination en quelques minutes (au moins au centième) (2).	Pas d'agglutination.
Réaction de l'indol sur la culture en peptone ou en bouillon de panse après 4 jours d'étuve.	Réaction nulle.	Réaction rouge.
Réaction fermentative dans la piqûre de gélatine lactosée.	Pas de production de vésicules gazeuses.	Production de bulles gazeuses dans la gélatine.
Lait.	Pas de coagulum après 3 jours d'étuve.	Coagulum après 24 à 48 h. d'étuve.
Strie sur gélatine-artichaut.	Culture faible sans changement de couleur.	Culture abondante, la gélatine devient verte.
Strie sur gélatine ordinaire et sur gélatine Elsner.	Culture sans liquéfaction (attendre 8 jours au moins).	Culture sans liquéfaction (attendre 8 jours au moins).
Réaction de Gram sur la culture prélevée sur gélose.	Ne prend pas le Gram.	Ne prend pas le Gram.

Tels sont les principaux caractères et réactions qui permettent de distinguer le B. typhique du B. coli. On ne doit considérer un germe comme constitué par l'une de ces deux espèces que si *tous* les caractères ont été observés.

Il existe en outre quelques différences moins importantes entre le bacille typhique et le bacille coli. Les deux bacilles se ressemblent assez comme forme ; ce sont des bâtonnets de 2 à 3 μ sur 0,7 à 0,9 μ. Le B. typhique est généralement un peu plus large et un peu plus mobile que le B. coli ; le B. typhique a généralement plus de cils

(1) Rappelons qu'il est utile de connaître le pouvoir agglutinatif du sérum employé, celui-ci pouvant varier dans de très larges limites, de 1 pour 50 à 1 p. 10 000.

(2) C'est-à-dire qu'une goutte de sérum doit agglutiner 100 gouttes de culture de vingt-quatre heures.

(10 à 20) que le B. coli (4 à 8); la culture sur pomme de terre du B. typhique est peu apparente, humide, brillante; celle du B. coli est plus abondante, épaisse, luisante, visqueuse et de teinte jaune brunâtre.

On trouve dans les eaux, comme nous l'avons dit, de nombreux germes qui se rapprochent beaucoup par leurs caractères du B. typhique ou du B. coli. Bonjean et Dimitri en ont isolé dans l'eau une quarantaine d'espèces, qui présentaient *presque toutes* les réactions du B. typhique ou du B. coli et qui, malgré de nombreux passages en différents milieux, n'ont jamais présenté *tous* les caractères du vrai B. typhique ou du vrai B. coli.

Les appellations sous lesquelles les germes de ce genre ont été souvent désignés, comme *paracoli*, *paratyphique*, *éberthiforme*, etc., sont plutôt fâcheuses, — elles éveillent l'idée de fièvre typhoïde — et sont de nature à faire suspecter des eaux inoffensives.

MÉTHODES DIVERSES D'EXAMEN BACTÉRIOLOGIQUE DES EAUX

Procédé de Miquel. — Les premières méthodes de numération des germes dans les eaux sont dues à Miquel, qui, depuis 1880, a établi au laboratoire de Montsouris le service de l'analyse bactériologique des eaux, et don les travaux ont été féconds en résultats intéressants.

Les échantillons sont simplement prélevés dans de petites fioles stériles et fermées au liège flambé. Dans le procédé de numération de Miquel, on commence par déterminer approximativement le nombre de germes en ensemençant des tubes de bouillon avec l'eau elle-même, ou avec des dilutions de cette eau au 1/100e, au 1/1000e, au 1/10000e. On place les tubes à l'étuve à 30°. Après vingt-quatre heures, on compte le nombre de tubes qui ont cultivé. Avec cette première donnée, on fait de nouvelles cultures sur un grand nombre de tubes, opérant cette fois sur des dilutions telles qu'il n'y ait à peu près qu'un seul germe dans chaque tube; le résultat sera atteint si la moitié environ des tubes reste stérile. D'après le nombre de tubes qui ont cultivé et la dilution, on calcule facilement le nombre des germes.

Cette méthode présente des difficultés matérielles qui la rendent peu pratique et, comme exactitude, elle a peu d'avantages sur les procédés d'examen en milieux solides. Un certain nombre de germes très fréquents dans les eaux ne cultivent pas ou cultivent mal dans ces conditions (*B. fluorescens* liquéfiant, *B. fluorescens putridus*, etc.); la spécification est privée d'emblée de plusieurs données utiles.

Actuellement, Miquel et Cambier ont adopté un procédé mixte, dont voici le résumé. A l'aide de pipettes de 1 centimètre cube graduées en dixièmes, on fait des dilutions de l'eau à analyser dans de l'eau stérile; on ensemence de l'eau telle quelle ou de l'eau convenablement diluée, dans 10 centimètres cubes de gélatine contenue dans des fioles coniques (fioles Gayon) ayant une base de 5 centimètres : on laisse quinze jours à la chambre-étuve à 20°. Pour de bonnes numérations, il ne faut guère avoir plus de cinq germes par fiole.

Miquel et Cambier ont publié un tableau basé sur l'observation de plus de 60 000 plaques de gélatine, dans lequel ils donnent la proportion des colonies écloses sur ce milieu, jour par jour, depuis l'ensemencement jusqu'au quinzième jour. En multipliant par le coefficient de la colonne de droite le chiffre de colonies p. 1000 écloses après un nombre de jours donné, on aurait le chiffre total.

Durée d'incubation.	Colonies écloses p. 1000.	Coefficient.
1 jour	20	50.000
2 —	136	7.353
3 —	254	3.937
4 —	387	2.584
5 —	530	1.887
6 —	637	1.570
7 —	725	1.379
8 —	780	1.282
9 —	821	1.224
10 —	859	1.164
11 —	892	1.121
12 —	921	1.086
13 —	951	1.052
14 —	976	1.024
15 —	1000	1.000

Quel que soit l'intérêt de ces observations, on doit dire que l'application des coefficients à des périodes d'incubation inférieures à dix jours, — comme on le fait dans certains laboratoires, — conduirait à de graves erreurs. Autant que possible, ainsi que nous l'avons dit, il ne faut pas limiter le temps après lequel les numérations doivent être faites.

Autres procédés. — Ohlmüller ensemence la gélatine fluidifiée avec l'eau, diluée ou non diluée, et la coule sur des plaques de verre blanc disposées sur un appareil horizontal. Ohlmüller emploie aussi les boites de Petri.

Esmarch se sert de gros tubes bouchés dans lesquels il introduit la gélatine fondue et ensemencée avec la quantité d'eau voulue : les tubes, fermés par un tampon d'ouate et une coiffe en caoutchouc, sont plongés dans un bain d'eau glacée où on les fait tourner autour de leur axe en les tenant presque horizontalement. La gélatine se solidifie ainsi sur les parois. On les conserve dans la position horizontale. Les colonies qui se développent peuvent être dénombrées exactement à l'aide d'un compteur spécial d'Esmarch. Dans ce mode de culture, il n'est pas très facile d'atteindre les colonies, et la liquéfaction de la gélatine est fort gênante.

Voici les procédés recommandés en Allemagne par Lœffler pour la numération et pour d'autres recherches spéciales.

On ensemence des échantillons d'eau sur plaques de Petri, d'après le procédé de Fischer. On introduit d'abord l'eau : $0^{cc},1$, $0^{cc},2$ ou $0^{cc},3$ à $1^{cc},5$, si elle est relativement pure ; dans le cas contraire, ensemencement de 1 centimètre cube avec 10 centimètres cubes de milieu, transport de 1 centimètre cube du mélange sur une nouvelle plaque avec 9 centimètres cubes de milieu. Température : 20° à 21°. Dans le cas où il s'agit de vérifier l'efficacité des procédés de purification (filtres, ozone, etc.), la numération est faite après deux jours ; pour rechercher le nombre de germes dans un cas quelconque, on attend jusqu'au quatrième jour. — Les milieux employés sont : la gélatine-bouillon-peptone salée, décrite par Lœffler et préparée selon la formule de l'Office impérial de santé, ou celle de Timpe, ou la gélatine-extrait de viande-peptone à 1,5 p. 1000 de soude, ou un mélange en parties égales de : gélatine-extrait de viande-peptone à 10 p. 100 et d'albumose-agar de Hesse à 1,5 p. 100. — Pour la recherche spéciale du bacille du choléra dans les eaux, Lœffler recommande le procédé d'enrichissement des eaux en germes cholériques au moyen de peptone et de sel marin. — Pour la recherche de B. typhique et des microorganismes qui causent la dysenterie, il estime qu'aucun procédé ne peut encore être recommandé. — Pour la recherche de B. du charbon et du tétanos, il filtre un ou deux litres d'eau sur une bougie et inocule les résidus à des cobayes et à des souris.

Malvoz utilise la méthode classique de Koch, c'est-à-dire les plaques de gélatine nutritive alcalinisée, pour la numération, et la méthode de Drigalski Conradi et de Chantemesse pour la recherche du bacille typhique. Pour apprécier la pullulation du colibacille dans l'eau, Malvoz ensemence une dizaine de tubes contenant 10 centimètres cubes de bouillon ordinaire phéniqué à 0,7 p. 1000 avec 1 centimètre cube d'eau pour chaque tube ; les cultures sont laissées un jour à 40°. D'après cet auteur, une pellicule fragile à la surface du liquide et une odeur fécaloïde permettent presque à coup sûr d'affirmer que l'eau renferme du B. coli en abondance.

ÉTUDE DES GERMES SUSPECTS ET PATHOGÈNES DES EAUX

BACTÉRIES PUTRIDES OU FÉCALOÏDES

Nous désignons dans les analyses des eaux sous le nom de *bactéries putrides* un ensemble de germes aérobies et anaérobies produisant dans le bouillon phéniqué au 1/1000 une véritable digestion des substances organiques albuminoïdes du bouillon et les transformant en substances dont l'odeur est identique à celle des matières fécales fraîches. On constate dans le milieu où ont poussé ces bactéries une forte production d'hydrogène sulfuré et de sulfhydrate d'ammoniaque ; il y a également formation de scatol et d'indol.

Les cultures pures de colibacille dans les mêmes conditions ne donnent pas ces caractères. Nous avons souvent rencontré, dans ces cultures complexes, le *B. coli*, mais non d'une façon constante, ainsi que d'autres germes aérobies et anaérobies, notamment un bacille se rapprochant beaucoup du *B. viscosus*. Mais, en réunissant les germes ainsi isolés, nous n'avons pu encore réussir à reproduire les réactions initiales ; c'est pourquoi nous désignons jusqu'à nouvel ordre l'ensemble de ces germes sous la dénomination imprécise de « bactéries putrides », plutôt pour rappeler une réaction biologique d'origine suspecte que pour désigner des germes déterminés. Ces bactéries putrides se rencontrent toujours dans les eaux manifestement souillées et dont la contamination est révélée par les autres résultats de l'examen bactériologique et chimique, ou par les renseignements recueillis sur place. (Ed. Bonjean.)

BACTERIUM COLI

Le *Bacterium coli commune* ou *bacille du côlon* a été signalé et étudié en 1884 par Escherich. Ce germe existe normalement dans le tube digestif de l'homme et des animaux; il est extrêmement répandu dans la nature, par suite de la dispersion des matières fécales, qui le renferment en énormes quantités. On le trouve en abondance dans les cadavres putréfiés. Il a été signalé comme jouant un rôle important dans un grand nombre d'affections pathologiques : entérites, choléra nostras, choléra infantile, dysenteries, péritonites, cystites, pyélite, néphrite, bronchopneumonies, pleurésies, méningites, endocardites, etc. C'est sans doute parce qu'on le trouve un peu partout et qu'on le met facilement en évidence (contrairement à ce qui arrive pour d'autres germes pathogènes souvent difficiles à isoler) qu'on a attribué au colibacille un rôle pathogène peut-être exagéré.

Le B. coli se rencontre fréquemment dans les eaux, au même titre que tant d'autres germes saprophytes très répandus dans la nature. L'eau n'est cependant pas pour ce microorganisme un milieu de culture bien favorable : il y végète plutôt péniblement ; d'après H. Vincent, le B. coli ne persisterait pas plus de six à dix-huit jours dans l'eau naturelle. Bien qu'on le trouve très souvent dans l'eau, on ne peut donc pas dire que ce soit un hôte normal de l'eau.

Au point de vue morphologique, le B. coli ne présente pas de différence essentielle avec le B. typhique, Il est peu polymorphe. Ses bâtonnets mesurent généralement 2 à 3 μ sur 0,4 à 0,6 μ (fig. 31 et 32). Assez rarement, ils peuvent être plus allongés et présenter par exception la forme en navette avec un espace clair. Les germes sont d'ordinaire isolés, assez souvent accolés par deux, et rarement en amas. Ce microbe est mobile, grâce à la présence de cils

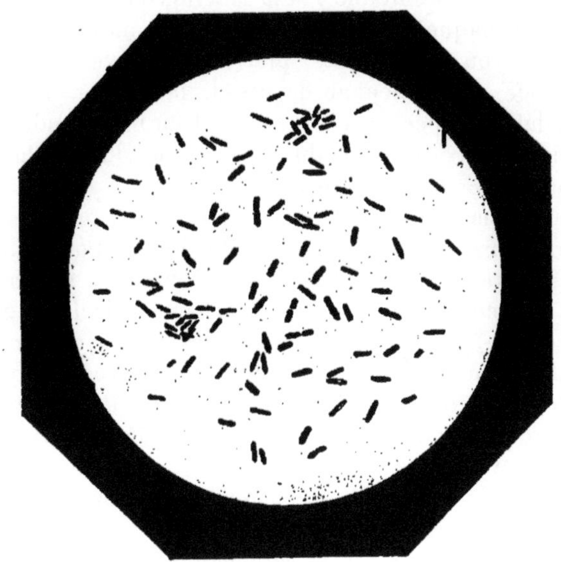

Fig. 31. — Colibacille d'une jeune culture dans le bouillon. 1000/1 (Macé).

peu nombreux (4 à 8), généralement aux extrémités. Il se colore bien et ne conserve pas le Gram. Il est facultativement aérobie. Il se développe aisément dans les milieux usuels, dans des limites de température assez larges, entre + 14° et 44°, par exemple :

Dans le *bouillon* alcalin ou même légèrement acide (propriété qui peut être utilisée pour le séparer de beaucoup d'espèces ne vivant que sur milieux alcalins ou neutres);

Dans le *lait*, en précipitant la caséine sous l'influence de l'acide produit par la fermentation du lactose ;

Dans les solutions de *peptone*, sur le *bouillon de panse*, en produisant de l'indol (Voy. p. 251);

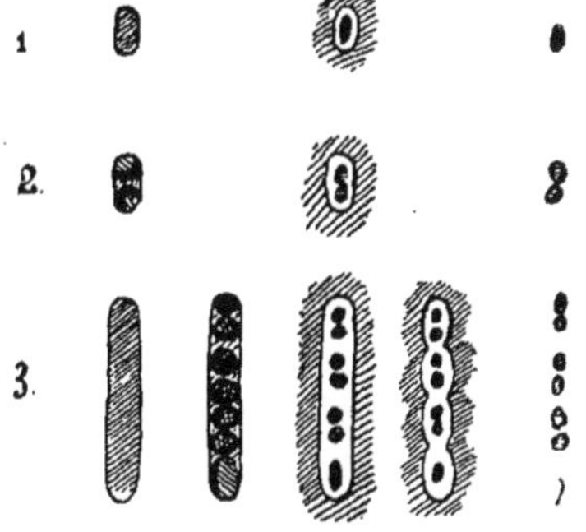

Fig. 32. — Formes variées du colibacille. Transformations conduisant des formes ovoïdes aux bâtonnets (1 et 2) et aux filaments (3) (d'après Adami, Abbot et Nicholson).

Sur *gélatine*, sans jamais la liquéfier ;

Sur *gélose*, en donnant une culture abondante, blanchâtre, visqueuse ;

Sur *pomme de terre*, en donnant généralement une culture jaune brun;

Sur le *sérum* ;

Sur la *gélatine-artichaut*, en donnant une coloration verte intense, qui, d'après G. Roux, serait due à la production d'une oxydase.

La colonie sur plaque constitue un îlot plus ou moins épais à contours irréguliers ou déchiquetés, présentant souvent une pointe centrale qui s'élève nettement au-dessus de la colonie. Les formes plates ont au début l'aspect nacré, et s'étalent sur une grande surface. Elles ressemblent aux colonies du B. typhique, du *B. fluorescens* non liquéfiant, du *B. lactis aerogenes*.

On ne connaît pas au B. coli de véritables spores.

Un grand nombre de procédés ont été donnés pour mettre en évidence sa fonction fermentative sur les matières sucrées, lait, solutions ou milieux solides sucrés (saccharose, lactose, glucose, galactose, lévulose) par dégagement de bulles d'acide carbonique ou par virage de matières colorantes, telles que tournesol, fuchsine, rubine acide, bleu de méthylène, phénolphtaléine, fluorescéine. Nous indiquerons quelques-uns de ces procédés à propos de la recherche du B. typhique.

La lumière solaire tue le B. coli en quelques heures ; dans l'air atmosphérique à l'obscurité, il résiste pendant six mois environ. Il est tué en cinq minutes à + 60°, en quelques secondes à + 85°.

Expérimentation physiologique. — Les cultures de colibacille *privées de germes* par filtration sont peu toxiques et produisent souvent une hypothermie marquée. La virulence du germe est très variable, même lorsqu'on part de germes isolés sur un même milieu.

L'injection intrapéritonéale de la culture dans les conditions précédemment indiquées tue quelquefois le cobaye en quarante-huit heures : il y a généralement une hyperthermie consécutive à l'inoculation. A l'autopsie, on observe une abondante sérosité sanguinolente, une vascularisation intense de l'intestin grêle, du gonflement des plaques de Peyer. On retrouve le bacille à l'état de pureté, notamment dans le sang, le foie, la rate. D'après Thoinot, en cas de survie, le dernier endroit où le germe persiste est l'axe nerveux : bulbe et moelle.

BACILLE TYPHIQUE

Le bacille de la fièvre typhoïde fut découvert par Eberth (1880-1883) ; Gaffki l'isola et en fit l'étude complète. Parmi les travaux qui ont grandement contribué à éclairer l'histoire de ce microorganisme il faut citer ceux de Chantemesse, et ceux de Widal, qui a fait connaître la véritable réaction spécifique du bacille d'Eberth.

Ce germe est contenu en grande quantité dans les matières fécales, dans les urines des typhiques ; c'est par la dissémination des germes provenant des déjections des malades et leur introduction dans le tube digestif que se propagent les épidémies typhiques. Il est certain que la contagion peut se faire de différentes manières ; toutefois les belles études de Brouardel et de ses collaborateurs sur de nombreuses épidémies typhiques, ont montré que, dans le plus grand nombre des cas, c'est l'eau de boisson qui est le principal ou l'unique vecteur du germe nocif. La stérilisation ou la destruction des déjections typhiques, des linges souillés, la surveillance attentive des eaux d'alimentation susceptibles d'être contaminées, sont les moyens propres à empêcher le développement des épidémies. Nous n'étudierons pas ici ces questions si importantes qui seront traitées dans d'autres parties de cet ouvrage ; d'autre part, les conditions géologiques dans lesquelles les eaux superficielles, résurgences, etc. peuvent être contaminées par des microorganismes dangereux et en partie par le bacille typhique, ont été déjà exposées dans un précédent article (1). Nous nous contentons ici d'indiquer les caractères du bacille typhique, et les moyens de le distinguer d'autres espèces voisines, notamment du bacille coli qui lui ressemble beaucoup.

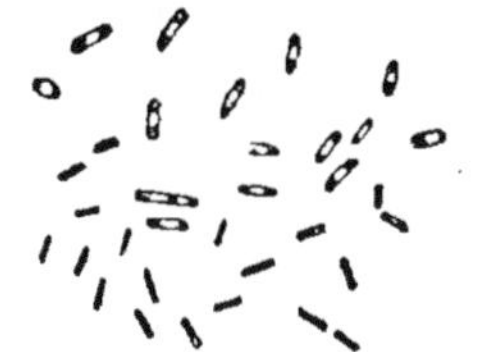

Fig. 33. — Bacille typhique dans les cultures (Macé).

Quelle que soit l'importance de la recherche du bacille typhique dans l'analyse de l'eau potable, il ne faut pas oublier qu'on ne l'y trouve qu'assez rarement. Dans les anciennes observations, alors qu'on connaissait moins bien les différences du B. coli et du B. typhique, il est probable qu'on a confondu plus d'une fois le premier avec le second. Sans donc vouloir nier l'intérêt qui s'attache à la recherche bactériologique du B. d'Eberth, il nous faut reconnaître que l'origine hydrique de beaucoup d'épidémies a été reconnue sûrement par l'étude attentive du mode de répartition des cas, par rapport à l'eau d'alimentation, alors que les essais d'isolement du germe n'ont donné que des résultats négatifs. On ne doit point s'en étonner ; en dehors des difficultés spéciales que présentent l'isolement et la caractérisation exacte

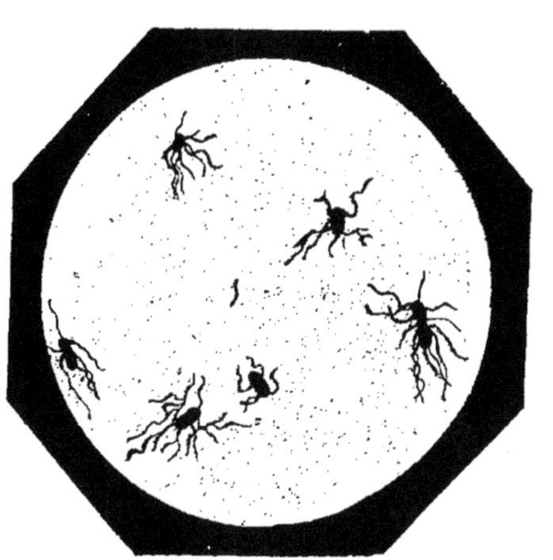

Fig. 34. — Bacille typhique avec cils vibratiles (Macé).

(1) Voy. fasc. II, p. 75 et 81.

du B. typhique, il faut se rappeler que l'incubation de la fièvre typhoïde dure plusieurs jours, que les contaminations des eaux sont souvent accidentelles et parfois disparaissent après peu de temps, et qu'au moment où l'on juge bon de faire l'analyse, la cause de souillure peut avoir disparu. Ainsi un analyste avisé se gardera toujours de conclure, d'après un résultat négatif, que l'eau soumise à son examen ne contient pas ou n'a pas contenu, quelque temps auparavant, le B. typhique.

Ces considérations montrent l'utilité de l'examen bactériologique fréquent et régulier des eaux potables; c'est avant les épidémies, et non après, qu'il faudrait rechercher le bacille typhique dans les eaux; et il serait très important d'avoir, pour le distinguer, des procédés plus rapides que ceux dont on dispose aujourd'hui.

Normalement, le bacille typhique est un bâtonnet de 2 à 4 μ de long et de 0,7 à 0,9 μ de large (fig. 33); il est extrêmement mobile grâce à ses cils nombreux (10 à 20), surtout chez les jeunes individus (fig. 34). C'est en raison de sa finesse et de sa mobilité que le bacille typhique

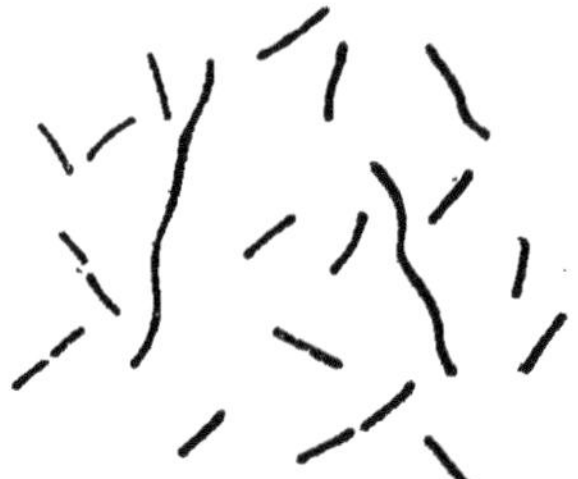

Fig. 35. — Bacille typhique, formes filamenteuses; d'une culture sur pomme de terre (Macé).

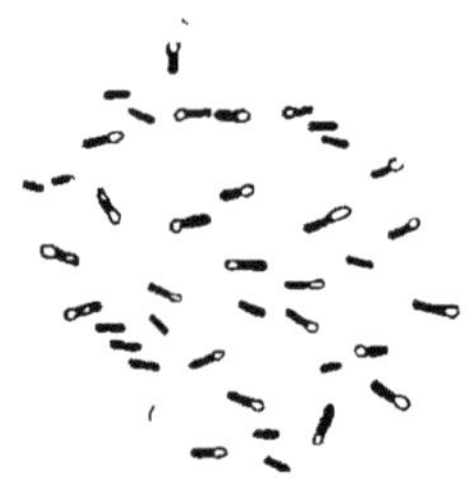

Fig. 36. — Bacille typhique avec prétendues spores (d'après Chantemesse et Widal).

traverse avec une certaine facilité les milieux filtrants. A l'exemple de beaucoup d'autres germes, le bacille typhique est doué d'un pléomorphisme remarquable. Dans certaines conditions, notamment dans les cultures anciennes, dans le lait, etc., on observe des formes plus épaisses et plus longues, parfois même de véritables filaments (fig. 35). Il présente quelquefois un espace clair, soit au centre, soit à l'une de ses extrémités (fig. 33 et 36). Il est aérobie et anaérobie.

Il cultive sans difficulté sur un grand nombre de milieux, particulièrement sur la gélose glycérinée de Nocard et Roux. Ses cultures prospèrent entre + 25° et + 38°, et cessent de se développer à + 46°; sur plaques de gélose, il cultive encore jusqu'à + 48°. Dans l'eau, à + 60°, il faut vingt minutes pour amener sa destruction; à l'ébullition, tout germe typhique meurt immédiatement, et c'est là un fait important pour la stérilisation des eaux de boisson en temps d'épidémie.

Il résiste à l'action du froid : sa vitalité persiste, par exemple, dans la glace produite par de l'eau souillée. On connaît des exemples d'épidémies causées par la glace alimentaire. — La lumière solaire qui tue le bacille typhique en peu de temps, est le facteur principal de la destruction naturelle de ce germe dangereux, dans les eaux potables.

Il résiste deux heures dans le suc gastrique ou dans les solutions chlorhydriques à 0,9 p. 1000 (Strauss et Wurtz, 1889). Il peut donc facilement conserver sa vitalité en traversant l'estomac.

Le bacille typhique ne cultive plus sur un milieu dans lequel il a

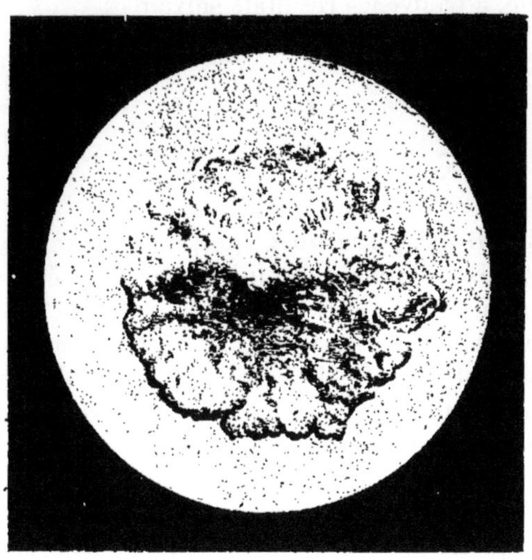

Fig. 37. — Colonie de bacilles typhiques sur gélatine nutritive (Macé).

déjà vécu (Chantemesse, Widal), ni dans les milieux où ont vécu certaines autres espèces telles que les staphylocoques, le *B. pyocyaneus* (Freudenreich).

Sa colonie sur gélatine (fig. 37) est quelquefois assez typique, mais cependant analogue à la colonie de quelques autres espèces (*B. coli*, *micrococcus candicans*, *B. fluorescens putridus*, *coccus versicolor*) : elle constitue un îlot nacré à bords déchiquetés présentant des nervures ; elle possède souvent, sous l'action de la lumière qui la traverse, une transparence et une irisation remarquable ; on la compare classiquement à l'aspect d'une « montagne de glace »; d'autres fois, elle se présente simplement sous la forme d'une fine lentille blanche ; elle ne liquéfie jamais la gélatine.

Il se conserve vivant pendant plusieurs mois dans des milieux de culture bien préparés et soustraits à la lumière. Dans les cadavres d'individus ayant succombé à la fièvre typhoïde, on peut le rencontrer vivant vingt-quatre heures après la mort. Il se retrouve constamment dans le foie, la rate, les ganglions et les plaques de Peyer; on l'a signalé moins fréquemment dans les poumons, les méninges, le muscle cardiaque, le testicule (Chantemesse et Widal); il n'existe pas dans le sang des vaisseaux. Neuhaus l'a constaté 9 fois sur 15 dans le sang des taches rosées lenticulaires. Il passe dans les urines, en cas de lésions rénales (Remy), et existe d'une manière constante dans les matières fécales. C'est par les germes des déjections typhiques que se transmet la maladie.

Sa résistance en présence des autres germes n'est pas très considérable. Krauss ayant ajouté à de l'eau de Munich, une culture de bacille typhique, a trouvé les résultats suivants :

	Germes ordinaires.	Bacille typhique.
Au début	0	57.000
Après 5 jours	80	9.000
— 7 —	288.000	0
— 20 —	970.000	0
— 150 —	1.080	0

Expérimentation physiologique. — Avec le virus frais, extrait de l'organisme humain, les injections intrapéritonéales chez les souris tuent en vingt-quatre heures, et les injections intramusculaires en dix à douze jours par septicémie (Chantemesse et Widal). Chez les cobayes, la mort a lieu dans la moitié des cas en vingt-quatre à quarante-huit heures. Les germes se retrouvent dans le foie et dans la rate. — Les lapins résistent mieux.

En injectant chez les cobayes, par la voie intrapéritonéale, pour 100 grammes d'animal 0^{cc},3 de culture typhique en bouillon ordinaire ayant séjourné quatre jours à l'étuve à + 37°, Pouchet et Bonjean ont observé souvent, en cas de mort et en cas de survie, des lésions rappelant celles de la fièvre typhoïde : rougeur intense et ulcération de la muqueuse intestinale, gonflement des plaques de Peyer, rarement l'altération de la rate, fréquemment une péritonite avec épanchement séro-sanguinolent plus ou moins abondant. Le mode d'inoculation le plus sensible, d'après Thoinot, serait l'injection intrapulmonaire.

L'expérimentation physiologique est quelquefois infidèle et les résultats ne sont pas constants. Rappelons en passant que Sanarelli, puis Chantemesse et Widal ont indiqué des procédés permettant d'obtenir des virus et des cultures « exaltées » qui donnent des réactions physiologiques plus régulières.

L'expérimentation par injection stomacale donne des résultats tout à fait variables et incertains. Remlinger (1897) a infecté des lapins et des rats en les nourrissant avec des légumes contaminés par un séjour prolongé dans de l'eau additionnée de culture typhique. Ces observations ne sont pas sans importance, si on les rapproche des expériences qui ont montré que les végétaux sont capables d'entraîner hors de terre et de fixer sur leurs tiges les germes du sol (Wurtz et Mosny).

Recherche du bacille typhique dans l'eau. — La recherche du bacille typhique est une des parties les plus importantes de l'analyse bactériologique des eaux potables. Beaucoup de procédés ont été signalés; la plupart reposent sur l'emploi des milieux phéniqués, préconisés dès 1887 par Chantemesse et Widal, sous forme de gélatine-peptone (1).

Rodet (1889) (2) conseille de maintenir le bouillon ensemencé à l'étuve à 44°,5, température de sélection entre le bacille typhique, — qui peut encore se développer à 45°, — et la plupart des autres espèces qui ne résistent pas à cette température.

Pouchet et Bonjean (1889) ont établi une méthode mixte qu'ils appliquent systématiquement aux analyses d'eau de la France (3). Ces auteurs ensemencent 100 centimètres cubes d'eau dans 100 centimètres cubes de bouillon : le mélange est phéniqué au millième et mis à l'étuve à + 42°. Après quarante-huit heures on fait des passages et des plaques. Les procédés de Vincent (1890) (4), de Péré (1891) (5), de Parietti (1891) (6), de Witlin (1896) (7) ne diffèrent des précédents que par quelques détails.

Citons encore la *gélose fuchsinée de Gasser*, et divers milieux analogues destinés à différencier le B. typhique du B. coli; tels que la gélose lactosée au tournesol bleu de Wurtz; la gélose lactosée à la rubine acide de Ramond ; la gélose lactosée au bleu de méthylène de Robin, à la phénolphtaléine, à la fluorescéine, etc.

Rothberger (8) a étudié l'action des couleurs dérivées de l'aniline sur le bacille typhique comparativement au B. coli et a reconnu que l'induline, la nigrosine, le vert à l'iode, le vert malachite, la safranine, etc., étaient décolorés par le B. coli, mais non par le B. typhique.

La méthode de Max Holz (9), modifiée par Elsner (10), basée sur l'emploi d'un milieu à la gélatine nutritive additionnée de jus de de pomme de terre et d'iodure de potassium présentant une acidité déterminée, constitue une méthode d'élection plutôt pour le B. coli que pour le B. typhique : nous avons exposé les avantages que l'on peut tirer de ce procédé original.

Gélo-diagnostic (Chantemesse) (11). —On ajoute à un litre de l'eau suspecte, filtrée sur papier, 30 grammes de peptone neutralisée et on

(1) Chantemesse et Widal, *Archives de physiologie*, 1887, t. IX, p. 252.
(2) Rodet, *Société de biologie*, 29 juin 1889, p. 465.
(3) Pouchet et Bonjean, *Rec. des travaux du Comité consultatif d'hygiène publique de France*, 1890.
(4) Vincent, *Société de biologie*, 1890.
(5) Péré, *Annales de l'Institut Pasteur*, 1891, p. 86.
(6) Parietti, *Annales de l'Institut Pasteur*, 1891, p. 413.
(7) Witlin, *Annales de micrographie*, 1896, p. 89.
(8) Rothberger, *Centralblatt für Bakteriologie*, 1898.
(9) Max Holz, *Annales de micrographie*, 1889-1890, p. 342.
(10) Elsner, *Zeitschr. für Hyg.*, 1896, t. XXI, p. 25. — *Presse médicale*, 1896, p. 35.
(11) Chantemesse, *Presse médicale*, 16 juillet 1902, p. 675.

abandonne vingt heures à 24°; on filtre s'il y a des grumeaux et on additionne le filtratum de sérum antityphoïdique. On laisse le dépôt se faire pendant deux heures ; on décante avec précaution et on centrifuge. Le dépôt est délayé dans quelques gouttes de bouillon stérile, et on filtre. Les germes non agglutinés sont entraînés avec le liquide. On tamponne à l'aide d'un pilon de verre le filtre contenant les germes agglutinés et on frotte la surface de verre qui en est chargée sur des plaques de gélose phéniquée, lactosée et tournesolée. Les colonies qui se développent sont transportées dans une solution de peptone renfermant du sérum agglutinant spécifique. (Cette méthode est également applicable à la recherche des germes du choléra ou de la dysenterie. On remplace alors les plaques de gélose phéniquée par des plaques de gélatine ou de gélose ordinaires.)

Dans le procédé de Drigalski Conradi, le milieu employé est l'*agar-tournesol-lactose*, additionné de *cristal-violet*. Les plaques sont ensemencées en surface avec une baguette de verre à bout arrondi : le B. coli décolore ce milieu, le B. typhique ne l'altère pas. Cette méthode, qui se rapproche de celle de Chantemesse et de Wurtz (1), à la gélose-tournesol-lactose phéniquée, ne nous a pas donné de très bons résultats, non plus qu'à Krause et Stertz (2) et à Cambier (3).

Citons encore, à titre de renseignements plutôt que pour en recommander l'emploi, les méthodes récentes qui suivent :

Schepilewski (4) ensemence l'eau dans le bouillon et laisse à l'étuve pendant trois à cinq jours ; puis il filtre sur papier et ajoute au liquide filtré du typhosérum ; le dépôt des germes agglutinés recueillis par centrifugation est délayé dans l'eau salée physiologique et ensemencé sur gélose-lactose-tournesol.

La méthode de Altschuller (5) est identique à celle de Chantemesse.

L'un de nous a essayé la centrifugation directe de l'eau suspecte en présence de petits fragments de papier stériles; on ensemence ensuite le dépôt recueilli sur ces papiers, par friction sur plaques de gélose-bouillon-lactose, colorées à l'orangé de tropéoline (Ed. Bonjean).

Hoffmann et Ficker (6), Roth (7) ont étudié dans ces derniers temps des milieux contenant de la caféine : cet alcaloïde entraverait la culture du B. coli, et faciliterait celle du B. typhique.

Procédé Cambier (8). — Dans une étude très intéressante, Cam-

(1) Wurtz, *Arch. de méd. expérim.*, 1892, t. IV, p. 86.
(2) Krause et Stertz, *Zeitschr. f. Hyg.*, 1903, p. 469.
(3) Cambier, Contribution à l'étude des eaux alimentaires. Paris, 1904.
(4) Schepilewski, *Centralbl. f. Bakt.*, 1903, p. 394.
(5) Altschuller, *Centralbl. f Bakt.*, 1903, p. 741.
(6) Hoffmann et Ficker, *Arch. f. Hyg.*, 1904, p. 229.
(7) Roth, *Arch. f. Hyg.*, 1904, p. 199.
(8) Cambier, Contribution à l'étude des eaux alimentaires. *Méthode de recherche du bacille typhique.* Paris, 1904.

bier a recherché systématiquement un milieu qui permît principalement la culture abondante et rapide du bacille typhique avec tous ses attributs ordinaires (ténuité et grande mobilité) et qui s'opposât en même temps, dans la mesure du possible, à la pullulation des variétés colibacillaires et à la mobilité de ces dernières. Cambier choisit comme milieu une solution aqueuse de peptone Defresne à 3 p. 100 stérilisée à 110° ; il a reconnu principalement : 1° qu'à mesure que l'alcalinité va en croissant, le développement du B. coli diminue plus rapidement que celui du B. typhique ; 2° que si l'on ajoute au milieu des doses croissantes de sel marin, pour certaines concentrations le bacille d'Eberth conserve toute sa mobilité, tandis que les variétés naturellement très mobiles de colibacilles se développent, dans les mêmes conditions de concentration, sous forme de bâtonnets ou de filaments immobiles ; 3° enfin il utilise la différence de mobilité ainsi produite en faisant traverser le B. typhique à travers des parois filtrantes. Voici comment on opère :

On filtre la totalité de l'échantillon sur une bougie de porcelaine, comme l'a indiqué Loir, et on délaye à l'aide d'un très petit tampon d'ouate stérilisée le léger enduit muqueux ainsi obtenu, renfermant la totalité des microbes, dans trois ou quatre centimètres cubes de bouillon alcalin salé identique à celui qui sera introduit dans la bougie de culture. Le tube, contenant cette émulsion trouble et le tampon, est placé à l'étuve à 37° pendant trois heures ; ceci a pour but de permettre aux germes de se détacher du tampon d'ouate et de commencer leur pullulation.

On prépare, en même temps :

1° Une solution aqueuse, à 3 p. 100, de peptone Defresne bien filtrée qu'on répartit par doses de 100 centimètres cubes dans des matras bouchés à l'ouate et stérilisés à 110°.

2° Une solution de soude caustique (NaOH) à 1 p. 100, répartie dans des tubes bien bouchés par doses de 12 centimètres cubes, et stérilisée à 110° ;

3° Une solution parfaitement saturée de sel marin répartie comme la précédente par doses de 12 centimètres cubes dans des tubes, et stérilisée à 110° ;

4° De larges tubes à essai munis chacun d'une bougie Chamberland très poreuse (marque F). Le tout est stérilisé au four Pasteur à 170°.

Au moment d'opérer, on verse un tube de solution de soude et un tube de sel dans un matras contenant de l'eau peptonée. On prélève 20 centimètres cubes de ce mélange qu'on introduit à l'*intérieur* de la bougie : on doit voir bientôt le liquide perler à l'extérieur de celle-ci ; on chauffe à 37°, jusqu'à ce que les liquides extérieur et intérieur soient au même niveau. On introduit alors à l'*intérieur* de la bougie l'émulsion de microbes à étudier, et on remet à l'étuve à + 37°. Dès qu'un louche se manifeste dans le bouillon *extérieur*, on en prélève un échantillon pour faire l'examen microscopique, les essais d'agglutination, l'ensemencement par friction sur plaques d'agar-lactose-tournesol, etc.

Cambier a obtenu des résultats très satisfaisants par cette méthode élégante et ingénieuse : bien que nous ayons été personnellement moins heureux dans son application aux eaux ordinaires (la bougie ayant laissé passer une forte proportion de *B. aureus*, *B. mesentericus*, *B. termo*, etc.), nous sommes persuadés qu'avec quelques perfectionnements, elle indique une des meilleures voies à suivre pour arriver à mettre en évidence le germe typhique.

Toutes les méthodes que nous venons de rappeler réussissent assez bien en général, lorsqu'on s'impose, comme exercice analytique, de retrouver le B. typhique dans de l'eau où on l'a introduit à dessein : il n'en est malheureusement pas de même lorsqu'on les applique à la recherche du B. typhique dans des eaux quelconques, suspectes d'avoir véhiculé le germe typhique et provoqué une épidémie. L'étude attentive de ces méthodes nous conduit à croire qu'elles n'ont point de supériorité réelle sur les procédés de culture directe en plaques de gélatine ordinaire, procédés qui n'ont pas, il est vrai, l'avantage de multiplier les germes typhiques à rechercher, mais qui, d'autre part, n'ont pas l'inconvénient de laisser subsister et se développer en présence du B. typhique, quelques germes étrangers dont la concurrence vitale peut amener la destruction du microbe cherché; cela est vrai, par exemple, pour le B. coli, et aussi pour les espèces saprophytes : l'existence de ces espèces concurrentes dans l'eau est un des principaux obstacles à la prolifération indéfinie du germe typhique. — C'est pour ces raisons que nous conseillons comme la méthode la plus sûre pour la recherche du bacille typhique dans l'eau l'ensemencement sur place, dans la gélatine nutritive, et la spécification du germe isolé par les différents caractères indiqués précédemment (Ed. Bonjean) (1).

On a vu, par tout ce qui précède, que le B. coli et le B. typhique ont entre eux de nombreux points de ressemblance. Nous avons indiqué les caractères qui paraissent les plus importants pour la différenciation de ces deux germes.

Sont-ce réellement deux germes différents, et ne peuvent-ils dans certaines conditions dériver l'un de l'autre? De nombreuses discussions intéressantes ont été soulevées à ce sujet, notamment par Rodet et Gab. Roux (de Lyon). Il est exact qu'en leur faisant subir des influences spéciales, en modifiant les milieux et les conditions d'existence, on arrive à faire perdre à ces deux germes (comme à beaucoup d'autres) certains de leurs caractères primitifs : il n'est pas

(1) Lœsener (*Arbeiten aus dem kaiserl. Gesundheitsamt*, t. XI) renonce également aux procédés d'enrichissement de l'eau et fait des ensemencements directs aussi nombreux que possible en plaques phéniquées à 0,03 ou 0,05 p. 100.

impossible de créer, parmi les espèces bactériennes, des variétés hybrides, et l'existence de ces variétés est sans doute une des causes qui rendent souvent si difficile la spécification de beaucoup de germes.

Quoi qu'il en soit, il n'est aucunement prouvé que l'on ait réussi à transformer le B. coli en B. typhique ou réciproquement. Quant à ce qui concerne l'existence de ces deux germes dans les eaux, et les modifications qu'ils peuvent y subir, Pouchèt et Bonjean ont fait à ce sujet de nombreuses expériences, dont il résulte que le bacille typhique, tant qu'il vit dans l'eau, conserve ses formes et propriétés normales : on a seulement noté une certaine diminution dans la vigueur et l'intensité des cultures. Le B. coli, à la longue, arrive à perdre un ou deux de ses caractères, notamment celui de donner une culture colorée sur pomme de terre ; il acidifie la lactose plus lentement qu'il ne le fait au début. Mais les propriétés normales peuvent être régénérées. En tout cas, dans les divers essais faits sur cette question, on n'est pas arrivé à modifier les caractères de telle sorte que les deux espèces puissent être confondues.

BACILLE PYOCYANIQUE

Des faits nombreux ont montré les relations du *bacille pyocyanique* ou *bacille du pus bleu* avec la dysenterie et d'autres maladies infectieuses transmises par l'eau.

Ehlers (1), Neumann (2), Œttinger (3), signalent en 1890 des cas de maladie pyocyanique chez l'homme.

Calmette, dans seize cas de diarrhée de Cochinchine, a retrouvé quinze fois le bacille pyocyanique dans les selles. Maggiora, dans vingt cas de dysenterie épidémique en Italie, l'a isolé, doué d'une grande virulence.

Thiercelin, Williams, Cameron, Lange le signalent dans la gastro-entérite des enfants, ainsi que Krannals, Finkelstein, Triboulet, Œttinger, Hitschmann et K. Kreibich (4). Jérôme Lartigau (5), au cours d'une épidémie de dysenterie à Hartwick en 1898, constate la présence du bacille pyocyanique doué d'une grande virulence dans les selles de tous les dysentériques, ainsi que dans les eaux d'alimentation. Kossel, Mannicatide, Neumann, ainsi que d'autres auteurs, le signalent dans la diarrhée verte des enfants (6). Escherich (7) observe plusieurs

(1) Ehlers, *Société de biologie*, 26 juillet 1890.
(2) Neumann, *Société de biologie*, 26 juillet 1890.
(3) Œttinger, *Semaine médicale*, 22 octobre 1890.
(4) F. Hitschmann et K. Kreibich, *Wien. klin. Wochenschr.*, 1897, n° 50, p. 1093.
(5) Jérôme Lartigau, Le rôle pathogène du bacille pyocyanique dans la dysenterie. *The Journal of experimental medicine*, 1898, vol. III, n° 6, p. 595.
(6) Blum, *Centralblatt für Bakteriologie*, 1899, vol. XXV, n° 4, p. 113.
(7) Escherich, *Centralblatt für Bakteriologie*, 1899, vol. XXV, n° 4, p. 117.

cas d'infections pyocyaniques à caractère épidémique. Baginsky a également observé trois cas de gastro-entérite mortelle dus au bacille pyocyanique ; d'autres observations indirectes viennent de jour en jour contribuer à l'histoire pathogénique de cette bactérie, telles que celles de W. Kulnau (1), signalant le bacille pyocyanique dans l'influenza (1897), de H. Vincent (2) dans un cas mortel de fièvre typhoïde compliquée d'infection pyocyanique généralisée (1898), de Charrin, Cassin et Burot (3) sur la maladie pyocyanique à forme cutanée.

A notre avis, le bacille pyocyanique ne saurait être considéré comme une espèce banale. Nous avons fait un grand nombre de recherches sur les matières fécales d'individus à l'état normal, sans y rencontrer le germe pyocyanique.

Nous rappellerons également que A. Mills, sur 73 examens de selles, ne signale pas le bacille pyocyanique; que Calmette, Rossel, Booker, ne l'ont rencontré qu'exceptionnellement; que Krannhals l'a isolé une fois d'un abcès intestinal, sur 60 sujets examinés; qu'au contraire, dans les cas de dysenterie, il est fréquemment signalé; qu'enfin, des cas d'infections pyocyaniques à caractère épidémique sont maintenant bien démontrés.

D'après une statistique basée sur plus de 2500 analyses d'eaux d'alimentation publique effectuées au laboratoire du Comité consultatif d'hygiène publique, nous trouvons en moyenne cinq fois le germe pyocyanique sur cent eaux examinées. Sur les trente dernières eaux dans lesquelles cette bactérie a été rencontrée, douze servaient à l'alimentation publique d'agglomérations éprouvées par des épidémies; treize provenaient de cours d'eau.

Depuis que nous avons attiré particulièrement l'attention sur la présence de ce germe dans les eaux d'alimentation (4), les infections pyocyaniques à caractère épidémique d'origine hydrique ont été de plus en plus fréquemment observées (Moynier et Villepoix (5), Papin, Launay, etc.). D'ordinaire le B. pyocyanique est associé dans les eaux au colibacille, aux bactéries putrides, au staphylocoque; quelquefois il est le seul germe virulent, accompagné d'espèces nettement saprophytes.

L'histoire de ce bacille a été faite par Gessard, Fodor, Charrin, Wasserzug. Il se présente généralement sous forme d'un court bâtonnet mobile, mesurant 1 μ à 1,5 μ de longueur sur 0,5 μ de large ; il est quelquefois en chaînes de deux ou d'un plus grand nombre d'éléments, quelquefois en amas. Comme presque tous les germes, sous

(1) W. Kulnau, *Zeitschr. für Hyg. u. Infectionskrankh.*, 1897, vol. XXV, n° 3, p. 492.

(2) H. Vincent, *Société médicale des hôpitaux*, 6 mai 1898.

(3) Cassin et Burot, *Société de biologie*, 28 mai 1898.

(4) Ed. Bonjean, Le bacille pyocyanique dans les eaux d'alimentation. *Ann. d'hyg. et de méd. lég.*, juillet 1899.

(5) Moynier et Villepoix, *Société de biologie*, 28 octobre 1899.

l'influence de conditions anormales d'existence, il donne naissance à des variétés hybrides, différentes au point de vue morphologique et assez profondément modifiées pour ne plus donner la réaction typique du bacille pyocyanique, c'est-à-dire la production de *pyocyanine*.

Ce germe se colore bien par les procédés usuels; il ne prend pas le Gram. Il ne possède qu'un cil à une extrémité de chaque bâtonnet.

Il est aérobie et anaérobie facultatif, et cultive dans les milieux usuels entre + 7° et + 42°.

Il liquéfie rapidement la gélatine en lui communiquant d'ordinaire une teinte vert bleuâtre en surface, qui vire au brun par le vieillissement de la culture.

Il cultive : sur pomme de terre, sur gélose : teinte vert bleuâtre virant au brun foncé; culture abondante, nacrée;

Dans le lait: précipitation, puis dissolution de la caséine; généralement teinte vert sale;

Dans la solution de peptone à 3 p. 100, surtout additionnée de 1 p. 100 de glycérine;

Dans le bouillon alcalin, neutre ou même légèrement acide, ou phéniqué à 1 p. 1000: en donnant généralement de la pyocyanine, pigment bleu en milieu alcalin et rouge en milieu acide, visible par agitation de la culture au contact de l'air. En l'absence d'oxygène, ou en présence de germes ou produits réducteurs, l'hydrogène sulfuré par exemple, la pyocyanine devient incolore et invisible dans le bouillon; quelquefois il persiste un second pigment fluorescent vert. Par le vieillissement et par oxydation ou acidification du milieu, la pyocyanine bleue tourne au brun.

Dans la moitié des cas les procédés habituels de culture échouent et ce germe pathogène ne peut être décelé que par l'expérimentation physiologique (1). C'est précisément cette difficulté de mettre en évidence le bacille pyocyanique qui a fait dire à Macé (2) que lorsque le microbe ne forme pas de pyocyanine, il est difficile d'émettre une opinion bien ferme sur sa recherche et sur son diagnostic.

En effet, en l'absence de la réaction caractéristique de la pyocyanine de Fordos, il est impossible de se prononcer sur la présence du bacille pyocyanique. Un certain nombre de circonstances empêchent la production de cette matière colorante ou tout au moins en masquent la présence dans les cultures en bouillon.

Les beaux travaux de Gessard (3) nous ont appris les transformations que ce pigment bleu pouvait subir, et ceux de Guignard et

(1) G. Pouchet et Ed. Bonjean, Contribution à l'analyse des eaux potables. Recherche générale des bactéries pathogènes ou suspectes et des associations dangereuses. Virulence. *Ann. d'hyg. et de méd. légale*, février 1897.

(2) Macé, *Traité de bactériologie*, 1897.

(3) Gessard, De la Pyocyanine et de son microbe. Thèse de Paris, 1882.

Charrin (1) les variations morphologiques de la bactérie pyocyanique. Gessard (2), n'envisageant spécialement que la production des pigments, a mis en évidence plusieurs races A.P.S.F. Ernst (3) distingue des variétés α et β, Freudenreich (4) une race γ, Schümayer (5) une autre race, etc. Il y aurait peut-être lieu d'en distinguer encore d'autres en tenant compte de toutes les différentes manifestations morphologiques et biologiques qu'est susceptible de produire le bacille pyocyanique, comme tant d'autres espèces d'ailleurs, lorsqu'on fait agir sur ces microorganismes des causes aussi énergiques que les produits toxiques (antiseptiques), les températures élevées, les changements de milieux, etc.

Certains auteurs, parmi lesquels Lehmann, Neumann, Frick, Gessard, considèrent encore le bacille pyocyanique comme une espèce très voisine du *Bacillus fluorescens liquefaciens*. Stanislav Ruricka (6) a montré la résistance énorme du bacille pyocyanique comparée à celle du *Bacillus fluorescens liquefaciens*.

Pour démontrer la fragilité de ces races, de ces variétés, ou mieux de ces « états anormaux » du bacille pyocyanique, il suffit généralement de transplanter la culture dans un milieu usuel (bouillon, gélatine, gélose), on lui fait ainsi récupérer son aspect et ses fonctions normales. Ce procédé peut encore échouer ; mais une injection à forte dose (1 à 2 centimètres cubes de culture pour 100 grammes d'animal), dans le péritoine d'un cobaye, permettra de retrouver le bacille pyocyanique pur, avec tous ses caractères morphologiques et biologiques classiques, par des ensemencements de divers prélèvements de sang ou fragments d'organes, dans une solution à 2 p. 100 de peptone, additionnée de 1 p. 100 de glycérine, que l'on maintient ensuite dans une étuve à 36° pendant quarante-huit heures. En dehors de ces causes accidentelles, expérimentales, supprimant ou paralysant la fonction chromogène de ce germe, il y en a d'autres naturelles qui sont plus importantes, car elles se produisent normalement dans le cours des recherches bactériologiques. La pyocyanine est bleue dans les milieux alcalins, rouge dans les milieux acides ; la réaction de la pyocyanine échappe généralement dans les cultures acides, en raison de la production, par d'autres espèces, de matières colorantes de teintes analogues.

Elle se réduit avec la plus grande facilité et devient jaunâtre (pyoxanthose) ; la pyocyanine réduite est susceptible de s'oxyder

(1) Guignard et Charrin, Sur les variations morphologiques des microbes. *Comptes rendus de l'Académie des sciences*, 5 décembre 1887.

(2) Gessard, Des races du bacille pyocyanique. *Ann. de l'Inst. Pasteur*, t. V, 1891, n° 2.

(3) Ernst, *Zeitschrift für Hygiene*, t. 11, 1887, p. 369.

(4) Freudenreich, *Annales de micrographie*, 1893, p. 183.

(5) Schumayer, *Zeitschrift für Hygiene*, t. XX, 1895, p. 281.

(6) Stanislav Ruricka, *Archiv für Hygiene*, 1899, vol. XXXIV, n° 2, p. 146.

aussi avec une grande facilité; dans ce cas, la matière colorante caractéristique bleue réapparaît. Ce phénomène est facile à mettre en évidence dans les cultures fraîches du *Bacillus pyocyaneus* : il suffit généralement d'agiter les cultures en bouillon alcalin de quarante-huit heures ou d'y faire passer un courant d'air, pour obtenir la réaction de la pyocyanine.

C'est en raison de ces phénomènes de réduction que les cultures impures renfermant du bacille pyocyanique n'attirent généralement pas l'attention; le cas est fréquent dans les examens bactériologiques des eaux. Non seulement ce germe est susceptible de produire par lui-même des agents réducteurs tels que l'hydrogène ou l'hydrogène sulfuré; mais un grand nombre d'autres espèces coexistant avec lui dans les eaux et cultivant également dans les bouillons (anaérobies) réduisent énergiquement la pyocyanine, à un degré tel qu'il est impossible d'obtenir la réaction colorée.

De même, certaines bactéries transforment le milieu alcalin en milieu acide (acide lactique) et, dans ce cas encore, le bacille pyocyanique peut échapper à première vue. Il faut bien se garder également de confondre avec la pyocyanine ces pigments verdâtres que produisent un certain nombre d'espèces fluorescigènes.

Quelquefois l'*odeur éthérée ptomaïnique* très agréable de la pyocyanine, rappelant celle de l'aubépine et de la coumarine, attire l'attention; mais généralement les odeurs putrides la masquent totalement.

Il est rare de rencontrer cette espèce dans les cultures sur plaques; on peut, dans certains cas, la retrouver dans les bouillons phéniqués ensemencés en même temps que les bouillons normaux; mais souvent elle échappe à tous les procédés ordinaires d'investigation. L'expérimentation physiologique, accompagnée des cultures faites avec le sang du cœur, permet généralement de résoudre le problème de la recherche du bacille pyocyanique dans les eaux. En effet, le lieu d'élection de ce microorganisme est surtout le sang du cœur, et c'est là qu'on doit le rechercher, en prélevant et ensemençant, avec toutes les précautions bactériologiques voulues (stérilisation de la surface du myocarde), une ou deux gouttes de ce sang dans une solution de peptone à 2 p. 100, additionnée de 1 p. 100 de glycérine. Après quarante-huit heures d'étuve, en agitant la culture, on voit toujours se produire la magnifique coloration bleue de la pyocyanine. Presque toutes les cultures faites à la suite d'autopsies pratiquées sur des sujets morts d'infection pyocyanique simple ou compliquée, ont démontré la présence de ce germe dans le sang du cœur.

Le procédé que nous employons pour la recherche du bacille pyocyanique dans les eaux consiste dans les opérations suivantes : on ensemence un bouillon ordinaire de 10 centimètres cubes avec 20 à

30 centimètres cubes de l'eau à examiner; on laisse le mélange pendant quarante-huit heures dans l'étuve.

Après ce temps, on agite la culture, et, qu'elle donne ou ne donne pas la réaction de la pyocyanine, on pratique sur un cobaye une injection intrapéritonéale de 0,5 du bouillon de culture pour 100 grammes d'animal; si celui-ci meurt, on en fait l'autopsie et on ensemence une ou deux gouttes de sang du cœur dans une solution de peptone à 2 p. 100 contenant 1 p. 100 de glycérine. Après quarante-huit heures d'étuve, on agite la culture, qui donne alors la réaction de la pyocyanine, si l'eau renfermait primitivement du bacille pyocyanique. On peut isoler cette pyocyanine de la culture, additionnée de quelques gouttes d'ammoniaque, en l'agitant avec du chloroforme.

L'injection est suivie généralement d'une hypothermie s'accentuant jusqu'à la mort qui survient en trente heures environ. A l'autopsie on constate une congestion très intense de tout l'appareil digestif et du cœur, avec épanchements séreux dans le péritoine, la plèvre et le péricarde.

Quelquefois les cobayes résistent plus longtemps ; dans ce cas l'animal succombe après une agonie pénible ; on constate un léger œdème gélatiniforme, rappelant un peu celui du charbon; une grande quantité de sérosité baigne les intestins congestionnés. Le foie est volumineux et la vésicule biliaire se trouve distendue par la bile.

Le B. pyocyanique produit des toxines actives qui ont été étudiées par Arnaud et Charrin (1).

Ce germe présente une grande résistance à la destruction par les agents naturels comme l'air et la lumière, et conserve généralement son pouvoir pathogène. Rappelons que nous l'avons isolé, avec toute sa virulence, de l'eau de la fontaine d'Agar, à Zem-Zem, à la suite de l'effroyable épidémie de choléra de La Mecque en 1893, 2 mois et demi après le prélèvement des échantillons de cette eau : après cinquante-trois passages en bouillons ordinaires, il avait conservé la même virulence qu'au début.

STAPHYLOCOCCUS PYOGENES AUREUS

On rencontre assez souvent ce germe dans les eaux impures; Pasteur, qui l'a découvert en 1880, l'a isolé de l'eau de Seine. Depuis on a constaté qu'il est très répandu dans la nature, ce qui explique le grand nombre d'accidents qu'il provoque. Il vit généralement sur le corps humain en saprophyte; mais dès que les circonstances lui sont favorables (piqûres, écorchures, altération de la peau, des muqueuses, des tissus) il devient pathogène et produit le pus septique : furoncles, abcès chauds, phlegmons. Il peut provoquer des accidents plus

(1) *Comptes rendus Ac. Sc.*, mai 1891.

graves, une véritable infection staphylococcique, en passant dans le sang ; staphylococcie des viscères, de la moelle, des os (ostéomyélite).

Sa présence dans l'eau est l'indice d'une souillure grave.

Le staphylocoque doré est un coccus immobile de un μ environ (fig. 38) : son groupement, comme l'indique son nom, est en grappe de raisin plus ou moins déformée, avec des fragments et de nombreux éléments isolés disséminés dans la préparation.

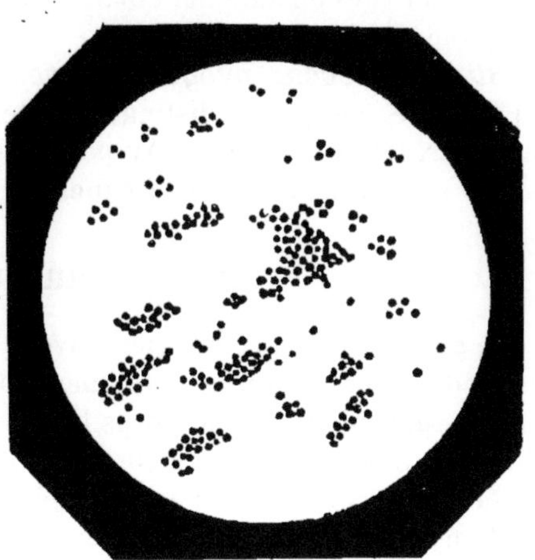

Fig. 38. — *Micrococcus pyogenes aureus*, d'une culture sur gélose (Macé).

Il se colore facilement et prend le Gram. Il cultive bien sur tous les milieux usuels, de 17° à 37° : il est aérobie et anaérobie facultatif.

En bouillon il donne un dépôt jaune.

Dans le lait il coagule la caséine par acidification du milieu.

Sur *gélose* et sur *pomme de terre* il donne une culture abondante de couleur jaune ou jaune d'or.

Sur gélatine, la colonie est liquéfiante (fig. 39) : la périphérie est généralement claire, le centre est au contraire jaune d'or ; quelquefois la colonie se fragmente.

Les cultures portées à la température de 58 degrés deviennent stériles, en quelques minutes. Le staphylocoque doré est assez résistant aux agents atmosphériques, surtout lorsqu'il est sur un support sec.

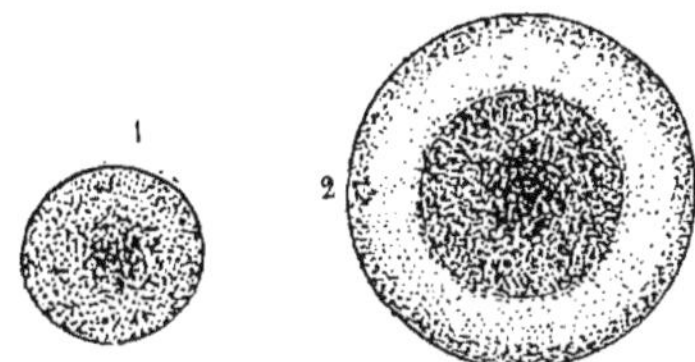

Fig. 39. — *Staphylococcus pyogenes aureus*, cultures sur plaques.

1. Culture de quarante-huit heures ; 2. culture de cinq jours (Macé).

Il perd dans certaines conditions anormales son pouvoir chromogène.

Il produit des toxines pyogènes et nécrosantes (Brieger, Leber) (1) et d'autres toxines étudiées par Rodet et Courmont (2), par Mosny et Marcano (3), et par Van de Velde (4).

Les résultats fournis par l'expérimentation physiologique sur le cobaye sont très variables : on observe quelquefois une péritonite purulente mortelle, d'autres fois

(1) Leber, *Fortschritte der Medizin*, 1888.

(2) Rodet et J. Courmont, *C. R. Acad. des sc.*, 1891, t. CXIII, p 432.

(3) Mosny et Marcano, *Ibid.*, 1894, t. CXIX, p. 962.

(4) Van de Velde, *Ann. de l'Institut Pasteur*, 1896, t. X, p. 580.

des abcès (intestins, foie, sous-cutanés) qui mettent un certain temps à évoluer.

Staphylococcus pyogenes albus. — Il se distingue aisément du précédent qu'il accompagne quelquefois : il ne liquéfie jamais la gélatine et il reste constamment blanc, quelque artifice de culture que l'on emploie. Il n'est pas pathogène.

Staphylococcus pyogenes citreus. — Ce germe ne liquéfie pas la gélatine, ce qui le distingue nettement de l'*aureus* : les autres caractères sont communs. Au point de vue morphologique, la disposition en tétrade est assez fréquente.

STREPTOCOQUE PYOGÈNE

Ce germe, qui accompagne souvent les staphylocoques, est assez répandu dans la nature, notamment dans les eaux contaminées. Il vit en saprophyte sur le corps humain, et aussi dans l'organisme (bouche, pharynx, salive, estomac, intestin, fèces). Il provoque dans certaines circonstances des infections extrêmement graves : ostéites, ostéomyélites, érysipèle, infection puerpérale, septicémie, pyohémie, phlébites, angines pseudo-membraneuses.

Il se présente sous la forme de coccus de 0,3 μ à 1 μ disposés en chaînettes de 3 à 100 éléments, se colorant facilement et conservant le Gram. Il est immobile, et facultativement aérobie ou anaérobie. Le streptocoque cultive sur la plupart des milieux usuels, avec peu de vigueur :

En *bouillon*, il donne des grumeaux floconneux se déposant sur les parois des récipients ou au fond, et laissant généralement le bouillon clair.

Sur *gélose* et sur *gélatine* il ne liquéfie pas : les colonies sont blanches, opaques, en tête d'épingle ou en grain de semoule.

Sur *pomme de terre* la culture est très faible, de couleur grisâtre.

Le *liquide d'ascite* additionné de deux tiers de bouillon est le milieu qui conserve le mieux l'activité du streptocoque (Marmoreck).

Sa virulence est extrêmement variable ; par injection sous-cutanée ou intrapéritonéale, il provoque des abcès locaux, ou souvent généralisés.

Une réaction sensible de ce germe consiste à scarifier l'oreille d'un lapin et à faire une injection sous-cutanée ; ou à badigeonner l'oreille scarifiée avec la culture du streptocoque : on voit apparaître après trente-six ou quarante-huit heures l'érysipèle expérimental sur l'oreille œdémateuse et pendante.

BACILLE DU CHARBON
(BACILLUS ANTHRACIS, BACTÉRIDIE CHARBONNEUSE)

Le *B. du charbon*, découvert par Davaine et Rayer, étudié par Pasteur, Koch, Roux, Chamberland, est un germe aérobie, cultivant sur tous les milieux usuels, de 16 à 43° et surtout de 30 à 35°. Sa morphologie et ses cultures sont assez typiques.

Le germe se présente généralement sous la forme *bacillaire* en longs et gros bâtonnets, souvent disposés en filaments très longs, non ramifiés, quelquefois enchevêtrés. On constate souvent la présence de spores dans les éléments ou en dehors (fig. 40). Les bacilles se colorent facilement, et prennent le Gram. Les spores ne se colorent pas.

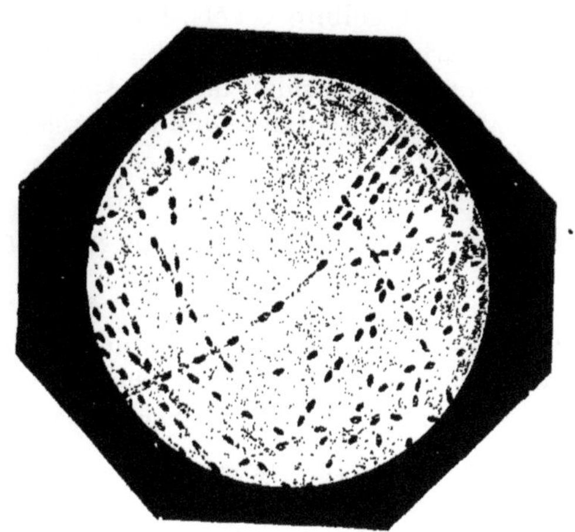

Fig. 40. — Formation des spores chez le *Bacillus anthracis* (Macé).

En bouillon ou en solution de peptone, le charbon donne des flocons ténus, nuageux qui flottent dans le liquide et se dissocient difficilement.

Sur gélatine, il liquéfie ; la piqûre a une apparence arborescente : la colonie a l'aspect de filaments enchevêtrés et onduleux au sein d'une masse demi-fluide.

Sur gélose, sur pomme de terre, il donne une culture abondante un peu sèche et comme vitrifiée.

Dans le lait, il coagule lentement et redissout à la longue la caséine.

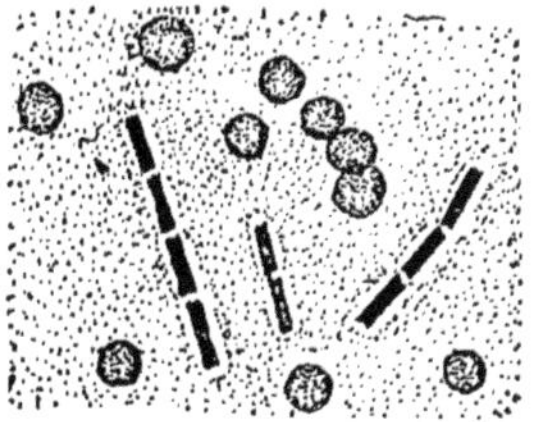

Fig. 41. — Sang de cobaye mort du charbon (obj. apochr. 1,30. — Ocul. : 4 Zeiss (Macé).

L'expérimentation physiologique sur le cobaye donne les résultats suivants : injectée dans le péritoine, la culture détermine la mort en vingt-quatre ou quarante-huit heures, rarement plus. On constate généralement une hyperthermie au début, à laquelle succède une hypothermie graduelle. Douze heures après l'injection, on peut percevoir par la palpation un empâtement œdémateux dans la région inoculée. A l'autopsie, on voit un œdème gélatiniforme caractéristique plus ou moins abondant ; la rate est tuméfiée ; on observe de la congestion du foie, de l'hyperémie du rein et du poumon. Il y a souvent un épanchement de sérosité intrapéritonéale sans lésion intestinale apparente.

L'examen microscopique direct du sang du cœur, de la surface du foie, de la pulpe de la rate montre une grande quantité de bacilles charbonneux faciles à reconnaître (fig. 41).

La présence du charbon dans les eaux est donc révélée par l'expérimentation physiologique sur le cobaye, qui est le réactif par excellence de ce germe. On peut cependant aussi le voir apparaître sur les milieux de culture usuels. Rappelons que l'homme peut contracter le charbon par les voies digestives, par l'ingestion d'aliments contenant des bactéridies ou des spores charbonneuses. Ce mode de contagion, le seul qui nous intéresse au point de vue de l'eau potable, est sans doute très rare.

VIBRION CHOLÉRIQUE (BACILLE DE KOCH)

Le germe spécifique du choléra a été découvert et étudié principalement par R. Koch. Les épidémies de choléra se produisent et se propagent dans des conditions analogues à celles des épidémies de fièvre typhoïde; les facteurs principaux du contage sont les matières

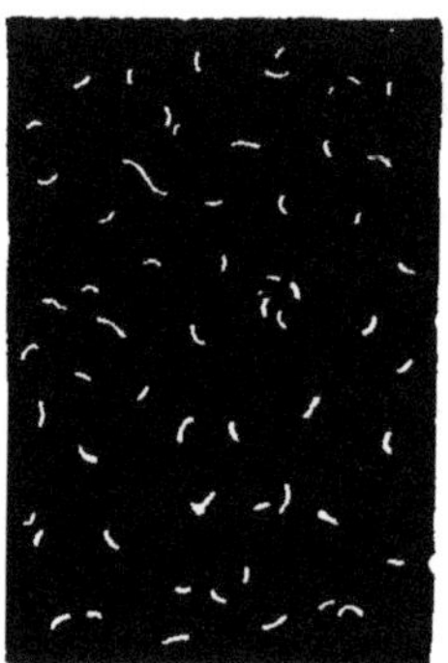

Fig. 42. — *Spirilles du choléra*, de selles riziformes, 1000/1.

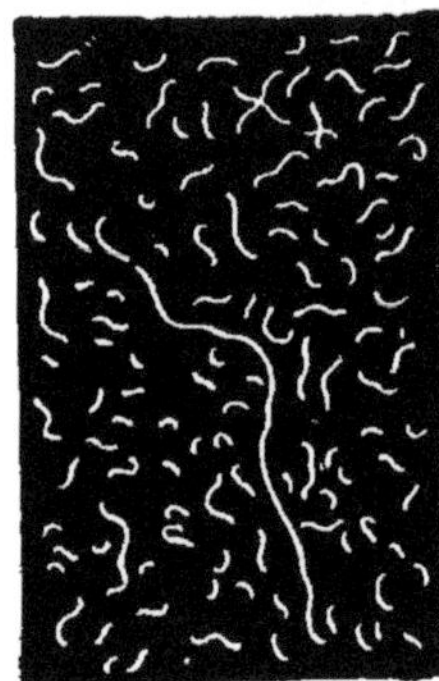

Fig. 43. — *Spirilles du choléra*, de culture dans le bouillon, 1000/1.

fécales, et le vecteur du germe est très fréquemment l'eau de boisson. Bien des points restent encore obscurs dans l'histoire des épidémies cholériques.

Le bacille de Koch supporte difficilement la concurrence vitale: d'après Krauss, une eau qui renfermait 30 bacilles quelconques additionnés de 10000 germes cholériques, ne contenait plus de germes cholériques après quarante-huit heures.

Le germe du choléra asiatique est doué d'un pléomorphisme remarquable ; ce qui explique la multiplicité des noms sous lesquels on le désigne (bacille virgule, vibrion, spirille, etc.). Ce bacille est très mobile, tantôt droit, tantôt courbe, en forme de virgule, quelquefois circulaire (fig. 42 et 43). Il se colore bien mais ne prend pas le Gram. Il possède aux extrémités un ou deux cils (fig. 44). Il se multiplie par segmentation et ne donne pas de spores résistantes.

Il est aérobie et anaérobie ; il se cultive facilement sur les milieux usuels, surtout entre 30° et 37°. Il résiste bien au froid et meurt aux températures supérieures à 60°.

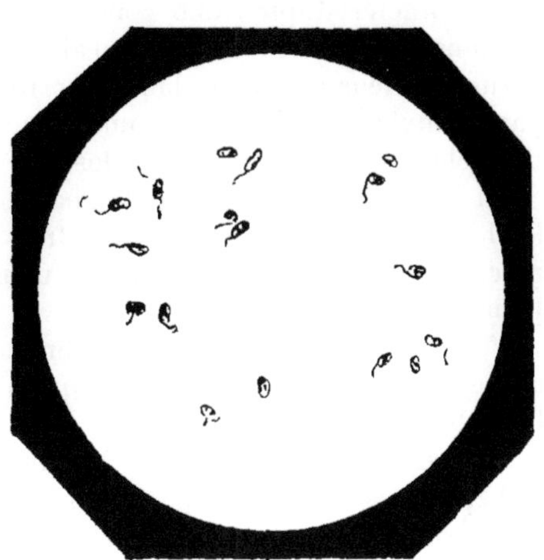

Fig. 44. — *Spirilles du choléra*, avec cils vibratiles (Macé).

Les caractères les plus saillants des cultures sont les suivants : dans le bouillon, il cultive en surface ; il n'altère pas le lait, tout en cultivant bien ; il liquéfie la gélatine en formant une cupule dans les piqûres récentes ; sur plaque de gélatine, la colonie est liquéfiante et présente quelquefois au début un aspect assez typique (perle de verre avec fines granulations au centre ou avec des cercles concentriques granuleux et clairs) (fig. 45). Sur pomme de terre à l'étuve, la culture est brun clair. Sur le sérum solidifié, il liquéfie et donne une teinte brune.

Metchnikoff indique comme milieu d'élection le mélange suivant : eau, 100 grammes ; peptone, 1 gramme ; sel marin, 1 gramme ; gélatine, 2 grammes. Dans ce milieu à 37°, les produits renfermant des bacilles cholériques donnent des cultures pures en surface, en huit heures.

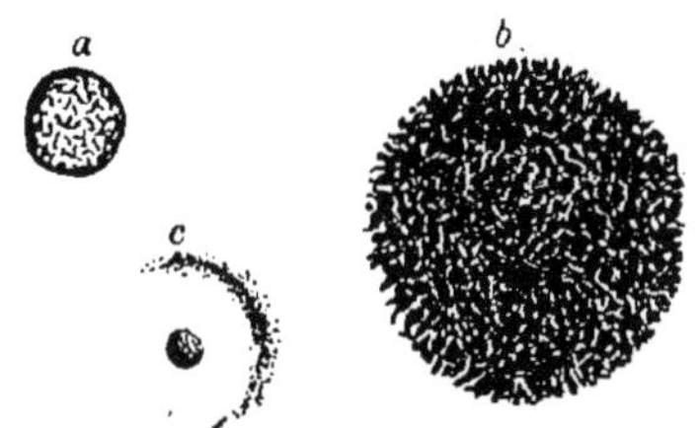

Fig. 45. — Colonies de spirilles du choléra, en cultures sur plaques. A gauche (*a*), colonie après quarante-huit heures, 90/1 ; en bas (*c*), colonie au troisième jour située au fond d'une excavation de la gelée, 10/1 ; à droite (*b*), partie centrale d'une colonie au quatrième jour, 100/1 (d'après Van Tieghem).

La réaction connue sous le nom de « cholera roth », rouge du choléra, ou de Pœhl (qui la découvrit en 1886), n'est pas absolument caractéristique, puisqu'elle se produit également avec d'autres vibrions, dénommés « paracholériques » en raison de la similitude de leurs aspects et caractères, et non à cause de leur pouvoir pathogène. Cette réaction « rose violet » (1), qu'il ne

(1) Bleisch a indiqué que la réaction ne se produit qu'avec les peptones renfermant une quantité déterminée de nitrates.

faut pas confondre avec la réaction de l'indol, se produit avec les cultures cholériques pures de deux à trois jours, dans une solution de peptone à 3 p. 100 ou dans le bouillon de panse, lorsqu'on ajoute 5 à 10 p. 100 d'acide sulfurique pur.

Le « phénomène de Pfeiffer » est encore une réaction insuffisamment caractéristique : elle consiste à observer l'agglutination des vibrions dans l'exsudat péritonéal d'animaux immunisés contre un germe, en leur inoculant dans le péritoine une culture de ce germe, par exemple, pour le choléra, une émulsion dans l'eau physiologique du raclage d'une culture sur gélose.

On peut également faire la réaction d'agglutination *in vitro* à l'aide d'un sérum anticholérique frais. Si le sérum est ancien, la réaction ne s'effectue plus *in vitro*, mais elle se produit encore dans le péritoine de l'animal.

L'absence de caractères absolument précis rend difficile la recherche du bacille cholérique, qui n'est peut-être pas tout à fait bien défini comme espèce.

Recherche dans l'eau. — On ajoute à plusieurs échantillons de 100 grammes de l'eau suspecte, 1 gramme de peptone, 1 gramme de sel marin, et 2 grammes de gélatine (milieu de Metchnikoff), et on laisse vingt heures à l'étuve à + 37°. Puis on ensemence la culture en surface sur des cristallisoirs de gélose bien préparés, sans liquide de ruissellement. On observe les colonies qui se forment, principalement celles qui présentent un aspect transparent et gris brunâtre. Les colonies à germes courbes sont transplantées en tubes de gélose et en peptone. On essaie la réaction du « cholera roth ».

L'expérimentation physiologique donne souvent de bons résultats. La colonie sur gélose est ensemencée en bouillon ordinaire, et on l'injecte à un cobaye, dans les conditions que nous avons indiquées précédemment (p. 250). L'animal présente de l'agitation, puis de la prostration et une hypothermie considérable débutant de une à trois heures après l'injection ; puis apparaissent la paralysie du train postérieur, les mouvements convulsifs et fibrillaires : l'animal se refroidit de plus en plus et meurt de péritonite vibrionienne.

BACILLE DE LA DIPHTÉRIE

Le bacille de Klebs-Lœffler a été signalé dans l'eau, notamment par Seiler et de Stoutz (1), qui l'isolèrent de 35 centimètres cubes d'eau cultivée en bouillon de viande concentré, après vingt-quatre heures d'étuve. Ils obtinrent des cultures pures en ensemençant sur le sérum des gouttes de l'eau suspecte ; les cultures tuaient le cobaye par infection aiguë en vingt-quatre heures. En partant d'une culture

(1) *Revue médicale de la Suisse romande.*

pure de bacille de Lœffler très virulent, on constate que celui-ci se conserve dans l'eau distillée pendant un mois au moins sans perdre ses propriétés germinatives. Si l'on prolonge la durée du séjour dans l'eau, on remarque, d'une part que le bacille s'y multiplie; d'autre part qu'il subit des modifications morphologiques importantes, tendant de plus en plus vers les formes filamenteuses. Au bout de quatre mois, par ensemencement sur sérum de cette « culture en eau distillée », on obtient de superbes cultures de bacille de la diphtérie type. La virulence a subi une notable atténuation, mais n'a cependant pas disparu. Ces constatations intéressantes ne permettent pas de trancher la question de la transmission de la diphtérie par l'eau.

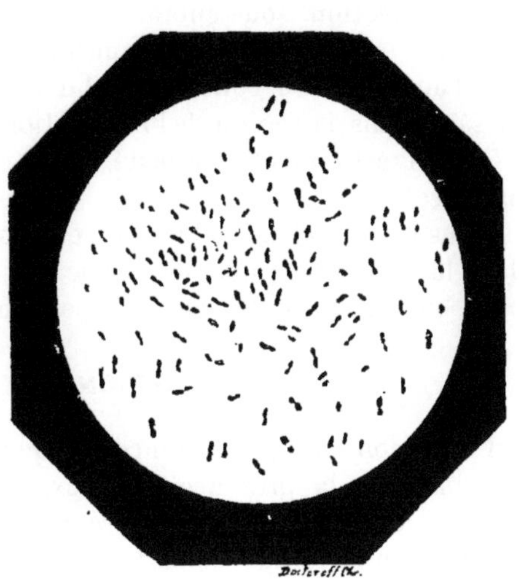

Fig. 46. — Bacille de la diphtérie dans les cultures, forme petite, 1000/1 (Macé).

Le bacille de la diphtérie est aérobie et anaérobie facultatif. Il cultive bien entre 30° et 36°. En *bouillon* ou *peptone*, il donne à la surface de la culture et sur les parois des vases des grumeaux qui tombent ensuite au fond et forment une couche blanchâtre épaisse, le bouillon restant limpide; sur *gélose*, petites colonies blanches; sur *sérum gélatinisé*, petites colonies grisâtres, saillantes; il cultive mal sur gélatine, et ne cultive pas sur pomme de terre. Le bacille de la diphtérie se colore bien par les colorants usuels et prend le Gram. Il a la forme d'un bâtonnet à extrémités effilées et arrondies, quelquefois renflées, quelquefois en paquets enchevêtrés (fig. 46 et 47).

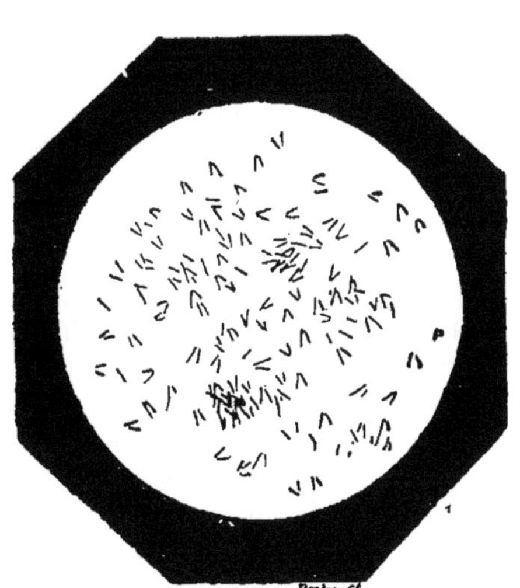

Fig. 47. — Bacille de la diphtérie dans les cultures, forme moyenne, 1000/1 (Macé).

L'expérimentation physiologique sur le cobaye donne des résultats significatifs :

Par injection sous-cutanée, l'animal meurt généralement; par injection intrapéritonéale, il succombe plus lentement.

A l'autopsie, on constate de l'œdème gélatiniforme et un enduit grisâtre dans la région de l'inoculation ; les capsules surrénales sont très congestionnées; sérosité dans les plèvres; splénisation pulmonaire.

Dans le cas où l'animal résiste, on observe un œdème et une escarre dans la région inoculée. Le germe ne se retrouve pas dans le sang, mais bien dans la sérosité intrapéritonéale.

VIBRION SEPTIQUE

Le vibrion septique se rencontre quelquefois dans l'eau; on peut en constater la présence par l'expérimentation physiologique. — Pasteur a montré qu'il existe fréquemment dans le sol et qu'en inoculant l'eau de lavage de certaines terres à des séries de cobayes, on observe plusieurs morts par vibrion septique (1).

Il existe normalement dans le tube digestif des animaux et envahit l'organisme après la mort, ou accidentellement (œdème malin, gangrène foudroyante, septicémie gangreneuse).

Sa virulence pour le cobaye est extrême. Par inoculation sous-cutanée ou injection intrapéritonéale, l'animal succombe règulièrement en douze à trente-six heures.

A l'autopsie on constate une vive inflammation de l'abdomen pouvant s'étendre sur tout le corps ; des vésicules de gaz disséminées de tous côtés ; une odeur intense de putréfaction : quelques heures après la mort, le poil s'arrache de la peau, la paroi abdominale et les intestins sont verdâtres ; les organes : foie, poumons, sont décolorés. Il y a généralement une grande quantité de sérosité intrapéritonéale.

On voit directement au microscope, en examinant le sang ou des frottis de la surface du foie, les éléments caractéristiques du vibrion septique.

Ce microorganisme est un anaérobie vrai. Il se colore facilement et prend très bien le Gram ; il possède des cils. Il s'assemble en longs filaments segmentés inégalement, droits, flexueux, traversant parfois tout le champ du microscope ou formant des paquets enchevêtrés ; plus rarement on le voit isolé en court article ou réuni par deux ou trois éléments, bout à bout ou parallèlement.

Dans les préparations fraîches non colorées, il est mobile, rampant.

(1) Voir Ed. BONJEAN, Le Sol.

BACILLE DE LA TUBERCULOSE

Pour la recherche du B. tuberculeux dans les eaux, il faut avoir recours à l'expérimentation physiologique.

Voici le procédé préconisé par Ed. Bonjean. On centrifuge par fractions successives 100 centimètres cubes d'eau, en y mettant quelques fragments de papier à filtrer stérile. On recueille ensuite les dépôts obtenus dans chaque tube du centrifugeur, on les fait sécher à l'étuve à 36° et on les insère sous la peau du ventre des cobayes près de la mamelle, en pratiquant une boutonnière que l'on cautérise après l'inoculation.

On surveille les cobayes pendant six semaines de façon à observer la tuberculose ganglionnaire, l'amaigrissement; les animaux sont sacrifiés après six semaines, et dans le cas d'infection tuberculeuse on constate des foyers caséeux disséminés sur les intestins; la rate est très dilatée, d'aspect rouge jaunâtre, envahie de granulations jaunes ; sur le foie on observe des foyers caséeux jaunâtres, et dans les poumons de nombreux tubercules gris jaunâtre et parfois des masses caséeuses.

La tuberculose expérimentale avorte quelquefois; il est donc nécessaire d'inoculer plusieurs cobayes.

Nous n'indiquerons pas ici les caractères morphologiques et autres des bacilles tuberculeux. En ce qui concerne la recherche dans les eaux, l'essai sur l'animal est la seule méthode qui puisse être utilement employée.

La recherche du bacille tuberculeux dans l'eau ne présente de l'intérêt que dans des cas exceptionnels.

TABLEAU DES PRINCIPAUX MICROBES DES EAUX

Abréviations : *Esp. dang.*, espèce dangereuse; *or. susp.*, origine suspecte; *c. i.*, espèce insuffisamment caractérisée; *Gr.*, espèce prenant le Gram; *Gr. n.*, espèce ne prenant pas le Gram.

I. — COCCACÉES.

1. *Espèces chromogènes, liquéfiant la gélatine.*

Coccus aurantiacus (*Schröter*).	Col. jaune orange.
— flavus desidens (*Flugge*).	Col. jaune; liquéfie très lentement.
— flavus liquefaciens (*Flugge*).	Col. jaune; gros coccus.
— prodigiosus (*Ehrenberg*).	Col. rose, ou rouge; rouge-sang sur pomme de terre. Gr. n.
— agilis (*Ali-Cohen*) (c. i.).	Variété du *roseus* de Flugge.
— cremoïdes (*Zimmermann*).	Col. couleur crème.
Staphylococcus citreus (*Passet*).	Gr.; Esp. dang.
— pyogenes aureus (*Rosenbach*).	Gr.; Esp. dang.
Sarcina aurantiaca (*Koch*).	Col. jaune orangé terne.
— rosea (*Schröter*).	Gros coccus de 2 μ.

2. *Espèces chromogènes, ne liquéfiant pas la gélatine.*

Coccus cinnabareus (*Flugge*), ou cinnabarinus, corallinus.	Col. rouge terne; sur pomme de terre, jaune-citron.
— flavus tardigradus (*Flugge*).	Col. jaune de chrome.
— fulvus (*Cohn*).	Col. rouge.
— roseus (*Flugge*).	Col. rosée.
— luteus (*Schröter*).	Col. jaune; Gr. n.
— ochroleucus (*Prove*).	Col. jaune soufre à zone blanche. Ramollit la gélatine.
— versicolor (*Flugge*).	Col. nacrée, visqueuse, jaune verdâtre.
— violaceus (*Schröter*).	
— agilis citreus (c. i.).	Analogue à *C. luteus*.
— aquatilis luteus (*Miquel et Mouchet*).	
— cyaneus (*Schröter*).	
— diffluens (*Schröter*) (c. i.).	Col. jaune avec fluorescence verte.
— ruber, carneus, aurantiacus, cerasinus.	Analogues à *C. roseus*.
Sarcina carnea (*Gruber*).	
— citrina (*Gruber*).	
— incarnata (*Gruber*).	
— lutea (*Schröter*).	
— persicina (*Gruber*).	
— sulfurea (*Henrici*).	

3. *Espèces blanches ou incolores, liquéfiant la gélatine.*

Coccus radiatus (*Flugge*).	Prolong. radiaires, en étoile de mer.
— aerogenes (c. i.).	Or. susp.
Sarcina alba (*Zimmermann*).	
— candida (*Reinke*).	

4. *Espèces blanches ou incolores, ne liquéfiant pas la gélatine.*

Coccus aquatilis (*Meade Bolton*).	Col. blanche porcelanée.
— candicans (*Flugge*).	Col. blanche brillante.
— candidus (*Cohn*).	Col. blanc de neige; zooglées.
— cereus albus (*Passet*).	Col. blanche et cireuse. Gr. F. en staphylocoques.
— concentricus (*Zimmermann*).	Col. avec cercles concentriques gris bleuâtre. Coccus ou staphylocoques.
— fervidosus (*Adametz*).	Or. susp.; col. en goutte de rosée; dégagement de gaz.
— rosettaceus (*Zimmermann*).	Col. en rosette jaunâtre brillante.
— ureæ (*van Tieghem*).	Col. blanc de porcelaine brillante.
— viticulosus (*Flugge*).	Col. en filaments enchevêtrés.
— viscosus (*Pasteur*).	Cult. visqueuses. Coccus en chaînes.
— plumosus (*Adametz*) (c. i.).	
Staphylococcus pyogenes albus (*Rosenbach*).	Esp. dang.; Gr.
Streptococcus pyogenes.	Esp. dang.; col. granuleuse bombée. Gr
Sarcina ventricula (*Goodsir*).	Or. susp.
Leuconostoc mesenteroïdes (*Cienkowsky*).	Zooglées non liquéfiantes, cartilagineuses.

II. — BACTÉRIACÉES.

1. *Espèces chromogènes, liquéfiant la gélatine.*

BACILLUS AEROPHILUS (*Liborius*).	Col. ovale jaune verdâtre.
— COERULEUS (*Schmith*).	Col. bleuâtre en surface; Gr. n.
— FLAVUS (*Macé*).	Col. jaune, reflets verdâtres.
— FLUORESCENS LIQUEFACIENS (*Flugge*).	Col. fluorescente verte; Gr. n.
— JANTHINUS (*Zopf*).	Col. bleu-ardoise, ou irisée (an. au b. typhiq.).
— MIRABILIS (*Hauser*).	Col. bleuâtre; prolongements en hélice; Gr. n.
— OCHRACEUS.	
— PRODIGIOSUS (*Ehrenberg*).	Col. rose rouge; Gr. n.
— PYOCYANEUS (*Gessard*).	Esp. dang.; prod. de pyocyanine; Gr. n.
— ROSACEUS METALLOÏDES (*Doudeswell*).	Col. rouge métallique.
— RUBER (*Lustig, Franck*).	
— VIOLACEUS (*Macé*).	Or. susp. Col. violacée. Gr.
— ARBORESCENS (c. i.).	
— CIRCULANS (c. i.) (*Jordan*).	Sphères brunes.
— CLOACÆ (c. i.) (*Jordan*).	Sphères jaunâtres.
— CHLORINUS (c. i.) (*Engelmann*).	Col. jaune vert.
— CHLORORAPHIS (*Guignard*).	Crist. verts.
— CUTICULARIS (c. i.).	
— FERRUGINUS (*Rullmann*).	Col. brunâtre ou rouille.
— FULVUS (c. i.).	
— GLAUCUS (c. i.).	
— HELVOLUS (c. i.).	
— INDICUS (c. i.) (*Koch*).	Col. jaune-brique.
— LIVIDUS (*Flugge* et *Proskauer*).	
— MESENTERICUS NIGER (*Biehl* et *Lunt*).	Diffusion brune; Gr.
— PHOSPHORESCENS (*Fischer*).	Col. brill. brun verdâtre.
— PLICATUS (c. i.).	
— POLYCHROME (*Théry*).	Col. et zone vert foncé; Gr.
— TREMELLOÏDES (c. i.).	

2. *Espèces chromogènes, ne liquéfiant pas la gélatine.*

BACILLUS AURANTIACUS (c. i.) (*Frankland*).	Col. jaune, bombée.
— AUREUS (c. i.) (*Tommasi* et *Una*).	Col. jaune de chrome.
— BRUNNEUS (*Schröter*).	Col. blanc sale, visqueux, zone brune.
— ERYTHROSPORUS (*Cohn*).	Col. jaune brun, diffusion verdâtre.
— FLUORESCENS NON LIQUEFACIENS, ou PUTRIDUS (*Flugge*). ou LONGUS (*Zimmermann*).	Or. susp.; diffusion fluorescente verte. Gr. n.
— LUTEUS (*Flugge*).	Disques jaune d'or.
— SYNCYANUS ou CYANOGENUS (*Ehrenberg*).	Gouttelettes muqueuses; diffusion gris bleu.
— BEROLINENSIS INDICUS (*Koch*).	
— BLEU INDIGO (*Claessen*).	Col. analogue à B. typh,; diff. bleu indigo.
— ERYTHROGENES (c. i.) (*Hueppe*).	Col. jaune, diff. rose; sur lait, rouge-sang.
— FLAVO-CORIACEUS (c. i.).	
— INVISIBILIS (c. i.) (*Vanghan*).	Col. sph. jaune pâle.
— LUTEUS (c. i.) (*List*).	
— VIRIDIS PALLESCENS (*van Tieghem*).	Col. verte.
SPIRILLUM RUFUM.	Taches rouges.
— TENUE (*Ehrenberg*).	Col. brun sombre.

3. *Espèces blanches ou incolores, liquéfiant la gélatine.*

Espèce	Caractères
Bacillus amylobacter, butyricus (*Pasteur*).	
— anthracis (*Davaine*).	Esp. dang.; Gr.
— aquatilis (*Percy Frankland*).	Esp. dang.; Gr. n.
— choleræ (*Koch*).	
— filiformis (Thyrothrix) (*Duclaux*).	
— liodermos (*Flugge*).	
— megaterium (*de Bary*).	Tractus radiaires; gros bâtonnets atteignant 11 μ.
— mesentericus vulgatus (*Flugge*).	Col. ciliée; Gr.
— — fuscus (*Flugge*).	Col. prolongements radiés; brune sur pomme de terre; Gr.
— — ruber (*Globig*).	Col. filamenteuse; rouge sur pomme de terre; Gr.
— mycoïdes (*Flugge*).	Col. ramifiée (mycélium); Gr.
— subtilis (*Ehrenberg*).	Gr.
— septicus (*Pasteur*).	Esp. dang.; Gr. n.
— termo (*Dujardin*).	
— tetani (*Nicolaïer*).	Esp. dang.
— albus putridus (c. i.) (*Adametz*).	
— cavicida (*Brieger*).	Or. susp.; col. en carapaces. Anneaux blanchâtres.
— delicatulus (*Jordan*).	Col. blanchâtre, très liquéfiant.
— devorans (*Zimmermann*).	
— gazoformans (c. i.) (*Eisenberg*).	Liq. rapide. Product. de gaz.
— gracilis anaerobiescens (*Vaughan*).	Col. brunâtre. Product. de gaz.
— graveolens (*Bordoni Uffredizzi*).	Or. susp. — Odeur putride.
— guttatus (c. i.) (*Zimmermann*).	Gouttelette gris bleuâtre; Gr. n.
— implexus (c. i.) (*Zimmermann*).	Col. punctiforme, blanchâtre.
— hyalinus (c. i.) (*Jordan*).	Col. sphérique, liquéfiant rapidement.
— liquefaciens (*Eisenberg*), liquidus (*Frankland*).	Col. sphérique, très liquéfiant.
— nubilus (c. i.) (*Frankland*).	Nuages filamenteux.
— punctatus (c. i.) (*Zimmermann*).	Grosses col. sphériques, s'étendant rapidement, voile; Gr. n.
— putrificus coli (*Bienstock*).	Or. susp.; anaérobie stricte; Gr.
— radiatus, radicicole (c. i.) (*Zimmermann*, *Beyerinck*).	
— radicans (c. i.) *Zimmermann*).	Nuages blanchâtres; Gr.
— reticularis (c. i.) (*Jordan*).	Col. réticulées.
— superficialis (c. i.) (*Jordan*).	
— vermicularis (*Grace* et *Percy Frankland*) ou vermiculosus (*Zimmermann*).	
— ramosus (*Grace* et *Percy Frankland*).	Col. mycélienne, ramifiée.
Proteus vulgaris (*Hauser*).	Or. susp. Col. avec prolongements. Gr.
— zopfii (*Kurth*).	Col. en mycélium; longs bâtonnets. Or. susp.

4. *Espèces blanches ou incolores, ne liquéfiant pas la gélatine.*

Espèce	Caractères
Bacillus aceti (*Kutzing*).	Membrane ondulée, cartilagineuse; sur bouillon, voile épais.
— coli communis (*Escherich*).	Esp. dang. — Gr. n.
— diphteriæ (*Lœffler*).	Esp. dang. — Gr.

BACILLUS FIGURANS (*Crookshank*).	Filaments en gélose, strie en barbes de plume.
— LACTICUS (*Pasteur*).	Col. blanche porcelanée (ress. à B. typhique). Gr.
— LACTIS AEROGENES (*Escherich*).	Col. blanche porcelanée (ress. à B. typhique).
— TUBERCULOSIS (*Koch*).	Esp. dang. — Gr.
— TYPHOSUS (*Eberth, Geffky*).	Esp. dang. — Gr. n.
— UREÆ (*Leube*).	Or. susp. Disques opalescents.
— VISCOSUS (*van Laer*).	Col. visqueuse, bombée.
— ALBUS (*Eisenberg*).	Col. blanche en tête d'épingle.
— AQUATILIS SULCATUS, 1, 2, 3, 4, 5 (*Weichselbaum*).	Col. ressemblant au B. typhique.
— CANALIS CAPSULATUS (c. i.) (*Ruitaro Mori*).	Or. susp.; col. blanche porcelanée. Voile dans le bouillon. Gr. n.
— CANALIS PARVUS (c. i.) (*Ruitaro Mori*).	Or. susp.; col. jaune pâle; Gr. n.
— CONSTRICTUS (c. i.).	
— FUSCUS (c. i.) (*Flugge*).	
— GRACILIS (c. i.) (*Zimmermann*).	Liquéfaction très lente.
— MUSCOÏDES (c. i.).	
— TENUIS (TYROTHRIX) (*Duclaux*).	Longs filaments.
SPIRILLUM CONCENTRICUM (*Kitasato*).	Or. susp.; cocarde gris pâle; Gr. n.
— NUDULA (*Müller*).	Or. susp.; col. ressemblant au B. typhique.
PROTEUS ZENKERI (c. i.) (*Hauser*).	Col. gris blanchâtre. En bouillon, odeur putride.
CLADOTHRIX AURANTIACA (*Rossi Doria*).	Goutte de cire orangée.
— CARNEA RUBRA (*Rossi Doria*).	Filaments sporifères rosés.
— CHROMOGENES (*Gasperini*) (STREPTOTHRIX NIGRA de *Rossi Doria*).	Col. gris blanchâtre, auréole brune. Liq. lente; Gr.
— VIOLACEA.	
LEPTOTHRIX OCHRACEA (*Kutzing*).	Tach. col. rouille.

III. — LEVURES.

SACCHAROMYCES ALBUS.
— CEREVISIÆ.
— ELLIPSOÏDUS.
— GLUTINIS.
— NIGER.
— ROSACEUS.

IV. — MOISISSURES.

ASPERGILLUS ALBUS.
— FLAVUS.
— GLAUCUS.
— NIGER.
— OCHRACEUS.
MUCOR MUCEDO.
— RACEMOSUS.
— STOLONIFER.
PENICILLIUM GLAUCUM.

EXAMEN MICROGRAPHIQUE DES EAUX

Dans les eaux exposées au contact de l'air on peut rencontrer une multitude de substances étrangères, soit en suspension, soit à la surface, soit dans les dépôts : ce sont par exemple des corps minéraux communs, terre, silice, calcaire, argile, oxyde de fer, etc., des débris végétaux et animaux de toutes sortes.

On trouve enfin dans ces eaux, en dehors des bactéries, un grand nombre d'organismes vivants, la plupart microscopiques, qui constituent une faune et une flore infiniment complexes; nous ne pouvons étudier ici en détail ces organismes, dont beaucoup sont inoffensifs ou n'ont pas grande importance au point de vue de l'hygiène : il est d'ailleurs facile de les éliminer par la filtration.

Parmi les êtres vivants de l'eau, ceux qui doivent attirer plus particulièrement l'attention sont les parasites intestinaux, à l'état d'œufs, de larves, d'embryons, pour lesquels l'eau constitue un véhicule et un milieu de transition où s'effectuent leurs métamorphoses ; transportés par l'eau dans l'organisme humain, ces parasites s'y développent et amènent des accidents souvent redoutables. — Les observations de Metchnikoff, Guiart (1) et d'autres savants indiquent que, outre les désordres que cause leur développement propre, les helminthes par les lésions qu'ils produisent sur la muqueuse intestinale peuvent devenir les agents inoculateurs de bactéries pathogènes et être ainsi la cause indirecte de diverses maladies infectieuses.

La présence de ces organismes dans les eaux contaminées s'explique facilement : par exemple les œufs de certains nématodes pondus par le ver adulte logé dans l'intestin sont rejetés au dehors avec les matières fécales et dispersés; les œufs dépassant rarement 50 μ, il est facile de concevoir comment ils peuvent être entraînés dans les eaux superficielles et même dans les eaux profondes, par les fissures du sol.

Beaucoup de ces organismes, avant de parvenir dans le corps humain, subissent des transformations compliquées, dont nous citerons plus loin quelques exemples.

Les parasites intestinaux pondent en général beaucoup d'œufs doués d'une grande résistance vis-à-vis des agents naturels de destruction. — Certains infusoires, flagellés, coccidies, amibes, capables de s'acclimater dans le corps humain, présentent également une grande résistance à la lumière et aux variations de température.

En dehors des organismes nocifs pour l'homme, il en est d'autres

(1) *Comptes rendus Ac. Sc.*, mars 1901. — *Bull. des Sc. pharmacol.*, 1904.

non dangereux, mais dont la prolifération excessive occasionne souvent des altérations importantes des eaux et les rendent impotables, ou peuvent même obstruer les canalisations, empêcher le fonctionnement des filtres, etc.

On voit en résumé que l'examen micrographique des eaux, beaucoup moins important sans doute que l'étude bactériologique, ne doit pas être négligé.

Examen micrographique. — On laisse déposer l'eau dans une éprouvette conique, ou on en centrifuge une certaine quantité, et avec le dépôt on fait un grand nombre de préparations que l'on examine sous des grossissements moyens. Il est bon de répéter l'examen après avoir abandonné l'eau pendant quelques jours à + 20 degrés environ.

Dans l'ensemble des matières qui constituent le dépôt, il faut savoir distinguer d'abord les nombreux débris sans intérêt, tels que : fibres végétales (coton, chanvre, lin) ou animales (cheveux, poils, laine, soie, etc.), les cellules végétales (grains de pollen, spores de champignons) très répandues, les cellules animales relativement rares.

Les parasites se présentent généralement sous la forme de larves ou d'œufs qui ne prennent pas les matières colorantes.

On constate la vitalité, et notamment la contractilité des œufs, sur des préparations extemporanées dans une goutte d'eau sans addition de produits étrangers : on peut ensuite fixer les éléments à l'aide de formol en solution à 10 p. 1000, ou avec les vapeurs d'acide osmique provenant d'une solution aqueuse à 1 p. 100. On détermine les dimensions au microscope. On observe les formes, la couleur, la structure, etc.

PRINCIPAUX PARASITES INTESTINAUX DES EAUX

Voici des renseignements très sommaires sur les principaux parasites que l'on rencontre dans les eaux (1).

Cysticercus cellulosæ (*Rudolphi*) ou cysticerque de la ladrerie. — Le cestode adulte est le *Tænia solium* (fig. 48 et 49), a pour hôte intermédiaire l'homme ou le porc, et comme hôte définitif l'homme.

(1) Pour une étude plus détaillée des organismes vivant dans les eaux, on consultera avec fruit les ouvrages suivants :

Cohn, Ueber lebendige Organismen in Trinkwasser, 1853. — Mez, Mikr. Wasser Analyse, 1898. — Kolkwitz et Marsson, Grundsätze für die biologische Eintheilung des Wasser nach seiner Flora und Fauna, 1902-1903. — Whipple, Microscopie de l'eau. — Clark, Removal of color. organisms and odor from water. *Journal of the New-England Waterworks Association*, mars 1903. — R. Blanchard, Les animaux parasites introduits par l'eau dans l'organisme. *Rev. d'hyg. et de police sanitaire*, XII, p. 828-870 et 923-969, 1890. — Jousseaume, Sur quelques parasites producteurs de maladies introduits dans l'organisme par l'eau. Thèse Fac. de méd. Paris, 1901. — Moniez, Traité de parasitologie, 1896. — Debauve et Imbeaux, Distributions d'eaux. Paris, 1905.

La coquille de l'œuf est subphérique, présentant des stries radiaires et mesurant 31 à 36 μ de diamètre. L'embryon a généralement 20 μ de long.

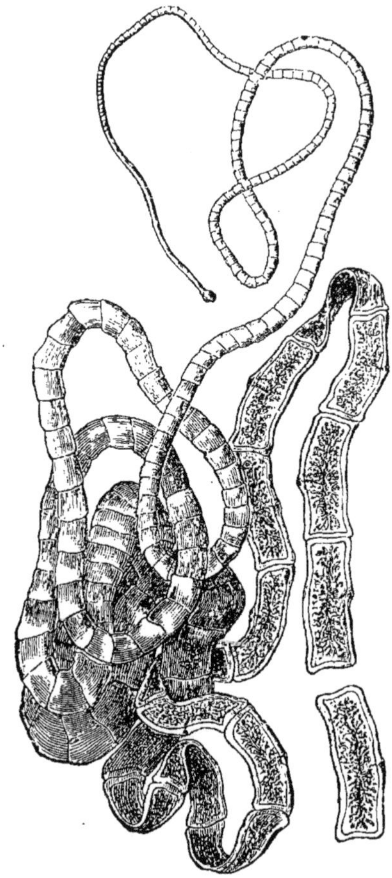

Fig. 48. — *Tænia solium.*

Echinococcus polymorphus (*Dies*) = *Echinocoque* = *Hydatide.* — Le cestode adulte est le *Tænia echinococcus* (von Siebold) (fig. 50); a comme hôte intermédiaire l'homme, souvent le mouton, le porc, et comme hôte définitif le chien. La coquille de l'œuf est ovalaire, légèrement granuleuse à la surface et mesure 30 à 35 μ sur 25 à 27 μ.

Cysticercus bovis (*Cobbold*). — Le cestode adulte est le *Tænia saginata* (*Goze*); a comme hôte intermédiaire le bœuf, et comme hôte définitif l'homme.

La coquille de l'œuf est ovale avec des stries radiaires et mesure 36 à 39 μ sur 28 à 35 μ : l'épaisseur est de 5,7 à 6,1 μ. Les dimensions de l'embryon sont de 28 à 32 μ de long sur 23 à 26 μ de large.

Botriocephalus Mansoni (*Cobbold*, 1883). — La forme adulte est encore inconnue et on en ignore les métamorphoses et les migrations; signalé par R. Blanchard comme transmis à l'état d'œuf par l'eau de boisson.

Botriocephalus latus (*Bremser*, 1819). — L'ovule avec valvule mesure 57 à 78 μ sur 44 à 59 μ, donne un embryon cilié, ayant pour hôte un poisson (brochet, anguille, perche, truite, lotte) : la larve (plérocercoïde) (*Braum*) de 8 à 39 millimètres de long est absorbée avec le poisson par l'homme, le chien et le chat.

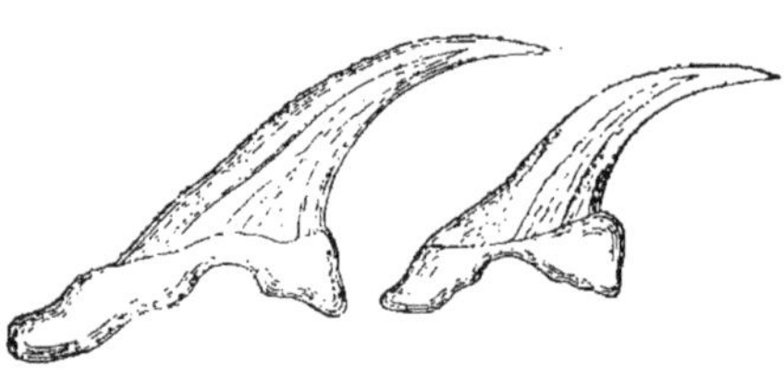

Fig. 49. — Grand et petit crochets du *Tænia solium.*

Ascaris lumbricoïdes (nématode). — Les œufs des lombrics (fig. 51), si fréquents dans l'intestin de l'homme et du porc, présentent deux enveloppes : l'une extérieure mamelonnée et d'aspect mûriforme, l'autre interne, lisse et résistante ; ces œufs, boursouflés, de couleur jaune brunâtre, mesurent 59 à 104 μ, sur 40 à 58 μ ; ils sont quelquefois circulaires (59 μ sur 53 μ) : ils se segmentent dans l'eau ou la vase et donnent un embryon de 250 à 300 μ qui devient adulte chez l'homme ou le porc. Guiart a démontré le rôle pathogène de l'*Ascaris lumbricoïdes* qui, se fixant sur la muqueuse intestinale, y produit des lésions par lesquelles les germes pathogènes peuvent pénétrer dans l'organisme et produire des entérites variées : cet auteur a relevé une coïncidence parfois frappante entre la fièvre typhoïde et la présence de l'ascaris dans l'intestin.

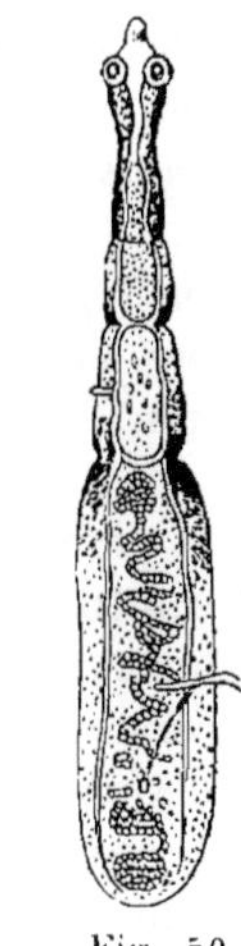

Fig. 50. *Tænia echinococcus.*

Ascaris canis ou *mystax* (fig. 52). — Œufs sphériques de 70 μ ; provenant de l'intestin du chien, du chat, plus rarement de l'homme.

Oxyurus vermicularis (nématode) (fig. 53.) — Œuf ovale de 50 à 61 μ sur 20 à 33 μ ; face un peu aplatie ; l'embryon se dessine souvent dans l'œuf : provient de l'intestin de l'homme et surtout des enfants.

Trichocephalus trichiurus, ou **hominis**, ou **dispar** (nématode). — Œuf ovoïde de 51 à 61 μ sur 21 à 26 μ en forme de citron, coloration jaune brunâtre : aux deux pôles, dépression surmontée d'une surélévation pâle ; provient des matières fécales de l'homme.

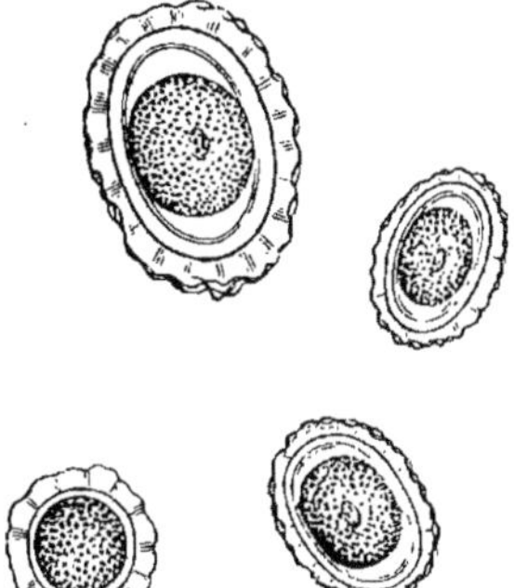

Fig. 51. — Œuf d'*Ascaris lumbricoïdes*.

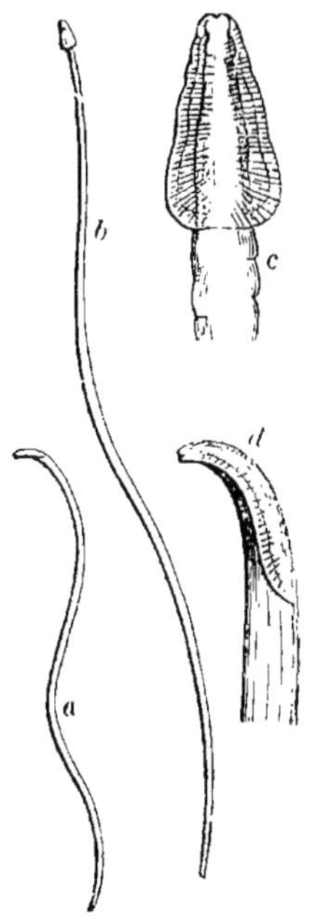

Fig. 52. — *Ascaris mystax.* *a*, mâle ; *b*, femelle ; *c*, *d*, expansions aliformes de l'extrémité antérieure, vues de face et de profil.

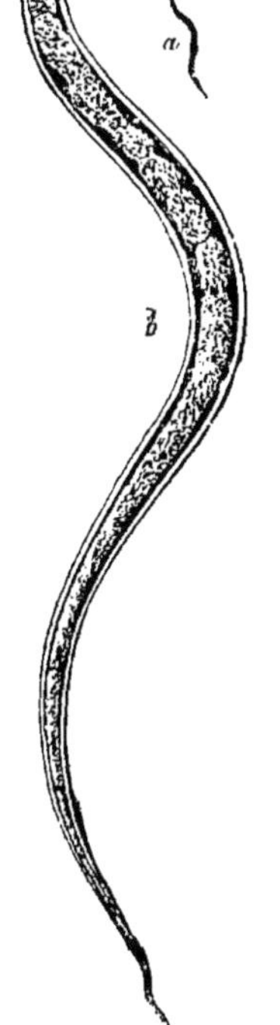

Fig. 53. — *Oxyurus vermicularis.* *a*, grandeur naturelle ; *b*, grossi.

Strongylus apri.

Gnatostomum siamense.

Pentastomum denticulatum (linguatule), larve de *Lingualula rhinaris.*

Porocephalus constrictus.

Tous les parasites ci-dessus peuvent être transmis par l'eau à l'état d'œufs.

Les parasites suivants sont transmis à l'état larvaire :

Fasciola hepatica ou *Distoma hepaticum* (douve du foie). — Œuf ovoïde avec opercule de 130 à 140 μ environ sur 70 à 90 μ de large; les vers ont de 15 à 33 millimètres de long sur 4 à 13 de large. La larve a pour habitat la Limnœa truncata.

Dicrocœlium lanceatum (*Melhis*). *Distoma lanceolatum.* — Œuf ovoïde de 40 à 45 μ sur 30 μ. Provient surtout du mouton (bile). Les vers ont 40 à 45 millimètres de long sur 30 millimètres de large.

Opistorchis sinensis (*Cobbold*). *Distomum sinense* (Chine, Tonkin). — Produit des lésions du foie. Œufs de 20 à 36 μ sur 15 à 20 μ. Vers de 8 à 20 millimètres sur 3,5 à 4.

Opistorchis Burki. *Distoma Rathonisi* (Inde, Chine). — A pour habitat l'intestin grêle; détermine des troubles dysentériques. Œufs de 125 à 150 μ sur 85 μ. Vers de 40 à 70 millimètres sur 17 à 20.

Distoma heterophyes ou **mesogonimus** (*Siebold*) (Égypte). — A pour habitat l'intestin grêle. Œufs sphériques de 16 μ de diamètre. Vers de 1 à 5 millimètres de long sur 0,5 à 0,7.

Amphistomum hominis (*Lewis* et *Mac Connel*) (Indes). — A pour habitat le gros intestin; œufs de 150 μ sur 72 μ. Vers de 5 à 8 millimètres sur 3 à 4.

Parmi les évolutions de ces distomes, celles de *Fasciola hepatica* et de *Dicrocœlium lancealum* sont assez bien connues : le ver adulte pond des œufs dans le corps de l'homme ou des animaux ; ces œufs sont entraînés avec la bile, le sang, les matières fécales ou traversent les parois des capillaires ou des muqueuses, tombent sur le sol d'où ils peuvent être entraînés par l'eau. Après un séjour variable dans l'eau, l'œuf donne naissance à un embryon cilié qui va se loger dans un mollusque où il continue sa mutation en transformant l'embryon cilié ou *Miracidium* en sporocyste, produisant par bourgeonnement un grand nombre de générations de *Rédies*, vivant libres dans le corps du mollusque. Les dernières générations de rédies se transforment en *Cercaires*, animalcules pourvus d'une longue queue natatoire. Les cercaires abandonnent le mollusque et nagent en allant se poser ou s'enkyster à la surface de plantes aquatiques ou de pierres submergées. En pénétrant avec l'eau dans l'organisme humain, la cercaire perd son appendice caudal et se transforme en une jeune douve. Les œufs proviennent surtout des matières fécales de l'homme et du mouton.

Schistosomum hæmatobium. Bilharzia hæmatobia, (Bilharz, 1852). — Ce parasite se propage par les eaux de boisson; c'est un distome unisexué pouvant exister chez l'homme, notamment dans les vaisseaux veineux. La femelle, plus longue et plus mince que le mâle, vient se loger dans le cylindre que forme celui-ci par l'enroulement de ses bords; elle est fécondée, puis elle émigre vers les racines rectales et vésicales où elle dépose ses œufs. L'œuf énorme, mesurant environ 150 μ sur 60 μ, a une coquille et un éperon (23 μ) pointu à une extrémité; à l'aide de cet éperon, l'œuf perfore et traverse la muqueuse de la vessie et du rectum et passe dans les urines qu'il rend hématuriques et où on peut aisément le reconnaître; on le rencontre aussi dans les fèces; l'œuf est ainsi rejeté sur le sol avec les excreta. Il donne naissance à un embryon cilié qui trouve dans l'eau un terrain favorable. On ignore encore le véritable mode ultérieur d'infection; néanmoins le rôle vecteur de l'eau, d'après Belelli, est bien démontré.

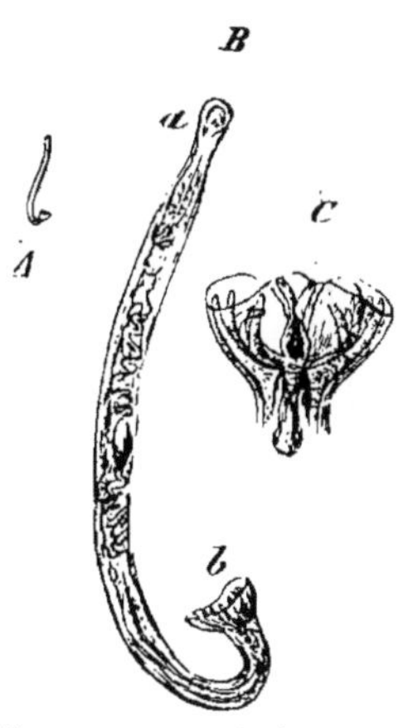

Fig. 54. — *Ankylostoma duodenale* mâle.

A, de grandeur naturelle; B, le même grossi; a, extrémité céphalique; b, extrémité caudale; C, extrémité caudale fortement grossie pour montrer la disposition de la bourse et des rayons qui la soutiennent.

Ankylostoma duodenale, Uncinaria duodenalis (fig. 54). — Œufs brillants, blanchâtres, elliptiques, de 52 à 69 μ sur 32 à 47 μ; coque mince nacrée, résistante et transparente; on distingue quelquefois les éléments de l'embryon : l'œuf se développe dans l'eau vaseuse ou la terre humide en été, et donne un embryon de 200 μ sur 14 μ, s'allongeant jusqu'à 600 μ et passant à l'état larvaire dans lequel il demeure jusqu'à une nouvelle incorporation dans l'organisme humain. La larve donne alors naissance à l'ankylostome, mesurant de 6 à 20 millimètres de long et produisant l'*anémie des mineurs* par saignée de la muqueuse de l'intestin grêle. L'ankylostome ne peut vivre dans l'eau salée qui est un des meilleurs larvicides. Au point de vue de la pénétration des larves dans l'organisme, Loos et Schaudinn ont démontré qu'elle peut s'effectuer par la peau.

Anguillula intestinalis (Bavay). *Strongyloïdes intestinalis.* — *Anguillula stercoralis.*

Le cycle de pénétration est le suivant : Le ver, 12 millimètres sur 40 environ, contenu dans l'intestin, pond des œufs de 55 μ sur 39, qui, se développant au dehors, donnent naissance à des *Anguillula stercoralis* mâles (600 μ) et femelles (750 à 1000 μ). Ceux-ci fournissent de nouveaux œufs qui se transforment jusqu'à l'état larvaire; la larve

(250 à 550 μ) peut exister dans l'eau et être introduite dans l'organisme, où elle se transforme en *Anguillula intestinalis* femelle ; il n'y a pas de représentant mâle.

Filaria medinensis. *Filaire de Médine* ; *dragonneau* (fig. 55). — La larve de ce parasite n'est pas libre dans l'eau : le stade larvaire s'accomplit dans le corps des *Copépodes* du genre *Cyclops*. R. Blanchard admet avec d'autres savants que c'est en absorbant ces petits crustacés que l'homme s'infecte et nullement, comme on l'a cru longtemps, en marchant pieds nus dans l'eau.

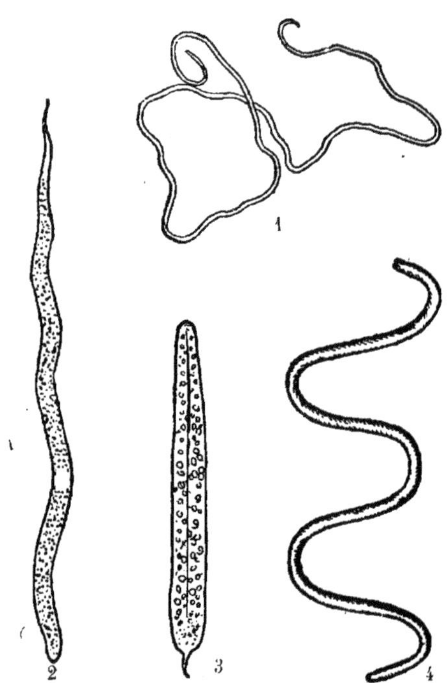

Fig. 55. — Filaire de Médine.

1, Filaire femelle, grand. nat. ; 2, embryon pris dans le sang ; 3, larve prise dans le cousin ; 4, larve prise dans l'eau.

La *Filaria medinensis* est vivipare et donne naissance à des embryons : ceux qui sont expulsés forment des cylindres un peu aplatis se terminant en queue effilée, mesurant environ 700 μ sur 25 μ. L'accouplement des filaires aurait lieu dans l'intestin et les femelles seules pénètrent dans les organes en formant des abcès souscutanés. Le ver adulte a l'aspect d'une corde à violon pouvant mesurer jusqu'à 80 centimètres de long.

AUTRES ORGANISMES DES EAUX

Amœba dysenteriæ : *Amœba coli* (Lœsch) (fig. 56). — La nature parasitaire de certaines dysenteries, surtout des pays chauds, a été établie par Lœsch en 1875 (1), par Koch, Kartulis, Councilmann et Lafleur, Schaudinn, Vincent (2), Dopter (3). L'amibe est mobile, ronde, ovoïde ou piriforme et mesure de 25 à 35 μ ; elle est pathogène pour l'homme, et, parmi les animaux, pour le chat qui constitue le réactif de ce protozoaire. On remarque souvent dans les Amibes des globules sanguins, des débris cellulaires, des bactéries. Lesage (4)

(1) Loesch, Massenhafte Entwickelung von Amœben in Dickdann. *Virchows Arch.*, 1875, LXV, p. 196.

(2) Vincent, *Presse médicale*, 23 décembre 1903.

(3) Dopter, *Presse médicale*, 5 novembre 1904.

(4) Lesage, *C. R. de l'Acad. des Sciences*, 26 décembre 1904.

est arrivé à cultiver l'*Amœba histolytica* et a confirmé après *Schaudinn* les caractères de cette espèce qui est différente de l'*Entamœba colimitis*, lequel est pathogène pour l'homme seul.

Amœba intestinalis vulgaris. — Elle n'est pathogène ni pour l'homme ni pour les animaux; elle est de plus grandes dimensions que l'amibe de la dysenterie.

Balantidium coli (Malmsten, 1857). — Ce protozoaire vit dans l'intestin du porc, dont les déjections peuvent être emportées par l'eau. L'infusoire, dont la vie paraît très courte, s'enkyste; absorbé par l'homme, il détermine d s troubles digestifs variés.

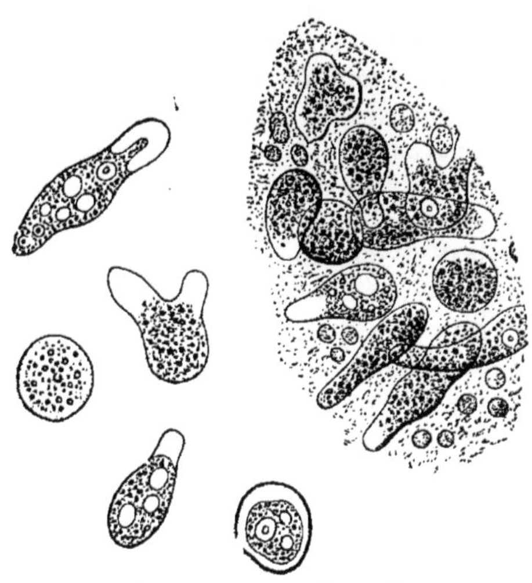

Fig. 56. — *Amœba coli.*

Balantidium minutum de Jacoby et Schaudinn (1). — Il présente un kyste ovale, noyau sphérique et une vacuole contractile.

Nyclotherus faba. — Également signalé et décrit par Schaudinn, est un parasite de l'intestin de l'homme : c'est un infusoire cilié voisin du précédent, en forme de haricot.

Ces deux infusoires possèdent un macronucleus de forme arrondie, situé vers le centre, un micronucleus qui lui est accolé, et une grosse vacuole contractile, située à l'extrémité postérieure du corps, au voisinage de l'anus.

Rappelons encore les accidents que peuvent provoquer les *Gordius* qui pénètrent, avec les eaux, jusque dans l'estomac et l'intestin ; les Hirudinées, notamment *Limnatis nilotica* qui se fixe, sur les muqueuses du pharynx et des fosses nasales des individus qui boivent dans les mares où elle a coutume de vivre.

La faune banale des eaux comporte un nombre incalculable de représentants que nous ne pouvons passer en revue. Ces espèces se rencontrent dans les boues, dans les eaux séjournant au contact de l'air. Leur présence est généralement due à une cause banale à laquelle il est souvent facile de remédier.

Le bassin naturel d'une source même très pure est toujours le réceptacle d'une infinité d'organismes, algues, infusoires, etc., de corps étrangers de toutes sortes apportés par les animaux domestiques, par les oiseaux qui viennent boire à cette source, par les pous-

(1) Jacoby et Schaudinn, *Centralblatt für Bakteriologie*, XXV, p. 487.

sières que transporte le vent, etc. Un captage soigneusement exécuté, une filtration même grossière suffit pour éliminer ces causes de contamination accidentelle. Il serait évidemment ridicule d'interdire l'usage d'une eau de source sous le seul prétexte qu'on aurait trouvé dans le bassin où jaillit cette eau, par exemple, quelques cyclops ou des larves de moustiques.

La présence de certains organismes végétaux ou animaux dans les eaux est — bien à tort — considérée comme une preuve de la bonne ou mauvaise qualité de ces eaux. C'est ainsi que l'on envisage souvent comme nécessairement salubres des eaux où vivent des écrevisses, des larves d'éphémères ou des mollusques tels que *Physa*, *Limnœa ovata* ou *stagnalis*, *Planorbis marginatus*. Inversement on attribue une signification mauvaise à la présence d'organismes tels que *Cypris*, *Cyclops*, *Gammarus*, *Lynceus*, *Cyclas cornea*, *Beggiatoa alba*. Des préjugés analogues ont trait à la flore des eaux : c'est une opinion généralement répandue que le cresson ne vit que dans les eaux pures : il est pourtant facile de vérifier que beaucoup de cressonnières très florissantes reçoivent des eaux résiduaires contenant des purins ou des matières fécales.

Certaines espèces cependant ne vivent que dans des milieux de composition déterminée : leur constatation n'est donc pas sans intérêt. Ainsi les *Leptothrix* et les *Cladothrix* dénotent généralement la présence du fer, les Beggiatoées indiquent des matières sulfurées; les *Leptomitis lactues*, les *Saccharomyces* dénoncent souvent des eaux contenant des résidus de sucreries ou d'amidonneries. Les déductions de cet ordre ont leur importance; mais elles doivent être confirmées par l'examen chimique et bactériologique, ou par l'enquête sur place.

Les espèces que l'on rencontre le plus souvent dans les analyses d'eaux sont les suivantes : *Cypris* (ostracode); *Cyclops*; *Gammarus*; *Asellus aquaticus*; *Macrobiosus* (ours aquatique); *Melosira*, *Navicula*, *Peridinium*, *Cœlospherum*, *Clathrocystis*, *Anabœma*, *Spyrogira*, *Protococcus*, *Tabellaria*, etc. Nous ne parlons pas ici des moisissures, levures, cladothrix, crenothrix, etc., que l'on retrouve, dans presque toutes les eaux, par les méthodes usuelles de l'examen bactériologique.

Au point de vue de l'hygiène seule, la présence de ces divers organismes (en dehors des parasites intestinaux) n'a généralement pas une très grande importance, et il est facile de les éliminer par une filtration même assez grossière.

Quelquefois cependant, comme nous l'avons dit plus haut, la pullulation excessive de certains êtres vivants est la cause de graves désordres dans les distributions d'eau. Parmi les algues qui peuvent ainsi proliférer avec une extraordinaire intensité, on citera les *Crenothrix*, *Cladothrix*, *Leptothrix*, *Spongilla fluviatilis*, *Selenosporium aquæductum*, qui forme des masses gélatineuses adhérentes surtout aux parois de bois; *Leptomitis lactues*, et un grand nombre d'autres algues et diatomées.

Les propriétés organoleptiques des eaux sont souvent modifiées par le développement excessif de certains organismes. Les principales espèces signalées sous ce rapport sont : Characées (*Chara*, *Nitella*, *Tolypella*) qui développent une odeur fétide ; *Asterionella formosa*, odeur de géranium ou de poisson ; *Cyclotella*, *Tabellaria*, *Cryptomonas*, *Mallomonas*, odeurs aromatiques ; Cyanophycées (*Anabœma*, *Aphanizomenon*, *Kioularia*, *Clathrocystis*, *Cœlospherium*), et Diatomées (*Synedra*, *Melosira*), odeur herbacée ; Chlorophycées (*Volvox*, *Eudorina*, *Paudorina*, *Dictyosphœrum*), odeur de poisson ; Protozoaires : *Uroglena*, odeur d'huile de foie de morue ; *Synura*, odeur de concombre : *Dinobryon*, *Bursaria*, *Peridinium*, *Glenodinium*. L'odeur de moisi paraît surtout imputable au *Penicillium glaucum*, à l'*Aspergillus niger*, aux *Mucor mucedo* et *racemosus* (1).

(1) Quelques-uns de ces organismes ont été étudiés au point de vue chimique. Par des épuisements à l'éther, l'éther de pétrole, la benzine, on a pu en isoler des huiles essentielles. Whipple et Jackson ont trouvé dans l'*Asterionella* les corps suivants :

Silice	49,48
Fer (Fe^2O^3)	2,32
Chaux	1,45
Magnésie	1,26
Potasse	1,22
Oxyde de manganèse	0,84
Acide phosphorique	0,67
— sulfurique	0,38
Matière organique	42,48

Les 42,48 p. 100 de matière organique, qui représentent surtout l'huile essentielle, contenaient :

Carbone	18,78
Hydrogène	4,20
Azote	2,20
Soufre	0,61
Oxygène	16,69

Des huiles essentielles ont été aussi extraites de l'*Uroglena*, par Calkins, de l'*Anabœma*, par Jackson et Ellins.

G. Pouchet et Bonjean ont examiné des concrétions et masses de plankton qui avaient obstrué les petites canalisations et les compteurs d'une distribution d'eau importante.

Ces dépôts étaient formés d'une multitude d'algues et de diatomées variées, dont l'analyse a donné les résultats suivants :

	Dépôts dans les conduites anciennes.	Dépôts dans les conduites nouvelles.	Dépôts dans les compteurs.	Concrétions.	Dépôts dans une galerie.
Eau	1,3	1,7	4,0	0,9	»
Matière organique	10,2	13,4	14,4	22,6	2,2
Silice (SiO^2)	4,8	16,6	18,6	69,6	96,2
Fer (Fe^2O^3)	83,7	68,9	62,8	6,2	1,2
Chaux (CaO)	traces.	traces.	traces.	0,6	traces.
Magnésie (MgO)	tr. faible.	tr. faible.	tr. faible.	traces.	tr. tr. faible.

ANALYSE CHIMIQUE DES EAUX

Nous exposerons dans ce chapitre les procédés applicables à l'analyse chimique des eaux potables ; l'interprétation des résultats sera étudiée ultérieurement.

Prélèvement des échantillons destinés à l'analyse chimique. — Le prélèvement des échantillons d'eau destinés à l'analyse chimique doit être fait avec certaines précautions.

On se servira de bouteilles de verre, de préférence bouchées à l'émeri, ou tout au moins fermées avec des bouchons de liège neufs et de bonne qualité. Les bouteilles de grès doivent être rejetées, comme pouvant modifier la dureté de l'eau, et comme étant d'un nettoyage plus difficile. Les bouteilles de verre seront nettoyées avec de l'acide sulfurique étendu d'eau, puis avec une solution de permanganate acidulée par l'acide sulfurique, puis enfin bien rincées à l'eau. Un nouveau rinçage sera fait, sur le lieu du prélèvement, avec l'eau qui doit être recueillie.

Un volume de trois litres est suffisant pour une analyse sommaire. Une analyse complète exige une dizaine de litres.

Les diverses précautions à prendre ont à peine besoin d'être rappelées. Si l'on puise dans une rivière, dans un puits, on notera si le prélèvement est fait à la surface ou à une certaine profondeur : des appareils spéciaux (Voy. p. 299) permettent de récolter l'eau à des hauteurs variables. Dans le cas d'une eau de rivière, on remplira les flacons après les avoir immergés à quelques centimètres au-dessous de la surface. On évitera de faire le prélèvement trop près des rives, de remuer la vase, etc.

Si l'on puise à un robinet, à une pompe, à une borne-fontaine, on aura soin de faire écouler une certaine quantité d'eau, avant le prélèvement, de manière à évacuer l'eau qui a séjourné dans les conduites.

Pour l'étude de l'eau distribuée dans une ville, il sera souvent intéressant d'opérer sur plusieurs échantillons, pris par exemple avant l'arrivée au réservoir, à la sortie du réservoir, à des points divers de la canalisation plus ou moins éloignés du réservoir.

Le prélèvement des eaux de source nécessite diverses précautions pour lesquelles on ne peut pas donner de règles générales : les difficultés viennent souvent de ce que, l'eau n'étant pas encore captée, il est malaisé de la recueillir sans entraîner dans les flacons des débris végétaux ou des matières minérales. Très fréquemment l'eau prélevée pour l'analyse se trouve être moins pure que celle qui sera fournie ultérieurement par le captage (Voy. à ce sujet les observations relatives aux prélèvements destinés à l'examen bactériologique, p. 232).

Prélèvement des eaux à diverses profondeurs. — Un grand nombre d'appareils ont été imaginés pour le prélèvement des échantillons à diverses profondeurs. Beaucoup sont d'un maniement peu pratique. Parmi les meilleurs, citons ceux de Fresenius, Miquel, Lepsius, Heyroth, Esmarch, Bertin-Sans, Dié). La figure 57 représente un appareil de ce genre dont le fonctionnement est facile à saisir : il se compose d'un flacon carré de un litre F, maintenu verticalement dans une armature métallique et lesté à sa partie inférieure par une plaque de plomb. Ce flacon est bouché avec un bouchon de liège percé d'un trou dans lequel s'engage un gros tube terminé par une ampoule A. L'appareil étant descendu à la profondeur voulue, on fait descendre sur la cordelette P qui le maintient, un « messager M » qui brise l'ampoule et laisse rentrer l'eau. Au besoin, cet appareil peut être stérilisé à l'autoclave à 115° (J. Ogier).

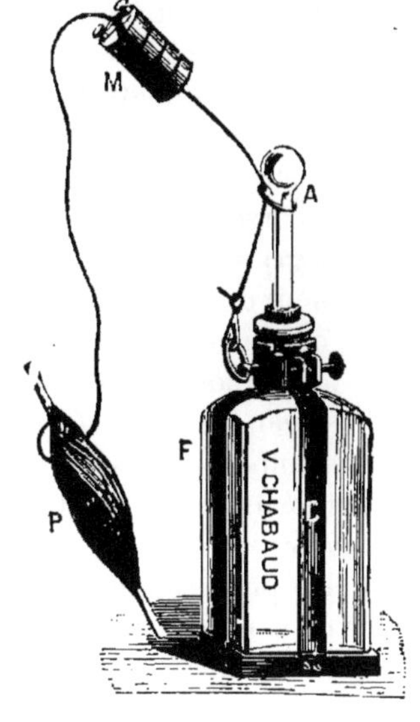

Fig. 57. — Appareil pour le prélèvement des eaux à diverses profondeurs.

Marche de l'analyse chimique. — On commence l'analyse chimique par les recherches et dosages des produits les plus altérables, qui sont les suivants :

Matière organique.
Hydrogène sulfuré.
Oxygène dissous.
Composés azotés.
Nitrates.
Nitrites.
Azote organique.
Ammoniaque et sels ammoniacaux.

On procède ensuite à la détermination du résidu fixe et au dosage des divers sels :

Résidu à 110°.
Résidu après calcination.
Résidu après calcination et reprise par le carbonate d'ammoniaque.
Silice.
Oxyde de fer et alumine.
Chaux.
Magnésie.
Acide sulfurique.

Chlore.

Acide carbonique.

Acide phosphorique.

Et finalement on détermine :

Le degré hydrotimétrique total.

Le degré hydrotimétrique permanent.

Le degré alcalimétrique.

Quelquefois l'on est conduit à doser encore la potasse et la soude, et à rechercher les métaux toxiques tels que le plomb, le cuivre, le zinc, l'arsenic.

Dosage de la matière organique. — Les eaux potables renferment des matières organiques de diverses natures, bactéries et autres organismes, substances hydrocarbonées, ou azotées résultant de la décomposition des matières végétales ou animales avec lesquelles l'eau s'est trouvée en contact.

Il est impossible, sauf dans des cas très particuliers, de préciser la composition des produits désignés sous ce nom vague de *matière organique*.

On ne peut songer en effet, dans la grande majorité des cas, à isoler et à caractériser cette matière organique par des procédés d'analyse immédiate, ni même par des procédés quelconques. La proportion de matière organique dans les eaux est en effet infiniment faible par rapport aux sels minéraux dissous. Prenons l'exemple d'une eau contenant, pour 500 milligrammes de sels minéraux, 5 milligrammes de matière organique par litre : si l'on voulait effectuer une combustion pour y déterminer l'azote, le carbone, l'hydrogène et l'oxygène, il faudrait opérer sur 50 milligrammes au moins de matière organique, c'est-à-dire évaporer 10 litres d'eau pour obtenir 5 grammes de résidu. Que deviendrait la matière organique pendant de telles manipulations? — Cependant, dans des circonstances très spéciales, il est possible et utile de recourir à l'analyse immédiate, par exemple dans l'examen d'eaux très riches en matière organique, et que l'on soupçonne d'être polluées par des déchets industriels (sucreries, féculeries, papeteries, etc.). Dans ces cas, par un examen attentif, par des procédés analytiques convenablement choisis, on arrive souvent à des résultats intéressants au sujet de la nature et de l'origine de la pollution. Nous indiquerons plus loin les essais qui ont été faits en vue de déterminer la nature de la matière organique des eaux.

L'incinération du résidu sec laissé par l'évaporation d'un certain volume d'eau à 100 ou 110° peut fournir des renseignements sur la quantité de ces matières organiques. Mais ce procédé présente beaucoup de causes d'erreur. La méthode la plus répandue consiste à évaluer, par un dosage volumétrique, la quantité de permanganate de potasse nécessaire pour oxyder complètement la matière organique, et les résultats sont calculés d'après la dose d'oxygène que peut fournir le permanganate employé ; soit encore d'après le poids d'acide oxalique nécessaire pour réduire cette même dose de permanganate.

Les quantités qu'il s'agit ici de mesurer étant fort petites, il importe de procéder avec beaucoup de minutie, sous peine de n'obtenir que des résultats illusoires. Le mode opératoire que nous préconisons ici est, à quelques petites différences près, semblable à celui qui a été décrit par Pouchet et Bonjean (1). Il consiste essentiellement à oxyder les matières organiques de l'eau, successivement sur des volumes de 50 et 100 centimètres cubes (ou encore de 100 et de 200 cent. cubes), en se plaçant dans les mêmes conditions pour les deux expériences, et en employant une même quantité de permanganate, dont on mesure ensuite l'excès : le dosage revient en définitive à chercher la différence des doses de permanganate détruit dans les deux expériences, c'est-à-dire la quantité d'oxygène fixée par la matière organique contenue dans la différence (50 ou 100 cent. cubes) des volumes d'eau employés.

Les dosages se font en milieu acide et en milieu alcalin.

Voici les solutions nécessaires :

1. Acide sulfurique au dixième ;

2. Bicarbonate de soude en solution saturée ;

3. Solution aqueuse de permanganate de potassium contenant 0,395 de sel pur par litre ; 1 centimètre cube de cette solution cède $0^{gr},0001$ d'oxygène ;

4. Solution aqueuse de sulfate ferreux, contenant environ 7 grammes de sulfate ferreux, et 8 à 10 grammes d'acide sulfurique, par litre.

Dosage en solution acide. — On introduit dans un ballon de 400 centimètres cubes environ, parfaitement propre, 50 centimètres cubes de l'eau à analyser, 10 centimètres cubes d'acide sulfurique au dixième, puis 10 centimètres cubes de la solution de permanganate (mesurés très exactement).

Dans un second ballon pareil, on verse 100 centimètres cubes de l'eau analysée, 20 centimètres cubes d'acide sulfurique au dixième, et 10 centimètres cubes de permanganate. On chauffe ensuite les deux ballons pendant un quart d'heure au bain-marie, ou pendant dix minutes à feu nu, le temps étant compté depuis le commencement de l'ébullition (Si l'on chauffe à feu nu, les liquides se surchauffent facilement, et l'ébullition a lieu avec des soubresauts dangereux ; on évitera tout accident en introduisant dans chaque ballon une petite cloche de Gernez, qui, mettant un peu d'air en contact avec le liquide, régularise l'ébullition). Les ballons sont ensuite refroidis sous un courant d'eau.

(1) Pouchet et Bonjean, Étude de la matière organique des eaux potables. *Ann. d'hyg. publ. et de méd. légale*, 3e série, t. XXXVIII, p. 48.

On verse alors dans chacun des ballons 5 centimètres cubes de la solution de sulfate de fer : il est inutile de connaître exactement le titre de cette solution ; mais il est indispensable que les mesures soient très bien faites, de telle sorte que les quantités de sulfate de fer introduites dans chaque ballon soient rigoureusement égales. L'excès de permanganate restant dans chaque ballon se trouve alors décoloré. Avec une burette on verse goutte à goutte la solution de permanganate jusqu'à ce que le liquide incolore prenne une très légère teinte rose.

La différence des volumes de permanganate employés pour le premier et le deuxième ballon représente la dose de permanganate détruite par la matière organique contenue dans la différence des volumes d'eau successivement employés, soit ici 50 centimètres cubes. Chaque centimètre cube de permanganate correspondant à 0,0001 d'oxygène, il suffira de doubler le nombre de centimètres cubes trouvé pour avoir, en milligrammes, l'oxygène cédé par le permanganate à la matière organique de 1 litre d'eau.

Dosage en solution alcaline. — On procède de même, sur 50 et 100 centimètres cubes d'eau, en ajoutant, au lieu d'acide, 10 et 20 centimètres cubes de la solution de bicarbonate de soude, puis 10 centimètres cubes de permanganate. On chauffe comme précédemment; après refroidissement, on rend le liquide acide par addition de 10 et 20 centimètres cubes d'acide sulfurique au dixième ; puis on décolore l'excès de permanganate avec 5 centimètres cubes de la solution de sulfate ferreux ; enfin on verse du permanganate jusqu'à production de la teinte rose pâle.

La matière organique est ordinairement calculée en oxygène ; si on veut l'évaluer en acide oxalique, il suffit de multiplier par 7 le chiffre d'oxygène (1).

Analyse des gaz dissous. — Parmi les procédés applicables à la détermination des gaz dissous dans l'eau, le plus exact consiste à

(1) En Angleterre, on détermine assez souvent la matière organique par le procédé suivant :

On introduit dans deux ballons 250 centimètres cubes d'eau, 10 centimètres cubes d'acide sulfurique à 25 p. 100, et 10 centimètres cubes de solution de permanganate de potasse à 0,395 par litre (ces 10 centimètres cubes correspondent à 0,001 d'oxygène actif). Les ballons bien bouchés sont maintenus à 80° Fahr. (+ 27°). Après un quart d'heure, pour le premier ballon, et quatre heures pour le second, on ajoute une goutte d'eau d'amidon iodurée, et on verse de l'hyposulfite jusqu'à décoloration. L'hyposulfite est lui-même titré par rapport au permanganate. Les chiffres obtenus dans les deux dosages sont naturellement différents : on considère que le premier chiffre correspond à l'action du permanganate sur les nitrites, sulfures, sels ferreux (?), et que la différence entre les deux chiffres correspond à l'oxydation de la matière organique. Celle-ci est calculée en oxygène cédé par le permanganate. On admet que ce poids d'oxygène, multiplié par 5,8 pour les eaux profondes, par 2,4 pour les eaux superficielles, par 1,8 pour les eaux de surface incultes, représente à peu près le chiffre de la matière organique. — Ce mode de dosage est peut-être commode en tant que dosage, mais les conclusions qu'on en déduit semblent bien problématiques.

extraire ces gaz par le vide et à en faire l'analyse par les méthodes gazométriques ordinaires. Un appareil propre à cette extraction des gaz comprend : une trompe à mercure, reliée à une trompe à eau, grâce à laquelle on peut faire remonter le mercure écoulé (dispositif de Verneuil); un ballon avec robinet où l'on introduit l'eau après que le vide complet a été fait dans tout l'appareil ; entre le ballon et la trompe, des tubes en U refroidis pour condenser la majeure partie de l'eau entraînée, et une colonne desséchante ; enfin sur la cuve à mercure au bas de la trompe, une éprouvette pour recueillir les gaz.

L'extraction se fait sur 500 centimètres cubes d'eau environ. L'analyse des gaz extraits, — qui sont formés d'acide carbonique, d'oxygène et d'azote, — ne présente pas de difficultés. On transporte l'éprouvette sur la cuve à mercure, et on procède aux opérations suivantes :

Transvasement des gaz dans un tube gradué ; mesure du volume :

Absorption de l'acide carbonique par la potasse ; mesure du volume restant ;

Absorption de l'oxygène par le pyrogallate de potasse ; mesure du volume restant.

Exceptionnellement, on peut avoir à reconnaître des traces d'hydrogène sulfuré (Voy. p. 225) et quelquefois aussi du formène. Le premier de ces gaz serait déterminé, avant l'acide carbonique, par absorption à l'aide d'un cristal de sulfate de cuivre humecté d'eau ; le second pourrait être évalué par combustion eudiométrique, après absorption de l'acide carbonique et de l'oxygène.

Si l'on veut procéder à une analyse très exacte (ce qui n'est ordinairement pas nécessaire), il convient de faire les mesures, les transvasements, les absorptions, à l'aide d'appareils spéciaux, dont la description nous entraînerait trop loin (1).

L'extraction des gaz par le vide est une opération toujours assez délicate et qui nécessite un outillage un peu compliqué. On obtiendra plus simplement des résultats suffisants en extrayant les gaz par l'ébullition. A. Gautier a décrit le dispositif suivant (fig. 58) qui permet de réaliser commodément cette extraction.

Le ballon A, de deux litres environ, porte un bouchon à deux trous ; dans l'un passe un tube Dq, de large diamètre, par où les gaz entraînés seront conduits vers la cuve à mercure et dans l'éprouvette c. Le second tube pB sert à purger l'appareil de l'air qu'il renferme et à faire rentrer l'eau à examiner. A cet effet on introduit dans le ballon une petite quantité d'eau, non mesurée, et l'on fait bouillir après avoir ouvert les pinces p et q. La vapeur entraîne l'air

(1) Ces appareils et méthodes d'extraction sont semblables à ceux qui servent pour l'analyse des gaz du sang (Voy. à ce sujet, J. Ogier, *Traité de toxicologie*, p. 80 et suivantes, Paris).

de l'appareil. L'extrémité du tube B plongeant dans un verre contenant de l'eau bouillie, on laisse un peu refroidir, et on ferme la pince q; l'air du tube pB est balayé, et ce tube se remplit d'eau bouillie, lorsque l'on ferme la pince p. On continue ensuite à faire sortir la vapeur par Dq. Lorsque l'air est complètement expulsé, on fait plonger l'extrémité du tube pB dans une bouteille contenant l'eau à analyser. Lorsqu'on ouvre la pince p, cette eau est aspirée dans le ballon A; on referme la pince p lorsque le volume d'eau introduit est d'environ un litre ou un litre et demi. Le vase B a été taré à l'avance avec l'eau qu'il contenait; sa perte de poids donnera le poids de l'eau introduite. Pour faire passer en A la petite quantité d'eau qui reste dans le tube pB, on plonge l'extrémité de celui-ci dans un verre contenant de l'eau bouillie, et on ouvre un instant la pince p. On ouvre enfin la pince q et l'on fait bouillir. La majeure partie de l'eau entraînée se condense dans le tube large D, et retombe dans le ballon, tandis que les gaz se dégagent et sont recueillis sur le mercure dans l'éprouvette c. L'avantage de cette disposition est d'éviter le passage d'une trop grande quantité d'eau dans l'éprouvette, et par suite la redissolution, dans cette eau, d'une partie des gaz dégagés.

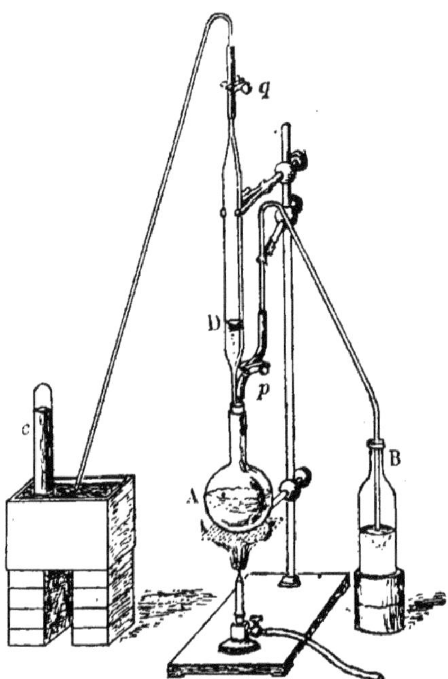

Fig. 58. — Appareil de A. Gautier pour l'extraction des gaz de l'eau.

Ajoutons, en terminant cette description sommaire des procédés applicables à l'extraction des gaz dissous, qu'il est rarement utile, dans les analyses des eaux destinées à l'alimentation, de connaître exactement la composition de ces gaz. Le plus important à déterminer est l'oxygène. Aussi diverses méthodes ont-elles été proposées pour le dosage spécial de cet élément. Quel que soit le procédé employé, on s'efforcera de faire le dosage sur place; s'il est absolument nécessaire de transporter l'eau, on aura soin de remplir complètement les flacons, afin d'éviter la dissolution de l'air pendant le transport; et on fera le dosage le plus tôt possible.

Oxygène dissous. — ***Dosage par l'hydrosulfite de soude***. —

En présence de l'oxygène libre ou dissous, la solution d'hydrosulfite de soude se transforme en bisulfite. D'autre part, l'hydrosulfite décolore certaines matières colorantes d'aniline et notamment le bleu désigné sous le nom de *bleu Coupier*. Si l'on verse de l'hydrosulfite dans une eau faiblement colorée avec cette substance, la décoloration n'a lieu que quand tout l'oxygène dissous a été fixé sur l'hydrosulfite. On a basé sur ces réactions un système de dosage de l'oxygène dissous dans les eaux potables.

Voici les réactifs nécessaires :

1° Une solution de bisulfite de soude (dissoudre le sel solide, à saturation, à froid) ;

2° Une solution de bleu Coupier, à 1/250 environ ;

3° Une solution de sulfate de cuivre ammoniacal (dissoudre 4 gr. 46 de sulfate de cuivre cristallisé pur, ajouter de l'ammoniaque jusqu'à dissolution du précipité d'hydrate cuivrique, compléter avec de l'eau pour faire un litre : 5 centimètres cubes de cette solution correspondent à 1 centimètre cube d'oxygène à zéro et sous la pression 760) ;

4° Des flacons d'environ 125 centimètres cubes contenant des lames ou de la tournure de zinc, et bien bouchés.

Pour préparer la solution d'hydrosulfite, on verse dans l'un des flacons renfermant du zinc, 2 à 3 centimètres cubes de la solution de bisulfite, on achève de remplir avec de l'eau et on agite de temps à autre : cette préparation doit être faite environ une demi-heure avant l'expérience. Le réactif est introduit dans une burette graduée de 50 centimètres cubes. Il est avantageux de remplir cette burette par aspiration en prolongeant son extrémité inférieure par un tube effilé que l'on fait plonger dans le flacon d'hydrosulfite, pendant que l'on aspire à l'aide d'un caoutchouc relié au haut de la burette.

L'eau à analyser est contenue dans un bocal : on emploie généralement un litre d'eau, mesuré par une division tracée sur le bocal. Il convient de verser l'eau avec ménagement, de ne pas l'agiter sans nécessité, sans quoi l'on s'exposerait à dissoudre de l'air en excès. On colore l'eau avec 1 centimètre cube de la solution de bleu Coupier, et on introduit dans le bocal un agitateur circulaire qu'il est facile de construire avec un simple tube de verre. On verse enfin l'hydrosulfite, tout en faisant mouvoir doucement l'agitateur, et on s'arrête quand la décoloration est complète.

Il faut ensuite titrer l'hydrosulfite : Dans un petit flacon de 50 centimètres cubes environ, on verse 5 centimètres cubes de la solution de sulfate de cuivre ammoniacal, on y ajoute de l'hydrosulfite jusqu'à décoloration : on se servira pour ce titrage de l'hydrosulfite restant dans la burette, et on évitera d'avoir à remplir celle-ci à nouveau. — Quand l'opération a été bien conduite, c'est-à-dire quand on n'a pas mis d'hydrosulfite en excès, les deux liquides décolorés, eau et sulfate de cuivre ammoniacal, doivent reprendre rapidement leur teinte bleue par agitation à l'air.

Si l'on appelle d le nombre de divisions employées à la décoloration de l'eau, et d' le nombre de divisions employées à la décoloration du sulfate de cuivre ammoniacal, la proportion x d'oxygène dissous dans un litre de l'eau analysée sera donnée par la relation :

$$\frac{d}{d'} = \frac{x}{1^{cc}}.$$

Dosage par le sulfate ferreux et le permanganate. — Une autre méthode plus facile que la précédente repose sur la fixation de l'oxygène dissous par l'hydrate de protoxyde de fer. Albert Lévy a indiqué un dispositif très élégant pour l'application de cette méthode.

La réaction se fait dans une pipette à deux robinets d'une capacité de 105 centimètres cubes environ. Le robinet supérieur est surmonté d'un petit entonnoir cylindrique.

On remplit la pipette en la plongeant, les deux robinets ouverts, dans l'eau à analyser ; on ferme ensuite les robinets. L'eau ne doit pas être agitée à l'air, ce qui augmenterait sa teneur en oxygène. On évitera aussi de remplir la pipette par aspiration à l'une de ses extrémités, la diminution de pression pouvant déterminer des pertes de gaz dissous.

Les réactifs nécessaires sont :

1° Une solution d'acide sulfurique à 50 p. 100 environ;

2° Une solution de potasse à 10 p. 100 environ;

3° Une solution de sulfate ferreux additionné d'acide sulfurique (environ 7 grammes de sulfate ferreux et 8 à 10 gr. d'acide, pour un litre). Les pesées peuvent être faites sans précision, car il n'est pas nécessaire de connaître exactement le titre de la solution ferreuse ;

4° Une solution de permanganate de potasse pur à $0^{gr},395$ par litre (exactement pesé).

L'ampoule à robinets, remplie de l'eau à analyser, est maintenue verticalement à l'aide d'un support; la pointe inférieure plonge dans un petit verre à pied où l'on a versé 3 centimètres cubes de la solution sulfurique à 50 p. 100. Dans l'entonnoir supérieur, on verse 2 centimètres cubes de potasse; on ouvre le robinet supérieur, puis très doucement le robinet inférieur jusqu'à ce que la solution alcaline ait entièrement pénétré dans la pipette; on évitera de laisser entrer la moindre bulle d'air. Les deux robinets sont fermés; les parois de l'entonnoir sont lavées soigneusement avec de l'eau distillée et épongées avec un papier buvard. On verse alors dans cet entonnoir 3 centimètres cubes très exactement mesurés de la solution de sulfate ferreux et on les fait passer dans la pipette en manœuvrant les deux robinets. Il se produit à ce moment au sein de la pipette un précipité d'hydrate ferreux dont une partie s'oxyde sous l'influence de l'oxygène dissous. On attend quelques instants, puis on dissout les deux oxydes en versant dans l'entonnoir 3 centimètres cubes d'acide sulfurique à 50 p. 100; le robinet supérieur étant ouvert, l'acide, en vertu de sa densité, descend dans la pipette et la dissolution s'opère. Il ne reste plus qu'à verser le liquide dans un vase à précipité, à laver la pipette avec le liquide du verre à pied et avec un peu d'eau distillée, puis à titrer le fer restant à l'état de sel ferreux, à l'aide de la solution titrée de permanganate.

On répète ensuite le même dosage en opérant sur les mêmes quantités d'eau, de potasse, d'acide sulfurique, de sulfate ferreux, mais en évitant la précipitation de l'hydrate ferreux, c'est-à-dire en n'ajoutant la potasse qu'après l'acide sulfurique et le sulfate ferreux. La différence entre les deux volumes de permanganate successivement employés dans les deux dosages permet de calculer la proportion d'oxygène dissous dans l'eau examinée (1 centimètre cube de permanganate équivaut à $0^{gr},0001$ d'oxygène. Pour calculer l'oxygène en volume, il suffit de multiplier le poids trouvé par 0,7; on aura ainsi le volume en centimètres cubes).

On ramène ces données à un litre d'eau. Si la pipette employée a un volume de 105 centimètres cubes entre les robinets, le volume d'eau mis en expérience est de 100 centimètres cubes, puisque, par l'introduction des réactifs, 5 centimètres cubes d'eau sont sortis de la pipette.

On remarquera que, dans cette manière de procéder, il n'y a pas à craindre d'erreurs résultant de l'action du permanganate sur les matières organiques de l'eau; les deux dosages successifs étant faits sur les mêmes quantités de liquide et de réactifs, dans les mêmes conditions, à cette seule différence près que, dans le second dosage, l'oxygène de l'eau n'agit point sur le sulfate de fer.

Dosage des composés azotés. — L'azote existe dans les eaux sous différentes formes : azote nitreux, azote nitrique, azote ammoniacal, azote organique. Les dosages des divers composés azotés ont une grande importance et conduisent souvent à des conclusions intéressantes sur la pureté des eaux.

Dosage des nitrates. — Le dosage de l'acide nitrique se fait commodément par la méthode de Grandval et Lajoux, basée sur la transformation de l'azote nitrique en acide picrique et en picrate d'ammoniaque.

On évapore sur un verre de montre au bain-marie 10 centimètres cubes de l'eau à analyser; au résidu sec on ajoute 1 centimètre cube environ de réactif sulfo-phénique (solution de 1 partie de phénol dans 12 parties d'acide sulfurique concentré). Le réactif ayant été bien mis en contact avec toute la surface du résidu, on ajoute de l'eau et on verse le liquide dans un large tube bouché portant un trait de jauge à 50 centimètres cubes. Le composé, qui s'est formé dans les conditions ci-dessus, à une teinte jaune trop pâle pour être facilement appréciée : on le transforme donc en sel ammoniacal (1), — dont la couleur est beaucoup plus intense, — par addition d'un excès d'ammoniaque ; on ajoute ensuite de l'eau, pour faire 50 centimètres cubes.

On a préparé d'autre part une échelle de tubes de mêmes dimensions que le précédent, contenant des solutions analogues faites avec des quantités déterminées d'une solution titrée de nitrate de potasse très étendue. On se servira par exemple d'une solution contenant par litre $0^{gr},1606$ de nitrate de potasse desséché, dont chaque centimètre cube correspond à 1/10 de milligramme d'acide nitrique AzO^3H ; avec les résidus d'évaporation de 1, 2, 3, 5, 10, etc. centimètres cubes de cette liqueur, traités par le réactif sulfophénique, additionnés d'ammoniaque, puis d'eau pour faire un volume de 50 centimètres cubes, il est facile de constituer des solutions de comparaison. Ces solutions se conservent bien.

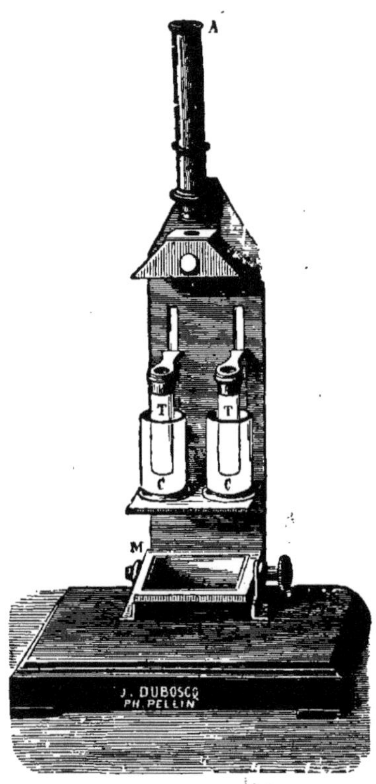

Fig. 59. — Colorimètre de Duboscq.

A, oculaire ; M, miroir pouvant s'incliner à volonté et permettant d'éclairer également les deux couches liquides contenues dans les godets CC. Les plongeurs cylindriques TT font varier l'épaisseur des colonnes liquides que la lumière doit traverser.

Quand il s'agit, comme c'est l'ordinaire, pour les eaux potables, d'apprécier des doses faibles de nitrates, la comparaison directe de la solution colorée avec les solutions de titre connu est d'une précision très suffisante ; mais il est toujours avantageux de recourir à l'emploi d'un colorimètre, tel que celui de Duboscq (fig. 59). Dans cet appareil, on mesure les hauteurs de liquide nécessaires pour obtenir, par transparence, deux teintes jaunes d'égale intensité : 1° avec la solution correspondant à un poids connu d'acide nitrique, 2° avec la solution provenant de l'eau à analyser. Un dispositif ingénieux permet de faire varier à volonté la hauteur de chacun des deux liquides jusqu'à ce qu'on obtienne l'égalité de teintes. — Supposons que l'on se serve d'une solution de comparaison correspondant à 50 mil-

(1) D'après Ed. Bonjean, la réaction ne donne pas lieu à l'acide picrique, mais à un dérivé diazoïque dont le composé ammoniacal a un grand pouvoir colorant.

ligrammes d'acide nitrique par litre d'eau, et qu'on examine la teinte sous une épaisseur de 15 millimètres ; si la solution provenant de l'eau examinée fournit la même teinte sous une épaisseur de 30 millimètres, on en conclura que cette eau contient deux fois moins d'acide nitrique que la solution type, soit 25 milligrammes par litre. En d'autres termes, P étant le poids d'acide nitrique contenu dans la solution type, x le poids contenu dans l'eau étudiée, H la hauteur de la solution type, et H′ celle de la solution provenant de l'eau, on a la relation

$$\frac{x}{P}=\frac{H'}{H}.$$

Dans les cas où l'eau renferme plus de 100 milligrammes de nitrates, il est bon de la diluer d'abord de son volume d'eau distillée.

Pour doser exactement les nitrates dans une eau qui en renfermerait des quantités notables, on pourrait encore évaporer un grand volume d'eau, après avoir ajouté un petit excès de potasse; sur le résidu, amené à un volume de quelques centimètres cubes, on doserait l'azote nitrique (et en même temps l'azote nitreux) par le procédé de Schlœsing, que nous ne décrirons pas ici. Le procédé colorimétrique rapide, indiqué ci-dessus, s'appliquant particulièrement bien aux dosages de très faibles quantités de nitrates, — ce qui est le cas ordinaire pour les eaux potables, — est presque toujours suffisant.

Dosage des nitrites. — Les nitrites sont en général peu abondants dans les eaux potables; on se contente le plus souvent, pour en apprécier la dose, de procédés colorimétriques rapides.

Le réactif le plus employé est celui de *Trommsdorff*, qu'on obtient en dissolvant 20 grammes de chlorure de zinc dans 100 centimètres cubes d'eau ; on ajoute 5 grammes d'amidon et on fait bouillir le mélange jusqu'à ce que l'amidon soit complètement dissous : cette dissolution est lente ; il faut de temps à autre remplacer l'eau évaporée ; on ajoute enfin 2 grammes d'iodure de zinc, et une quantité d'eau suffisante pour faire un litre ; puis on filtre à la trompe sur du coton de verre. Le réactif doit être conservé à l'abri de la lumière.

L'addition de quelques gouttes de ce liquide à une eau contenant des quantités même très faibles de nitrites détermine une coloration bleue. La coloration n'apparaît pas immédiatement, il faut attendre quelques minutes. D'autre part, il ne faut pas non plus attendre trop longtemps, car à la longue la coloration bleue se produirait même avec des eaux exemptes de nitrites.

On opère sur 50 centimètres cubes de l'eau étudiée, que l'on introduit dans un large tube bouché, on ajoute 1 centimètre cube de réactif et un peu d'acide sulfurique étendu. Lorsque la coloration bleue est apparue, on la compare à celle produite dans d'autres tubes de même dimension contenant des doses connues d'acide nitreux. On peut se servir pour préparer les tubes témoins d'une solution titrée de nitrite de sodium, à 0gr,185 par litre : un centimètre cube de cette solution contient 0,0001 d'acide nitreux Az^2O^3.

Comme il est assez difficile d'avoir du nitrite de soude pur, on préfère souvent préparer une solution titrée de nitrite d'argent, à 0gr,240 par litre (1 centimètre cube correspond à 0,0001 d'acide Az^2O^3). Cette solution, qui est applicable au dosage par d'autres procédés (Voy. plus loin), ne pourrait servir avec le réactif de Trommsdorff, parce qu'il y aurait formation d'iodure d'argent : on devrait donc préparer avec la solution de nitrite d'argent une solution de nitrite de soude, par précipitation au moyen du chlorure de sodium pur.

Autres réactions des nitrites. — Le procédé Grandval et Lajoux peut être appliqué au dosage approximatif des nitrites (Voy. p. 307). On opère comme pour le dosage des nitrates, mais au lieu d'une solution sulfophénique, on se sert du réactif *acétophénique*, obtenu en dissolvant 8 grammes de phénol dans 100 grammes d'acide acétique cristallisable.

La *réaction de Griess* fournit un autre moyen de recherche des nitrites. Le réactif est une solution de 2 grammes de *chlorhydrate de métaphénylènediamine* dans 100 grammes d'ammoniaque diluée de son volume d'eau. Cette solution doit être décolorée sur du noir animal. Pour l'essai on opère sur 50 ou 100 centimètres cubes d'eau que l'on verse dans un ballon où l'on a introduit déjà 5 centimètres cubes d'acide sulfurique dilué au dixième et quelques gouttes du réactif : on chauffe au bain-marie pendant dix minutes. La présence des nitrites est décelée par une coloration jaune ou jaune brun. On peut faire un dosage approximatif en opérant comparativement avec des solutions contenant des quantités connues d'acide nitreux : la solution de nitrite d'argent est ici applicable. La précision est plus grande si l'on compare les teintes avec un colorimètre.

Denigès a proposé la réaction suivante pour la recherche des nitrites : 2 centimètres cubes d'aniline pure sont dissous dans 40 centimètres cubes d'acide acétique cristallisable ; on complète avec de l'eau pour faire 100 centimètres cubes. Si la solution est colorée, on peut la chauffer jusqu'à l'ébullition. L'addition de 30 centimètres cubes environ de ce liquide à 50 centimètres cubes de l'eau à essayer produit après quelque temps d'ébullition une coloration jaune, s'il y a des nitrites ; cette coloration passe au rouge-saumon quand on ajoute quelques gouttes d'acide chlorhydrique.

Dosage des sels ammoniacaux. — Le dosage approximatif de l'azote ammoniacal se fait rapidement au moyen du *réactif de Nessler*, dont voici la préparation.

Dans 50 grammes d'eau chaude, on dissout 50 grammes d'iodure de potassium : à cette solution on ajoute peu à peu une solution chaude de 25 grammes de bichlorure de mercure dans 50 grammes d'eau. Il se fait un précipité rouge qui d'abord se dissout immédiatement, puis reste en partie insoluble. On ajoute alors de petites quantités d'iodure de potassium solide, de manière à redissoudre presque tout le précipité : après filtration, on verse 300 centimètres cubes de potasse à 35° Baumé, et on complète avec de l'eau pour faire un litre. On ajoute enfin 5 centimètres cubes d'une solution de bichlorure de mercure au vingtième ; on laisse déposer, et on décante le liquide clair, que l'on conserve dans un flacon en verre jaune.

Ce réactif produit, en présence des moindres traces d'ammoniaque, un précipité ou un trouble brun orangé.

On opère sur 50 centimètres cubes de l'eau à analyser, contenue dans un large tube bouché : on alcalinise avec quelques gouttes de potasse, et on verse environ 1 centimètre cube de réactif de Nessler. La coloration apparaît immédiatement.

On la compare avec les teintes obtenues dans des tubes semblables contenant 50 centimètres cubes d'eau distillée, additionnée de quantités connues de chlorhydrate d'ammoniaque (on peut se servir, pour faire ces solutions de comparaison, d'une solution titrée de chlorhydrate d'ammoniaque, à 0,3147 par litre ; un centimètre cube correspond à 0,0001 de AzH^3).

Dans la manière de procéder que nous venons de décrire, la précipitation des sels terreux par la potasse occasionne un trouble qui rend assez difficile l'appréciation de la teinte brun orangé ; aussi est-il préférable d'opérer sur l'eau séparée du précipité : on introduit dans une éprouvette 100 ou 150 centimètres cubes de l'eau étudiée, on y ajoute 1 ou 2 centimètres cubes de lessive de potasse; après quelques heures on décante 50 centimètres cubes du liquide éclairci, et on verse le réactif de Nessler.

Lorsque la proportion d'ammoniaque est faible, on observe une simple coloration brun orangé ; si au contraire elle est un peu forte, il y a production d'un trouble : dans ce cas, il est avantageux de diluer l'eau d'une quantité connue d'eau distillée, pour empêcher la formation du précipité.

L'emploi du réactif de Nessler donne des indications approximatives qui sont d'ordinaire très suffisantes, surtout lorsque les doses de sels ammoniacaux sont faibles.

Trillat et Turchet (1) déterminent l'ammoniaque dans les eaux en la transformant en *iodure d'azote* ; on opère comme il suit :

Dans un tube à essai, on met 20 à 30 centimètres cubes de l'eau à analyser : on ajoute 3 gouttes d'une solution d'iodure de potassium à 10 p. 100, et 2 gouttes d'hypochlorite alcalin (eau de Javel du commerce); il se produit, en présence des sels ammoniacaux, une coloration noire due à la formation d'iodure d'azote. On peut évaluer la

(1) *Bulletin Société chimique*, 5 juillet 1905.

dose colorimétriquement par comparaison avec des tubes contenant des quantités connues d'ammoniaque. Cette méthode ne nous a pas paru présenter de sérieux avantages.

Cavalier et Artus (1) trouvent qu'il faut au moins 3 milligrammes d'ammoniaque pour obtenir la réaction à l'iodure d'azote, tandis que le Nessler donne une réaction nette avec $0^{mg},1$ et même avec des quantités moindres.

Si l'on veut déterminer très exactement les sels ammoniacaux, on opère comme il suit :

On évapore un volume d'eau (de 1 à 5 litres, selon les proportions probables d'ammoniaque décelées par le réactif de Nessler), après l'avoir additionnée de quelques gouttes d'acide sulfurique, jusqu'à réaction acide. Le liquide étant réduit à un demi-litre environ, on l'introduit dans un ballon, on ajoute un excès de magnésie calcinée, et on distille, le ballon étant relié à un réfrigérant ascendant ; la plus grande partie de la vapeur d'eau reflue dans le ballon, et les vapeurs ammoniacales sont recueillies dans une solution diluée d'acide chlorhydrique.

Pour déterminer la proportion d'ammoniaque entraînée à la distillation, on peut évaporer à sec la solution chlorhydrique où ont été condensées les vapeurs, et peser directement le chlorhydrate d'ammoniaque formé (1 partie de chlorhydrate d'ammoniaque correspond à 0,3178 d'ammoniaque, et à 0,2617 d'azote).

Il est encore facile de recueillir les vapeurs ammoniacales dans un acide titré, par exemple dans 10 ou 20 centimètres cubes d'acide sulfurique décinormal, puis de déterminer par un essai alcalimétrique avec une solution de soude ou de baryte la proportion d'acide neutralisée par l'ammoniaque et par suite la proportion d'ammoniaque.

Azote organique. — Les matières organiques azotées contenues dans les eaux, et désignées sous le nom vague de matières albuminoïdes, sont dosées par transformation en ammoniaque sous l'influence du permanganate de potasse en milieu alcalin.

Au liquide restant après la détermination de l'azote ammoniacal par distillation en présence de la magnésie, on ajoute de la potasse et du permanganate de potasse en excès. On distille, comme pour le dosage de l'azote ammoniacal, et on recueille dans de l'acide chlorhydrique étendu. Le chlorhydrate d'ammoniaque formé est desséché et pesé. On peut aussi faire un dosage alcalimétrique en condensant les vapeurs ammoniacales dans de l'acide chlorhydrique ou sulfurique titré, et en déterminant volumétriquement l'acide non neutralisé. Cette dernière manière de procéder exige que le liquide distillé soit peu abondant : il y a donc avantage à faire la distillation dans des appareils à réfrigérants ascendants, comme ceux de Schlœsing ou d'Aubin.

(1) *Comptes rendus Ac. Sc.*, 1905, t. CXL, p. 374.

On peut aussi doser l'azote organique par la méthode de Kjeldahl ; voici la marche suivie au laboratoire du Comité d'hygiène :

Un ou deux litres d'eau décantée sont évaporés en présence de 5 à 7 centimètres cubes d'acide sulfurique pur à 66° Baumé, et d'un globule très fin (tête d'épingle) de mercure. Lorsque le liquide est réduit à 30 centimètres cubes environ, on le verse dans un petit ballon de 100 centimètres cubes. On évapore totalement l'eau et on chauffe à la température d'ébullition de l'acide sulfurique, jusqu'à ce que celui-ci soit absolument incolore. On laisse refroidir, on ajoute un peu d'eau distillée, puis 2 à 3 grammes d'hypophosphite de soude pur, pour précipiter le mercure dissous, en chauffant un peu. On sature. à peu près, à froid par de la soude pure et étendue. La totalité du liquide est introduite, ainsi que les eaux de rinçage, additionnées alors d'un léger excès de soude, par un entonnoir à robinet, dans un appareil à distillation renfermant un lait de 10 grammes de magnésie. La partie distillée est recueillie dans 20 centimètres cubes d'acide sulfurique à 0gr,98 par litre (ou plus, si cela est nécessaire) additionnés de quelques gouttes de solution alcoolique de phénolphtaléine. On fait un témoin.

Finalement l'épreuve et le témoin sont titrés à la soude renfermant 0gr,80 de NaOH par litre, autant que possible exempte d'acide carbonique. On a le soin de porter à l'ébullition chaque liqueur acide à titrer, afin de chasser l'acide carbonique qui paralyse le virage de la phtaléine du phénol. On refroidit rapidement et on titre aussitôt. Le résultat est évalué en azote par litre.

En défalquant de ce chiffre la quantité d'azote ammoniacal précédemment dosé, on obtient le chiffre d'azote organique. Les résultats obtenus par ce procédé sont très sensibles et très exacts. Nous l'avons vérifié maintes fois en introduisant dans l'eau un poids déterminé de différentes matières organiques azotées bien définies. Nous avons essayé également l'influence des nitrites et des nitrates et avons reconnu que même à la dose de 0gr,1 de AzO^3H par litre, il n'y avait aucune action et que l'azote organique déterminé en leur présence ou en leur absence était rigoureusement exact.

Résidu sec. Résidu fixe après calcination. — Pour déterminer le *résidu sec*, on évapore au bain-marie dans une large capsule de platine tarée, 1000 ou 2000 centimètres cubes d'eau (selon la proportion probable de matières minérales indiquée par les essais hydrotimétrique et alcalimétrique). L'évaporation terminée, on porte la capsule dans une étuve chauffée à 110°, et on l'y maintient environ quatre heures ; puis on la transporte rapidement dans un dessiccateur et on la pèse aussitôt refroidie.

Dans cette opération, deux petites causes d'erreur sont à signaler : Le chlorure de magnésium peut être partiellement dissocié en acide chlorhydrique, qui disparaît, et en magnésie. On éviterait cet inconvénient en ajoutant à l'eau un poids connu de carbonate de soude pur et sec, 1 ou 2 décigrammes par exemple ; ce poids serait retranché du résidu trouvé. Cette cause d'erreur est le plus souvent très minime. — Une autre cause d'erreur, encore plus petite et plus négligeable que la précédente, est due au carbonate de fer, qui perd son acide carbonique et reste sous forme de sesquioxyde.

Certains analystes opèrent la mesure du résidu après dessiccation à 100°, d'autres à 120°, 150°, et même 180°. Les résultats obtenus dans des conditions diverses sont difficilement comparables.

La mesure du *résidu après calcination* donne des chiffres plus réguliers.

La capsule de platine contenant le résidu sec précédemment obtenu est chauffée progressivement au moufle jusqu'au rouge sombre. Quand la calcination est terminée — ce dont on juge par la couleur du résidu, qui doit être devenu blanc, — on laisse refroidir la capsule dans un dessiccateur et on pèse. Puis on reconstitue les carbonates alcalins en mouillant le résidu avec 2 ou 3 centimètres cubes d'une solution de carbonate d'ammoniaque ; on sèche au bain-marie, puis on chauffe à feu nu ou au moufle, d'abord avec ménagement pour éviter les projections produites par la décomposition brusque du carbonate d'ammoniaque. Dans cette seconde calcination, le résidu doit à peine atteindre le rouge sombre. On laisse refroidir et une nouvelle pesée donne le poids du résidu fixe, ou *résidu après calcination et carbonatation*.

La différence entre cette pesée et celle du résidu à 110°, dite « perte au rouge », représente les matières organiques, les sels ammoniacaux, l'eau de constitution de quelques sels. Une partie des nitrates, des chlorures, et même des sulfates, disparaissent également par la calcination. Cette perte au rouge, que l'on a l'habitude de mentionner dans les analyses, ne constitue donc pas une donnée précise et il n'y a guère de conclusion intéressante à en tirer. En tout cas, il faut se garder de considérer la perte au rouge comme représentant la matière organique.

Le résidu fixe est ensuite employé au dosage des éléments minéraux suivants par les procédés qui vont être décrits : silice, oxyde de fer, alumine, chaux, magnésie, et, s'il y a lieu, soude, potasse, et métaux divers.

Dosage des éléments minéraux. — *Silice*. — On ajoute au résidu sec provenant de l'évaporation de l'eau, environ 100 centimètres cubes d'eau chaude, puis de l'acide chlorhydrique versé goutte à goutte jusqu'à dissolution. On évapore à sec au bain marie, on reprend le résidu avec un peu d'acide chlorhydrique pur que l'on étale sur les parois de la capsule, puis on ajoute de l'eau chaude, environ 50 centimètres cubes. La silice reste insoluble. Le liquide est décanté et filtré ; on lave le résidu à deux ou trois reprises dans la capsule avec de l'eau distillée chaude, afin de dissoudre complètement le sulfate de chaux. On recueille enfin sur le filtre la partie insoluble, on lave, on sèche et on incinère. Le poids du résidu représente la silice en SiO^2.

Afin d'éviter l'attaque du platine par l'eau régale qui se produirait dans le cas où l'eau renfermerait des nitrates en proportions notables (à partir de 25 milligrammes par litre), on reprend d'abord le résidu par l'eau chaude et on décante dans une capsule de porcelaine ; on traite ensuite par l'acide chlorhydrique, comme précédemment.

Fer et alumine. — La liqueur filtrée, séparée de la silice dans l'opération précédente, est précipitée par l'ammoniaque ou par le sulfhydrate d'ammoniaque. Si l'eau est fortement calcaire, il est bon de chasser l'excès d'ammoniaque ou de sulfhydrate en faisant bouillir; on évite ainsi la précipitation d'une partie de la chaux. — Le précipité filtré, lavé et calciné, donne la somme de l'alumine et du sesquioxyde de fer.

Le plus souvent, le fer est fort peu abondant, et l'on se contente d'évaluer en bloc les deux éléments. — S'il est nécessaire de doser séparément le fer, on procède ainsi : le précipité de sesquioxyde de fer et d'alumine est redissous à chaud dans l'acide chlorhydrique additionné d'un peu d'acide sulfurique (ou dans une solution sulfurique renfermant 8 parties d'acide sulfurique pur et 3 parties d'eau) ; on chauffe pour éliminer l'excès d'acide chlorhydrique ; au résidu on ajoute de l'eau distillée, de manière à faire un volume de 100 centimètres cubes environ ; on réduit le fer à l'état de sel de protoxyde, à l'aide du zinc ; on décante la liqueur, en prenant les précautions convenables pour éviter l'oxydation ; sur une portion connue de cette liqueur, on dose le protoxyde de fer avec une liqueur titrée de permanganate versée goutte à goutte jusqu'à coloration rose pâle. Une solution centinormale peut convenir pour ces dosages ($0^{gr},316$ de permanganate cristallisé : 1 centimètre cube de cette solution correspond à 0,0008 de sesquioxyde de fer). Le fer étant connu, l'alumine se trouve dosée par différence.

Chaux. — Dans la liqueur séparée de l'alumine et du fer (après précipitation par l'ammoniaque ou le sulfhydrate), on ajoute de l'ammoniaque et de l'oxalate d'ammoniaque en excès. (Si l'on néglige de doser l'alumine et le fer, on opérera sur la solution chlorhydrique du résidu restant après la détermination de la perte au rouge.) — On laisse le précipité d'oxalate se rassembler pendant quelques heures, et on le recueille sur un filtre, en chauffant vers $+60^{\circ}$, pour éviter le passage du précipité à travers le papier. S'il y a des parcelles de précipité adhérentes aux parois du vase, on les redissout dans un peu d'acide chlorhydrique très étendu, et on reprécipite par l'ammoniaque. Le précipité d'oxalate calcique est lavé, puis calciné au rouge ; suivant la température, on obtient un mélange variable de carbonate de chaux et de chaux vive. Si l'on veut peser à l'état de carbonate, on ajoute 1 ou 2 centimètres cubes de solution saturée de carbonate d'ammoniaque que l'on chasse en chauffant d'abord doucement, puis au rouge sombre; on pèse le carbonate de chaux obtenu. En chauffant très fortement, et en pesant avec les précautions voulues pour éviter l'hydratation, on peut, sans erreur grave, considérer le poids obtenu comme de la chaux vive. — Le résultat est plus exact si l'on pèse sous forme de sulfate de chaux : à cet effet, le résidu de la calcination est arrosé d'acide sulfurique étendu, chauffé lentement jusqu'à disparition de l'acide sulfurique, puis calciné et pesé. Une partie de sulfate de chaux correspond à 0,411 de chaux anhydre CaO.

Magnésie. — Le dosage de la magnésie s'effectue sur le liquide séparé de la chaux (après précipitation par l'ammoniaque et l'oxalate d'ammoniaque). On précipite par le phosphate de soude (ou par le phosphate d'ammoniaque dans le cas où l'on voudrait doser la soude ou la potasse) en présence d'un excès d'ammoniaque. Le précipité est long à se former et s'attache aux parois du vase. On le recueille sur un filtre, et on le lave méthodiquement avec de l'eau distillée contenant un tiers d'ammoniaque. Le précipité de phosphate ammoniaco-magnésien n'est pas tout à fait insoluble dans l'eau ammoniacale : il faut donc effectuer le lavage avec soin de manière à ne pas employer trop d'eau ammoniacale. On peut à la rigueur peser le phosphate ammoniaco-magnésien après dessiccation à 100°-110° ; il vaut mieux le soumettre à la calcination pour le transformer en pyrophosphate de magnésie. Une partie de pyrophosphate de magnésie correspond à 0,360 de magnésie MgO.

Potasse. — Le dosage de la potasse et de la soude n'est que rarement pratiqué : voici la méthode qui peut être suivie (1).

Le liquide filtré et les eaux de lavage sont évaporés au bain-marie, le résidu séché à l'étuve et les sels ammoniacaux chassés par calcination ménagée. On reprend le résidu par l'eau et on précipite l'acide phosphorique par une solution fraîche à 10 p. 100 d'acétate neutre de plomb pur, en léger excès. On filtre, on lave deux fois le précipité par décantation avec de l'eau bouillante ; l'excès de plomb est éliminé par l'hydrogène sulfuré. Après filtration on évapore le liquide au bain-marie, on sèche à l'étuve et on incinère le résidu au rouge sombre. On reprend par l'eau acidulée d'acide chlorhydrique, afin de transformer les carbonates en chlorures, on filtre et, après concentration du liquide filtré, on ajoute un excès de chlorure de platine en solution alcoolique et on détermine la précipitation totale du potassium à l'état de chloroplatinate par addition d'une quantité suffisante d'alcool éthéré. Après vingt-quatre heures on filtre, on lave le

(1) Ed. Bonjean, *Bull. de la Soc. chim.* (3), t. XXI, p. 691, 1899.

précipité à l'alcool éthéré, et on le dissout dans l'eau bouillante. La solution aqueuse est traitée par du ruban de magnésium qui précipite le platine. Celui-ci est recueilli sur un filtre, séché, inciné et pesé. — 1 partie de Pt = 0,40226 de potassium.

On peut encore recueillir le précipité de chloroplatinate de potassium sur un double petit filtre taré, le peser après séchage à l'étuve à 110°. Les résultats sont généralement exacts. 1 partie de $PtCl^4 . 2KCl = 0,3069$ de KCl ou $= 0,1936$ de K^2O.

Soude. — La solution hydro-alcoolique éthérée séparée du chloroplatinate de potassium est distillée.

On précipite ensuite le platine à l'ébullition par l'hydrogène sulfuré. On filtre et on évapore le résidu acidifié par quelques gouttes d'acide sulfurique. Lorsque le résidu est évaporé, on ajoute encore quelques gouttes d'acide sulfurique afin de transformer la totalité du chlorure de sodium en bisulfate, puis en sulfate par fusion au rouge. On laisse refroidir au dessiccateur et on pèse le sulfate de soude. 1 partie de $SO^4Na^2 = 0,824$ de $NaCl = 0,4366$ de Na^2O.

Dosage de l'acide sulfurique. — L'acide sulfurique combiné se dose à l'état de sulfate de baryte par les procédés ordinaires. Selon la teneur de l'eau en sulfates, on opère sur 500 ou 1000 centimètres cubes, qu'on concentre à un petit volume par évaporation au bain-marie, en présence d'un peu d'acide chlorhydrique. On ajoute un excès de chlorure de baryum. On chauffe longtemps le précipité, et on le recueille sur un filtre. On lave, on sèche et on calcine. La combustion du filtre réduit une petite partie du sulfate de baryte adhérent : pour éviter cette cause d'erreur, on humecte le produit avec une goutte ou deux d'acide nitrique, on évapore, on calcine et on pèse.

1 partie de sulfate de baryte correspond à 0,3433 d'acide sulfurique anhydre SO^3.

Dosage de l'acide phosphorique. — L'acide phosphorique est en général très peu abondant et l'on peut presque toujours se contenter d'un essai qualitatif, pratiqué sur 500 centimètres cubes d'eau auxquels on ajoute 3 centimètres cubes d'acide nitrique : on évapore dans une capsule de porcelaine à fond bien blanc, jusqu'à ce qu'il ne reste plus que 25 ou 30 centimètres cubes de liquide ; on ajoute alors 10 centimètres cubes de réactif molybdique (1) et on chauffe au bain-marie : on observe s'il se forme une coloration jaune. Cette coloration peut être évaluée par comparaison avec celle que donnerait dans les mêmes conditions une solution témoin renfermant un poids connu

(1) *Préparation du réactif molybdique.* — On dissout 60 grammes de molybdate d'ammoniaque cristallisé pur, dans 200 centimètres cubes d'eau distillée tiède. La solution est filtrée dans une capsule de 1 500 centimètres cubes à 2 litres : lorsque la totalité du liquide est filtrée, on y verse d'un seul coup 750 grammes d'acide nitrique pur (D = 1,3). Il se produit un précipité blanc qui se redissout immédiatement. On complète à un litre avec de l'eau distillée.

d'acide phosphorique. La réaction est très sensible : on obtient un résultat net avec des solutions contenant 0^{mg},01 de P^2O^5 par litre.

Si l'acide phosphorique est abondant, on le dose par précipitation à l'état de phosphate ammoniaco-magnésien, en partant du précipité de phospho-molybdate obtenu comme ci-dessus : ce précipité est recueilli sur un très petit filtre sans pli, lavé à l'eau aiguisée d'un peu d'acide nitrique, puis redissous sur le filtre même avec de l'eau ammoniacale au cinquième. On neutralise par l'acide chlorhydrique et on précipite par la mixture magnésienne. Le précipité de pyrophosphate magnésien est recueilli et traité comme il a été dit à propos du dosage de la magnésie. — 1 partie de $Mg^2P^2O^7 = 0,6396$ d'ac. phosphorique P^2O^5.

Chlorures. — Le dosage des chlorures dans les eaux se fait aisément par la méthode volumétrique basée sur la précipitation au moyen du nitrate d'argent, en présence d'un peu de chromate de potasse servant à indiquer le terme de la précipitation.

On prépare une solution aqueuse de nitrate d'argent, contenant 4^{gr},788 de sel pur par litre.

Selon la richesse en chlorures de l'eau analysée, on opère sur 100 ou 200 centimètres cubes, auxquels on ajoute 5 ou 6 gouttes d'une solution de chromate de potasse à 10 p. 100 environ. Avec une burette graduée, on fait tomber goutte à goutte la solution d'argent, qui détermine un trouble blanchâtre de chlorure d'argent ; chaque goutte de nitrate d'argent produit aussi un précipité rouge-brique de chromate d'argent qui, par l'agitation, se redissout immédiatement, tant que la précipitation des chlorures n'est pas complète. On s'arrête donc au moment où l'addition d'une nouvelle goutte de nitrate d'argent fournit un précipité persistant de chromate d'argent, c'est-à-dire lorsque le liquide prend une légère teinte brun orangé.

Si l'eau était alcaline, on la rendrait neutre avant le titrage en ajoutant la quantité d'acide sulfurique titré nécessaire, déterminée par le titrage alcalimétrique.

Un centimètre cube de la solution d'argent correspond à 1 milligramme de chlore, ou à 0,001648 de chlorure de sodium.

Ce mode opératoire est généralement suffisant. Si l'on voulait une précision plus grande, il y aurait lieu de concentrer l'eau par évaporation, pour opérer sur une quantité plus forte de chlorures. Le terme de la précipitation serait alors plus facile à saisir.

On peut encore, dans l'eau concentrée par évaporation et acidulée par l'acide nitrique, précipiter le chlore par le nitrate d'argent et peser le précipité, selon les méthodes connues, sur lesquelles il est inutile d'insister ici.

Hydrotimétrie. — **Dureté des eaux**. — L'analyse hydrotimétrique des eaux a été imaginée par Clarke en 1847, et perfectionnée en France par Boutron et Boudet.

Ce mode d'analyse, appliqué simplement à la mesure de ce qu'on a appelé le *degré hydrotimétrique total*, est capable de donner rapidement des indications utiles sur la *dureté* d'une eau, et permet d'apprécier si cette eau sera propre à certains usages industriels, au blanchissage, à la cuisson des légumes, etc. Si l'on veut aller plus loin, et se servir de l'hydrotimétrie pour déterminer la composition minérale de l'eau, comme l'ont proposé Boutron et Boudet, les causes d'erreur sont nombreuses, et les résultats fort incertains.

Le procédé est basé sur le fait suivant : l'addition de savon à l'eau distillée lui communique la propriété de mousser par l'agitation ; l'addition de savon à une eau ordinaire, c'est-à-dire contenant des sels minéraux, ne communiquera à cette eau la propriété de mousser que lorsque tous les sels calcaires et magnésiens auront été précipités par la solution savonneuse sous forme de grumeaux de stéarates et d'oléates alcalins. En dehors des sels calcaires ou magnésiens, d'autres éléments de l'eau peuvent agir sur la liqueur savonneuse, chlorure de sodium, acide carbonique, silice, alumine, fer ; ces trois derniers corps sont en trop petite quantité pour modifier sensiblement les résultats.

Par définition, un *degré hydrotimétrique* correspond à la précipitation de 0gr,1 de savon par les matières minérales contenues dans un litre d'eau. Par exemple, si l'on dit qu'une eau a pour degré hydrotimétrique 35, cela signifie qu'un litre de cette eau pourrait précipiter 3gr,50 de savon : définition très médiocre, puisqu'elle nécessiterait la définition du savon lui-même qui est une substance variable. Quoi qu'il en soit, on admet que 0gr,1 de savon de composition moyenne est précipité par un poids de chlorure de calcium égal à 0,0114 ; en carbonate de chaux, ce poids serait de 0,0103. On peut faire des évaluations semblables pour les autres corps capables de précipiter le savon (Voy. tableau, p. 322). Si tous les corps précipitant le savon sont représentés par des quantités équivalentes de chlorure de calcium, on voit que le degré hydrotimétrique d'une eau sera proportionnel à ce poids de chlorure de calcium, et le nombre de degrés s'obtiendra par conséquent en divisant ce poids par 0,0114.

Notons en passant que le degré hydrotimétrique anglais est différent du degré français, et s'obtient en multipliant celui-ci par 0,70 ; le degré allemand est égal au degré français multiplié par 0,56.

Les explications ci-dessus font voir que la mesure du degré hydrotimétrique n'exige pas d'appareils spéciaux, et que l'on peut se servir, pour la mesure de la liqueur titrante, des burettes ordinaires de laboratoire. Toutefois, le matériel hydrotimétrique, tel qu'il a été proposé, comprend une burette dite *hydrotimétrique*, de graduation spéciale, dont l'usage présente certaines commodités. Nous la décrirons donc ci-après en même temps que la préparation de la liqueur titrante.

Préparation et titrage de la liqueur hydrotimétrique. — Pour préparer le liquide hydrotimétrique, on dissout à chaud 100 grammes de savon blanc de Marseille, séché à 100° dans 1600 grammes d'alcool à 90°; on filtre et on ajoute un litre d'eau (Boutron et Boudet).

Voici une autre formule : 250 grammes de savon de Marseille, ou mieux de *savon amygdalin ou officinal*, sont dissous dans 3 litres d'alcool à 90° ; on filtre le liquide dans un flacon de 6 litres où l'on a introduit 1 litre d'alcool et 2 litres d'eau. Le mélange est abandonné à lui-même pendant trois mois environ, jusqu'à ce qu'il ne se forme plus de précipité floconneux.

Courtonne a proposé la formule suivante : dans un ballon d'un litre, on verse 28 grammes d'huile d'olive ou d'huile d'amandes douces, 10 grammes de lessive de soude à 36°, et 10 grammes d'alcool à 90°-95°. On chauffe au bain-marie pendant quelques minutes et on ajoute 800 à 900 grammes d'alcool à 60°; après avoir agité pour dissoudre le savon formé, on filtre dans un ballon jaugé de un litre, et, après refroidissement, on complète le volume de un litre avec de l'alcool à 90°.

Quel que soit son mode de préparation, la liqueur hydrotimétrique est titrée avec une solution de chlorure de calcium, ou de chlorure de baryum. La solution de chlorure de calcium s'obtient en dissolvant 0,25 de chlorure de calcium pur et sec dans l'eau distillée, et en complétant à un litre. (Cette liqueur peut être préparée par dissolution de 0,225 de carbonate de chaux pur et sec dans un peu d'acide chlorhydrique, évaporation à sec, calcination légère du résidu, et dissolution dans un litre d'eau.) Le plus souvent on remplace le chlorure de calcium par une quantité équivalente de chlorure de baryum cristallisé ($BaCl^2 + H^2O$), sel qu'il est facile d'avoir pur et de peser exactement; on emploie dans ce cas 0gr,550 de chlorure de baryum cristallisé par litre d'eau, quantité équivalente à 0,250 de chlorure de calcium.

On verse 40 centimètres cubes de la solution de chlorure de calcium (ou de baryum), soit 0,01 de chlorure de calcium, dans le flacon *hydrotimétrique* : c'est une fiole un peu étroite, d'environ 60 centimètres cubes de capacité, portant, à partir du bas, quatre traits de jauge correspondant à 10, 20, 30, 40 centimètres cubes.

Puis, à l'aide d'une burette quelconque, ou mieux de la burette dite *hydrotimétrique*, on fait tomber goutte à goutte la liqueur de savon en agitant fortement de temps à autre; cette agitation détermine la formation d'une mousse dont les bulles, d'abord, crèvent immédiatement; il vient un moment où les bulles, plus fines et plus abondantes qu'au début, formant au-dessus du liquide une couche d'environ un centimètre, persistent sans crever pendant plusieurs minutes. Quand cette limite est atteinte, on cesse de verser le savon.

La burette hydrotimétrique, à laquelle on peut donner diverses formes [burette de Gay-Lussac (fig. 60), burette de Mohr, burette de Dupré (fig. 61), etc.], est graduée comme il suit : au-dessus du zéro se trouve un trait supplémentaire placé de telle sorte que l'espace compris entre ce trait et le zéro correspond au très petit volume de solution de savon nécessaire pour donner une mousse persistante avec 40 centimètres cubes d'eau distillée. A partir du zéro un espace de 2^{cc},4 est divisé en vingt-trois parties égales, et les divisions se poursuivent jusqu'au bas.

Si la solution de savon était exacte, la mousse persistante avec les 40 centimètres cubes de solution de chlorure de calcium conte-

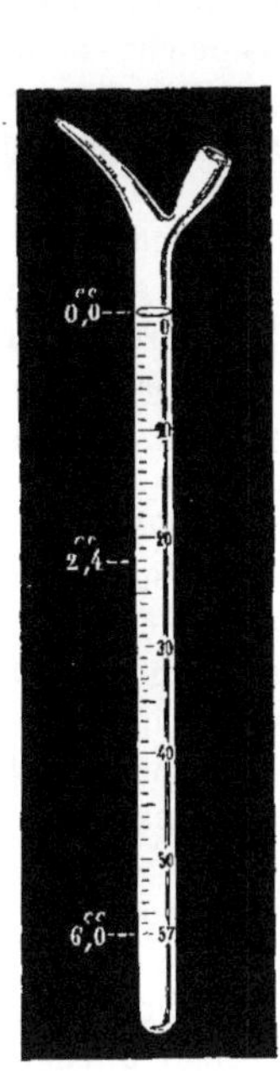

Fig. 60. — Burette hydrotimétrique.

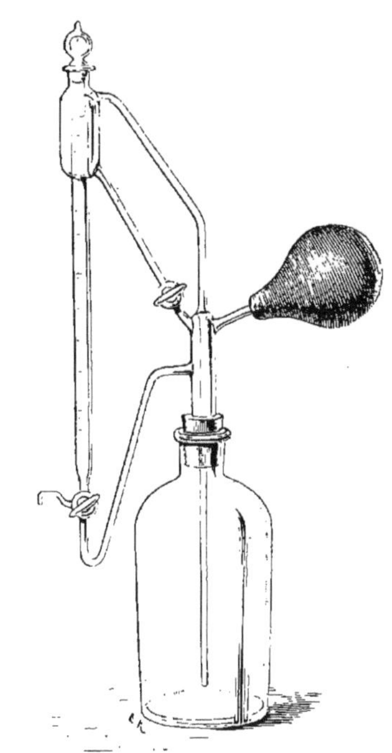

Fig. 61. — Burette de Dupré.

nant 0^{gr},01 $CaCl^2$, se produirait avec 22 divisions de la burette, plus la division supplémentaire au-dessus du zéro. Mais la liqueur de savon préparée comme il a été dit est un peu trop concentrée ; on y ajoute donc une proportion d'eau calculée pour obtenir le résultat cherché. Les divisions de la burette marquent alors les *degrés hydrotimétriques*.

On mesure le degré hydrotimétrique de l'eau étudiée, sur 40 centimètres cubes, auxquels on ajoute peu à peu la liqueur de savon jusqu'à production de mousse persistante. Le nombre de divisions lu sur la burette est le *degré hydrotimétrique total*.

Si la proportion de sels calcaires ou magnésiens est grande, la mousse se fait mal, par suite de la production de grumeaux abondants qui se forment à la surface et empêchent de bien distinguer le moment où la mousse est persistante ; il convient dans ce cas d'opérer sur l'eau additionnée de 1, 2 ou même jusqu'à 3 volumes d'eau distillée. Le chiffre trouvé sera multiplié par 1, 2 ou 3.

On se contente le plus souvent de cette seule et unique mesure. Nous indiquons cependant comment la méthode hydrotimétrique peut donner dans certains cas des indications approximatives sur la composition minérale de l'eau.

Le degré hydrotimétrique total N_1 étant déterminé, on procède aux trois opérations suivantes.

Dans 100 centimètres cubes d'eau, on verse 2 centimètres cubes d'une solution d'oxalate d'ammoniaque à 10 p. 100 ; les sels de chaux sont précipités ; on filtre, et on reprend le titre hydrotimétrique. Ce nouveau chiffre N_2 représente l'action de la liqueur de savon sur les sels magnésiens et l'acide carbonique libre.

On fait bouillir pendant un quart d'heure 100 ou 150 centimètres cubes d'eau ; le carbonate de chaux se précipite ; on ramène l'eau à son volume primitif, on laisse refroidir, on agite, et on reprend le titre hydrotimétrique sur le liquide séparé du précipité. Le chiffre trouvé devrait représenter l'action de la liqueur de savon sur les sels magnésiens et les sels de chaux autres que le carbonate ; mais on a observé que l'eau retient en dissolution une certaine proportion de carbonate de chaux, environ 0,031 CO^3Ca par litre, ce qui correspond à peu près à 3 degrés hydrotimétriques. Il faudra donc diminuer de trois le chiffre lu sur la burette. Soit N_3 ce chiffre corrigé.

Enfin on ajoute à 100 centimètres cubes d'eau *bouillie*, 2 centimètres cubes de la solution d'oxalate. Les sels de chaux restant se précipitent : on filtre et on prend encore le titre hydrotimétrique. Soit N_4 ce dernier nombre.

En retranchant N_2 de N_1, on obtient le nombre de divisions correspondant aux sels de chaux : $(N_1 - N_2)$.

En retranchant N_4 de N_2, on obtient le nombre correspondant à l'acide carbonique : $(N_2 - N_4)$.

En retranchant de N_1 le chiffre de N_3 et le chiffre correspondant à l'acide carbonique, on obtient le chiffre correspondant au carbonate de chaux : $N_1 - N_3 - (N_2 - N_4)$;

Enfin le dernier chiffre N_4 donne les divisions correspondant aux sels magnésiens.

Pour achever les calculs, il faudra multiplier chacun des chiffres par les coefficients indiqués dans le tableau suivant, qui donne les quantités d'acide carbonique, de chaux, de sels de chaux et de magnésie, que représente un degré hydrotimétrique :

Acide carbonique	0mg,0045.
Chaux en CaO	5 ,7
Carbonate de chaux en $CaCO^3$	10 ,3
Sulfate de chaux en $CaSO^4$	14 ,0
Magnésie en MgO	3 ,6
Carbonate de magnésie en $MgCO^3$	7 ,6
Sulfate de magnésie en $MgSO^4$	10 ,8
Nitrate de chaux en $(AzO^3)^2Ca$	17 ,0

Tels sont les procédés par lesquels la méthode hydrotimétrique peut fournir des renseignements sur la proportion de certains composés minéraux dans les eaux potables. Il faut avouer que la précision de cette méthode laisse beaucoup à désirer ; le terme de la réaction, l'apparition de la mousse persistante n'est pas d'une extrême netteté, et une erreur d'une goutte ou deux n'est pas sans importance, surtout dans les lectures des trois dernières opérations, où les chiffres observés sont petits. Le principe même de la méthode n'est pas à l'abri des critiques. En fin de compte, on se contente ordinairement de déterminer le degré hydrotimétrique total, et souvent aussi le degré après ébullition. Il convient d'envisager l'hydrotimétrie comme un moyen simple d'évaluer la dureté d'une eau, et de faire, entre des eaux de diverses provenances, des comparaisons rapides, qui ont souvent beaucoup d'intérêt.

La mesure du degré hydrotimétrique est utile aussi, comme nous le verrons, pour la vérification des calculs relatifs à la composition probable des eaux.

Degré alcalimétrique. — La mesure du degré alcalimétrique donne des indications précieuses, pour le contrôle des chiffres, dans le calcul de la composition probable des eaux (Bonjean), comme nous l'indiquerons plus loin. Cette donnée est intéressante au même titre que le degré hydrotimétrique, et se mesure avec plus de précision.

Les réactifs sont :

Acide sulfurique titré à 9gr,80 (SO^4H^2) par litre ;

Orangé Poirrier n° 3, en solution aqueuse à 1 p. 100 environ.

On vérifie d'abord la sensibilité du réactif colorant : s'il y a lieu, on le neutralise par l'addition de quelques gouttes d'une solution très étendue de soude : il faut qu'il vire au rouge sous l'influence des moindres traces d'acide. On doit ensuite déterminer, par un essai fait avec 250 à 500 centimètres cubes d'eau distillée additionnée de réactif en quantité connue, quel est le volume d'acide nécessaire pour obtenir le changement de teinte, volume qui varie un peu selon les opérateurs, et qui sera retranché du chiffre trouvé dans l'essai réel.

On opère de même sur 250 à 500 centimètres cubes de l'eau étudiée, additionnés de 2 ou 3 gouttes de solution colorante, et on verse l'acide titré jusqu'à coloration rose.

Nous exprimons les résultats en carbonate de chaux CO^3Ca, par litre ; 1 centimètre cube de solution correspond à 10 milligrammes de CO^3Ca. On peut également calculer ces résultats en acide sulfurique, chaque centimètre cube de solution correspondant à 0,0098 SO^4H^2.

Quelques eaux potables rougissent directement par addition de phénol-phtaléine. C'est un essai qu'il est bon de ne pas négliger. Il indique la nécessité de rechercher si l'eau ne contient pas des carbonates alcalins. S'il y a un écart considérable entre la quantité d'acide sulfurique employé pour la mesure du degré alcalimétrique et les quantités correspondantes de carbonates alcalino-terreux, la présence des carbonates alcalins est probable (Voy. p. 327).

Métaux divers. — Les métaux que l'on peut avoir à rechercher dans l'eau sont principalement le plomb, le zinc, le cuivre et l'arsenic.

Sauf de rares exceptions, ces métaux n'existent pas normalement dans les eaux; ils n'y sont introduits que par accident, par suite d'infiltrations d'eaux résiduaires industrielles, par l'altération des conduites, etc. Ils sont généralement peu abondants ; il convient donc d'opérer sur un assez grand volume d'eau.

Plomb. — On évapore sans filtrer environ 3 litres d'eau, dans une capsule de platine ou de porcelaine, au bain-marie, après avoir ajouté une dizaine de centimètres cubes d'acide nitrique. Lorsque le volume d'eau est réduit à 50 centimètres cubes environ, on le sature d'hydrogène sulfuré : il se forme, s'il y a du plomb, un précipité de coloration brune ou noire ; ce précipité est recueilli sur un petit filtre, puis dissous dans quelques centimètres cubes d'une solution chaude d'acide acétique au dixième : le liquide est évaporé à siccité au bain-marie, et le résidu, repris par l'eau, est divisé en trois fractions. Dans l'une on fait tomber une ou deux gouttes d'iodure de potassium à 10 p. 100 qui déterminent la précipitation d'iodure de plomb jaune, soluble à chaud, précipitable à froid en paillettes brillantes, soluble dans un excès de KI. Dans la seconde fraction on ajoute quelques gouttes de chromate de potassium qui précipitent le plomb à l'état de chromate de plomb jaune. Ces deux réactions, surtout la première, sont caractéristiques et très sensibles.

Enfin sur la dernière portion on essaie la précipitation à l'état de sulfate de plomb, en ajoutant quelques gouttes de sulfate de soude. Cette réaction n'a lieu que s'il y a une notable quantité de plomb dans l'eau ; on augmente la sensibilité en ajoutant quelques centimètres cubes d'alcool. Le plomb peut être dosé sous forme de sulfate de plomb.

Cuivre et zinc. — L'eau faiblement acidulée par l'acide nitrique est évaporée au bain-marie jusqu'à siccité. Le résidu est dissous dans l'eau froide qui entraîne les sels de zinc et de cuivre.

Dans la solution faiblement acidulée par l'acide sulfurique, on fait passer un courant d'hydrogène sulfuré qui précipite le cuivre à l'état de sulfure. Le précipité, recueilli sur un filtre, lavé avec de l'eau contenant de l'hydrogène sulfuré, et séché, est chauffé dans un creuset de Rose, avec un peu de soufre, au sein d'un courant d'hydrogène, et pesé sous forme de protosulfure.

On peut aussi séparer le cuivre du zinc, par électrolyse, en solution sulfurique ou nitrique, chauffée vers + 70°. Cette méthode sera préférable si l'on n'a à doser que de très petites quantités de cuivre.

Le zinc peut être dosé à l'état de sulfure, par précipitation à l'aide de l'ammoniaque et du sulfhydrate, à la condition qu'il n'y ait pas dans le liquide d'autres corps précipitables par le sulfhydrate. On peut encore précipiter à chaud la liqueur sulfurique contenant le zinc, par l'acétate de baryte ; on sépare le sulfate de baryte par filtration, on acidule par l'acide acétique et on précipite le zinc à l'état de sulfure par un courant d'hydrogène sulfuré.

Arsenic. — On évapore 4 ou 5 litres d'eau au bain-marie en présence de 10 centimètres cubes d'acide sulfurique exempt d'arsenic.

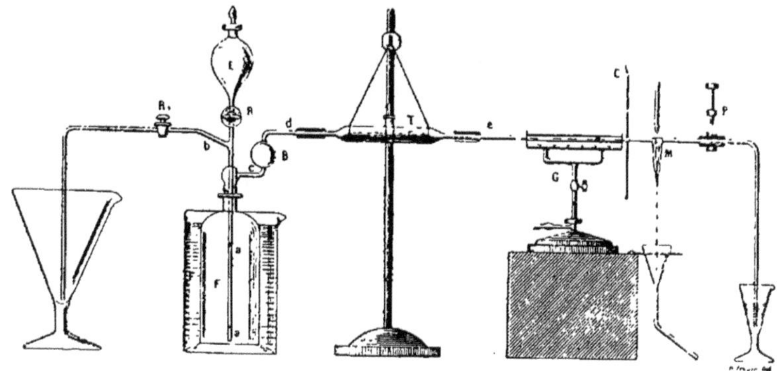

Fig. 62. — Appareil de Marsh modifié (Ed. Bonjean).

On chauffe jusqu'à l'apparition de vapeurs sulfuriques. Après refroidissement, on ajoute environ 80 centimètres cubes d'eau et on introduit le liquide dans un appareil de Marsh. La figure 62 représente un appareil de Marsh modifié (analogue à celui de A. Gautier), où l'on a évité autant que possible le contact de l'hydrogène avec des bouchons de caoutchouc ou de liège. Le flacon F mesure 150 centimètres cubes ; il porte une boule à robinet E ; T est un tube à coton, G une petite grille à gaz qui chauffe le tube entouré de clinquant sur une longueur de 12 centimètres ; en P est une pince permettant d'interrompre le courant d'hydrogène. On introduit dans le flacon F 8 ou 10 grammes de zinc pur et de l'acide sulfurique au 1/20 additionné d'une trace de chlorure de platine, de manière à remplir le flacon F, la pince P étant ouverte et le robinet R fermé. Puis on ferme R et P et on ouvre R_1 : l'acide est alors chassé par le tube bR_1, et le flacon reste rempli d'hydrogène. On introduit enfin la solution examinée, par la boule E, en réglant l'écoulement de sorte que le dégagement gazeux soit très lent. Les anneaux d'arsenic condensés entre l'extrémité de la grille et la mèche de coton M (refroidie par de l'eau tombant goutte à goutte) peuvent être évalués par comparaison avec des tubes contenant des anneaux qui proviennent de poids connus d'arsenic : ce mode d'évaluation s'applique seulement aux anneaux de très faible poids, jusqu'à $0^{mg},7$ environ. Pour des anneaux plus lourds, il faut recourir à la pesée.

INTERPRÉTATION DES RÉSULTATS ANALYTIQUES

COMPOSITION DES ÉLÉMENTS MINÉRAUX CONTENUS DANS LES EAUX

Avant d'étudier la signification des résultats analytiques, il convient de dire comment on arrive à établir la composition des éléments minéraux décelés par l'analyse.

Les méthodes qui viennent d'être indiquées permettent de constater et de doser dans les eaux potables, un certain nombre de bases et d'acides, qui peuvent être associés de diverses manières. On ne saurait donner de règles absolument précises pour le calcul de la composition des corps minéraux en dissolution dans les eaux ; il est assez simple cependant d'établir ce qu'on appelle la *composition probable* ; en principe on procède comme il suit :

L'acide sulfurique est calculé en sulfate de chaux (1 p. $SO^3 = 1,7$ SO^4Ca). De la chaux totale, on défalque celle prise pour le sulfate de chaux ; l'excès est calculé en carbonate (1 p. $CaO = 1,786$ CO^3Ca) ; la magnésie est estimée en carbonate (1 p. $MgO = 2,1$ CO^3Mg) ; le chlore est calculé en chlorure de sodium (1 p. $Cl = 1,647$ $NaCl$) ; la silice, en SiO^2 ; si la quantité de nitrate est un peu importante, on la fera figurer sous forme de nitrate de chaux ; etc.

La somme des composés minéraux obtenue par cette répartition doit représenter à peu près le résidu fixe ; il existe en outre certaines relations entre la composition probable et les nombres trouvés pour le degré hydrotimétrique et surtout pour le degré alcalimétrique : de là découlent des vérifications intéressantes. — On peut, en effet, d'après la composition probable, calculer quel devrait être le degré hydrotimétrique et le comparer au chiffre trouvé par l'expérience : de même, pour le degré alcalimétrique, la quantité d'acide sulfurique neutralisé doit concorder avec la quantité correspondante de carbonates alcalino-terreux.

Eau de source (Sézanne). — 22 mai 1897.

Résidu fixe	0,2844
Silice	0,0045
Chaux	0,136
Magnésie	0,0065
Chlorure de sodium	0,0128
Acide nitrique	0,0235
Degré alcalimétrique	23° = (0,2254, SO^4H^2)
— hydrotimétrique total	26°
— — permanent	4°

Les exemples suivants font comprendre ces procédés de calculs (1)

Composition probable.

Silice	0,0045
Sulfate de chaux	0,0076
Carbonate de chaux	0,2187
— de magnésie	0,0134
Chlorure de sodium	0,0128
Azotate de chaux	0,0305
Total	0,2875

On voit que le total des sels calculés correspond à peu de chose près au poids du résidu fixe après calcination. — Si l'on calcule le degré hydrotimétrique d'une eau ayant la composition ci-dessus, on trouve le chiffre 26,5 qui se rapproche beaucoup du chiffre trouvé par expérience, 26. — Pour le degré alcalimétrique, on remarque que 0,2187 de CO^3Ca correspondent à 0,2143 d'acide sulfurique (1 p. $CO^3Ca = 0,98\ SO^4H^2$); d'autre part, 13 milligrammes de magnésie prennent 0,0156 d'acide sulfurique (1 p. $CO^3Mg = 1,166\ SO^4H^2$). La somme des deux chiffres en acide sulfurique (0,2299), est sensiblement égale au chiffre trouvé par l'essai alcalimétrique (0,2254).

Eau de Varzy. — 19 mai 1897.

Résidu fixe après calcination		0,3081
Silice		0,010
Chaux		0,1551
Magnésie		0,005
Acide sulfurique		0,0062
Chlorure de sodium		0,0088
Acide nitrique		0,0123
Degré alcalimétrique	27°	= 0,2646 SO^4H^2
— hydrotimétrique total	28°,5	
— — permanent	16°,5	

La composition probable est :

Silice	0,010
Sulfate de chaux	0,0105
Carbonate de chaux	0,2693
— de magnésie	0,0105
Chlorure de sodium	0,0088
Total	0,3091

Comme vérification, on voit que le degré hydrotimétrique calculé 28°,75 est très voisin du degré hydrotimétrique trouvé, 28°,5. Pour l'essai alcalimétrique, 0,269 de CO^3Ca absorbent 0,2639 d'acide sulfurique; 0,0105 de magnésie en prennent 0,012, soit au total 0,276 d'acide sulfurique : le chiffre trouvé est 264.

(1) Analyses du Laboratoire du Comité consultatif d'hygiène.

Voici encore un exemple concernant une eau alcaline.

Eau de Camarès. — 17 mai 1897.

Résidu fixe		0,7207
Silice		0,017
Chaux		0,1428
Magnésie		0,1155
Acide sulfurique		0,3104
Chlorure de sodium		0,020
Degré alcalimétrique	20°	= 0,196 SO^4H^2
— hydrotimétrique total	52°	
— — permanent	23°	

On observe, dans cette analyse, que la chaux étant calculée à l'état de sulfate, la magnésie également à l'état de sulfate pour la proportion d'acide sulfurique en excès, il reste encore un peu de magnésie, que l'on transforme en carbonate. D'autre part, on a constaté à l'aide de la phtaléine que l'eau est alcaline. Cette alcalinité est calculée en carbonate de soude, d'après l'excès d'acide sulfurique trouvé par la mesure du degré alcalimétrique. La composition probable est alors la suivante :

Silice	0,017
Sulfate de chaux	0,347
— de magnésie	0,1593
Carbonate de magnésie	0,131
Chlorure de sodium	0,020
Carbonate de soude	0,0464
Total	0,7207

Comme vérification, on trouve que le résidu fixe est identique à la somme des chiffres calculés, 0,7207. Le degré hydrotimétrique trouvé est 52°; le degré hydrotimétrique calculé, 54°,6. Pour le degré alcalimétrique, 0,131 de carbonate de magnésie correspondent à 0,1527 SO^4H^2, et 0,0464 de carbonate de soude à 0,0428 SO^4H^2. La somme de ces deux quantités d'acide sulfurique, 0,1955, est presque identique au chiffre trouvé par le dosage alcalimétrique, 0,196.

Nous bornerons là ces exemples, qui montrent, qu'à défaut de règles précises pour ces calculs de compositions probables, on arrive, en se laissant guider par les résultats mêmes de l'analyse, à des chiffres qui représentent d'une manière suffisamment exacte les proportions des sels minéraux contenus dans les eaux.

Nous avons sommairement indiqué les méthodes les plus recommandables pour l'analyse des eaux potables. Il est souvent très malaisé de tirer de cette analyse les conclusions qu'elle comporte et de déclarer si l'eau étudiée doit être rejetée, ou peut être employée sans danger pour l'alimentation.

Autrefois l'analyse chimique seule était considérée comme importante ; quand les méthodes bactériologiques ont commencé à être mises en pratique, il y eut tendance à attribuer à ce genre d'examen une prépondérance excessive et à délaisser l'analyse chimique. Enfin, l'on se préoccupe aujourd'hui beaucoup — et à juste raison — de l'étude géologique des terrains traversés par les nappes souterraines, de ceux où jaillissent les sources, etc. — Ajoutons que, presque dans chaque cas particulier, il y a, pour une eau déterminée, des causes de pollution locales, qu'il importe de connaître et qui constituent un facteur très important dans l'appréciation de la valeur d'une eau potable.

A notre avis, il est futile de chercher à démontrer la supériorité de l'un ou l'autre de ces moyens d'investigations : chimique, bactériologique, géologique.

La vérité est que l'étude sérieuse d'une eau destinée à l'alimentation exige ces trois genres d'examen, et des comparaisons attentives entre les divers résultats.

DISCUSSION DES RÉSULTATS DE L'ANALYSE CHIMIQUE

L'analyse chimique des eaux potables comporte deux ordres de conclusions : elle doit viser d'une part la composition minérale proprement dite, l'abondance excessive de certains sels qui peuvent avoir des inconvénients au point de vue de l'hygiène, ou qui, tout au moins, sont de nature à rendre l'eau peu agréable à boire, peu propre aux usages domestiques et industriels.

D'autre part, les recherches chimiques fournissent des indications sur la pureté ou la souillure de l'eau, d'après la présence et la proportion de certains éléments, compatibles ou non avec l'origine géologique de l'eau.

Au point de vue exclusivement minéral, il est difficile d'assigner des limites précises à la quantité de sels que doivent contenir les eaux de bonne qualité. Ces quantités dépendent forcément de la provenance géologique de l'eau examinée. Au surplus, l'hygiéniste ne saurait se préoccuper uniquement de la composition minérale des eaux ; la question de *pureté permanente* reste prépondérante et doit toujours être envisagée avant tout.

On peut en tous cas, comme nous l'avons déjà fait observer, s'abstenir de tenir compte des « Tableaux » dressés par divers auteurs qui prétendent fixer les limites entre lesquelles doivent osciller les divers constituants pour qu'une eau soit considérée comme bonne, suspecte, mauvaise, etc. ; ces tableaux servent surtout à faciliter la discussion souvent délicate des résultats analytiques ; mais ils conduisent parfois à des conclusions inacceptables. Prenons pour exemple le tableau formulé en 1884 par le Comité consultatif d'hygiène : on y déclare qu'une eau est très pure lorsqu'elle renferme moins de 150 milligrammes de résidu fixe : à ce compte, seules seront pures les eaux des terrains granitiques, gneissiques, etc., ou les eaux très superficielles des terrains calcaires ; or ces eaux sont au contraire très souvent polluées parce qu'elles n'ont subi qu'une épuration insuffisante. D'autre part, des eaux profondes de terrains plus ou moins calcaires, infiniment supérieures aux précédentes comme épuration, seront écartées par cette classification.

Si l'on se bornait à l'appréciation des qualités exclusivement minérales, le choix d'une eau potable ne soulèverait pas beaucoup de discussions. Dans des régions gneissiques, granitiques, schisteuses, on ne trouverait le plus souvent que des eaux très peu riches en sels minéraux, dont on devrait se contenter, tout en regrettant leur trop faible minéralisation : inversement, dans les régions calcaires ou gypseuses, on n'aurait à sa disposition que des eaux trop calcaires, séléniteuses, souvent de goût peu agréable, qu'il faudrait cependant utiliser à défaut d'autres. Mais, entre plusieurs sources ou nappes de même nature minérale, le choix devra se faire d'après la pureté de l'eau et les garanties qu'elle offre contre les contaminations.

Il arrive, il est vrai, que l'on trouve dans une même région des eaux de minéralisations très différentes. Par exemple, on peut avoir à choisir entre les eaux peu minéralisées d'un cours d'eau ou d'un lac et les eaux moyennement ou fortement calcaires provenant de nappes plus ou moins profondes. On n'hésitera pas à considérer avant tout les caractères indiquant une eau à l'abri des souillures et subissant dans le sol une épuration complète et *constante*. Ce n'est qu'en seconde ligne qu'on tiendra compte des autres éléments d'appréciation, minéralisation moyenne, goût agréable, température fraîche, etc. (1).

(1) Citons l'exemple de la ville d'Évian qui, ayant à choisir entre l'eau du lac Léman, l'eau d'une nappe superficielle nitratée, chlorurée et contaminée, et l'eau d'une nappe bien protégée par un banc compact d'argile, adopta cette dernière dont la pureté est permanente, la température de 10°,8 à 11°,2, la saveur agréable, et qui a la composition minérale suivante :

Résidu à 110°	315,5
Silice	13,0
Chaux	100,0
Magnésie	43,1
Chlore	2,0
Alcalinité en $CaCO^3$	300,0
Degré hydrotimétrique total	28°,5

Mais le choix n'est pas toujours aussi facile : on peut avoir à hésiter entre une eau souterraine agréable au goût et propre aux usages domestiques par sa composition minérale, mais insuffisamment épurée, et une eau de nappe plus profonde, constamment pure, mais de composition minérale moins satisfaisante. Ainsi, les trois villes d'Eu, du Tréport et de Mers avaient à opter entre les sources superficielles d'Incheville et Froideville, et les eaux d'une nappe profonde, d'une grande

Les considérations qui précèdent montrent qu'il ne faut attacher qu'une importance secondaire aux éléments minéraux des eaux; toutefois, il est bien évident qu'on ne saurait admettre pour l'alimentation courante une eau renfermant des éléments minéraux qui, par leur nature ou leur proportion, seraient capables de communiquer à l'eau des propriétés actives ou thérapeutiques. Il est assez difficile de définir exactement ce qu'on entend par une eau *minérale*, et des eaux potables, de composition fort ordinaire, peuvent sans nul doute exercer, dans certaines conditions, une véritable action thérapeutique. Rappelons seulement que les éléments qui entrent dans la composition des eaux ordinaires, c'est-à-dire pouvant être utilisées pour l'alimentation *courante*, sont les suivants : silice, chaux, magnésie, soude, acide sulfurique, chlore, acide nitrique, acide carbonique. Exceptionnellement, on admettrait encore des sels de potassium, d'alumine et de fer (ces derniers d'ailleurs sont instables et les eaux qui les contiennent en trop grande abondance ne

pureté bactériologique. Voici la composition de ces trois eaux (analyses du Laboratoire du Comité consultatif d'hygiène) :

Source d'Incheville (6 août 1893).

Analyse chimique (résultats exprimés en milligrammes par litre).

Évaluation de la matière organique en oxygène. Sol. acide...	1,250	Résidu à 110°	331,4
— alcaline.	1,250	— après calcination	315,9
		Silice, en SiO^2	16,0
Oxygène dissous en volume	6cc,555	Chaux, en CaO	148,4
Ammoniaque et sels ammoniacaux	0	Magnésie, MgO	10,8
Azote albuminoïde	0	Acide sulfurique, en SO^3	traces
Nitrites	0	Chlorure de sodium, en NaCl	41,0
Nitrates, en AzO^3H	7,1	Degré hydrotimétrique total	29°,0
Acide phosphorique	faibl. tr.	— — permanent.	2°,7
Chlore	24,8	— alcalimétrique	26°,0

Analyse bactériologique.

Numération : 276 germes par centimètre cube.
Spécification : Bacterium termo. B. subtilis, M. luteus.

Source de Froideville (6 août 1893).

Analyse chimique.

Évaluation de la matière organique en oxygène. Sol. acide...	1,750	Résidu à 110°	337,9
— alcaline.	1,500	— après calcination	322,5
		Silice, en SiO^2	15,0
Oxygène dissous en volume	6cc,466	Chaux, en CaO	134,4
Ammoniaque et sels ammoniacaux	0	Magnésie, MgO	7,3
Azote albuminoïde	0	Acide sulfurique, en SO^3	3,4
Nitrites	0	Chlorure de sodium, en NaCl	48,0
Nitrates, en AzO^3H	11,3	Degré hydrotimétrique total	28°,5
Acide phosphorique	faibl. tr.	— — permanent.	3°,0
Chlore	29,1	— alcalimétrique	25°,0

Analyse bactériologique.

Numération : 450 germes par centimètre cube.
Spécification Micrococcus aquatilis, M. aurantiacus; Bacterium termo; Bacillus subtilis, B. fuscus, B. luteus.

sont propres aux usages domestiques qu'après précipitation et décantation). — Les combinaisons que forment entre eux les éléments ci-dessus, dans les eaux potables, sont principalement : carbonate de chaux, sulfate de chaux, nitrate de chaux, carbonate de magnésie, chlorure de sodium. Quant aux combinaisons suivantes : sulfate, nitrate et carbonate de potasse; sulfate de soude, sulfate de magnésie, chlorure de calcium, elles ne se rencontrent qu'exceptionnellement dans les eaux ordinaires et appartiennent plutôt au groupe des eaux dites minérales. — La présence d'autres éléments de minéralisation, tels que sulfures et composés sulfhydriques, hyposulfites, sels de lithine, de strontium, arsenic, etc., suffira pour faire considérer ces eaux comme impropres à l'alimentation ordinaire, et pour les ranger dans la classe des eaux minérales.

La composition minérale seule peut-elle fournir des renseignements utiles sur la contamination des eaux ? Il en est souvent ainsi ; la présence anormale de certains sels incompatibles avec la nature géologique du terrain, doit toujours éveiller l'attention.

Par exemple, dans une région de terrains granitiques, gneissiques, schisteux où les eaux ne tiennent en solution que de faibles quantités d'éléments minéraux (par exemple, de 20 à 40 milligrammes par litre de résidu fixe, dont 2 à 7 milligrammes de chlore, des traces d'acide sulfurique, des quantités de chaux et de magnésie pouvant atteindre jusqu'à 10 milligrammes, etc.), si l'on constate dans les eaux de puits forés au milieu ou près des agglomérations des quantités beaucoup plus fortes de ces éléments, on peut soupçonner à bon droit des

Puits artésien de la ville d'Eu, profondeur, 180 m. (13 janvier 1895).

Analyse chimique.

Évaluation de la matière organique en oxygène. Sol. acide....	3,000	Résidu à 110°	1418,9
— alcaline.	1,750	— après calcination	1380,0
		Silice, en SiO^2	19 0
Oxygène dissous en volume....	1cc,223	Chaux, en CaO	16,8
Ammoniaque et sels ammoniacaux	0,07	Magnésie, MgO	9,0
Azote organique	0,11	Acide sulfurique, en SO^3	54,8
Nitrites	0	Chlorure de sodium, en NaCl	1020,0
Nitrates, en AzO^3H	0	Degré hydrotimétrique total...	6°,8
Acide phosphorique	tr.faib.tr.	— — permanent.	3°,0
Chlore	619,1		

Analyse bactériologique.

Numération : 6 germes par centimètre cube : les cultures sur place donnent moins de un germe par centimètre cube.

Spécification : Penicillium glaucum; levures blanche et rose; *Micrococcus candicans.*

Conclusions : Eau de bonne qualité.

L'eau de cette nappe artésienne est aujourd'hui avantageusement employée pour l'alimentation des trois villes d'Eu, du Tréport et de Mers, où l'usage de la nappe superficielle des anciens puits donnait au point de vue sanitaire des résultats désastreux. Si l'on s'en tenait aux chiffres de l'analyse chimique, on trouverait que plusieurs d'entre eux s'écartent beaucoup des chiffres que divers auteurs assignent comme limites, notamment la dose des chlorures, qui est extrêmement élevée.

apports d'eaux résiduaires. Les doses souvent énormes de chlorures et de nitrates dans ces eaux établissent l'origine organique de ces pollutions (urines, matières fécales) (1).

(1) Voici une analyse d'eau de terrains granitiques de la région de Lorient. Une trentaine d'autres analyses de la même région ont donné des résultats identiques. La composition de cette eau est normale pour les terrains dont il s'agit :

Lorient (Morbihan).

Sondage 10, à 3 m. de profondeur, dans le vallon de Saint-Erven, au milieu de landes et de bois de pins. — Terrain : granulite (tuf argileux, argile et graviers de quartz, tuf et roche divisés, tuf dur et roche).

11 janvier 1905. T. air : + 7°,0. — T. eau : + 9°,0.

Analyse chimique.

Évaluation de la matière organique en oxygène. Sol. acide....	1,000	Résidu à 110°	86,0
— alcaline.	1,000	— après calcination	79,0
		Silice, en SiO^2	8,0
Oxygène dissous en volume....	8cc,128	Chaux, en CaO	2,2
Ammoniaque et sels ammoniacaux	0	Magnésie, MgO	5,7
		Acide sulfurique, en SO^3	6,8
Azote albuminoïde	0	Chlorure de sodium, en NaCl....	37,2
Nitrites	0	Degré hydrotimétrique total.....	3°,0
Nitrates, en AzO^3H	13,3	— — permanent.	1°,5
Acide phosphorique	0	— alcalimétrique	1°,0
Chlore	22,5		

Dans l'analyse suivante, qui est celle d'une eau de la même région et provenant de terrains analogues, on trouve un résidu fixe beaucoup plus abondant, qui peut faire soupçonner une souillure de l'eau.

Lorient (Morbihan).

Source de Kerhuit. — Terrain granitique.

28 janvier 1903. T. air : + 13°,0. — T. eau : + 12°,0.

Analyse chimique.

Évaluation de la matière organique en oxygène. Sol. acide....	1,500	Résidu à 110°	167,0
— alcaline.	1,250	— après calcination	151,0
		Silice, en SiO^2	23,0
Oxygène dissous en volume....	7cc,688	Chaux, en CaO	26,3
Ammoniaque et sels ammoniacaux	0	Magnésie, MgO	8,6
		Acide sulfurique, en SO^3	12,3
Azote albuminoïde	0	Chlorure de sodium, en NaCl...	49,6
Nitrites	0	Degré hydrotimétrique total....	10°,0
Nitrates, en AzO^3H	traces.	— — permanent.	7°,0
Acide phosphorique	0	— alcalimétrique	6°,6
Chlore	30,1		

Dans l'analyse ci-après, eau d'un puits d'Avranches, situé au centre de l'agglomération, la dose d'éléments minéraux est très élevée, et incompatible avec la composition géologique du sol. La souillure de l'eau est indiquée en outre par la dose énorme des chlorures et des nitrates.

Avranches (Manche).

Puits situé au centre de l'agglomération. — Terrain granitique.

Évaluation de la matière organique en oxygène. Sol. acide....	1,250	Résidu à 110°	1021,0
— alcaline.	0,750	— après calcination	913,0
		Silice, en SiO^2	15,0
Oxygène dissous en volume....	5cc,855	Chaux, en CaO	211,1
Ammoniaque et sels ammoniacaux	traces.	Magnésie, MgO	33,8
		Acide sulfurique, en SO^3	99,5
Azote albuminoïde	0	Chlorure de sodium, en NaCl..	250,0
Nitrites	0	Degré hydrotimétrique total...	50°,0
Nitrates, en AzO^3H	214,2	— — permanent.	28°,0
Acide phosphorique	traces.	— alcalimétrique	9°,0
Chlore	151,7		

De même, dans des régions calcaires où les eaux doivent être abondamment chargées de sels minéraux calcaires, l'influence des apports d'eaux résiduaires se traduira par des chiffres exagérés de chlorure de sodium associé aux nitrates, et la diminution des sels calcaires et magnésiens pourra indiquer des mélanges brusques d'eaux pluviales, d'eaux superficielles insuffisamment épurées par le sol. — Les comparaisons entre la composition minérale et les observations hydrologiques ou géologiques fournissent des renseignements parfois très intéressants. C'est à la suite d'études de cette nature que Duclaux a pu dire « qu'on peut porter un jugement assuré sur la contamination d'une eau avec les seules ressources de la chimie pure et sans avoir recours aux méthodes parfois fallacieuses de la bactériologie ».

La constance de la minéralisation est généralement un indice de la bonne qualité des eaux : constance surtout nécessaire pour les eaux minérales qui, pour être utilisées comme médicaments, doivent renfermer toujours les mêmes proportions de principes actifs (1). La constance du débit et de la température (Voy. p. 127 et 229) est aussi un indice favorable. Bien entendu, beaucoup d'eaux potables subissent des oscillations notables dans leur débit, leur température et leur composition minérale, sans qu'on puisse voir là une preuve de contamination.

En dehors de ces considérations générales ayant pour but de montrer le degré d'importance qu'on doit attacher à la composition minérale des eaux potables, il nous reste à dire quelques mots sur la signification ordinaire de la présence dans les eaux de chacun des éléments révélés par l'analyse.

Sels calcaires et magnésiens. — La présence de sels calcaires en quantités modérées est avantageuse, mais non pas absolument nécessaire (Voy. p. 203 et suiv.) : de bonnes eaux potables renferment par exemple 200 ou 250 milligrammes de sels calcaires. Si la chaux se trouve en grande partie à l'état de sulfate de chaux, l'eau sera moins agréable au goût. — Il est peu probable que l'eau trop fortement chargée de sels calcaires, même à l'état de carbonate, puisse avoir sur la santé une influence nuisible. — Les sels de magnésie, trop abondants dans une eau potable, lui communiqueraient des propriétés laxatives (2).

(1) Citons les eaux de Vichy (État) et d'Évian, pour lesquelles on trouve, à quelques milligrammes près, les mêmes quantités de chaux, de magnésie, de chlore, dans les analyses successives de Bouquet (1851), de Willm (1880), de Bonjean (1900).

(2) Comme exemple d'eaux de minéralisation exagérée et contenant surtout une

Sulfates. — Il importe de rechercher, en comparant l'analyse avec celles des eaux pures de la même région, si la présence de fortes doses d'acide sulfurique est uniquement attribuable aux conditions géologiques, si les terrains traversés contiennent des sulfates calcaires (gypse, anhydrite, glauberite, etc.); l'acide sulfurique peut aussi provenir de l'oxydation des pyrites. Les chiffres d'acide sulfurique dans les eaux sont extrêmement variables : ils peuvent dépasser, par exemple, 300 milligrammes, sans qu'on ait à suspecter la pureté de l'eau au point de vue des contaminations superficielles. Mais, de toute façon, les eaux riches en sulfates sont peu agréables au goût, difficiles à digérer, peu propres aux usages domestiques, et l'on n'en autorisera l'emploi que dans les régions où il serait impossible de trouver mieux (1).

trop grande quantité de sulfate de chaux, nous citerons les deux exemples ci-dessous (analyses du Laboratoire du Comité consultatif d'hygiène) :

Commune de Meurcourt (Haute-Saône).

Source de Braleret, située à 1800 mètres des habitations, à un niveau supérieur, au pied d'une colline, de laquelle on extrait du gypse. — Calcaires du terrain kempérien, marne, gypse.

22 septembre 1899. T. air : 13°,0. — T. eau : + 13°,0.

Analyse chimique.

Évaluation de la matière organique en oxygène. Sol. acide	0,750	Résidu à 110°	2270,0
— alcaline	1,250	— après calcination	2060,0
		Silice, en SiO^2	17,0
Oxygène dissous en volume	4^{cc},192	Chaux, en CaO	683,2
Ammoniaque et sels ammoniacaux	0	Magnésie, MgO	174,2
		Acide sulfurique, en SO^3	1059,8
Azote albuminoïde	0	Chlorure de sodium, en NaCl	8,8
Nitrites	0	Degré hydrotimétrique total	140°,0
Nitrates, en AzO^3H	traces.	— — permanent.	125°,0
Acide phosphorique	0	— alcalimétrique	24°,0
Chlore	5,3		

Commune de La Chapelle-sur-Crécy (Seine-et-Marne).

Puits à 16 mètres de profondeur, au centre de l'agglomération. — Calcaire de Saint-Ouen.

28 mars 1903. T. air : + 112°. — T. eau : + 10°,0.

Analyse chimique.

Évaluation de la matière organique en oxygène. Sol. acide	1,250	Résidu à 110°	2666,0
— alcaline	2,750	— après calcination	2244,0
		Silice, en SiO^2	20,0
Oxygène dissous en volume	2^{cc},709	Chaux, en CaO	724,6
Ammoniaque et sels ammoniacaux	traces.	Magnésie, en MgO	77,7
		Acide sulfurique, en SO^3	806,7
Azote albuminoïde	traces.	Chlorure de sodium, en NaCl	220,0
Nitrites	0	Degré hydrotimétrique total	120°,0
Nitrates, en AzO^3H	166,6	— — permanent.	48°,0
Acide phosphorique	traces.	— alcalimétrique, en CO^3Ca.	46°,6
Chlore	133,5		

(1) On rencontre quelquefois des doses anormales d'acide sulfurique dans certaines eaux, à la suite de récents travaux de captage, par suite de la dissolution des

Gaz dissous, oxygène et acide carbonique. — Sauf de rares exceptions, l'oxygène et l'acide carbonique sont les seuls gaz intéressants dans l'analyse des eaux potables. C'est grâce à l'acide carbonique que certains éléments, notamment le carbonate de chaux, sont en dissolution : si dans les eaux calcaires, par une cause quelconque (diminution de pression, exposition à l'air, chaleur), une partie de l'acide carbonique libre disparaît, il en résulte une précipitation de sels de chaux : on voit, en effet, dans les eaux calcaires des dépôts se former sur les parois des bassins ou dans les canalisations : la production de ces dépôts a souvent un résultat heureux : ils diminuent la proportion excessive de sels de chaux, et, d'autre part, peuvent agir comme un enduit isolant et empêcher l'attaque des canalisations. Trop abondants, ils obstruent les conduites ou affaiblissent progressivement leur débit. L'acide carbonique, qui existe en de si fortes proportions dans le sous-sol, se dissout facilement dans l'eau et peut lui communiquer une saveur agréable. Mais les eaux qui en renferment des quantités un peu considérables rentrent dans la catégorie des eaux minérales, ou tout au moins des eaux « de table ».

L'oxygène est un facteur plus intéressant. La quantité d'oxygène dissous dans l'eau n'a de signification que si le dosage en est fait sur place, car, dès que l'eau est en contact avec l'air, il s'en dissout des quantités qui atteignent rapidement la saturation.

L'importance de l'oxygène dissous varie suivant l'origine de l'eau. Nous savons que, dans les couches relativement superficielles du sol, les gaz contiennent des quantités notables d'oxygène ; par conséquent, les eaux provenant de ces couches superficielles renfermeront une certaine proportion d'oxygène dissous, généralement de 4 à 7 centimètres cubes. Les eaux superficielles des cours d'eau, lacs, etc., en sont à peu près saturées, c'est-à-dire qu'elles pourront en contenir jusqu'à 12 centimètres cubes. — Les eaux profondes, au contraire, ayant circulé dans des zones privées d'oxygène, et même réductrices, n'en renfermeront pas, ou très peu.

C'est donc une erreur que de dire, ainsi qu'on le fait couramment, qu'une eau de bonne qualité doit renfermer de fortes proportions d'oxygène dissous. La présence de beaucoup d'oxygène dissous, constatée à l'émergence dans une eau de nappe très profonde, serait anormale et constituerait plutôt un indice défavorable.

Albert Lévy a attiré l'attention sur les variations de l'oxygène dissous : lorsque, dans une eau saturée d'oxygène, on voit celui-ci diminuer rapidement et disparaître même en totalité, on peut

matériaux. Ainsi, l'eau d'un puits destiné à l'alimentation de la ville de Limours donnait à l'analyse, pour un échantillon prélevé en 1899, un résidu minéral de 818 milligrammes, dont 523 de sulfate de chaux ; en avril 1900, la même eau fournissait un résidu de 224 milligrammes, dont 94 de sulfate de chaux.

conclure que cette eau est riche en matière organique et en germes. Albert Lévy a basé sur ce fait la détermination du *coefficient d'altérabilité.* S'il est permis de ne pas attacher une très grande importance à ce coefficient d'altérabilité, qui n'est pas toujours en rapport avec la qualité des eaux, néanmoins, lorsqu'il s'agit de la surveillance d'une eau déterminée, on peut en tirer des indices très intéressants sur les variations de la composition organique de cette eau.

Hydrogène sulfuré. — De petites quantités d'hydrogène sulfuré et de sulfures se rencontrent parfois dans les eaux fortement souillées de matières organiques en décomposition, où les sulfates sont réduits par certains microorganismes. Comme nous l'avons indiqué déjà (p. 225), l'hydrogène sulfuré n'est pas toujours une preuve de contamination et peut exister dans des eaux pures. Quelle que soit son origine, les eaux contenant de l'hydrogène sulfuré ne sauraient être employées pour l'alimentation usuelle, et leur odeur repoussante suffit pour les faire rejeter (1).

Azote ammoniacal, nitreux, nitrique, organique. — On a vu que l'azote existe dans les eaux sous diverses formes : laissons de côté l'azote gazeux, qui n'a pas d'intérêt pour l'appréciation de la pureté de l'eau. L'interprétation des résultats analytiques concernant l'azote ammoniacal, l'azote organique, l'azote nitreux ou nitrique, est au contraire très digne d'attention.

Assez souvent, on rencontre des eaux qui ne contiennent pas d'azote — ou seulement des traces infinitésimales — sous aucune de ces trois formes : c'est évidemment un indice sérieux de pureté probable. On sait, d'autre part, que des bactéries dangereuses, et en

(1) Voici un exemple d'une eau contenant de l'hydrogène sulfuré, cependant pure, mais inacceptable pour l'alimentation.

Saint-Dizier (Haute-Marne).

Nappe souterraine sur le territoire de Valcourt, captée dans un puits, à 4 kilomètres de Saint-Dizier. — Sables albiens, calcaire. Alluvions et crétacé inférieur.
26 octobre 1902. T. air : + 9°. — T. eau : + 10°,0.

Analyse chimique.

Hydrogène sulfuré libre à l'émergence	tr. not.	Résidu à 110°	135,0
Évaluation de la matière organique en oxygène. Sol. acide	1,000	— après calcination	125,0
— alcaline	1,000	Silice, en SiO^2	16,0
Oxygène dissous en volume	0	Chaux, en CaO	49,8
Ammoniaque et sels ammoniacaux	0	Magnésie, MgO	3,6
Azote albuminoïde	0	Acide sulfurique, en SO^3	15,7
Nitrites	0	Chlorure de sodium, en NaCl	14,0
Nitrates, en AzO^3H	0	Degré hydrotimétrique total	11°,5
Acide phosphorique	tra. tr. faib.	— — permanent	4°,0
Chlore	8,5	— alcalimétrique, en CO^3Ca	8°,0

particulier le bacille typhique, prospèrent très bien dans des eaux extrêmement pures (G. Pouchet). Il faut donc que l'analyse bactériologique ait donné des résultats satisfaisants pour que l'indication tirée de l'absence d'azote albuminoïde et ammoniacal prenne une grande valeur.

Plus souvent, on constate à l'analyse de beaucoup d'eaux pures des quantités notables de nitrates, point de nitrites et point de sels ammoniacaux. Sous la réserve des indications complémentaires que doit fournir l'examen bactériologique, de semblables résultats indiquent en général une eau pure ; l'acide nitrique se trouve être ici le terme ultime des transformations qu'ont subies les matières ammoniacales ou organiques sous l'influence des réactions oxydantes, l'acide nitreux étant le terme intermédiaire de ces transformations. L'acide nitrique serait donc ainsi la preuve de l'épuration de l'eau dans son passage à travers le sol.

Azote ammoniacal. — L'azote ammoniacal indique le plus souvent des eaux souillées par des matières d'origine animale, telles que eaux d'égouts, purins, urines, matières fécales. L'examen bactériologique confirmera ce diagnostic défavorable et révélera, par exemple, la présence abondante de microbes suspects.

Il arrive cependant parfois que l'azote ammoniacal n'est pas l'indice d'une pollution par des matières animales : le fait se présente pour les eaux de certains terrains tourbeux et marécageux, où les matières organiques végétales sont abondantes. De telles eaux ne sont d'ailleurs pas recommandables. On trouve aussi de l'azote ammoniacal dans certaines nappes artésiennes très profondes : comme exemple, nous citerons le puits artésien de la ville d'Eu (Voy. p. 332).

Pour décider si l'azote ammoniacal ou albuminoïde a une origine suspecte, l'examen des chiffres des matières organiques donne quelquefois des indications utiles ; les matières organiques de provenance animale fournissent en effet souvent des chiffres plus élevés lorsque le dosage est fait en solution alcaline (Voy. p. 345).

On remarquera encore que, dans les eaux où les sels ammoniacaux ont une origine suspecte, le résidu fixe est assez fort et les chlorures très abondants. On rencontre au contraire des eaux qui contiennent de notables proportions d'azote organique, peu d'ammoniaque et point de chlore : c'est le cas, par exemple, pour certaines eaux de terrains gneissiques ou granitiques boisés ; dans ces eaux, l'azote ammoniacal est d'origine végétale, et leur usage ne présente point de danger.

Nitrites. — La présence de l'acide nitreux est en général une indication défavorable. Si l'on envisage l'acide nitreux comme le produit intermédiaire de la transformation dans le sol de l'azote ammoniacal en acide nitrique, la présence de quantités notables de nitrites serait donc la preuve d'une épuration commencée, mais non terminée. Remarquons, d'ailleurs, que les nitrites, étant très instables, semblent indiquer une contamination assez proche. — Il est vrai qu'il existe (mais rarement) des traces de nitrites dans certaines eaux pures.

L'examen bactériologique, le dosage des chlorures, des matières organiques par le permanganate alcalin et acide, etc., pourront fournir des indications complémentaires.

Azote nitrique. — La présence des nitrates dans les eaux a été l'objet d'interprétations diverses et souvent erronées. Il est tout à fait inexact, par exemple, de considérer comme nécessairement suspectes des eaux qui renferment beaucoup de nitrates, et comme pures, celles qui n'en contiennent pas.

Le problème n'est pas aussi simple : et il convient avant tout de considérer l'origine de l'eau étudiée. Des eaux superficielles très souillées ne renferment pas de nitrates ; les eaux souterraines très pures des terrains sableux et calcaires en contiennent des proportions assez élevées.

La production des nitrates est liée à l'oxydation dans le sol des matières organiques banales, avec le concours de l'oxygène de l'air, des germes nitrifiants et autres agents naturels. Partout où il y a végétation, surtout dans les terrains calcaires et siliceux, il se forme des nitrates que les eaux peuvent dissoudre et entraîner profondément. On trouve d'ailleurs aussi des nitrates dans des eaux provenant de terrains dénués de toute vie animale, par exemple jusqu'à 20 milligrammes par litre dans des eaux du Sahara oriental (1).

Pour certains terrains, la présence des nitrates dans les eaux est l'indice d'une transformation assez complète de la matière organique et témoigne du rôle épurateur du sol ; dans ces mêmes terrains, des eaux insuffisamment épurées n'en renfermeraient que des quantités minimes.

On voit que l'interprétation à donner à la présence des nitrates est assez délicate. D'une manière générale, on peut dire que, quelle que soit l'origine de l'eau, si les nitrates ne sont pas associés à une dose élevée de chlorures, il est permis d'admettre que leur origine est essentiellement végétale, que leur présence n'est pas un mauvais signe.

Pour une eau recueillie en un lieu où la végétation est nulle, les nitrates proviendraient vraisemblablement de matières organiques d'origine animale et imparfaitement détruites ; leur abondance excessive ferait considérer l'eau comme suspecte.

Dans les terrains granitiques, schisteux, où la nitrification est généralement faible, les eaux pures ne renferment que rarement

(1) LAHACHE, Étude hydrologique sur le Sahara Oriental, Thèse Doct. en pharmacie, Paris, 1900.

des doses notables de nitrates. Il y a cependant des exceptions comme le montrent les deux exemples ci-dessous.

Sauvages (Rhône).

Source. — Terrain granitique, schisteux.

Analyse chimique.

Évaluation de la atière organique en oxygène. Sol. acide....	2,750	Résidu à 110°	82,0
— alcaline.	1,250	— après calcination	69,5
		Silice, en SiO^2	10,0
Oxygène dissous en volume....	6cc,904	Chaux, en CaO	16,2
Ammoniaque et sels ammoniacaux	0	Magnésie, MgO	5,0
		Acide sulfurique, en SO^3	5,4
Azote albuminoïde	0	Chlorure de sodium, en NaCl	7,2
Nitrites	0	Degré hydrotimétrique total	4°,5
Nitrates, en AzO^3H	27,9	— — permanent.	4°,0
Acide phosphorique	0	— alcalimétrique	3°,0
Chlore	4,3		

Analyse bactériologique.

Numération : 27 germes par centimètre cube.
Spécification : Penicillium glaucum; levure blanche.

Candé (Maine-et-Loire)

Nappe souterraine. — Grès dits de la forêt d'Ancenis (silurien supérieur).
5 novembre 1900.

Analyse chimique.

Évaluation de la matière organique en oxygène. Sol. acide....	0,500	Résidu à 110°	127,0
— alcaline.	0,500	— après calcination	93,0
		Silice, en SiO^2	10,0
Oyygène dissous en volume....	4cc,981	Chaux, en CaO	11,7
Ammoniaque et sels ammoniacaux	0	Magnésie, MgO	9,3
		Acide sulfurique, en SO^3	7,5
Azote albuminoïde	0	Chlorure de sodium, en NaCl	36,8
Nitrites	0	Degré hydrotimétrique total	5°,5
Nitrates, en AzO^3H	23,4	— — permanent.	4°,0
Acide phosphorique	0	— alcalimétrique, en CO^3Ca.	2°,0
Chlore	22,3		

Analyse bactériologique.

Numération : 62 moisissures + 10 germes par centimètre cube.
Spécification : Mucor mucedo; Penicillium glaucum; Micrococcus radiatus; Bacillus fluorescens liquefaciens; B. subtilis.

Dans les terrains sableux et calcaires, où la végétation est abondante, et dont la constitution convient essentiellement aux germes de la nitrification, on voit souvent les nitrates atteindre des proportions très élevées. Comme nous l'indiquions à propos des terrains granitiques, l'origine — animale ou végétale — de la matière organique pourra être soupçonnée d'après la proportion des chlorures. Nous donnons ci-dessous deux analyses d'eaux de bonne qualité, contenant beaucoup de nitrates et relativement peu de chlorures.

Commune de Gargenville (**Seine-et-Oise**). — Source.

8 juin 1896. T. air : 20°. — T. eau : 13°.

Analyse chimique.

Évaluation de la matière organique en oxygène. Sol. acide....	1,000	Résidu à 110°....................	348,2
— alcaline.	1,000	— après calcination........	320,0
		Silice, en SiO^2	14,5
Oxygène dissous en volume....	6cc,816	Chaux, en CaO	114,2
Ammoniaque et sels ammoniacaux	0	Magnésie, MgO..........	22,4
Azote albuminoïde............	0	Acide sulfurique, en SO^3	21,3
Nitrites	0	Chlorure de sodium, en NaCl...	22,0
Nitrates, en AzO^3H....	55,5	Degré hydrotimétrique total....	22°,5
Acide phosphorique..........	0	— — permanent.	7°,9
Chlore.........................	13,4	— alcalimétrique........ ...	»

Analyse bactériologique.

Numération : 152 germes par centimètre cube.

Spécification : Levure rose; *Micrococcus luteus; Bacillus stolonatus; Bacterium termo.*

Cerneux (**Seine-et-Marne**). — Source. — Tuf marneux et crayeux.

6 octobre 1904. T. air : + 14°,7. — T. eau : + 10°,5.

Analyse chimique.

Évaluation de la matière organique en oxygène. Sol. acide....	0,500	Résidu à 110°....................	341,0
— alcaline.	0,750	— après calcination........	321,0
		Silice, en SiO^2.................	20,0
Oxygène dissous en volume....	5cc,855	Chaux, en CaO	141,1
Ammoniaque et sels ammoniacaux	0	Magnésie, MgO.................	6,1
Azote albuminoïde...........	0	Acide sulfurique, en SO^3	9,6
Nitrites	0	Chlorure de sodium, en NaCl ...	16,4
Nitrates, en AzO^3H...........	45,4	Degré hydrotimétrique total....	27°,0
Acide phosphorique	0	— — permanent.	10°,0
Chlore	9,9	— alcalimétrique, en CO^3Ca.	23°,6

Analyse bactériologique.

Numération : 10 germes par centimètre cube.

Spécification : Penicillium glaucum; Mucor racemosus; Micrococcus aquatilis; Colibacille.

Lorsque les proportions des chlorures associés aux nitrates deviennent très considérables, il convient de ne conclure qu'avec circonspection. Cependant de telles eaux pourront être admises pour l'alimentation, si l'examen bactériologique donne constamment des résultats favorables, et si les autres résultats analytiques sont satisfaisants. Tel est le cas des deux sources ci-dessous.

Saujon (**Charente-Inf**[re]). — Source des Lignes. — Terrain sablonneux et calcaire.

21 avril 1902. T. air : 18°. — T. eau : 13°.

Analyse chimique.

Évaluation de la matière organique en oxygène. Sol. acide....	0,750	Résidu à 110°....................	387,0
— alcaline.	0,750	— après calcination	351,0
		Silice, en SiO^2	12,0
Oxygène dissous en volume....	6cc,118	Chaux, en CaO	142,2
Ammoniaque et sels ammoniacaux	0	Magnésie, MgO................	7,5
Azote albuminoïde............	0	Acide sulfurique, en SO^3........	8,2
Nitrites	0	Chlorure de sodium, en NaCl...	53,2
Nitrates, en AzO^3H...........	24,1	Degré hydrotimétrique total....	27°,0
Acide phosphorique...........	0	— — permanent.	7°,0
Chlore.........................	32,3	— alcalimétrique, en CO^3Ca.	24°,8

Analyse bactériologique.

Numération : 23 germes par centimètre cube.
Spécification : Penicillium glaucum; Levure rose; *Bacillus subtilis.*
Conclusions : Bonne qualité.

Ecquevilly (**Seine-et-Oise**). — Source. — Terrains calcaires.

18 mars 1900. T. air : + 6°,5. — T. eau : + 11°,8.

Analyse chimique.

Évaluation de la matière organique en oxygène. Sol. acide....	0,500	Résidu à 110°..................	613,0
— alcaline.	0,750	— après calcination........	548,0
		Silice, en SiO^2................	14,0
Oxygène dissous en volume....	7cc,340	Chaux, en CaO................	178,0
Ammoniaque et sels ammoniacaux........................	0	Magnésie, MgO................	42,4
		Acide sulfurique, en SO^3......	97,5
Azote albuminoïde............	0	Chlorure de sodium, en NaCl...	69,2
Nitrites......................	0	Degré hydrotimétrique total....	42°,0
Nitrates, en AzO^3H...........	23,9	— — permanent.	12°,0
Acide phosphorique...........	0	— alcalimétrique, en CO^3Ca.	29°,2
Chlore.......................	42,0		

Analyse bactériologique.

Numération : 27 germes par centimètre cube.
Spécification : Micrococcus aurantiacus; M. citreus.
Conclusions : Bonne qualité.

Enfin, dans les eaux de puits peu profonds, creusés au centre des agglomérations, qui reçoivent presque inévitablement des infiltrations d'eaux résiduaires, de liquides de fosses d'aisances, — puits dont on fait malheureusement encore un usage trop fréquent et qui ont causé de si nombreuses épidémies, — les proportions de nitrates sont souvent énormes, et les chlorures y existent concurremment à doses massives. La souillure de telles eaux est manifeste; l'examen bactériologique y montre presque toujours la présence de nombreux germes d'origine suspecte. Même si cet examen bactériologique était à peu près satisfaisant, on devrait considérer comme dangereuses, des eaux contenant des proportions très élevées de nitrates; voici par exemple deux analyses d'eaux de ce genre.

Faremoutiers (**Seine-et-Marne**). — Puits. — Travertin de Champigny.

15 février 1899.

Analyse chimique.

Évaluation de la matière organique en oxygène. Sol. acide....	1,500	Résidu à 110°..................	2086,0
— alcaline.	1,250	— après calcination.......	1140,0
		Silice, en SiO^2...............	20,0
Oxygène dissous en volume....	4cc,807	Chaux, en CaO...............	516,3
Ammoniaque et sels ammoniacaux.......................	tr. faibl.	Magnésie, MgO...............	58,3
		Acide sulfurique, en SO^3......	693,7
Azote albuminoïde............	0	Chlorure de sodium, en NaCl..	280,0
Nitrites......................	0	Degré hydrotimétrique total...	100°,0
Nitrates, en AzO^3H...........	170,4	— — permanent.	68°,0
Acide phosphorique...........	traces.	— alcalimétrique...........	»
Chlore.......................	169,9		

Analyse bactériologique.

Numération : 1350 germes par centimètre cube.
Spécification : Levure rose; *Micrococcus ruber, M. luteus, M. ureæ, Bact. termo, B. subtilis, B. latericeus, B. fluoresc. liq., B. roseus, B. albus.*
Conclusions : Mauvaise qualité.

Jossigny (Seine-et-Marne).

Puits.

1er février 1899. T. air : 0°. — T. eau : + 10°.

Analyse chimique.

Évaluation de la matière organique en oxygène. Sol. acide....	1,000	Résidu à 110°..................	»
— alcaline.	1,250	— après calcination........	»
		Silice, en SiO^2................	»
Oxygène dissous en volume	7cc,688	Chaux, en CaO................	»
Ammoniaque et sels ammoniacaux........................	traces.	Magnésie, MgO	»
		Acide sulfurique, en SO^3.......	860,9
Azote albuminoïde.............	traces.	Chlorure de sodium, en NaCl...	261,0
Nitrites........................	traces.	Degré hydrotimétrique total....	136°,0
Nitrates, en AzO^3H............	428,6	— — permanent.	120°,0
Acide phosphorique............	traces.	— alcalimétrique...........	»
Chlore.........................	158,4		

Analyse bactériologique.

Numération : 220 germes par centimètre cube.

Spécification : Levure blanche; *Beggiatoa rosea persicina*, *Micrococcus citreus*, *M. ureæ*, *Bact. termo*, *Bacillus mycoïdes*, Bactéries putrides, Colibacille.

Conclusions : Très mauvaise qualité.

Acide phosphorique. — On considère l'acide phosphorique dans les eaux comme un indice de contamination probable, soit par des matières fécales, et surtout par l'urine (qui contient 2 à 3 p. 1000 d'acide phosphorique); les infiltrations de certaines eaux résiduaires industrielles amènent parfois dans les nappes souterraines des quantités importantes d'acide phosphorique. Enfin, l'acide phosphorique dans les eaux peut provenir du lavage superficiel de terres cultivées à l'aide d'engrais phosphatés.

Cette appréciation défavorable de la présence de l'acide phosphorique est généralement exacte. Cependant, il est reconnu que des eaux pures peuvent dissoudre des quantités sensibles de phosphates existant normalement dans des terrains non contaminés. Mais la dose d'acide phosphorique naturel est généralement fort petite, et si l'on rencontre des proportions supérieures à un demi-milligramme, il y a lieu de considérer l'acide phosphorique comme une indication très vraisemblable de la pollution de l'eau examinée.

Des traces de phosphates se rencontrent souvent dans les terrains granitiques et gneissiques.

L'acide phosphorique ou les phosphates alcalins en contact avec les terrains calcaires se transforment en phosphate tricalcique insoluble, et c'est ce qui explique pourquoi, même dans des eaux polluées par des urines, ou des matières excrémentitielles très riches en phosphates, on ne retrouve pas toujours des phosphates, tandis qu'on y rencontre d'autres éléments : chlorures, sulfates, microorganismes suspects, qui indiquent l'origine de la contamination. L'absence de phosphate n'est en aucune manière une preuve de non-pollution.

Matières organiques. — L'interprétation du résultat du dosage des matières organiques par le permanganate est assez délicate et soulève plusieurs questions intéressantes.

D'une manière générale, on a pu dire qu'une eau est suspecte lorsque la matière organique évaluée en oxygène dépasse 2 milligrammes par litre. C'est la limite qui avait été admise par le Comité consultatif d'hygiène. Il n'en est pas moins vrai que beaucoup d'eaux, parfaitement potables et inoffensives, contiennent des doses de matières organiques plus élevées, notamment les eaux artésiennes et les eaux des régions chargées d'humus et de tourbe, comme le montrent les deux exemples ci-dessous (1). D'autre part, si la matière organique, même en dose très faible, est attribuable à des causes pouvant entraîner la présence de microbes dangereux, une eau d'apparence très pure sous ce rapport devrait cependant être formellement rejetée. Les eaux chargées de matière organique, même d'origine tout à fait banale, ne sont pas recommandables, parce

(1) **Hazebrouck (Nord).**

Forage de Steenbecque à 185 mètres de profondeur; nappe artésienne; le niveau de l'eau s'établit à 1 mètre en contre-bas du sol. Le forage est situé à 5 kilomètres de la ville.

Analyse chimique.

Évaluation de la matière organique en oxygène. Sol. acide...	6,500	Résidu à 110°	380,0
— alcaline.	5,500	— après calcination	343,8
		Silice, en SiO^2	17,0
Oxygène dissous en volume	$1^{cc},223$	Chaux, en CaO	15,1
Ammoniaque et sels ammoniacaux	traces.	Magnésie, MgO	2,9
		Acide sulfurique, en SO^3	40,7
Azote albuminoïde	traces.	Chlorure de sodium, en NaCl	74,0
Nitrites	0	Degré hydrotimétrique total	3°,0
Nitrates, en AzO^3H	0	— — permanent.	1°,5
Acide phosphorique	tr. faibl.	— alcalimétrique	»
Chlore	44,9		

Analyse bactériologique.

Numération : 55 germes par centimètre cube.

Spécification : Cladothrix dichotoma; Streptothrix; Micrococcus luteus, M. ruber, M. aurantiacus; Bacillus subtilis.

Conclusions ; Bonne qualité.

Gamaches (Seine-Inférieure).

Nappe artésienne.

Analyse chimique.

Évaluation de la matière organique en oxygène. Sol. acide...	4,000	Résidu à 110°	445,6
— alcaline.	3,750	— après calcination	419,2
		Silice, en SiO^2	32,0
Oxygène dissous en volume	$4^{cc},020$	Chaux, en CaO	9,5
Ammoniaque et sels ammoniacaux	0,045	Magnésie, MgO	2,2
		Acide sulfurique, en SO^3	29,4
Azote albuminoïde	0,030	Chlorure de sodium, en NaCl	55,0
Nitrites	0	Degré hydrotimétrique total	3°,5
Nitrates, en AzO^3H	0	— — permanent.	2°,0
Acide phosphorique	faibl. tr.		
Chlore	33,38		

Analyse bactériologique.

Numération : 8 germes par centimètre cube.

Spécification : Bacillus luteus.

qu'elles constituent pour les bactéries un milieu favorable : elles ne seront utilisées que s'il n'en existe pas de meilleures dans la région. De telles eaux ont encore l'inconvénient fréquent de former dans les conduites des dépôts organiques qui deviennent d'actifs foyers de culture.

La nature de la matière organique contenue dans les eaux ne nous est généralement pas connue. Dans certains cas, des enquêtes faites sur place peuvent fournir des indications vérifiables par l'analyse (1).

A défaut de méthodes permettant d'extraire et de caractériser la matière organique des eaux, il était intéressant d'étudier, comme l'ont fait Pouchet et Bonjean (2), l'influence de l'addition de diverses substances organiques sur les dosages au permanganate, en opérant sur des eaux artificiellement contaminées. Le tableau ci-après résume ces expériences (p. 346).

On en tire la conclusion générale que les produits d'origine végétale prennent souvent plus d'oxygène au permanganate, en solution acide qu'en solution alcaline ; au contraire, la quantité d'oxygène pris au permanganate est plus forte en solution alcaline pour les eaux additionnées de produits d'origine animale, urine, matières albuminoïdes en putréfaction, liquides de fosses d'aisances, purins, eaux de lavoirs, etc. Il y a donc là une indication intéressante, puisque ces matières d'origine animale sont justement celles qui causent les contaminations dangereuses. D'une manière générale, on peut tenir pour suspecte une eau où la matière organique supérieure à $1^{mg},5$ en oxygène est plus forte en solution alcaline qu'en solution acide (3). Pour contrôler cette interprétation, Pouchet et Bonjean ont examiné les résultats de 1 127 analyses d'eaux (analyses effectuées au Laboratoire du Comité consultatif d'hygiène, suivant des méthodes rigoureuses et sur des eaux prélevées avec les précautions nécessaires). Parmi les analyses où la matière organique dépassait 1 milligramme en oxygène, il y en eut 297 où la quantité d'oxygène consommé était plus forte en solution alcaline qu'en solution acide. Sur ces 297 échan-

(1) On trouve quelquefois les matières organiques les plus imprévues. Citons l'exemple suivant : au cours d'une enquête sur les eaux de la ville de Caen, l'un de nous a trouvé dans l'eau d'un puits des quantités notables de sucre ; après quelques recherches, il fut établi que l'eau du ruisseau de la rue pouvait, par une fissure le long du trottoir, s'infiltrer dans le puits situé directement au-dessous, et que la veille, le ruisseau avait entraîné une certaine quantité de mélasse, accidentellement répandue sur le trottoir. — Un autre jour, le degré hydrotimétrique de ce même puits avait subitement baissé, par suite de l'introduction d'eau de savon provenant de blanchissages et entraînée par le ruisseau.

(2) Pouchet et Bonjean, *Annales d'hygiène et de médecine légale*, juillet 1897.

(3) Ces conclusions s'appliquent au mode de dosage que nous avons indiqué. Dans le procédé suivi par A. Lévy, on emploie des quantités proportionnelles d'eau, de réactifs, de permanganate. Franck a démontré qu'en opérant ainsi on trouvait toujours un chiffre plus élevé en solution acide, tandis que, par la méthode exposée (p. 301), on réalise des attaques qui permettent de saisir quelques différences dans la nature des matières organiques (*Ann. de l'Observ. de Montsouris*, 1905, p. 30).

Influence de différentes matières organiques ajoutées à l'eau sur le permanganate de potasse en solution acide et en solution alcaline dans les conditions où l'on évalue la matière organique dans les eaux potables.

	EN OXYGÈNE.		EN ACIDE OXALIQUE $C^2O^4H^2 + 2H^2O$.		EXCÈS en acide oxalique.	
	Sol. acide.	Sol. alcaline.	Sol. acide.	Sol. alcaline.	Sol. acide.	Sol. alcaline.
Eau distillée fraîchement préparée....	0,125	0,250	0,986	1,970	»	0 985
La même après 1 jour...............	0,125	0,625	0,985	4,925	»	3,940
— 2 jours..............	0,250	0,625	1,970	4,925	»	2,955
— 3 —	0,625	1,000	4,925	7,880	»	2,955
La même renfermant des poussières de laboratoire......................	1,625	1,250	12,805	9,850	2,955	»
La même après filtration	0,250	1,500	1,970	11,820	»	9,950
La même 5 jours après..............	0,375	1,500	2,955	11,820	»	8,865
Eau distillée additionnée de :						
Sucre cristallisé 0gr,01 par litre.....	6,500	3,500	51,220	27,580	23,640	»
— 0gr,05 —	16,250	6,250	128,050	49,259	78,800	»
Glucose 0gr,01 —	6,750	5,750	131,990	96,530	35,460	»
— 1gr,00 —	16,750	12,250	53,190	45,310	7,880	»
Dextrine 0gr,01 —	4,500	2,500	35,460	19,700	15,760	»
— 0gr,02 —	7,250	4,000	57,130	31,520	25,610	»
Acide tartrique 0gr,10 —	4,250	4,000	33,490	31,520	1,970	»
Albumine d'œuf 0gr,10 —	2,500	1,750	19,700	13,790	5,910	»
Urée 1gr,00 —	0,500	2,750	3,940	21,670	»	17.730
La même solution après 24 heures...	0,250	2,250	1,970	17,730	»	15,760
Eau ayant lavé des cadavres, fraîche.	13,250	11,250	104,410	88,650	15,760	»
— — 5 jours.	12,500	11,000	98,500	86,680	11,820	»
Macération à froid de viande dans eau fraîche......................	4.000	4,625	31,520	36,445	»	4,925
Même eau en cours de putréfaction..	1,500	4,750	11,820	37,430	»	25,610
Eau distillée additionnée de un cent. cube par litre des produits suivants :						
Bouillon de viande de cheval frais ...	8,500	4,750	66,980	37,430	29,550	»
Liquide de fosses d'aisances..........	2.750	3,375	21,670	26,595	»	4,925
Même eau après 24 heures...........	1,750	3,750	13,790	29.550	»	16,760
— 3 jours............	2,250	3,500	17,730	27,580	»	9,850
— 5 —	2,750	3,500	21,670	27,580	»	5,910
Purin frais	9,750	9,000	76,830	70,920	5,910	»
Même eau après 24 heures............	9,000	8,500	70,920	66,980	3,940	»
— 5 jours	7,750	9,500	61,070	74,860	»	13,730
Urine fraîche	4,750	6,000	37,430	47,280	»	9,850
Autre urine.........................	4,250	5,250	33,490	41,370	»	7,880
Eau de macération de foin (10 gr. de foin dans 1 litre d'eau, 3 jours d'été à 32°)......................	3,000	2,750	23,640	21,670	1,970	»
Eau de lavage de terre (500 c. c. d'eau filtrée sur 1 kilog. de terre (1). — 1 c. c. de cette eau filtrée dans 1 litre d'eau dist.)	1,250	2,500	9,850	19,700	»	9,850
La même eau après 5 jours	0,500	2,500	3,940	19,700	»	15,760
Eaux de lavoir : 2 c. c. dans 1 litre d'eau distillée....................	3,000	4,000	23,640	31,520	»	7,880

(1) Terre de jardin ayant reçu du fumier de cheval.

tillons, 251 étaient manifestement pollués par des matières fécales, eaux de lavoir, matières organiques en putréfaction, etc. Dans ces mêmes eaux, l'analyse bactériologique a permis d'isoler des germes dangereux ou d'origine suspecte : colibacille, bacille typhique, staphylocoque pyogène, bacille pyocyanique, bactéries chromogènes des matières fécales, bactéries putrides. Ainsi, dans 85 cas sur 100, où la matière organique dépassait 1 milligramme, le chiffre plus élevé en solution alcaline qu'en solution acide indiquait des eaux suspectes ou au moins très contaminées.

Chlorures. — La présence des chlorures dans l'eau n'offre pas d'inconvénients, si ces chlorures ont une origine naturelle, s'ils viennent du sol traversé. Il arrive souvent, par exemple, dans les régions voisines de la mer ou dans les puits artésiens, que les doses de chlorure de sodium dans les eaux sont assez élevées. — Sauf dans ces cas un peu exceptionnels, la proportion de chlore dans les eaux de bonne qualité est peu élevée. Une dose forte peut être un indice de souillure par des infiltrations d'urine ou de matières fécales; l'urine renferme, comme on sait, environ 13 p. 1000 de chlorures alcalins.

Il n'y a donc pas de limites à fixer sur les proportions du chlorure de sodium dans l'eau et l'on peut admettre jusqu'à 1 gramme de chlorure de sodium sans inconvénient pour la santé publique. Sous ce rapport, nous avons déjà cité comme exemple (p. 332) les villes d'Eu, du Tréport, de Mers qui sont alimentées par l'eau d'une nappe artésienne stérile et très pure renfermant environ 1 gramme de chlorure de sodium d'origine géologique. Cette quantité n'est pas perceptible au goût, et l'un de nous, au cours d'une expertise très documentée, en collaboration avec Moynier de Villepoix et Bor, a pu se convaincre qu'aucun inconvénient ne résultait de leur emploi dans l'alimentation publique (additions aux boissons, préparation et cuisson des aliments, lavages, emplois industriels, etc.). La saveur de l'eau contenant des proportions assez fortes de sel marin ne paraît pas désagréable : on peut citer, à ce propos, l'eau d'Apollinaris, dont on fait une si grande consommation dans le monde entier comme eau de table et qui est cependant additionnée de 1 gramme par litre de chlorure de sodium (1).

Pour l'association des chlorures avec les nitrates, voy. p. 341.

Urée, cystine, matières grasses. — Dans les eaux extrêmement contaminées par les urines, matières fécales, eaux résiduaires, on peut obtenir, par les recherches analytiques appropriées, des réactions permettant de déceler ces différents produits organiques. Ces recherches n'ont pas beaucoup d'utilité pratique et sont fort complexes. Signalons pour mémoire les réactions préconisées par Causse (2) pour déceler la cystine par le chloromercurate de diazo-

(1) Ed. Bonjean, Enquête et étude sur l'eau d'Apollinaris, 1902.
(2) Causse, Hydrologie, Paris, 1903.

benzène-sulfonate de sodium, et les produits de putréfaction par le violet de méthyle sulfureux; Molinié a constaté que le réactif préconisé par Causse pour la recherche de la cystine ne saurait être très caractéristique (1); le violet de méthyle sulfureux nous a donné des résultats insignifiants.

INTERPRÉTATION DES RÉSULTATS DE L'EXAMEN BACTÉRIOLOGIQUE

Nous venons de voir le parti que l'on peut tirer de l'interprétation des résultats de l'analyse chimique. Si, parfois, ceux-ci suffisent pour faire juger de la mauvaise qualité d'une eau, ils sont toujours insuffisants pour en établir la bonne qualité.

Il en est absolument de même pour l'examen bactériologique qui, à lui seul, pourra permettre de conclure qu'une eau est mauvaise ou suspecte, mais qui ne suffira pas pour prouver qu'elle est bonne. La mauvaise qualité sera établie, lorsque des cultures faites sur l'eau prise à l'émergence auront décelé un nombre très élevé de germes variés dont certains d'origine suspecte, ou lorsqu'on aura pu isoler un germe pathogène. Si les résultats bactériologiques sont satisfaisants, on ne pourra pas inversement conclure que l'eau est de bonne qualité.

La numération des germes contenus dans les eaux (c'est-à-dire de ceux qui peuvent cultiver sur les milieux usuels et dans les conditions ordinaires) n'a de valeur que lorsqu'elle est pratiquée avec des cultures faites sur place, ou tout au moins faites d'après des échantillons maintenus aux environs de zéro, dans l'intervalle qui s'écoule entre les prélèvements et les ensemencements.

Ainsi qu'il a été dit, il faut faire en sorte que l'eau prélevée soit réellement semblable à celle qui doit être ultérieurement distribuée. On comprend sans peine que des échantillons recueillis dans le bassin d'une source non captée, exposée à toutes les souillures de l'air, dans un forage ou un puits dont l'eau n'aura pas été renouvelée par une extraction suffisamment prolongée, donneront des chiffres de bactéries considérables, mais illusoires.

Le nombre des germes comptés dépend aussi beaucoup de la qualité du milieu de culture. Les formules usuelles, comme celle qui a été indiquée page 239 pour la préparation de la gélatine nutritive, sont propres au développement de la plupart des microorganismes des eaux : encore faut-il que la préparation en soit faite avec soin ; par exemple, si le milieu n'a pas été suffisamment neutralisé, s'il est faiblement acide ou s'il est un peu trop fortement alcalin, le nombre de germes qu'il révélera sera beaucoup plus faible que celui que fournirait le même milieu convenablement préparé.

(1) *Annales de l'Observatoire de Montsouris*, t. I, 1900.

Il ne faut pas conclure de ces observations que la numération ne présente aucun intérêt : il est évident que l'existence d'un grand nombre de germes dans une eau recueillie dans de bonnes conditions, l'eau ayant un écoulement continu et toutes les précautions étant prises pour éviter les contaminations extérieures, il est évident, disons-nous, qu'une telle eau devra être considérée comme suspecte et imparfaitement épurée dans son passage à travers le sol. Si des analyses faites à différentes époques indiquent des chiffres très variables de bactéries, on aura là encore un indice de l'irrégularité des régimes et de l'insuffisance de l'épuration.

La numération est aussi fort utile lorsqu'il s'agit de comparer entre elles des eaux voisines, d'une même région. Elle fournit des renseignements indispensables pour la surveillance des appareils filtrants et des divers systèmes d'épuration ou de stérilisation.

Nous n'essaierons pas de fixer le nombre de germes que peuvent contenir les eaux pour être qualifiées pures. Ce nombre est souvent fort petit — quelques unités par centimètre cube — lorsqu'il s'agit de nappes profondes et lorsque les ensemencements ont été faits sur place. Pasteur et Joubert (1) ont dit les premiers qu'on pouvait rencontrer des eaux de source absolument stériles. En tout cas, le fait est excessivement rare ; et si l'on n'a pas récolté soi-même les échantillons, on pourra se défier à bon droit des eaux qui ne contiennent aucun germe et soupçonner que leur stérilisation n'est peut-être pas « naturelle ».

En dehors du nombre des germes, on peut envisager aussi le nombre des espèces. D'une manière générale, les eaux sales contiennent de nombreux germes appartenant à des espèces variées. Le grand nombre des espèces est donc assez souvent un mauvais indice.

Nous avons insisté déjà sur les moyens de reconnaître les divers germes pathogènes que l'on rencontre dans les eaux potables et sur leur signification. Parmi ceux-ci, le plus important de beaucoup est le *bacille typhique*, que l'on ne trouve généralement pas, même dans les eaux qui ont certainement propagé la fièvre typhoïde. De toute manière, la constatation du bacille typhique dans une eau suffit évidemment pour en faire condamner l'emploi.

Le *B. coli*, les *bactéries putrides* et d'autres espèces se rencontrent toujours dans les eaux souillées de matières fécales. Même si l'on admet que ces germes n'ont par eux-mêmes aucune action pathogène, leur présence est digne d'attirer l'attention. Mais il faut se rappeler que ces germes, en particulier le *B. coli*, sont très répandus dans la nature, notamment sur le sol : le nom de *B. coli* donné à ce germe rappelle qu'on l'a isolé du contenu

(1) Pasteur et Joubert, *C. R. Acad. des Sc.*, 1878.

de l'intestin; mais la présence du *B. coli* n'implique pas nécessairement celle des matières fécales. Aussi est-il bien exagéré de considérer (comme on avait trop tendance à le faire il y a quelques années) qu'une eau est mauvaise par le seul fait qu'elle renferme cette bactérie très vulgaire. Lorsqu'une eau contient quelques *B. coli* par litre, si les résultats des analyses chimiques et bactériologiques fournissent un ensemble d'indications favorables, il y a lieu de supposer que la présence de cette bactérie est due à une cause banale et facilement remédiable. Si, au contraire, en même temps que l'examen bactériologique décèle le *B. coli*, l'analyse chimique fournit un ensemble de résultats indiquant une eau suspecte, — par exemple : matière organique abondante et plus fortement attaquée en solution alcaline qu'en solution acide, quantité forte de chlorures, présence de carbonates alcalins ou de sels minéraux incompatibles avec la constitution géologique, quantités notables d'azote organique ou nitreux, d'acide phosphorique, nombre élevé de bactéries d'espèces variées, — il convient d'attacher à ce *B. coli* une réelle importance et de considérer l'eau qui le recèle comme souillée par des matières fécales et capable à un moment donné de véhiculer des germes pathogènes.

Les considérations sur la signification du colibacille dans l'eau ont été exposées par l'un de nous (Ed. Bonjean) au Congrès d'hygiène de 1903 (1). Récemment des appréciations ont été émises sur ce sujet, notamment par Kaiser (2), Hagemann (3), Vincent (4). Ces auteurs attachent avec juste raison une grande importance au nombre de colibacilles renfermés dans l'eau. Ce germe ne trouve pas dans l'eau ordinaire un milieu très favorable à son développement, il ne peut donc exister en abondance que dans les eaux polluées de matières fécales ; dans ce cas, il est souvent accompagné d'une flore microbienne comprenant d'autres espèces très abondantes dans les matières fécales. D'après ces considérations, Vincent admet qu'une eau assez bonne et même bonne peut renfermer 10 à 50 *B. coli* par litre ; 50 à 100 *B. coli* par litre indiqueraient une eau douteuse; 1 à 50 *B. coli* par centimètre cube correspondraient à une eau mauvaise.

D'après Lœffler, on ne peut juger de la valeur d'une eau d'après le nombre ou l'espèce des germes, et il ne serait pas nécessaire de déceler le *Bacterium coli* ou les bacilles de la putréfaction, car la démonstration de la présence de ces microorganismes ne permet pas, à elle seule, de conclusion suffisante quant à la valeur de l'eau.

(1) Ed. Bonjean, *C. R. Congrès d'hygiène de Bruxelles*, 1903, p. 105.

(2) Kaiser, *Archiv für Hyg.*, LII, 1905.

(3) Hagemann, *Viertelj. f. gerichtl. Med. und öffentlich. Sanitatswesen*, XXIX, 1905.

(4) Vincent, *Annales de l'Institut Pasteur*, 1905.

Ce savant est d'avis que la considération du nombre d'espèces thermophiles et de *B. coli*, présentée par différents auteurs, notamment par Petrusky (1), comme un moyen d'apprécier la souillure de l'eau par les matières fécales, demande encore des études expérimentales approfondies.

Toutes ces observations démontrent qu'il faut apporter une grande prudence dans l'interprétation des résultats contingents de l'examen bactériologique des eaux. Ces résultats n'auront de réelle valeur que lorsqu'ils seront appuyés par les données de l'analyse chimique et par les renseignements géologiques et sanitaires.

LES DIVERSES EAUX DE BOISSON

EAUX SUPERFICIELLES

Cours d'eau, fleuves, rivières, etc. — Les grandes agglomérations se sont formées de préférence auprès des cours d'eau, pour emprunter commodément à ceux-ci les eaux d'alimentation. Ces eaux sont très souvent distribuées directement sans aucune purification; souvent même les emplacements des prises d'eau sont défectueux, quelquefois situés en aval de l'agglomération. L'alimentation des cités par l'eau de rivière ou de fleuve dans ces conditions donne des résultats néfastes pour l'hygiène publique. Ces installations trop primitives tendent à devenir de plus en plus rares. Depuis que les théories pastoriennes ont pénétré dans les esprits, depuis que la transmission par l'eau de diverses maladies, notamment de la fièvre typhoïde, a été démontrée par de nombreux exemples, les villes essaient de recourir à des procédés d'alimentation moins défectueux : on recherche les eaux de source, ou de nappes souterraines pures; on n'emploie les eaux de rivière qu'après les avoir purifiées, par exemple par filtration; actuellement on tend à recourir à la stérilisation.

Les causes de la contamination des cours d'eau sont trop évidentes pour qu'il soit nécessaire de les rappeler. Cette contamination est réduite au minimum dans les régions incultes et désertes, elle augmente avec l'intensité de la culture et la densité des populations sur les territoires traversés. Elle varie suivant les saisons, les périodes de pluie ou de sécheresse.

D'une façon générale, l'analyse montre que les cours d'eau provenant de terrains granitiques ont une minéralisation faible, que ceux coulant sur les terrains calcaires, argilo-sableux contiennent un peu plus d'éléments minéraux. On trouve dans ces eaux généralement peu ou pas de nitrates, de nitrites et de sels ammoniacaux ; beaucoup

(1) *Zeitschrift für Hygiene und Infectionskrankheiten*, 1903, t. XXXIII. Petrusky appelle thermophiles les espèces qui cultivent au-dessus de + 45°.

d'oxygène dissous, peu de matière organique, celle-ci généralement plus oxydable en solution acide qu'en solution alcaline : la matière organique d'origine végétale étant plus abondante que celle d'origine animale.

Les produits minéraux n'existent dans les eaux de rivière qu'en proportions assez faibles et les indices chimiques de pollution échappent souvent à l'analyse, tandis que l'examen bactériologique donne ordinairement de mauvais résultats. Le nombre de germes est presque toujours considérable, mais il varie dans de très larges limites suivant les saisons, les périodes de pluie ou de sécheresse, selon les points où sont faits les prélèvements (surface, profondeur, rive ou milieu du lit). Ces germes appartiennent aux espèces les plus variées : on y trouve toujours le *colibacille*, les *bactéries putrides*, souvent le *B. pyocyanique*, le *B. violaceus*, le *B. fluorescens liquéfiant* et *non liquéfiant*, le *Micrococcus prodigiosus*, les *Proteus*, divers *spirilles*, des *sarcines*, enfin la grande variété des espèces banales, sporulées ou non.

Les eaux résiduaires des diverses industries sont souvent projetées dans les cours d'eau et constituent des causes d'infection graves, les unes par les matières organiques animales ou végétales qu'elles apportent, d'autres par les substances toxiques ou nuisibles qu'elles renferment. Citons, presque au hasard, parmi les industries malsaines à ce point de vue, les fabriques de poudrette et d'engrais, les féculeries, teintureries, tanneries, sucreries, distilleries, papeteries, boyauderies, abattoirs, équarrissages, industries textiles, fonderies, buanderies, lavoirs, fabriques de soude, lavages des laines, chapellerie, macérations des bois, rouissage, fabriques de draps, lavages des peaux tannées, fabriques de couleurs d'aniline, etc. Ces contaminations spéciales sont le plus souvent faciles à reconnaître par l'analyse (1).

La projection des eaux résiduaires industrielles dans les cours d'eau ne doit être autorisée que si les eaux ont subi une purification suffisante, soit par l'épandage, soit par l'épuration biologique, soit par un procédé chimique. L'application stricte des règlements offre d'ailleurs pour certaines industries de grandes difficultés. Tel est le cas, par exemple, pour les sucreries qui produisent d'énormes

(1) Comme exemple de modifications particulières apportées par les eaux résiduaires industrielles, à la composition des eaux de rivière, on peut citer la Saale qui reçoit près de Dobis les eaux des mines de Mansfeld, très chargées de chlorure de sodium, et qui, en raison de leur densité, s'accumulent dans les parties basses de la rivière. Après sa jonction avec la Bode, qui a reçu les eaux résiduaires, riches en chlorure de magnésium, provenant des fabriques de chlorure de potassium du district de Strassfurt, la Saale devient elle-même plus riche en sels magnésiens.

Au confluent de la Saale avec l'Elbe, à Barby, le mélange des deux rivières ne s'effectue que très graduellement : la rive gauche de l'Elbe, par laquelle arrive la Saale, reste beaucoup plus impure ; à Magdebourg, l'eau prise sur la rive gauche contient encore deux fois plus de chlore que l'eau de la rive droite (*Kaiserliches Gesundheitsamt*, XII, p. 287).

volumes d'eaux résiduaires et qui ne trouvent pas toujours aisément les surfaces de terrain nécessaires aux épurations par le sol (1).

L'évacuation dans les rivières des matières de vidange, eaux ménagères, etc., doit être non moins sévèrement prohibée. Tout projet de construction d'égouts doit prévoir les moyens de purifier les eaux reçues par les égouts : ces moyens sont actuellement l'épandage, ou purification par le sol, procédé qui entraîne de multiples inconvénients ; l'épuration bactérienne par diverses méthodes, dont plusieurs fonctionnent à l'étranger de manière très satisfaisante et qui commencent seulement à recevoir en France quelques applications timides ; enfin les procédés d'épuration chimique seule ou combinée avec l'épuration biologique (2). — Ces questions seront traitées dans d'autres parties de ce livre.

Actuellement la plupart de nos fleuves et rivières, la Seine notamment, reçoivent encore d'importantes quantités de matières de vidange et d'eaux résiduaires non épurées et deviennent sur des parties plus ou moins longues de leur cours, des foyers d'infection putride, répandant des odeurs nauséabondes. De telles eaux sont tout à fait impropres à la boisson et dangereuses pour la santé publique.

Auto-épuration des cours d'eau. — Cependant, sous l'influence des agents naturels, surtout l'air et la lumière dont l'action est favorisée par le mouvement (3), les cours d'eau ainsi pollués subissent une épuration spontanée plus ou moins intense.

La Seine en aval de Paris a été l'objet de nombreuses études à ce propos. Voici des chiffres relevés dans les travaux de Durand-Claye et Miquel qui montrent l'épuration spontanée partielle de la Seine polluée par les déversements d'eau d'égout au collecteur de Clichy.

Résultats exprimés en milligrammes et par litre.

	AZOTE organique.	AZOTE total.	OXYGÈNE dissous.	CHLORE.	NOMBRE de bactéries par cent. cub.
			c. c.		
Pont Royal (dans Paris).	»	»	10,4	6,0	159.000
Point du Jour..........	»	»	9,5	6,0	300.000
Pont d'Asnières........	0,850	1,89	9,5	6,0	163.000
Saint-Denis............	7,270	11,29	7,4	9,0	2.419.000
Epinay.................	1,260	3,00	6,7	10,0	2.813.000
Bezons.................	0,870	1.90	5,3	11,0	2 855.000
Bougival...............	0,780	3,50	5,1	10,0	2.060 000
Conflans...............	0,790	2,50	6,0	10,0	414.000
Meulan.................	0,400	»	8,3	10,0	275 000
Mantes.................	»	»	8,5	10,0	272.000

(1) Voy. par exemple : J. Ogier, Pollution des eaux de la Bonde par les eaux d'une sucrerie. *Recueil des travaux du Comité consultatif d'hygiène*, t. XXII, 1892, p. 334. Voy. aussi : Altérations causées à la nappe souterraine par les résidus d'une sucrerie. *Laboratoire du Comité d'hyg.*, t. XIX, 1889, p. 628.

(2) Voy. Calmette, Épuration biologique et chimique des eaux d'égout, 1905, Paris, Masson.

(3) Voy. Giuseppe Cao : *Giornale R. Societa Ital. d'Igiene*, juillet-août 1904.

On voit, d'après les chiffres de l'azote organique, de l'oxygène dissous et le nombre des bactéries, que la Seine, polluée après le pont d'Asnières, a déjà subi une épuration notable à son passage à Conflans, et reprend à peu près son état normal à partir de Meulan (1).

De nombreuses autres recherches, notamment celles de Frankland, sur les rivières anglaises, démontrent l'épuration spontanée des cours d'eau.

Toutefois cette épuration n'est jamais poussée assez loin pour qu'une eau de rivière polluée par les eaux d'égout puisse devenir acceptable pour l'alimentation. L'un de nous a établi les statistiques ci-dessous de la mortalité globale dans quelques agglomérations alimentées en eaux de rivière.

Mortalité globale dans quelques agglomérations françaises alimentées par des cours d'eaux (moyenne par année établie sur 5 ans), Ed. Bonjean.

Cours d'eau.	Commune.	Nombre d'habitants.	Date.	Mortalité pour 1000 habitants.
Ardèche (l')...........	La Bégude............	1.397	1902	28,28
Aisne (l').............	Château-Porcien......	1.267	1899	31,57
Allier (l')............	Sainte-Florine........	2.826	1895	23,99

(1) Citons encore les chiffres suivants obtenus par Girard et Bordas, en 1898, dans une étude sur l'épuration spontanée de la Seine, depuis l'installation des champs d'épandage d'Achères. A cette époque, la Seine recevait encore, par le collecteur de Clichy, 300000 mètres cubes d'eau d'égout par vingt-quatre heures, le débit du fleuve étant de 150 mètres cubes à la seconde, soit une dilution d'environ 1/40.

	MAT. ORGANIQUE SOL. ACIDE.	NITRATES.	NITRITES.	AMMONIAQUE.	AZOTE TOTAL.	COLONIES AÉROBIES.	COLONIES ANAÉROBIES.
Eau à *Choisy-le-Roi* :							
Du fond.......................	4,9	7,0	»	0,2	1,40	»	»
A 2m,50.......................	5,1	7,0	»	0,2	1,35	»	»
De la surface.................	4,9	7,0	»	0,2	1,40	»	»
Eau au *collecteur de Clichy* :							
En amont......................	4,7	5,0	0,33	0,4	1,75	»	»
En aval, à 100 mètres.........	7,4	3,0	2,24	1,2	2,94	»	»
Eau prélevée à l'*île des Ravageurs* :							
A 4 mètres de profondeur......	6,45	»	2,12	2,9	5,88	460.000	40.000
A 2 — —	6,35	3,0	1,79	2,8	6,53	560.000	600.000
Surface.......................	6,20	»	»	2,9	5,04	40.000	20.080
Eau prélevée à *Marly* :							
En amont de la machine........	7,10	»	»	3,8	6,16	600.000	540.000
En aval —	6,00	»	»	5,8	5,60	1.105.000	280.000
Eau prélevée au *pont de Mantes* :							
A 6 mètres de profondeur......	4,75	14,0	1,68	1,3	3,36	»	»
A 3 — —	4,85	9,0	1,52	1,2	3,08	»	»
Surface.......................	4,45	12,0	1,42	1,2	2,80	»	»

Girard et Bordas, *Ann. d'hyg.*, (3), t. XLI, 1899, p. 142.

Cours d'eau.	Commune.	Nombre d'habitants.	Date.	Mortalité pour 1000 habitants.
Arcoule (l')	Paradon	583	1899	22,98
Charente (la)	Cognac	17.392	1895	22,73
Corrèze (la)	Brive	16.000	1893	25,22
Cerou (le)	Carmaux	10 000	1894	24,84
Craponne (canal de)	Miramas	1.480	1895	23,31
Craponne (canal de)	Salon	9.300	1894	25,80
Eure (l')	Chartres	22.000	»	»
Eyrieux (l')	Saint-Julien-Boutières.	1.493	1898	25,45
Furens (le)	Saint-Étienne	133.000	1891	23,86
Garonne (la)	Agen	23.234	1890	26,34
Garonne (la)	Toulouse	149.841	1886	26,17
Gabron (le)	Omergues (les)	396	1899	25,10
Gers (le)	Lectoure	4.720	1898	23,30
Huisne (l')	Le Mans	63.272	1901	26,46
Iton (l')	Évreux	16.932	1896	32,84
Jourdron (le)	La Rochette	1.291	1899	26,31
Loire (la)	Angers	77.164	1899	24,29
Loire (la)	Feurs	3.700	1900	23,13
Meuse (la)	Braux	2.778	1899	24,25
Morette (la) et l'Epte.	Gournay	4.200	1897	28,09
Marne (la)	La Ferté-sous-Jouarre.	4.777	1892	27,50
Marne (la)	Meaux	13.690	1903	27,75
Marne (la)	Saint-Dizier	14.601	1902	28,28
Orb (l')	Béziers	47.281	1901	25,65
Ouvèze (l')	Flaviac	870	1895	39,08
Seine (la)	Gargenville	649	1896	29,27
Seine (la)	Troyes	52.998	1893	26,23
Seine (la)	Sotteville-lès-Rouen	18.535	1905	29,20
Sarthe (la)	Fresnay	2.834	1899	27,66
Tardoire (la)	La Rochefoucault	2.808	1899	25,10
Touloudre (la)	Grans	1.736	1898	24,19
Ternay (le)	Annonay	1.900	1900	28,25
Thérouane (la)	Oissery	437	1896	27,91
Valchery (la)	Chambon-Feugerolles.	9.016	1895	25,99
Vésubie (la)	La Roquette-sur-Var.	303	1895	30,3
Vaire (la)	Annot	1.080	1896	28,70
Veste (la)	Anères	365	1898	25,75
Veyton (le)	Allevard	2.850	1893	24,70

Bien entendu, les agglomérations alimentées par des cours d'eau ne donnent pas toutes des mortalités aussi élevées : mais généralement les chiffres sont fort au-dessus de la moyenne (21 p. 1 000).

P. Brouardel et L.-H. Thoinot, dans leurs remarquables études sur la fièvre typhoïde en France (1), ont montré le rôle prépondérant joué par les eaux d'alimentation en général, et par certaines eaux de rivière en particulier; citons par exemple : la *Seine* à Paris et dans la banlieue, à Rouen (rive droite), à Troyes; la *Loire* à Nantes; la *Moselle* à Nancy; la *Charente* à Angoulême; la *Meurthe* à Lunéville; la *Divette* à Cherbourg; l'*Aude* à Carcassonne; l'*Huisne*

(1) L.-H. Thoinot, Maladies épidémiques; fièvre typhoïde en France. *Recueil des travaux du Comité consultatif d'hyg.*, t. XX, p. 389, 1890. — Brouardel, Répartition de la fièvre typhoïde. *Recueil des trav. du Comité consultatif d'hyg.*, t. XIX, p. 301. — Brouardel et Thoinot, *Recueil des trav. du Comité consultatif d'hyg.*, t. XXI, p. 826. — Brouardel et Thoinot, Fasc. III, Fièvre typhoïde, in nouveau *Traité de médecine et de thérapeutique* de Brouardel et Gilbert.

Analyses d'eaux superficielles : cours d'eaux, fleuves, rivières, torrents, lacs (Analyses du Laboratoire du Comité consultatif d'hygiène publique de France).

	Matière organique. Solution acide.	Matière organique. Solution alcaline.	Oxygène dissous.	Sels ammoniacaux.	Nitrites.	Nitrates (AzO^3H).	Phosphates.	Résidu à 110°.	Silice.	Chaux.	Magnésie.	Acide sulfurique.	Chlorure de sodium.	D. H. total.	Alcalimétrie.	
1	2	3	4	5	6	7	8	9	10	11	12	13	14	15	16	17
																germes.
Alagnon, à 70 km. de son origine, près Sainte-Florine	2,250	1,250	8,384	tr.	0	f. tr.	f. tr.	62,4	7,0	12,3	8,0	5,0	10,0	6,5	»	870 *Staph. aureus*, *B. C. C.*
Allier (l') à Moulins	1,250	1,000	8,128	0	0	tr.	0	»	»	»	»	8.9	12,8	10,0	»	222 *B. C. C.*
Arcade (l') à 1800 m. de Paradon	0,500	1,000	3,408	tr.	0	tr.	tr.	297,0	11,0	117,6	22,0	11.7	18,0	26,0	»	594
Baïse (la) à 1 km. de Condom	1,750	2,000	8,303	tr.	0	3,3	tr.	214,9	13,0	84,6	3,3	tr.	20,5	17,0	»	1.597 *B. C. C.*
Bervezon (le) près Figeac	1,500	1,250	8,303	0	0	0	tr.	32,2	2,0	6,0	4,0	3,0	8,0	3,0	»	1.224
Charente (la), amont de Cognac	1,500	1,750	7,866	tr. f.	0	5,0	tr.	223,5	2,0	98,0	tr.	7,5	20,4	19,0	»	1.635
Cerou (le) près Carmaux	2,000	1,750	6,640	f. tr.	0	tr.	tr.	51,1	2,0	6,2	9,3	tr.	9,6	4.0	»	452
Ceroc (le) près Carmaux	1,750	2,000	6,640	tr.	0	4,2	t.t.f.	57,0	6,0	7 6	6,5	tr. f.	11,2	3,0	»	1.782 *B. putrides*, *B. C. C.*
Corrèze (la) à 500 m. amont de Brive	2,500	2,250	8,214	tr.	0	tr.	tr.	48,0	8,0	5,6	3,0	tr.	9,6	3,5	»	1.529 *B. C. C.*
Credogne (la) à 13km,5 de Thiers	1,750	1,500	7,429	tr. tr. f.	0	0	t.t.f.	20,0	3,0	3,9	1,8	0	2,4	1,0	»	818
Dorlay (le) à 4 km. de son origine, près Grand-Couronne	2,750	1,250	6,729	tr. f.	0	tr.	0	38.0	15,0	6,7	tr.	7.0	4,0	3,0	8	4.768 *Prot.*, *B. putr.*, *B. C. C.*
Eure (l') à Chartres	1,500	2,250	6,904	0	0	4.7	tr.	224,0	16,0	69,7	15,2	8,2	32,8	16,0	»	2.376 *B. C. C.*
Furens (le) à Saint-Etienne (1891)	1,750	3,000	6,280	0	0	tr.	0	32,1	3,0	6,2	0	tr.	6,0	2,0	»	1.875
Garonne (la) en amont d'Agen	1,000	0,250	6,370	0	0	tr.	0	140,4	8,0	57,1	5,3	9,6	8,2	10,0	»	»
Garonne (la) à Toulouse	1,500	1.750	7,429	0	0	tr.	tr.	139,0	8,0	56,0	7,2	10,0	8,0	13,0	»	4.375 *B. C. C.*
Gers (le) à Lectoure	2,250	1,750	6,466	tr.	0	tr.	tr.	307.0	10,0	110,8	23,4	13,7	33,2	24.0	»	963 *B. putrides*, *B. C. C.*
Huisne (l') au Mans	1,500	1,250	8.303	0	0	tr.	0	314,0	27,0	134,4	5.7	13,7	7,2	25,0	320	4.186 *B. C. C.*
Iton (l') à Evreux	2,500	2,000	6,992	tr.	0	7,5	tr. f.	234,5	12,5	82,6	7.8	tr. f.	28,4	17,5	»	»
Janon (le) à 4 km. amont de Terrenoire	1.000	1,250	7,516	tr. tr. f.	0	tr. f.	0	35,7	12,0	4,5	tr.	0	7.2	1,5	»	633 *Bact. putrides.*
Jourdron (torrent) près La Rochelle	1,250	1,250	7.516	tr. f.	0	tr.	0	376,0	6,0	110,8	27.3	149,6	2,0	25,0	66	9.212 *B. C. C.*
Lanterne (la) à Faverney	3.000	2.000	7,510	0	0	tr.	0	130,3	6,0	29,6	10,4	22,9	14,6	10.5	»	»
Laychen (le) à Massat	1.000	1,000	7,688	tr. tr. f.	0	0	0	25,0	8.0	6,1	tr.	3,4	5,2	2,5	8	462 *B. C. C.*
Levégac (le) près Saint-Rome du-Tarn	0,750	0,750	6,030	f. tr.	0	8,1	0	307,0	5.0	92,4	42,1	8,9	10,8	26.0	248	20.319
Lignon (le) à Saint-Etienne	2,750	1,500	6,904	tr. tr. f.	0	0	tr. f.	45,5	8,0	9,5	4,1	tr. tr. f.	7,2	2,0	»	350 *B. putrides*, *B. C. C.*
Lignon (le) à Feurs	2,500	2,250	8,652	tr. n.	0	2.0	tr.	44.0	13,0	8.9	tr.	3,4	6,8	3,0	15	2.329 *B. pyocyanique*, *B. C. C.*
Lignon (le) à Saïl-sous-Couzan	2,000	1,500	7,688	0	0	0	0	59,0	10,0	10,0	2,8	8,2	8,4	6,0	24	448 *B. putrides*, *B. C. C.*
Loire (la) à Angers	3,750	2,250	7,688	0,204	0	3.2	tr. f.	114,0	14,0	33,6	6,4	11,6	10,8	7.5	»	3.641 *B. pyoc.*, *B. putr.*, *B.C.C.*
Loire (la) à Feurs	1,500	2,000	9,177	tr.	0	1,7	tr. n.	65,0	16,0	12,8	6.4	8,2	8.0	4.0	28	2.451 *B. pyoc.*, *B. putr.*, *B.C.C.*
Loire (la) à Cosne	2,250	1,750	7,166	tr. tr. f.	0	0	0	96,0	11,0	25,2	6,1	13,0	10,4	7,0	56	4.676 *B. putrides.*
Loire (la) à Ancenis (en amont)	1,500	1,000	6,156	tr.	0	0	tr.	176,0	16,0	59,3	10,4	11,6	22,8	13,5	112	136

Loire (la) à Montjean	2,000	1,250	7,603	f. tr.	0	tr.	t.t.f.	142,0	10,0	44,2	6,8	8,9	17,6	11,0	92	4.142 *Staphyl.*, *B. C. C.*
Loire (la) à Nantes, filtrée	4,750	2,750	7,430	f. tr.	0	tr.	tr f.	121,0	10,0	40,8	8,4	tr.	15,2	»	»	3.237 *Staphyl.*
Loire (la) à 7 km. de Feurs	3,750	2,250	6,904	1,02	0	tr.f.	0	90,0	14,0	23,5	tr.	6,1	7,6	5,0	40	12.231 *B. putrides, B. C. C.*
Lot (le) en amont de Fumel	11,750	11,500	1,048	0,88	0	0	0	125,0	16,0	44,8	8,0	4,8	7,2	10,0	»	20.300
Lys (la) en amont de Merville	3,250	0,500	7,603	f. tr.	0	7,7	f.tr.	353,0	33.0	137.2	10,6	11,6	35,6	27,0	»	2.093 *B. putrides, B. C. C.*
Malval (le) à 2 km. de La Fouillouse	2,000	2,750	5,224	f. tr.	0	t.t.f.	f.tr.	48,6	12,5	6,8	8,5	13,7	10,0	5,5	»	57 *B. C. C.*
Marne (la) près Torcy (1898)	1,500	1,250	6,118	tr.tr.f.	0	tr.	0	»	»	»	»	32,9	15,6	23,0	»	337 *B. typhique* (?).
Marne (la) à Meaux	1,750	1,500	7,516	f. tr.	0	5,5	0	283,0	12,0	120,4	13,3	15,0	12,4	23,0	214	10.476 *B. putr.*, *Staphyl*, *B.C.C.*
Oise (l') à 3 km. d'Hirson	4,500	3,000	6,380	tr. n.	0	f.tr.	0	108,0	14,0	29,0	5,0	16,4	19,2	7,0	50	764 *B. putrides, B. C. C.*
Orb (l') à Béziers	1,000	0,750	6,904	0	0	tr.	0	»	»	»	»	26,0	21,6	19,0	162	26
Oudenon (l') à La Ricamarie	2,000	1,750	8,040	tr.	0	tr.f.	tr.f.	52 5	15,0	11,4	3,4	tr.	7,2	4,5	»	586 *B. C. C.*, *Proteus.*
Paraud (le) à Flaviac	1,250	1,000	7,688	tr.	0	tr.	tr.	189,0	5,0	86,8	2,5	8,2	8,8	18,0	»	2.536
Pas-Fauvin (le) à Monthermé	1,000	1,000	6,466	0	0	0	0	35,0	5,0	4.0	tr.	8,9	10,8	2,0	4	289 *B. putrides.*
Pilat (le) à 500 m. d'Annonay	1,250	1,000	6,816	f. tr.	0	0	t.t f.	30,0	7.0	5,6	0	tr. f.	5,6	1,5	8	321
Polle (la) à Cherbourg	1,250	1,750	6,729	0	0	6,8	0	292,0	10,0	89,6	19,4	12,3	66,0	6,5	»	159
Queffleut (le) à Morlaix	4,500	1,750	6,729	tr.	0	0	tr.	73,0	2,0	12,3	5,0	3,4	35,2	3,0	20	6.760 *B. putrides, B. C. C.*
Rouchaix (le) à 12 km. de l'origine, à 5 km. en amont de Renaison	6,500	2,750	5,244	0,240	0	0	0	20.7	2,0	6,7	0	tr.tr.f.	6,0	1,5	»	65 *B. putrides.*
Rhône (le) à 300 m. de Fourques	1,500	1,000	4,981	tr.tr.f.	0	t.t. f.	0	217,0	14,0	82,8	12,2	34,3	11,2	18,0	»	4.068 *B. pyoc.*, *B. putr.*, *B.C.C.*
Sabotier (le) près Monthermé	1,250	1,250	8,128	tr.tr.f.	0	0	0	24,0	2,0	5,0	tr.	3,4	9,6	4,0	4	257 *B. putrides.*
Sarthe (la) en amont de Fresnay	7,250	4,500	7,254	tr.	0	tr.	tr.	168.2	17,1	57,1	3,9	10,3	21,0	11,5	»	1.120 *B. putr.*, *B. C. C.*
Sarthe (la) en amont de Sablé (crue)	6,000	5,000	7,778	tr.	tr.	4,6	tr.	256,4	19,0	84,5	10,4	16,5	32,0	18,0	»	22 184 *Staphyl. aur.*, *B. C. C.*
Seudre (la) près Royan	4,75	4.000	6,640	tr.	0	19,2	tr.	441,5	7,0	174,7	7,9	14,9	52,0	34,0	»	2.356 *B. C. C.*
Tachenière (la) près Monthermé	2,00	1,000	6,380	0	0	0	0	31,0	6,0	5,0	tr.	2,7	10,4	2,0	6	2.259
Ternay (le) au barrage d'Annonay	4,250	3,750	8,128	tr.	0	tr.	tr.	49,0	10,0	12.8	tr	tr.	7,6	2,5	16	1.166 *B. putr.*, *B. C. C.*
Thar (le) près Grandville	6,000	2,750	7,166	tr.	0	4,4	0	106,0	14,0	20,1	9,3	10,2	29,6	4,5	»	2.292 *B. pyoc.*, *B. putr.*, *B C.C.*
Thérouanne (le) près Oissery	3,250	2,500	4,107	f. tr.	0	13,9	tr.	110,0	»	»	»	87,5	16,0	40,0	»	7.806 *B. putr.*, *B. C. C.*
Thoüet (le) à 1600 m. de Montreuil-Bellay	7,75	6,000	6,904	0	0	tr.	tr.	115,5	15,0	21,3	3,2	12,3	36.4	6,5	»	3.150 *B. pyoc.*, *B. C. C.*
Trésoude à 2 km. de Sain-Bel	1,00	0,750	6,030	tr.tr.f.	0	2,6	0	214,0	18,0	55,4	23,4	15,0	21,2	14,5	»	4.695 *B. putr.*, *B. C. C.*
Valchéry (le) à Chambon-Feugerolle	5,0	4,000	6,466	tr.	0	2,1	tr.	»	»	»	»	15,7	8,0	2,0	»	384 *Staphyl.*, *B. C. C.*
Veyton (le) près d'Allevard	1,00	1,000	8,128	0	0	tr.	tr.	67.3	3,0	17,3	8,2	5,0	2,8	7,0	»	286
Vézère (la) à 12 km. de Brive	4,20	3,750	8,303	tr.	0	3,3	t.	48,5	10,0	3,9	4,7	tr.	8,0	3,5	»	1.188 *B. coli.*
Viaur (le) au pont de La Capelle (Rodez)	1,7	1,500	6,030	0	0	0		42,0	5,0	9,5	5,0	tr.	5,8	2,8	»	» »
Zouanet (le) à Saint-Julien-Boutière	2,00	1,000	7,603	tr.	0	6,9	0	115,8	11,0	40,3	6,8	17,1	12,8	11,0	»	166

Eaux de lacs.

Lac du Fraysse (Haute-Loire)	1,000	1,000	7,429	0	0	tr.	0	10,5	3,0	tr.	»	0	4,8	1,0	»	32
Lac du Bourget (15 m. de profondeur), rive de Bourdeau	1,500	0,500	8,625	tr.	0	tr.	0	190,0	10,0	13,9	14,0	10,0	4,4	16,5	»	116
Lac d'Aiguebelette à 25 m. de profondeur	1,750	1,500	7,254	f. tr.	0	0	0	146,0	5,0	67,2	6,4	8,2	4,0	15,0	128	155 *B. C. C.*
Eau de mare à Emérainville	28,750	22,500	4,892	gr.q.	0	0	tr.f.	»	»	»	»	42,1	178,0	11,4	»	53.444 *Prot.vulg.*, *B.putr.*, *B.coli.*

au Mans; l'*Huveaume* et la *Durance* à Marseille; le *Furens* à Saint-Étienne; et le ruisseau de *las Canals* à Perpignan.

A l'étranger, des observations multiples ont démontré le rôle joué par l'eau dans les épidémies de choléra : à Londres, par la *Tamise* (1832, 1849, 1853, 1866); à Exeter, par l'*Exe* (1832, 1849); à Hull, par la rivière d'Hull (1849); à Newcastle et à Gateshead (1853) par l'eau de la *Tyne*; à Ismaïlia, Port-Saïd, Suez, par le *canal d'eau douce* (1883); à Gênes (1884) par l'eau d'un ruisseau; à Messine (1887) par l'eau d'un canal; à l'asile d'aliénés de Nietleben près de Halle (1892) par la *Saale*; et à Hambourg (1892) par l'*Elbe* (1); en Russie par le *Dniepr* et la *Volga* (1904); en Allemagne, par la *Vistule* et les voies navigables (1905).

Pour la fièvre typhoïde : à Vienne (1855) par le *Danube*; à Lausen (Suisse) (1882) par le ruisseau du *Fürlerthal*; à Zurich (1884) par la *Limmat*, insuffisamment filtrée; à Berlin (1889) par la *Sprée*; dans les agglomérations de la vallée de la Tees (1890-91) par la *Tees*; à Plymouth, Pennsylvanie (1884-1885) par l'eau d'un ruisseau; à Apolda, à Weimar, Ober et Niederwissingen (1898) par l'eau de l'*Ilm*; et un grand nombre d'autres épidémies que nous ne pouvons citer.

La plupart des villes alimentées par les cours d'eau ont donc un état sanitaire défectueux et sont exposées aux grandes épidémies de fièvre typhoïde et de choléra.

Cependant, il est possible de recourir à l'usage des eaux de rivière, qui offrent beaucoup d'avantages, en raison de leur minéralisation généralement bonne, de leur volume abondant, de la facilité et de l'économie qu'on trouve à les distribuer. Il convient, pour que de telles eaux soient utilisées, d'éviter les déversements d'eaux d'égout et d'eaux résiduaires (2), de choisir les emplacements des prises d'eau en des points où les chances de pollution soient réduites à un minimum, et enfin d'appliquer des procédés de purification efficaces, filtration sur sable, galeries filtrantes, ou mieux, des procédés de stérilition (ozone, ferrochlore, etc.) : nous donnons plus loin (p. 415 et suiv.) des indications sur les plus importants de ces procédés. Beaucoup de villes privées d'eaux de source ou d'eaux souterraines, constamment dures et abondantes, recourent ainsi aux eaux de rivière, et il est à croire, que, grâce aux perfectionnements des méthodes d'épuration, l'usage de ces eaux ira en se développant de plus en plus. — Leur inconvénient principal est de subir des variations considérables de température, et de devenir trop froides en hiver et trop chaudes en été :

(1) Ces deux dernières épidémies sont particulièrement intéressantes : étudiées par Koch, elles démontrent dans le premier cas l'insuffisance de la filtration et dans le second l'efficacité de la filtration.

(2) Règlement sanitaire applicable aux villes, bourgs ou agglomérations A. Applications de l'article 1er de la loi du 5 février 1902 relative à la protection de la santé publique; article 45 : « Il est interdit de déverser directement ou indirectement dans les cours d'eau aucune matière excrémentitielle. »

inconvénient auquel on peut remédier dans une certaine mesure par des dispositions judicieuses des conduites et réservoirs.

Galeries filtrantes. — La perméabilité des terrains, et leurs qualités épuratives naturelles sont souvent utilisées pour améliorer la qualité des eaux de rivière. Ce sont surtout les sables et graviers qui se prêtent bien à ces opérations. Un grand nombre de villes sont ainsi alimentées par des eaux de rivière recueillies dans des galeries filtrantes ou puits creusés à un certaine distance des rives (Vichy, Angers, Toulouse, etc.).

On obtient ainsi des eaux très notablement améliorées. Dans les puits et galeries filtrantes de cette sorte, l'eau recueillie est tantôt seulement l'eau du cours d'eau filtrée à travers le sol, tantôt un mélange de celle-ci avec des eaux souterraines indépendantes du cours d'eau : aussi l'analyse minérale montre-t-elle très souvent de grandes différences entre l'eau d'une rivière et celle puisée dans une galerie filtrante établie sur la rive.

Ces ouvrages doivent être attentivement surveillés et installés dans des conditions telles qu'ils ne puissent être souillés par les eaux brutes du cours d'eau, notamment en temps de crue.

Lacs, étangs. — Les eaux des lacs et étangs, au point de vue de l'alimentation, soulèvent des observations analogues à celles qui ont été faites au sujet des fleuves et rivières. Ce sont des eaux superficielles recevant presque toujours les eaux de ruissellement des terres cultivées et trop souvent aussi les résidus des agglomérations situées sur leurs bords. Ces eaux sont généralement séduisantes par leurs propriétés organoleptiques, notamment leur transparence et leur couleur, et par leur minéralisation moyenne ou faible qui les rend propres aux usages domestiques.

Certaines villes en France utilisent ou cherchent à utiliser l'eau de différents lacs pour leur alimentation; nous citerons entre autres : Belley (lac d'Armaillé), Chambéry (lac du Bourget, lac d'Aiguebelette); Saint-Julien-Chapteuil (lac du Fraysse); mais c'est surtout à l'étranger, notamment en Suisse et aux États-Unis, que ces eaux sont utilisées.

D'une façon générale, la qualité de l'eau des lacs varie suivant le point où est fait le prélèvement : sur les bords, il est facile de concevoir qu'elle peut être très facilement contaminée, tandis qu'au milieu et à une certaine profondeur, elle est souvent assez pure.

Diverses causes peuvent entraîner des pollutions accidentelles graves : par exemple, les travaux mettant en suspension les boues des bords ou du fond. C'est à la suite de travaux pour l'adduction d'eaux d'égout et de dragages du quai des Eaux Vives — et aussi à cause du mauvais emplacement de la prise d'eau alimentaire, que la ville de Genève eut à subir une épidémie grave de fièvre typhoïde en 1884; épidémie qui cessait après la fin des travaux pour reprendre lorsque les vagues soulevées par les vents mettaient de nouveau les vases du fond en suspension. La ville de Genève supprima les prises d'eau du port et les transporta en plein lac (1893) à 2 kilomètres en amont des égouts et à 7 mètres de profondeur. D'après Massol, « on peut affirmer aujourd'hui (1894) que la fièvre typhoïde a disparu de Genève. On en signale bien quelques cas égrenés, mais l'enquête étiologique démontre toujours qu'ils sont d'origine rurale ou suburbaine ».

Massol (1) a fait une remarquable étude sur les eaux du lac de Genève dans laquelle il envisage tous les facteurs qui peuvent influencer le régime des lacs : les débits, les courants, la transparence, qui varie avec les saisons, l'eau étant plus claire en hiver qu'en été ; la température, variant suivant la profondeur, constante à 300 mètres de profondeur (4°,6 à 5°,4) et se rapprochant du point où l'eau atteint son maximum de densité (4°,0), variable dans les couches intermédiaires de 10 à 150 mètres, très variable (22° à 5°) en surface.

Les recherches de Massol l'ont conduit à reconnaître que le Léman, étant sans courant appréciable, constitue un immense bassin de décantation où les germes en suspension tendent à gagner le fond en vertu de leur pesanteur; leur nombre diminue dans les périodes calmes; la pluie et les vents altèrent la pureté des eaux. Les agents les plus actifs de l'épuration des eaux sont la décantation et surtout la lumière; leur action est maxima en été, où l'eau atteint quelquefois une pureté absolue. — L'eau du lac renferme peu de matière organique. Parmi les espèces bactériennes de cette eau, il faut citer plusieurs komma-bacillus, et, dans les vases du fond, le vibrion septique et le bacille du tétanos.

La bonne qualité de l'eau du lac de Genève signalée par Massol est peut-être exceptionnelle, et souvent les lacs et étangs, envahis par divers végétaux et organismes microscopiques, ont des eaux chargées de matières organiques.

Sauf des cas particuliers, les eaux de lacs sont susceptibles d'être plus ou moins contaminées par des eaux superficielles souillées par des produits résiduaires d'origine animale provenant des agglomérations et des terres cultivées. Il y a donc lieu de faire d'expresses réserves sur leur emploi dans l'alimentation publique, à moins qu'on ne leur fasse subir une stérilisation ou une épuration efficace.

EAUX MÉTÉORIQUES

De tout temps, l'homme a fait usage, pour la boisson, des eaux de pluie, récoltées sur de larges surfaces de ruissellement, par exemple sur les toits des édifices, et conservées dans des réservoirs ou citernes.

C'est principalement dans les pays d'Orient, où il est souvent impossible de recourir à des nappes souterraines ou à des eaux de rivière, que

(1) Massol, Les eaux d'alimentation de la ville de Genève, 1894. Genève.

les eaux de pluie ont été employées à l'alimentation de grandes villes : citons à cet égard les anciennes citernes de Carthage, de Jérusalem, de Constantinople, les citernes actuelles d'Aden, etc. L'usage des citernes est encore très répandu en Italie : Drago (1) estime que les citernes alimentent encore en Italie plus de 7 millions d'habitants.

Les anciennes citernes de Venise étaient assez ingénieusement disposées : l'eau de pluie tombant sur une surface pavée et légèrement inclinée était recueillie dans un canal circulaire noyé dans du sable qui remplissait une excavation en forme de tronc de cône, à parois étanches. Elle sortait de ce canal pour traverser le sable et gagner la partie inférieure de la cuvette ; elle pénétrait alors au bas d'un puits central en brique, et s'y emmagasinait. Cette filtration, grossière d'ailleurs, facilitait la conservation de l'eau. Des appareils analogues ont été employés en d'autres pays.

Les eaux météoriques, recueillies un peu après le début de la pluie, c'est-à-dire lorsque l'atmosphère est débarrassée des poussières et impuretés diverses, sont très faiblement minéralisées et pauvres en germes. Voici quelques chiffres relatifs à la teneur en germes des eaux de pluie, déterminés par Miquel en 1884 et 1885 à Montsouris.

Janvier	8.000	par litre d'eau.
Février	1.320	—
Mars	2,920	—
Avril	2.140	—
Mai	2.440	—
Juin	5.600	—
Août	8.300	—
Septembre	5.770	
Octobre	3.220	—
Novembre	3.250	—
Décembre	4.330	—

La proportion des germes dans l'eau de pluie est plus considérable dans les villes que dans les campagnes.

La *grêle et la neige* renferment également des microbes. C'est ainsi que Bujwid (2), sur de gros grêlons tombés à Varsovie, a trouvé 21 000 bactéries par centimètre cube (1887), Foutin (3), également sur de gros grêlons, en a compté 729, et Abel en 1894 à Greifswald a trouvé de 40 à 300 germes représentés par les espèces ordinaires du sol et de l'eau. Dans la neige, Janowski a déterminé des nombres de bactéries variant de 38 à 463 par centimètre cube.

Dans les régions désertes et privées de toute vie végétale et animale, par exemple sur les glaciers, l'eau condensée à l'état de glace et n'ayant traversé qu'une atmosphère très pure renferme cependant des germes. Schmelck (4) en a trouvé deux par centimètre cube dans la neige

(1) Drago, Lavori di Labor. del Uffizio d'Igiene di Genova, 1903.
(2) Bujwid, *Ann. de l'Institut Pasteur*, t. I, 1887.
(3) Foutin, *Centralbl. f. Bakt.*, 1890.
(4) Schmelck, *Centralbl. f. Bakt.*, t. IV, 1888.

du glacier de Jostedal à 2000 mètres d'altitude : 9 à 15 dans l'eau des ruisselets provenant de la fusion sur le glacier même : 4 à 6 dans l'eau du ruisseau à 50 mètres du glacier, et 170 à 200 dans la même eau à 5 kilomètres : le *Bac. fluorescens liquefaciens* était l'espèce prépondérante. J. Binot (1) a pu recueillir au sommet du mont Blanc jusqu'à 8 centimètres cubes de neige fraîchement tombée sans y trouver un seul germe, et dans les eaux de glacier de la même région, il existait 3 à 8 germes par centimètre cube, tandis qu'un ruisseau au pied du glacier des Bossons contenait 95 germes et que l'eau de l'Arve à Chamonix peut en renfermer 7550. Dans ces microorganismes de glaciers dominent les levures et les streptothricées ; même dans ces régions désertes, il existe une grande variété de germes et J. Binot en a rapporté 300 espèces non spécifiées, nouvelles ou difficiles à déterminer.

Les eaux météoriques recueillies dans de bonnes conditions peuvent donc servir à l'alimentation. Il convient de rejeter les eaux qui tombent au début de l'averse et qui entraînent de trop nombreuses impuretés provenant de l'air et des surfaces de ruissellement : on a imaginé divers appareils automatiques à flotteurs qui ne permettent l'emmagasinement dans les réservoirs qu'après avoir éliminé un volume convenable de l'eau tombée tout d'abord (2).

L'eau de pluie provenant du ruissellement sur les toitures revêtues de plomb, doit être rejetée : des accidents d'intoxication saturnine ont été causés par l'entraînement de la fine couche d'hydrocarbonate de plomb qui se forme à la surface du métal.

L'eau de pluie conservée dans les citernes s'altère assez vite, surtout dans les périodes de chaleur (développement des germes, introduction d'organismes variés, insectes, vers, etc.). Après quelques mois, il se produit des réactions réductrices qui communiquent à l'eau un goût et une odeur infects.

Les eaux de citernes longtemps conservées sont presque toujours contaminées. On y trouve des traces d'oxygène, de fortes quantités de matières organiques, d'azote non nitrifié, un très grand nombre de germes, notamment ceux de la putréfaction (4).

L'état sanitaire des agglomérations alimentées par les eaux de citerne est généralement médiocre.

Rabot (3) a cité une épidémie de fièvre typhoïde survenue dans une maison de Rambouillet alimentée par une citerne étanche : on

(1) J. Binot, Étude bactériologique du massif du Mont Blanc. *C. R. Acad des sciences*, 17 mars 1902.

(2) Ces appareils séparateurs pour les eaux des citernes sont employés notamment dans les maisons éclusières du canal de la Marne à la Saône et à l'île Bréhat.

(3) Rabot, Travaux du conseil d'hygiène de Seine-et-Oise, 1903.

(4) Voici par exemple des analyses d'eaux de citernes, citées par Irissou dans une étude sur les eaux d'alimentation de la ville de Cordes (Tarn) (Étude sur les eaux

reconnut que les habitants des combles de cette maison versaient leurs eaux ménagères dans le chéneau par lequel elles s'écoulaient avec les eaux pluviales dans la citerne.

Pour éviter le plus possible la pollution des citernes, on s'efforcera de réaliser les conditions suivantes : recueillir l'eau sur des surfaces

d'alimentation de la ville de Cordes; Montauban, 1904). Ces citernes sont établies les unes dans le calcaire, les autres dans des caves cimentées : elles sont munies (sauf la première) de dispositifs permettant de rejeter les premières eaux qui au début de la pluie entraînent les souillures des toits et de l'air :

	CITERNE dans le roc, eaux non séparées.	CITERNE taillée dans le roc calcaire.		CITERNE dans une cave étanche.	
Date du prélèvement des échantillons..	Août 1903	31 mars 1903	31 août 1903	12 mai 1903	7 sept. 1903
Hauteur d'eau dans la citerne.........	$2^m,70$	$1^m,60$	$1^m,15$	$0^m,80$	$0^m,90$
Matières organiques en oxygène : Sol. acide......	2,0	1,40	1,4	3,1	1,8
— alcaline....	1,7	1,0	0,9	2,0	1,0
Oxygène dissous	$3^{cc},9$	$5^{cc},6$	$4^{cc},7$	$4^{cc},8$	$4^{cc},1$
Résidu à 110°	92,4	93,6	99,0	74,6	80,6
Silice.................................	1,5	1,5	1,5	1,1	1,3
Oxyde de fer et alumine...............	1,2	0,6	0,7	1,3	1,1
Chaux	26,5	31,2	35,1	17,2	26,4
Magnésie..............................	3,8	1,7	1,8	0,5	1,0
Acide sulfurique	4,5	5,6	6,5	traces.	1,7
Chlorures	2,8	2,6	2,1	1,7	1,8
Degré hydrotimétrique total..........	5°,5	7°,3	8°,1	3°,5	5°,4
Azote albuminoïde.....................	0,8	0,4	0,3	0,9	0,5
Azote ammoniacal	0,6	0,5	0,4	0,9	0,4
Azote nitrique........................	2,8	2,7	2,9	3,0	1,9
Nombre de germes par cent. cube	34.000	1.700	1.400	»	»

Citons encore les deux analyses suivantes (*Laboratoire du Comité consultatif d'hygiène*).

	CITERNE (orphelinat de Morlaix).	CITERNE (Montesquieu, Ariège).
Évaluation de la mat. organique. Sol. acide...	2,500	2,000
— alcaline.	2,000	0,750
Azote ammoniacal............	traces.	traces notables.
— organique.............	traces.	traces.
— nitreux	traces.	traces.
— nitrique, en AzO^3H.....	9,1	traces.
Chlorure de sodium...........	8,9	7,6
Degré hydrotimétrique total .	6°	11°
Acide sulfurique, en SO^3......	»	12,3
Degré alcalimétrique, en $CaCO^3$.	»	44,0
Examen bactériologique.......	971 germes par c. c.; *Microc. aquatilis, radiatus, B. termo, B. subtilis, B. luteus, B. flavus, B. erythrosporus*, bactéries putrides.	22.000 germes par c. c.; Levure blanche, *M. aquatilis, M. fervidosus, B. termo, B. subtilis, B. viscosus*, bactéries putrides, colibacille virulent.

propres, rejeter automatiquement l'eau du début des averses, renouveler souvent et totalement l'eau des citernes, éviter l'introduction de matières végétales, feuilles, etc., d'animaux divers. Contrairement à ce qui se fait généralement, il serait bon de laisser pénétrer dans les citernes l'air et la lumière, agents naturels d'épuration. — Des appareils de filtration ou d'épuration pourraient être utilement appliqués aux eaux de citerne.

EAUX DISTILLÉES

A bord des navires, on a souvent recours à la distillation de l'eau de mer pour obtenir de l'eau potable. A la sortie de l'appareil à distillation, l'eau est stérile et ne renferme pas de sels en dissolution. Il importe de recueillir et d'emmagasiner cette eau dans des réservoirs propres, non plombifères, à l'abri des poussières et garantis contre toute souillure.

Plusieurs épidémies imputables à l'eau ont été observées à bord des navires, à la suite de contaminations accidentelles. L'eau distillée, bien que privée de matière organique et de sels minéraux, constitue néanmoins un milieu dans lequel certains germes pathogènes peuvent vivre et conserver leur virulence.

L'eau distillée n'est pas d'une saveur agréable. On lui a reproché, sans motif valable, son manque d'aération; il suffit que l'eau soit en contact avec l'air, et agitée, comme elle l'est constamment à bord des navires, pour qu'elle absorbe les quantités normales d'air en très peu de temps.

Pour obtenir de l'eau potable à bord des navires, on peut encore utiliser la congélation de l'eau de mer. Pendant la formation de la glace, les sels dissous se concentrent dans la partie qui reste liquide. En éliminant cette partie liquide avant que la congélation devienne complète, on obtient une eau qui ne renferme plus que de minimes quantités de sels. Ce procédé est d'ailleurs dispendieux. — Les navigateurs des mers polaires s'approvisionnent avec l'eau de fusion des glaçons recueillis en mer.

La congélation effectuée sur de l'eau de mer recueillie proprement à une certaine distance des côtes, peut donner de bons résultats au point de vue des qualités organoleptiques et aussi des qualités hygiéniques. On sait, d'après les travaux de Russel, que l'eau de mer prise en profondeur, loin des rives, renferme très peu de microbes.

GLACE ALIMENTAIRE

La pureté de la glace alimentaire dépend de la nature de l'eau qui l'a formée; elle renferme souvent un très grand nombre de germes et quelquefois des espèces pathogènes.

Rudden (1), étudiant les effets de la congélation sur certains microbes, a reconnu que le *B. prodigiosus* et le *Proteus vulgaris* disparaissaient après cinq jours de congélation de l'eau qui les recélait. Le *staphylocoque* résiste mieux; on l'a retrouvé après soixante-six jours de congélation. Le *B. typhique* a résisté à cent trois jours de congélation. Rudden a remarqué en outre que des congélations successives sont plus rapidement mortelles qu'une congélation unique, si prolongée soit-elle. Frænkel (2) à Berlin a trouvé de 21 à 8800 germes par centimètre cube dans les glaces dites alimentaires du lac de Rummelsburg au-dessus de Berlin et 25000 dans d'autres échantillons.

Dans la fabrication de la glace, on devrait tenir compte de l'élimination progressive des matières dissoutes dans l'eau employée; à mesure que la glace se dépose sur les parois internes des récipients refroidis, la partie non congelée de l'eau s'enrichit en sels et matériaux divers. Ainsi, en opérant sur de l'eau de la Vanne, dont le titre hydrotimétrique était 19, Bordas (3) a obtenu par congélation progressive dans un vase cylindrique une partie centrale liquide titrant 60°, alors que la glace formée ne titrait plus que 3°. En rejetant la partie liquide un peu avant la congélation totale, on enlève donc une grande partie des sels et aussi beaucoup d'impuretés. Il serait bien facile dans l'industrie de la glace artificielle d'appliquer ce mode d'épuration si simple.

Les glaces recueillies sur des étangs, mares, etc., sont souvent très impures et renferment non seulement des bactéries, mais des débris organiques nombreux, feuilles, cadavres de vers, d'insectes et autres animaux. On a signalé des cas de fièvre typhoïde certainement causés par l'usage de glace impure.

En résumé, la glace, pour être employée dans les boissons, doit provenir d'une eau pure, — ou, ce qui revient au même, donner par fusion une eau pure; — la glace artificielle, fabriquée dans de bonnes conditions, est donc préférable à la glace naturelle ; pour obtenir celle-ci par la congélation pendant les froids de l'hiver, on ne peut recourir qu'à des eaux exposées à l'air, c'est-à-dire sujettes aux contaminations atmosphériques.

Parmi les glaces naturelles ordinairement très pures, on doit citer celles qu'on extrait des glaciers, très employées dans certaines régions et dont l'usage ne présente aucun inconvénient.

Voici les conclusions qui ont été adoptées par le Comité consultatif d'hygiène au sujet de la glace alimentaire :

« La glace, destinée aux usages alimentaires, qu'elle soit naturelle ou artificielle, doit provenir d'une eau pure.

(1) Rudden, *New-York medical Record*, 1887.
(2) Frænkel, *Zeitschr. f. Hyg.*, I, 1886.
(3) Bordas, Xe *Congrès d'hygiène*, Paris, 1900.

« Il y a lieu de réglementer le commerce de la glace :

« 1° En interdisant aux fabricants, dépositaires ou débitants, de vendre ou mettre en vente, pour les usages alimentaires, de la glace qui, par fusion, ne donnerait pas une eau présentant à l'examen chimique ou bactériologique les caractères des bonnes eaux potables;

« 2° En imposant aux fabricants ou dépositaires de glaces alimentaires ou industrielles l'obligation de conserver ces deux sortes de produits dans des locaux séparés; en obligeant aussi les débitants à conserver les deux espèces de glaces dans des cases ou réservoirs distincts, munis de marques apparentes empêchant toute confusion (1). »

EAUX SOUTERRAINES

Puits et nappes peu profondes. — Les eaux des nappes souterraines peu profondes, *nappes phréatiques*, *puits ordinaires*, sont exposées à recevoir des eaux de surface imparfaitement épurées dans leur passage à travers une épaisseur de sol insuffisante. L'action épuratrice du sol varie suivant les régions (nature du sol), suivant les saisons (lumière, chaleur, humidité), suivant les quantités d'eaux météoriques à épurer. Il en résulte que les eaux de nappes peu profondes ont une composition inconstante : en un même point, on pourra observer une épuration tantôt bonne et tantôt incomplète.

Les puits ordinaires, presque toujours situés au milieu des agglomérations et n'atteignant le plus souvent que la nappe la moins profonde, sont exposés presque fatalement aux souillures graves, par les infiltrations dans la nappe des déchets organiques de toutes sortes qui infectent le sol des lieux habités, infiltrations qui parfois se produisent directement par des fissures du sol et les défectuosités des maçonneries. L'agitation de l'eau et de la vase du fond par les seaux qu'on y descend contribue à la souillure des eaux des puits (2).

Ces contaminations se traduisent analytiquement par une forte proportion de matière organique, de chlore, de nitrates et par un nombre très élevé de germes au nombre desquels dominent le B. coli, les bactéries putrides et où l'on trouve quelquefois des espèces pathogènes. On peut aussi rencontrer des parasites de toutes espèces dans les dépôts qui existent au fond de presque tous les puits. L'état sanitaire des agglomérations alimentées par les eaux de puits situés

(1) J. Ogier, *Travaux du Comité consultatif d'hygiène*, 1893, t. XXIII, p. 163.

(2) Rubner montre qu'en agitant la couche de vase au fond d'un puits, on augmente énormément le nombre des germes et qu'il faudrait un mois pour que l'eau reprenne son état normal.

Avant agitation	1.620	par centim. cube.
Après agitation	1.475.000	—
— 3 heures	196.000	—
— 48 —	44.000	—
— 27 jours	920	—

au milieu des habitations, est généralement très mauvais et les épidémies y sont fréquentes. Fort heureusement la nitrification est extrêmement intense dans les puits et, à notre avis, c'est grâce à ce fait que leurs eaux ne sont pas plus souvent dangereuses.

Nous avons vu que même en terrains granitiques et schisteux, les eaux de puits contiennent parfois une proportion relativement élevée de sels minéraux (chlorures, sulfates), indices de contamination par l'apport des eaux résiduaires des agglomérations.

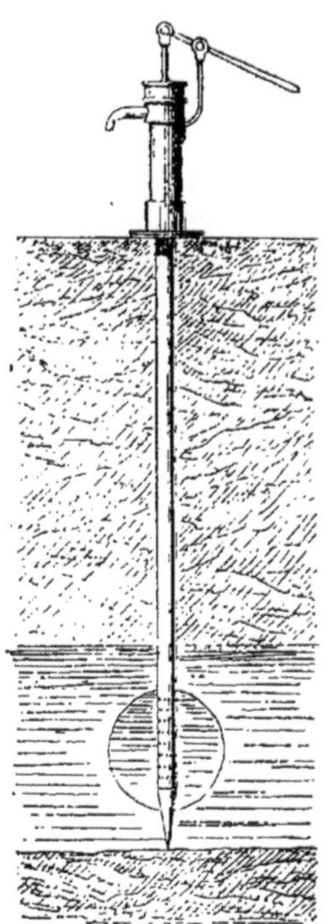

Fig. 63. — Puits tubulaire instantané.

Exceptionnellement, lorsque les puits sont bien établis, sans infiltration possible d'eaux superficielles par les fissures du sol et des maçonneries, lorsque la nappe est bien protégée, naturellement ou artificiellement, lorsque l'eau est renouvelée par des épuisements fréquents, on peut rencontrer des eaux relativement pures (1).

Quoi qu'il en soit, l'alimentation en eau par les puits situés au milieu des agglomérations est tout à fait condamnable au point de vue de l'hygiène.

Au contraire, l'eau des nappes phréatiques, recueillie par des puits forés loin des maisons et soigneusement installés, peut donner des eaux de bonne qualité. Les *puits tubulaires*, *puits instantanés* de Donnel-Norton (fig. 63), constitués par des tubes de fer perforés à leur base, que l'on enfonce dans le sol jusqu'à la nappe aquifère, rendent de très grands services en évitant les altérations de la nappe par les eaux de surface pouvant s'introduire directement par l'ouverture du puits ou s'écouler par les fissures des parois en maçonnerie. Dans les petites communes, ce procédé reçoit des applications de plus en plus nombreuses. De tels puits fournissent parfois des eaux presque stériles, alors que d'anciens puits ordinaires, utilisant la même nappe, ne donnent que des eaux souillées.

Pour bien juger de la valeur de ces eaux, il est indispensable, avant les prélèvements, de faire extraire à l'aide de pompes, de grandes quantités d'eau : la stagnation de l'eau dans des appareils

(1) On peut exiger, par exemple, que les abords du puits « soient protégés contre les infiltrations d'eaux superficielles par l'établissement d'une aire imperméable en maçonnerie bétonnée, large d'environ un mètre, légèrement inclinée du centre vers la périphérie, hermétiquement rejointe aux parois du puits ». Cette formule a été appliquée par le Comité consultatif d'hygiène à un grand nombre de puits, notamment dans la Beauce.

quelconques entraînant toujours une multiplication intense et anormale des germes (1).

La nappe peut être encore constituée par une rivière souterraine dont les réapparitions (résurgences ou sources vauclusiennes) donneront, si la rivière a été contaminée, une eau de mauvaise qualité. Les causes de contamination de ces sortes d'eaux souterraines ont été précédemment exposées par Martel (fasc. II, p. 81 et suiv.).

L'interprétation de l'analyse des eaux des nappes superficielles est souvent délicate. Si les résultats sont indiscutablement mauvais, une seule analyse pourra, à la rigueur, permettre de juger de la mauvaise qualité de l'eau ; mais si les résultats sont satisfaisants, il est imprudent de conclure sur un seul examen et, dans ce cas, l'eau doit être soumise à des séries d'analyses après des périodes de sécheresse et de pluie.

Voici des exemples de variation de composition bactérienne, pour les sources alimentant Paris, d'après Miquel :

	Vanne (1888-1898).	Dhuis (1889-1895).	Avre (1893-1896).
Hiver	1.530	6.565	3.185
Printemps	790	1.910	1.115
Été	600	1.045	1.935
Automne	1.040	6.680	1.490

C'est à la suite des pluies abondantes que le nombre des germes dans les nappes souterraines insuffisamment protégées augmente ; d'ailleurs la température et surtout le débit varient également. Nous avons obtenu les résultats suivants, sur des sources de la région d'Auxerre, prélevées et ensemencées sur place.

	Périodes de sécheresse (1905).		Périodes pluvieuses (1905).	
	Juin.	Septembre.	Août.	Octobre.
Évaluation de la mat. organique. Sol. acide	0,750	0,500	0,500	1,500
— alcaline.	0,750	0,500	0,500	1,000
Nitrates en AzO^3	18,9	20,2	21,4	25,0
Acide sulfurique	6,8	8,9	6,1	8,9
Chlorure de sodium	10,4	9,6	10,4	9,6
Degré hydrotimétrique total	23°,0	»	23°,0	22°,0
Alcalimétrie	194,0	»	200,0	200,0
Nombre de germes par c. c.	19	11	117	226
			B. coli. B. putrides.	

(1) C'est l'exemple que nous avons observé tout récemment sur les eaux de Vinneuf (Yonne) : les premières analyses effectuées sur l'eau ayant séjourné dans le puits instantané, donnaient 18 150 germes par cent. cube, dont le *B. coli* et les bactéries putrides, tandis que l'eau, après un pompage de quelques heures, donnait 40 germes par cent. cube, représentés surtout par des levures et ne contenant plus de *B. coli*, ni de bactéries putrides. Des faits analogues ont été signalés depuis longtemps. Heraeus ayant analysé l'eau d'un puits, a trouvé 5 000 germes par cent. cube, et 35 germes après 30 minutes d'épuisement. Maschock a trouvé 578 germes dans un puits après 15 minutes d'extraction et 73 germes après plusieurs heures. La pratique des analyses d'eau montre fréquemment des exemples de ce genre.

En résumé, parmi les nappes souterraines superficielles, les unes sont constamment pures, quelquefois même stériles ; les autres, les plus nombreuses, sont exposées à des souillures, tantôt accidentelles, tantôt périodiques, tantôt constantes. C'est seulement par des analyses réitérées, sur des échantillons prélevés à diverses époques, qu'il sera possible de se rendre compte de leur qualité au point de vue de l'hygiène.

Eaux souterraines profondes. Puits artésiens. — Les eaux des nappes profondes sont généralement très pures au point de vue bactériologique ; mais leur composition chimique et leur température sont souvent peu satisfaisantes. Elles ont une minéralisation élevée ; on y trouve une assez grande quantité de matière organique, des sels ammoniacaux, des sels alcalins, parfois des traces d'hydrogène sulfuré. Quant à la température des eaux profondes, on sait qu'elle s'élève de 1 degré environ pour 33 mètres de profondeur. — Malgré les inconvénients de la minéralisation excessive et de la température, malgré les variations du débit et les difficultés que présentent les travaux de forage et leur entretien, nombre de villes sont alimentées par des eaux artésiennes d'une grande pureté.

PROCÉDÉS D'AMÉLIORATION DES EAUX

Dans les agglomérations où l'on ne peut disposer que d'eaux impures ou impropres aux usages domestiques et industriels, on est conduit à faire subir à ces eaux des traitements destinés à les améliorer ; ces traitements sont de trois ordres :

I. Amélioration de la composition organique et de l'état bactériologique : c'est l'épuration proprement dite.

II. Amélioration des propriétés physiques et organoleptiques.

III. Amélioration de la composition minérale.

Le premier chapitre intéresse particulièrement l'hygiène publique ; les deux autres n'ont qu'un intérêt hygiénique secondaire.

Le problème de l'épuration proprement dite consiste à supprimer dans les eaux de boisson les substances organiques nuisibles qu'elles peuvent renfermer et à éliminer ou tuer les microorganismes dangereux. Dans la réalité on ne peut pas toujours déterminer avec rigueur les produits qui rendent une eau malsaine. En ce qui concerne notamment les matières organiques nuisibles, provenant par exemple de déjections d'individus atteints de maladies infectieuses, leur dilution dans l'eau est généralement si considérable que leur rôle nocif direct doit être bien secondaire, leur toxicité fût-elle comparable à celle des produits les plus actifs. — Mais, il n'en est pas de même des germes pathogènes, qui, introduits dans une eau en petit nombre, ont la faculté de s'y reproduire, et constituent par suite les éléments essentiellement dangereux des eaux de boisson. — Ainsi il apparaît tout d'abord que dans les procédés d'épuration, tous les efforts doivent tendre à la destruction totale des germes pathogènes. Or, les procédés de *filtration*, actuellement les plus répandus, laissent persister dans les eaux un assez grand nombre de germes : si dans une eau qui contenait à l'état brut 3 000 germes, parmi lesquels le bacille typhique ou le vibrion cholérique, il persiste encore après filtration 50 ou 100 germes, — ce qui est un beau résultat pour un filtre traitant de grandes masses d'eau, — on admettra difficilement que parmi ces germes, il n'en subsiste plus un seul virulent, ou bien qu'ils ne sont plus aptes à se multiplier dans les conduites ou réservoirs et à engendrer des épidémies. Cependant on doit reconnaître que des appareils filtrants bien dirigés améliorent beaucoup la qualité des eaux et ont une répercussion heureuse sur l'état sanitaire des villes. Inversement il est exact que des eaux filtrées dans des conditions défectueuses ont pu déterminer des épidémies graves (1).

Si parfaits que soient les appareils de filtration, ils ne peuvent, au moins à présent, offrir une sécurité absolue ; et c'est l'élimination totale des germes, c'est-à-dire la stérilisation des eaux qui paraît être le but à atteindre. Beaucoup de procédés, dont quelques-uns très efficaces, ont été mis en avant. A la vérité, on n'arrive pas facilement dans la pratique à cette élimination totale des germes ; quelques spores offrent une résistance particulière ; leur destruction présente de grandes difficultés ; mais ces germes très résistants sont considérés jusqu'ici comme inoffensifs, et leur présence en petit nombre dans les eaux ne saurait inspirer d'inquiétude. On les retrouve dans les eaux stérilisées par la chaleur, lorsque la température ne dépasse pas 115°, ou n'est pas maintenue pendant un temps assez long ; on les retrouve également dans les eaux traitées par les agents chimiques les plus énergiques, comme l'ozone, les composés oxygénés du chlore, etc. — En pratique, on doit considérer comme efficaces des procédés qui ne laissent subsister dans les eaux que quelques spores de bactéries telles que *B. subtilis*, *B. megaterium*, *B. mesentericus* et quelques levures ou moisissures. Plusieurs procédés permettent actuellement de réaliser cette stérilisation suffisante et d'éliminer totalement les germes pathogènes. Nous passerons en revue les plus intéressants de ces systèmes.

PURIFICATION DES EAUX POTABLES

La purification des eaux potables peut être réalisée de diverses manières : par des moyens mécaniques, physiques ou chimiques.

(1) Voy. VAILLARD, La fièvre typhoïde à Cherbourg. *Rec. des trav. du Com. cons. d'hyg.*, avril 1899, t. XXIX, p. 16.

Nous étudierons d'abord les procédés mécaniques, c'est-à-dire la *filtration* sur le sable et les substances poreuses inertes. Parmi les moyens physiques, rappelons que la *lumière* est un agent d'épuration naturelle et détruit promptement beaucoup de bactéries. La *pesanteur* exerce aussi dans certaines circonstances une action épurante (décantation, sédimentation des bactéries dans les eaux profondes et tranquilles). L'air et la lumière sont des agents d'épuration spontanée, et d'ailleurs incomplète, dont nous n'aurons pas à nous occuper dans ce chapitre où nous traitons des procédés appliqués par l'homme à l'amélioration des eaux potables. — L'épuration par l'*électricité* a été mise en œuvre sous bien des formes; mais en somme l'électricité n'est dans les procédés actuels qu'un agent intermédiaire destiné à produire certains réactifs chimiques; ainsi dans la stérilisation par l'ozone, gaz produit sous l'influence de l'effluve électrique, l'ozone intervient en qualité d'agent chimique : aussi l'étudierons-nous en même temps que les méthodes d'épuration par les substances chimiques. — Enfin, la stérilisation par la *chaleur* a été appliquée depuis longtemps dans divers appareils dont nous donnerons plus loin quelques exemples.

PURIFICATION DES EAUX PAR FILTRATION

FILTRES A SABLE

Les sables constituent généralement des terrains géologiques de choix pour l'épuration des eaux dans la nature. Lorsque leur épaisseur est suffisante et régulière, l'eau prélevée à quelques mètres au-dessous de la surface est pure, c'est-à-dire stérile ou très pauvre en germes et à peu près exempte de matière organique. Les facteurs qui interviennent dans cette épuration naturelle sont très complexes : état de l'eau extrêmement divisée, surface considérable d'épuration par rapport au volume d'eau filtrée, d'où action maxima de l'air et de la lumière, et, par suite, forte destruction des germes et de la matière organique par insolation et oxydation; action du sol sableux lui-même, avec le concours des germes de la nitrification, et autres inconnus, aérobies ou anaérobies, des terres arables; enfin, action mécanique de la filtration *intermittente* et *extrêmement lente* qui, par des phénomènes physiques de fixation, de sélection, arrête les matières organiques et les germes qui peuvent, pendant les périodes de repos du filtre, être détruits sur leur support.

La filtration artificielle, si bien instituée qu'elle soit, est loin de réaliser ces conditions naturelles. On demande en effet aux filtres à sable de réaliser l'épuration intensive et continue d'une nappe épaisse d'eau par son passage en quelques heures sur une épaisseur de sable de un mètre environ, dont les couches superficielles sont à peine aérées et éclairées, et dont la surface se trouve revêtue d'un dépôt membraneux composé de matières organiques, les unes en cours de putréfaction sans nitrification réelle, les autres se développant à l'exemple des végétaux et organismes de toute espèce qui prospèrent dans les eaux stagnantes, marécageuses et putrides (algues, diatomées, infusoires, vers, etc.).

Ces différences dans les principales conditions des filtres naturels et artificiels ressortent mieux dans le tableau comparatif ci-dessous :

Épuration naturelle.	Épuration artificielle.
— Eau à l'état pulvérisé ou en lame mince à la surface du sol : filtre non submergé.	— Nappe épaisse d'eau généralement de plus d'un mètre : filtre submergé.
— Filtration intermittente : longue période de repos de la surface inondée d'air et de lumière.	— Filtration continue : surface du sable peu aérée et généralement peu éclairée.
— Couche de sable généralement de plusieurs mètres d'épaisseur.	— Couche de sable de 1 mètre d'épaisseur au maximum.
— L'eau met des jours ou des semaines à traverser le filtre naturel après avoir subi le contact des couches superficielles de terre, à nitrification intense et à végétation normale.	— L'eau traverse le filtre artificiel en quelques heures après avoir subi le contact d'une couche superficielle, inerte au début, et revêtue ensuite d'une membrane de produits organiques accumulés, en partie en cours de putréfaction sans nitrification appréciable et sur laquelle se développent les divers végétaux et organismes des eaux stagnantes.

Des expériences récentes tendent à démontrer qu'il y a intérêt, dans la filtration artificielle, à se rapprocher le plus possible des conditions naturelles, que de meilleurs résultats sont obtenus par la filtration intermittente que par la filtration continue ; avec les filtres non submergés au lieu des filtres submergés ; qu'enfin l'état de division excessive des particules d'eau facilite beaucoup l'épuration.

Filtres à sable submergés à marche continue (filtres anglais, filtres lents). — Depuis longtemps on a employé avec succès le sable pour clarifier les eaux troubles, soit par l'établissement de puits ou galeries filtrantes sur le bord des cours d'eau, soit en utilisant les terrains sableux en place, soit en établissant artificiellement des filtres à sable pour épurer des eaux destinées aux usages industriels.

Les résultats ont été assez encourageants pour que de très nombreuses villes et agglomérations aient adopté ce procédé pour la purification de leurs eaux.

La filtration artificielle au sable a été appliquée aux grandes masses d'eaux d'alimentation des villes depuis environ un siècle. En 1805, on filtrait l'eau de Seine à Paris, sur le quai des Grands-Augustins, à l'aide d'un appareil de filtrage Happey renfermant du sable, du charbon et des rognures d'éponges : les rognures d'éponges, que l'on enlevait et nettoyait fréquemment, jouaient le rôle de *dégrossisseurs*. Les premiers grands bassins à sable ont été installés en vue de la filtration des eaux de la Tamise à Londres (1) par l'ingénieur anglais Simpson pour la Chelsea C° en 1829, puis dans un certain nombre de villes anglaises ; c'est pourquoi on désigne souvent le filtre à sable sous le nom de *filtre anglais*.

Depuis cette époque, ce mode d'épuration des eaux a subi des modifications plus ou moins heureuses. Il a été appliqué en Allemagne, notamment à Berlin, pour la filtration des eaux de la Sprée, en 1856 par les ingénieurs anglais Fox et Crampton ; on filtra plus tard les eaux des lacs Tegel (1883) et Muggel (1890). Aujourd'hui, la ville de Berlin a renoncé à ce mode d'alimentation pour recourir à des eaux souterraines (bien que celles-ci contiennent des composés ferreux qu'il faut éliminer par des traitements pour lesquels on utilise les filtres anciens). Cette transformation totale d'une installation citée comme modèle par certains spécialistes français a eu pour cause le développement des agglomérations au bord de ces lacs, la contamination progressive des eaux, malgré toutes les précautions imposées pour l'évacuation des eaux résiduaires, et par conséquent l'insécurité de la filtration reconnue par l'Office impérial allemand.

La filtration au sable ne s'est répandue que très tardivement en France. A Paris, notamment, les filtres d'Ivry et de Saint-Maur n'ont été établis que depuis peu d'années; leur fonction est de suppléer aux eaux de sources souvent insuffisantes dans la saison chaude; sources qui, d'ailleurs, depuis certaines épidémies récentes, sont frappées d'un certain discrédit. Au reste, on ne semble pas compter tout à fait sur la pureté des eaux de rivière filtrées, puisqu'il est actuellement question de leur faire subir une épuration chimique.

Aux États-Unis, la filtration au sable, préconisée dès 1869 par Kirwood, fut appliqué en 1872 à Poughkeepsie et en 1874 à Hudson. D'après Imbeaux, actuellement un grand nombre de villes américaines alimentées en eaux de surface doivent recourir à la filtration au sable ; certaines d'entre elles utilisent les filtres dits « américains » ou « filtres rapides ». En résumé, dans tous les pays où l'on ne peut se procurer que des eaux superficielles, impures ou troubles, la filtration artificielle sur le sable est le procédé d'épuration le plus répandu quant à présent.

Filtre à sable ordinaire, à marche lente (fig. 64). — Le filtre

(1) Cette première installation comprenait la décantation préalable de l'eau, suivie de la filtration sur une couche de sable très fin de $0^m,60$ d'épaisseur, puis sur une couche de sable et gravier de $0^m,30$, une couche de $0^m,15$ de coquilles de mer; les drains étaient établis dans la couche inférieure de gros graviers.

La vitesse de filtration était de 4 mètres sous une charge de $1^m,20$.

à sable se compose essentiellement d'une couche de sable contenue dans des bassins en maçonnerie.

L'efficacité de la filtration dépend principalement :

De l'épaisseur de la couche de sable ;

De la composition chimique et des dimensions des grains de sable;

De la disposition du filtre;

De la marche du filtre.

Nous allons étudier succinctement chacun de ces facteurs, en laissant de côté les questions techniques relatives à la construction des filtres, questions qui seront traitées ailleurs.

Épaisseur de la couche du sable. — En principe l'eau est d'autant mieux épurée que la couche de sable est plus épaisse. On a reconnu

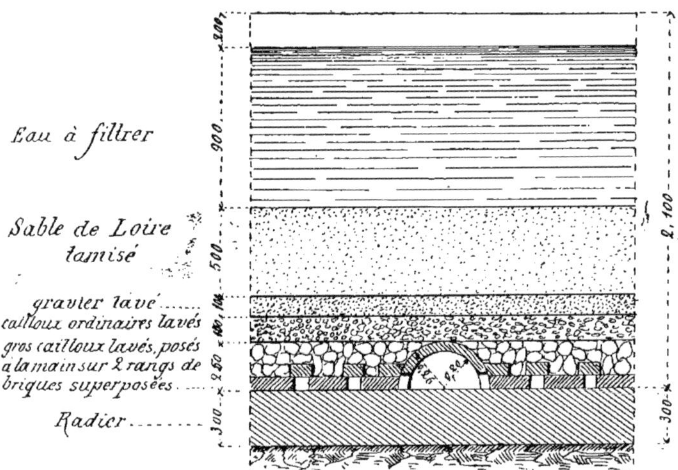

Fig. 64. — Coupe d'un bassin filtrant de la ville de Paris à Ivry.

notamment à la Station expérimentale de Lawrence et au Board of Health de l'État de Massachusetts, qui ont tant contribué à l'étude de l'épuration des eaux potables et résiduaires, qu'une épaisseur de $1^{m},20$ à $1^{m},50$ de sable à grains de $0^{mm},1$ à $0^{mm},14$, est suffisante.

L'épaisseur adoptée généralement est voisine de un mètre. En Allemagne, le *Kaiserliches Gesundheitsamt* admet que cette couche de sable peut être abaissée jusqu'à $0^{m},40$; aux États-Unis, on donne une épaisseur de $0^{m},90$, et on ne descend pas au-dessous de $0^{m},60$; en Suède, on atteint $1^{m},50$; à Zurich, $0^{m},90$; à Paris, $0^{m},50$.

Comme les nettoyages successifs enlèvent une certaine quantité de sable et que, d'autre part, des phénomènes de tassement peuvent diminuer l'épaisseur, on emploie au début une épaisseur plus grande que celle qui serait rigoureusement nécessaire.

Composition du sable. — Les sables diluviens quartzeux conviennent bien à la filtration. S'ils renferment de notables proportions d'éléments solubles, en particulier du carbonate de chaux, l'action dissolvante de l'eau arrive à produire des espaces vides ou des tassements nuisibles à la bonne marche de la filtration. On détermine la proportion de ces produits, la teneur en matière organique (et surtout en azote), qui doit être très faible.

Les sables les plus propres à la filtration ne doivent pas renfermer plus de 2 p. 100 de carbonates alcalino-terreux. En France, le sable de Loire, siliceux et feldspathique, rend de très bons services.

Dimension des grains de sable. — Nous rappelons ici que dans une masse sableuse filtrante quelconque, il y a environ un tiers d'espace libre, espace qui peut être occupé par de l'air ou par de l'eau ; ce rapport de l'espace vide au volume total est à peu près constant, quel que soit le volume du grain de sable. Dans cinq espèces de sables différents, de plus en plus fins, Piefke a trouvé de 29 à 34 p. 100 d'espace libre. A ce point de vue, la dimension des grains présenterait donc peu d'intérêt, mais la vitesse de pénétration de l'eau dans le sable dépend essentiellement du degré de finesse des éléments (1).

Les sables généralement utilisés ont des grains de $0^{mm},15$ à 3 millimètres. Dans les filtres de Paris, le sable doit traverser en certaines proportions des tamis de 2 millimètres à $2^{mm},5$.

Les sables présentent de grandes variétés sous le rapport de leurs dimensions et de leur uniformité. Le Board of Health de l'État de Massachusetts (2) les caractérise par la *grandeur effective* et par le *coefficient d'uniformité*. La *grandeur effective* d'un sable est le diamètre d'une sphère dont le volume serait supérieur au 1/10 des grains les plus fins de ce sable et inférieur aux 9/10 des grains les plus gros.

Aux États-Unis la grandeur effective n'est pas supérieure à $0^{mm},34$. Le *coefficient d'uniformité d'un sable* représente le quotient du chiffre indiquant la taille d'un grain de sable qui serait plus gros que 60 p. 100 des grains du sable considéré, par le chiffre représentant la dimension d'un grain de sable qui serait plus gros que 10 p. 100 des grains du sable considéré : dans les filtres américains on n'emploie que les sables dont le coefficient d'uniformité est compris entre 1,7 et 3,0 ; dans les filtres anglais et allemands, le coefficient d'uniformité est de 2,60 pour le sable neuf ; il devient 3,60 à 3,85 pour le sable lavé. On détermine la « grandeur effective » et le « coefficient d'uniformité » des sables par des tamisages successifs ; on obtient ainsi différentes catégories de grosseurs de grains de sable que l'on pèse, on en déduit le poids pour 100 de chaque catégorie.

(1) La résistance au mouvement est proportionnelle à la fois à l'épaisseur du filtre, si le filtre est homogène, et à la vitesse du liquide dans les espaces lacunaires, tout au moins quand cette vitesse n'est pas trop grande (Duclaux, Brunhes).

(2) Allen Hazen, Some physical properties of sand and gravels with spécial reference to their use in filtration. *Board of Health of Massachusetts*, 1892, p. 549.

On établit plus exactement les dimensions des grains en déterminant la densité et le poids des particules, ou par l'examen micrométrique sous le microscope.

Pour déterminer les proportions des grains plus petits que 0mm,1 on procède en séparant les éléments par dépôts fractionnés dans l'eau.

Sables employés et vitesse de filtration dans quelques installations.

	AMMONIAQUE albuminoïde pour 100.000.		GRANDEUR effective 10 p. 100 plus petite que :	COEFFICIENT d'uniformité.	VITESSE de filtration.
	Sable encrassé.	Sable lavé.			
			mil.		m.
Londres, East London	26,0	8,6	0,40	2,0	»
— Grand Junction	10,0	2,7	0,40	3,6	3,05
Chelsea	»	2,1	0,36	2,4	3,05
Hambourg	12,20	4,0	0,34	1,7	1,50
Altona	11,0	3,0	0,37	1,6	2,40
Berlin, Tegel	9,0	1,5	0,34	2,3	2,40
Berlin, Müggelsee	8,2	1,07	0,31	2,3	2,40
Berlin, Stralau	10,8	0,80	0,34	2,0	2,40
Paris, Compagnie générale des eaux.	»	»	0,30	2,6	»

Disposition du filtre. — Des mesures doivent être prises pour assurer la marche régulière et efficace de la filtration. Les bassins sont couverts si l'on veut éviter les effets produits par les grandes variations de la température. Dans les bassins couverts, on évite la formation de la glace en hiver, et le développement intensif des algues et autres plantes en été; par contre, l'eau se trouve soustraite à l'action épuratrice de la lumière, ce qui est une condition moins bonne.

Les parois et surtout le fond des bassins doivent être étanches; la couche de sable repose généralement sur des couches de support constituées par des sables et graviers de plus en plus gros, au-dessous desquels sont disposés des drains qui recueillent l'eau. Les conditions dans lesquelles on collecte les eaux sont très variables : drains, caniveaux, tuyaux, briques perforées, etc.

Le filtre doit être établi de telle sorte que les eaux brutes ne puissent gagner les drains sans avoir traversé la couche de sable sur une épaisseur suffisante, en quelque point que ce soit : la précaution la plus générale est d'arrêter les drains à 1m,50 au moins des parois des bassins, et de rejeter les eaux filtrant près des parois verticales. Différents dispositifs intéressants ont été imaginés dans ce but, par exemple, pour les nouveaux filtres de la ville de Paris à Ivry. Il est aussi très important de répartir également le sable par couches successives très régulières.

Il est nécessaire que l'on puisse à tout moment isoler et rejeter les eaux d'un filtre fonctionnant mal. Chaque bassin filtrant doit donc être indépendant, de manière qu'on puisse se rendre nettement compte de son fonctionnement, en assurer la bonne marche, observer la perte de charge, vérifier la qualité de l'eau, assurer le nettoyage, et régler la vitesse de filtration : des appareils enregistreurs et autres permettront de suivre les variations des niveaux dans le filtre, dans la chambre d'écluse, dans la chambre de charge.

Marche du filtre. — Lorsque le sable est mis en place, on fait pénétrer très lentement de l'eau filtrée, provenant d'un autre bassin en bon fonctionnement, par la base du filtre de manière à chasser l'air des espaces lacunaires sans produire de mouvements dans le sable. Le remplissage trop brusque laisserait des poches d'air qui gêneraient la filtration en certains points.

Le bassin est ainsi rempli en douze heures environ par de l'eau filtrée : lorsque celle-ci atteint une hauteur de quelques centimètres au-dessus du sable (10 à 12 centimètres), on arrête son introduction et on amène alors directement à la surface l'eau brute, lentement d'abord, puis dans les conditions normales, jusqu'à ce que l'eau ait atteint la hauteur qu'elle doit prendre définitivement au-dessus du filtre, c'est-à-dire jusqu'à ce que la pression voulue soit obtenue. On laisse ainsi le filtre vingt-quatre heures, afin que le sable se mette bien en place sous l'eau; enfin on commence la filtration, d'abord lentement, puis en accroissant la vitesse progressivement jusqu'à ce que le débit normal soit atteint; la vitesse de filtration doit être très bien réglée, car les changements de pression ou de débit entraîneraient des modifications très grandes dans la qualité de l'eau filtrée, réduiraient sa transparence et augmenteraient le nombre des germes.

Membrane biologique. — A mesure que l'eau traverse le filtre, celui-ci se colmate et la résistance du sable au passage de l'eau augmente d'autant plus rapidement que celle-ci renferme plus d'argile, de sable fin et de matières en suspension. L'accumulation des matières minérales et organiques ralentit le débit du filtre. Certains auteurs, ayant constaté que le nombre de germes diminuait à mesure que le dépôt superficiel augmente, ont attribué à la membrane organique qui se forme sur la surface du filtre, un rôle considérable dans l'épuration de l'eau ; mais des résultats tout aussi favorables ont été obtenus d'emblée avec des eaux renfermant de l'argile en suspension, ou encore dans les filtres américains à colmatage artificiel (sulfate d'alumine), ou dans les expériences de Miquel sur les filtres non submergés ; ces observations affaiblissent singulièrement les théories qui attribuent une influence excessive à la membrane biologique, formée par les végétaux divers accumulés sur les filtres (Chlorophycées, Cyanophycées, Phéophycées, etc.), théories qui ont fait dire que le filtre doit « mûrir » avant de bien fonctionner.

Strohmeyer (1) a relevé sur les filtres de Hambourg plus de

(1) Strohmeyer, Die Algenflora des Hamburger Wasserwerkes, 1897.

160 espèces d'algues appartenant principalement aux Chlorophycées, aux Bacillariées et aux Polychromacées. Kemna (1), sur les filtres d'Anvers, a particulièrement établi la prédominance de certaines espèces suivant les saisons : *Fragilaria melosira* et *synedra* de janvier à mai ; *Cyclotella*, de mai à août ; *Oscillaria*, *Coscinodiscus*, *Protococcus*, en août, etc. Cet auteur est toujours partisan de la « membrane biologique » malgré tous les accidents qu'il lui attribue. On a signalé le rôle utile de l'oxygène à l'état naissant, dégagé par les algues à chlorophylle sous l'influence de la lumière; il peut se dégager également des gaz carbonique et forménique sous l'influence des fermentations putrides des algues mortes et des matières organiques arrêtées par le sable, surtout pendant les grandes chaleurs. — Kemna signale différents accidents que produit parfois le développement excessif des algues et autres végétaux à la surface des filtres : en se détachant par paquets, elles provoquent une dénudation du sable, ce qui entraîne des augmentations brusques du nombre des bactéries dans l'eau filtrée ; les végétaux ou organismes morts, en décomposition rapide, communiquent souvent à l'eau un goût désagréable et laissent passer dans celle-ci de fortes proportions d'ammoniaque; les petits crustacés, principalement les daphnies, les larves, les insectes, les petits poissons (épinoches) peuvent causer des accidents plus ou moins graves dans la marche des filtres par altérations locales de la membrane biologique. Au *Congrès des hygiénistes municipaux*, Kemna (2) a signalé que dans certains filtres, l'envahissement par les diatomées et les épiphies flottantes pouvait être tel qu'il avait dû en faire enlever lui-même des milliers de kilogrammes, sur les filtres d'Anvers. Aux filtres de Stralau, dans l'été de 1893, les algues étaient si abondantes, qu'il fallait décroûter après le passage de 13 mètres cubes d'eau par mètre carré de filtre (Imbeaux).

En réalité, la faune et la flore de la surface des filtres à sable, les réactions qui s'y passent, n'ont rien de spécial et sont analogues à tout ce que l'on observe dans les cours d'eau, les lacs, les étangs à sol vaseux chargés de matières organiques.

Nous avons toujours considéré que le passage de l'eau au travers de cette membrane organique souvent en cours de putréfaction peut offrir des inconvénients; il est évident que puisque les sels ammoniacaux se produisent et traversent le filtre, on doit logiquement admettre que des toxines formées simultanément dans le processus de la putréfaction passent également dans l'eau filtrée.

Nettoyage des filtres. — Lorsque la résistance au passage de l'eau est devenue trop grande, il faut arrêter la marche du filtre et le nettoyer. On enlève, sur une épaisseur aussi régulière que possible, qui est d'environ 1 à 2 centimètres, le dépôt principal de la

(1) Kemna, *Bulletin de la Société belge de géologie*, mars 1900.
(2) *Technique sanitaire*, n° 1. Janvier 1906.

surface du sable ; puis on remet le filtre en marche comme au début. Lorsqu'on a pratiqué un certain nombre de fois cette opération, la couche de sable a diminué d'épaisseur et le sable restant est devenu impropre à la filtration. On l'enlève pour le régénérer et on nettoie les parois du bassin chargées de matières organiques. Le lavage du sable contaminé est une opération difficile et coûteuse ; bien des appareils et procédés ont été préconisés dans ce but. Les algues et débris divers sont très adhérents ; et il est presque impossible d'éliminer toutes les matières organiques et de rendre au sable sa propreté primitive.

Vitesse de filtration. — On règle la vitesse de filtration par la hauteur d'eau maintenue au-dessus du sable, par le réglage de vannes disposées sur les collecteurs d'eau filtrée, ou par des appareils appropriés, tels que le régulateur automatique du système Didelon, appliqué dans un grand nombre d'installations. La vitesse généralement admise est celle de $0^m,100$ de hauteur d'eau par heure, soit $2^m,40$ par vingt-quatre heures ; on tend de plus en plus à diminuer cette vitesse (1). Dans la pratique, on s'efforce de régler pour le mieux la vitesse de filtration selon la qualité de l'eau.

Voici quelques chiffres relatifs aux vitesses de filtration :

Filtres à Londres (1829) = $4^m,00$.

Filtres Thomas Ditton = $7^m,850$.

Londres (Southwark and Vauxhall) = $2^m,63$ et (Lambeth) = $3^m,50$; Hambourg = $1^m,50$; Altona = $2^m,40$; Paris = $2^m,40$; Zurich (eau du lac préfiltrée) = $4^m,80$; Philadelphie (Lower Roxborough, avec préfiltre) = $5^m,60$; Indianopolis = $4^m,20$.

Décantation et préfiltration. — Dans le but d'augmenter la durée des filtres et d'éviter les nettoyages coûteux et souvent imparfaits du sable, on fait subir à l'eau brute, avant de l'admettre sur le filtre, un dégrossissage préalable, soit par décantation, soit par un filtrage rapide préliminaire. — La décantation est quelquefois réalisée naturellement par le passage de l'eau dans un lac, étang, barrage, etc. On l'obtient aussi en faisant circuler lentement l'eau brute dans des canaux en chicane dont les dimensions vont croissant de manière à diminuer la vitesse du passage de l'eau à mesure qu'elle approche des filtres.

Filtres dégrossisseurs. — Préfiltres. — On a vu que l'un des inconvénients principaux des filtres à sable est d'exiger de fréquents nettoyages, puisqu'ils ne commencent à fonctionner utilement qu'à partir du moment où le dépôt des matières en suspension dans l'eau, détritus divers, algues, bactéries, etc., a formé à la surface une pellicule qui constitue la partie efficace du filtre (du moins selon les théories actuellement appliquées pour les filtres lents) ; cette pellicule

(1) Miquel conseille de ne pas dépasser $0^m,08$ par heure, soit $1^m,92$ par vingt-quatre heures pour les filtres de Saint-Maur et d'Ivry.

n'est pas obtenue immédiatement, mais après un temps variable, selon la nature de l'eau, sept ou huit jours, par exemple; puis, elle ne tarde pas à devenir trop compacte et le débit baisse tellement qu'il devient indispensable d'enlever la couche supérieure, de sorte qu'un filtre à sable ordinaire est d'abord mauvais, et devient ensuite bon pour un temps très limité.

Il est clair que si l'on distribue sur le filtre à sable une eau déjà assez pure par elle-même et contenant peu de matériaux en suspension, la production de la membrane artificielle sera plus lente; mais, une fois formée, elle pourra durer pendant bien plus longtemps que dans le cas où l'eau est très impure. Cette observation indique qu'il doit être avantageux, lorsqu'on traite une eau très impure, de la purifier partiellement avant de l'envoyer au filtre à sable, et de la *dégrossir* par une filtration préalable rapide et pouvant être réalisée dans des appareils de dimensions restreintes. On arrivera ainsi à augmenter la durée des filtres, ou, ce qui revient au même, à diminuer la surface de ces installations ordinairement très encombrantes.

Parmi ces appareils de filtration préliminaire, le plus connu en France est le *dégrossisseur Puech*, qui a reçu d'importantes applications, notamment à Suresnes et pour certains des filtres à sable de la ville de Paris. Voici la description sommaire d'un appareil de ce genre.

Trois bassins rectangulaires, de 20 m. × 2 chacun, soit en tout 120 mètres carrés de surface, sont munis d'un faux fond en tôle perforée. Sur les tôles du premier bassin on place du gravier en morceaux de la grosseur d'un œuf de pigeon; sur le second, des graviers de la grosseur d'un haricot, sur le troisième des graviers de la grosseur d'un grain de maïs.

L'eau traverse successivement les trois compartiments à raison de 30 mètres cubes par mètre carré et par vingt-quatre heures. Elle laisse dans chacun d'eux des impuretés de moins en moins volumineuses à mesure qu'elle chemine du premier vers le troisième.

Au bout d'une huitaine de jours, le débit devient plus faible et il faut nettoyer superficiellement les filtres. A cet effet, le bassin à nettoyer est isolé par un système de vannes, les deux autres continuant à fonctionner. On vide ce premier bassin jusqu'à ce qu'on voie apparaître la couche vaseuse qui recouvre le gravier. Par l'ouverture d'une vanne, une lame d'eau de 2 à 3 centimètres vient ruisseler sur cette couche pendant que deux hommes la râtissent d'amont en aval : les impuretés sont entraînées en peu de temps.

Quand cette opération a été pratiquée trois fois, c'est-à-dire après un mois, il faut nettoyer la masse entière : le bassin est isolé et vidé à fond; en aval, on pratique dans le gravier une excavation, de 50 centimètres de longueur environ, occupant toute la largeur du bassin, et descendant jusqu'à la tôle perforée. On introduit par l'amont une lame d'eau de 2 à 3 centimètres, qui glisse le long de la couche, tombe dans la cuvette factice et se perd dans les trous de la tôle. Avec des houes, les ouvriers renversent le gravier par petites tranches, le font tomber dans la cuvette où ils le lavent, de manière à former toujours devant eux une nouvelle cuvette, où tombera et se lavera le gravier suivant. Le bassin ainsi purifié est rejoint aux deux autres et remis en service.

Voici un aperçu des résultats que peut donner cette filtration préliminaire (analyses de l'observatoire de Montsouris, 1899).

	Bactéries.	
	Eau brute.	Eau dégrossie.
14 septembre	50.000	24.500
19 —	62.500	21.000
21 —	51.000	16.000
25 —	42.500	6.500
28 —	67.500	3.250
3 octobre	67.500	11.000
6 —	27.000	2.000

soit, en prenant la moyenne, une diminution de 80 p. 100 environ dans le nombre des bactéries.

On peut apprécier l'influence des préfiltres Puech-Chabal d'après les expériences de Rappin sur l'installation récente de filtration des eaux de la Loire servant à l'alimentation publique de Nantes (1).

	LOIRE brute.	DÉGROSSISSEURS.	BASSIN n° 6.	COLLECTEUR général.
Après 5 jours : Nombre de germes par c. c.	4.800	»	587	568
— 10 jours : —	42.000	23.362	1.577	1.400
— 15 jours : —	45.000	3.800	1.276	995
— 20 jours : —	7.600	7.441	669	720
— 25 jours : —	10.130	7.081	412	473
— 30 jours : —	2.200	1.200	152	184
— — Recherche du *B. coli*	+	+	+	+
— 40 jours : Nombre de germes par c. c.	2.442	23.400	1.335	797
— — Recherche du *B. coli*	+	+	+	+
— 50 jours : Nombre de germes par c. c.	1.000	3.900	109	286
— — Recherche du *B. coli*	+	+	paracoli	»
— 75 jours : Nombre de germes par c. c.	1.100	800	45	43
— — Recherche du *B. coli*	+	+	—	—
— 100 jours : Nombre de germes par c. c.	2.300	500	50	60
— — Recherche du *B. coli*	—	+	—	—

En résumé, les dégrossisseurs, méthodiquement combinés, sont des appareils efficaces pour faciliter le travail des filtres à sable et augmenter leur durée. Ils rendent possible la suppression des bassins de décantation dont les inconvénients sont nombreux.

Après les appareils de préfiltration, citons encore les appareils de

(1) Bulletin du Lab. de bactériologie de l'Institut Pasteur de la Loire-Inférieure. Nantes, 1905.

Maignen appliqués à Lower Roxborough, près de Philadelphie : ils sont constitués par des couches de gravier, de coke, de scories, d'éponges comprimées maintenues entre une plaque métallique perforée et un plancher non jointif en bois ; l'utilisation de matières telles que l'éponge, le bois, dans ce genre d'opérations, nous paraît très critiquable.

Double filtration. — Dans certaines installations, notamment à Zurich, à Vienne, à Philadelphie, on fait subir une seconde filtration à l'eau déjà décantée ou préfiltrée et filtrée sur le sable fin : l'application originale de ce procédé, mis en usage par Götze pour la ville de Brême, est revendiquée par Puech. La double filtration, d'après Götze, diminuerait le nombre de germes, surtout lorsque les eaux brutes en contiennent des nombres énormes, en temps de crue, par exemple, et assurerait de meilleurs résultats.

Parmi les dernières installations de double filtrage au sable, l'une des plus perfectionnées est celle que vient d'établir la Compagnie générale des Eaux de la banlieue de Paris, à Suresnes, pour l'épuration de l'eau de la Seine, en vue de l'alimentation des communes de Suresnes, Courbevoie, Colombes, Bois-Colombes, Nanterre, Gennevilliers, Asnières, Rueil (34 000 mètres cubes par 24 heures). L'eau de Seine puisée au barrage de Suresnes est élevée presque au sommet du Mont Valérien où elle subit un dégrossissage d'après le procédé Puech, et une double filtration. Les bassins sont disposés en cascade et dans chaque opération l'eau passe d'un bassin à un autre en s'écoulant en large nappe mince et par conséquent en s'aérant. L'épaisseur de la couche de sable de Seine est de 90 centimètres. La vitesse de la seconde filtration est de 3 mètres cubes par mètre carré de filtre et par vingt-quatre heures. Un laboratoire de bactériologie dirigé avec toute la compétence voulue permet de vérifier la marche des appareils. Les résultats de cette installation très perfectionnée seront fort intéressants à suivre.

Filtration intermittente. — La filtration intermittente a été étudiée, mais dans des conditions défectueuses, à Lawrence. Le filtre était vidé et mis au repos tous les jours. On a reconnu que l'oxydation de la matière organique et la nitrification étaient plus appréciables que dans les filtres ordinaires.

Allen Hazen recommande particulièrement ce procédé pour les eaux très chargées de matières organiques.

Filtres non submergés et continus. — Les *filtres non submergés* sont étudiés en ce moment par Miquel et Mouchet (1). Ces savants ont obtenu déjà, dans des installations d'essai, des résultats extrêmement remarquables.

(1) Miquel et Mouchet, Nouvelles recherches sur l'épuration des eaux de source et de rivière par les filtres à sable non submergés. *Annales de l'Observatoire municipal de la Ville de Paris*, t. VI, 1905.
La ville de Châteaudun expérimente actuellement ce procédé.

Le filtre est formé, de bas en haut, de matériaux de drainage et de soutien, occupant une hauteur de $0^m,80$, et d'une couche de sable de Seine très fin de $1^m,17$ d'épaisseur. L'arrivée de l'eau à la surface est réglée de manière que le filtre ne soit pas submergé.

Dans les essais effectués avec l'eau de source, Miquel a constaté dès le quatrième jour que le *B. coli* n'existait plus dans l'eau filtrée. En augmentant progressivement le débit jusqu'à $2^m,430$ par vingt-quatre heures, même après 70 jours de marche, on ne trouvait plus le *B. coli*. Dans ce laps de temps le fonctionnement intermittent n'a pas eu de résultats fâcheux. Enfin, avec un débit de $0^m,1$ par heure, c'est-à-dire de $2^m,40$ par vingt-quatre heures, chiffre adopté dans la plupart des installations filtrantes, après 44 semaines de marche l'eau filtrée ne contient pas le *B. coli* (essai sur 440 centimètres cubes d'eau).

Quant au nombre des bactéries, nous reproduisons ci-dessous les chiffres les plus intéressants :

	Bactéries.			
Semaines.	Eau de source.		Eau de rivière (Ourcq).	
	Brute.	Filtrée.	Brute.	Filtrée.
1	2.675	2.585	11.295	5.435
2	915	745	38.130	495
3	2.135	350	13.400	465
7	8.490	185	46.045	300
12	875	80	10.835	240
15	540	280	14.855	45
16	420	335	4.715	25
20	2.455	275	3.615	15
22	275	210	12.815	50
30	200	17	36.935	50
35	220	135	364.675	55
37	105	80	32.500	5
44	235	20	»	»

La moyenne des germes dans l'eau de source brute étant de 1870, l'eau sortant du filtre non submergé en contient 250 par centimètre cube : le coefficient apparent d'épuration serait donc de 7 d'après le nombre de germes ; il serait de 1080 d'après la teneur en *B. coli*. Les résultats obtenus pour l'épuration de l'eau de l'Ourcq sont encore plus remarquables avec des vitesses de filtration de $1^m,800$. — Au cours des expériences le filtre fut accidentellement inondé par l'eau brute et le *B. coli* passa dans l'eau filtrée.

Miquel et Mouchet résument ainsi leurs recherches : « Ces résultats expérimentaux obtenus avec constance depuis plus d'un an nous font espérer :

« 1° Que la purification mécanique des eaux de source non obtenue jusqu'à ce jour sera rendue possible au moyen des filtres à sable non submergés ;

« 2° Que la purification des eaux de rivière, actuellement obtenue au moyen des bassins à sable submergés, sera rendue plus sûre et plus parfaite avec les filtres à sable non submergés.

« Enfin que les filtres à sable non submergés devront toujours fonctionner à couvert, tant pour rester à l'abri des gelées que des végétations alguaires ou autres qui peuvent promptement imperméabiliser leur surface. »

Ces déductions intéressantes reposent surtout sur le fait de la disparition du *B. coli* dans l'eau filtrée : Miquel admet « qu'une eau qui ne présente plus le bacille d'Escherich et qui, par là, se montre dépourvue de souillures dues aux déjections animales ne saurait être soupçonnée de véhiculer le bacille typhique toujours accompagné du *Bacillus coli commune.* »

Nous souscrivons à cette opinion lorsqu'il s'agit d'eaux brutes; et nous admettons que l'eau brute qui ne renferme pas de *B. coli* ne recèle pas le *B. typhique* ou le *V. cholérique.* Mais nous estimons jusqu'à preuve du contraire que le *B. typhique* comme le *V. cholérique* et d'autres espèces pathogènes peuvent traverser un filtre alors que le *B. coli* sera retenu, et par conséquent, qu'une eau filtrée renfermant encore un certain nombre de germes provenant d'une eau dangereusement souillée peut véhiculer des espèces pathogènes malgré l'arrêt du *B. coli* dans le filtre.

D'ailleurs nous avons reconnu expérimentalement ce fait, que le B. pyocyanique peut traverser un filtre à sable où le *B. coli* est retenu.

Résultats de la filtration par les filtres à sable submergés. — Il y a quelques années on ne demandait aux appareils d'épuration que de transformer une eau trouble en une eau limpide, et les filtres à sable ordinaires donnaient toute satisfaction ; mais depuis la connaissance de la transmission de certaines épidémies par l'eau, on a cherché à obtenir des eaux filtrées renfermant le moins possible de matière organique et un très petit nombre de microbes, espérant ainsi éliminer les toxines et les germes pathogènes : sous ce rapport les résultats sont moins satisfaisants, car les meilleurs filtres à sable laissent passer de 50 à 400 germes par centimètre cube, et la moitié environ de la matière organique soluble.

La numération rapide des germes, autrefois considérée comme suffisante, est accompagnée maintenant de recherches spéciales du *B. coli*, espèce généralement répandue dans les eaux soumises à la filtration et assez facile à reconnaître (bien que les caractères de la culture en bouillon phéniqué, dont on se contente souvent dans les essais des filtres à sable, soient insuffisants pour la définir).

Actuellement, on se préoccupe de savoir si le filtre effectue une sélection des germes, laissant passer quelques bactéries d'espèces banales ou inoffensives et arrêtant les espèces suspectes ou pathogènes. Le laboratoire de bactériologie est donc devenu l'auxiliaire indispensable de toute installation de filtrage artificiel et la marche des appareils est réglée sur les résultats bactériologiques. La filtration, de ce fait, a revêtu un caractère plus scientifique, et les anciens filtres à sable ordinaires se transforment ou s'établissent sous le cachet de « *filtres à sable scientifiquement construits et bactériologiquement conduits* ». Les installations nouvelles réalisent donc des progrès marqués. Mais on ne peut encore dire que la filtration sur sable soit régulièrement capable de transformer une eau impure ou susceptible de devenir dangereuse en une eau constamment pure et inoffensive : les eaux sont « améliorées », rien de plus, et, suivant l'avis de Koch (1), « aucun filtre ne peut parer au danger d'une infection : le stérilisateur est le seul moyen ». Miquel et Cambier (2) disent de même très justement que les filtres à sable fournissent de l'eau généralement assez bien épurée, mais jamais stérilisée, même pendant la meilleure période de maturité du filtre.

Cette réserve dans l'appréciation de la qualité des eaux filtrées est motivée par les résultats des analyses chimiques et surtout bactériologiques, et aussi par les résultats sanitaires.

Les recherches bactériologiques démontrent que dans toutes les installations européennes et américaines les germes passent à travers les filtres, comme nous l'avons dit précédemment, en nombre variable, mais généralement restent supérieurs à 100 par centimètre cube (3).

Les filtres réalisent souvent une réduction très considérable du nombre des germes. Toutefois les « coefficients de réduction » élevés ne correspondent pas toujours à une épuration très parfaite. En effet, si l'on opère sur des eaux très peuplées en germes, il ne sera pas difficile d'obtenir une réduction très forte du nombre primitif, tout en recueillant une eau encore impropre à l'alimentation : ainsi la filtration même grossière d'une eau d'égout contenant au début 3 000 000 de germes par centimètre cube pourrait donner une eau filtrée n'en contenant plus que 3 000, mais certainement impotable : cependant le coefficient d'épuration serait de 99,9 p. 100. — Les résultats sont tout autres et les coefficients d'épuration moins satisfaisants lorsque les eaux traitées sont pauvres en germes. Il n'est même pas rare d'observer des coefficients inverses, c'est-à-dire de trouver plus de bactéries dans l'eau filtrée que dans l'eau brute.

Quoi qu'il en soit, dans certaines périodes de la marche d'un filtre à sable bien établi et bien conduit, on arrive à recueillir des eaux ne renfermant plus qu'un très petit nombre de germes.

Au point de vue de la sélection des espèces bactériennes sur les

(1) Dr J. Tallayrach, La lutte contre la fièvre typhoïde. *Revue d'hygiène*, 20 avril 1904.

(2) Miquel et Cambier, Traité de bactériologie pure et appliquée, 1902, Naud, Paris.

(3) On trouve dans les numérations effectuées par certains laboratoires, surtout américains et allemands, des nombres inférieurs; mais il ne faut pas oublier que les chiffres de germes sont le plus souvent déterminés après quarante-huit heures de culture seulement et devraient être multipliés par le coefficient un peu fantaisiste 7, et qu'en réalité souvent l'indication de 50 germes en représenterait 350 environ.

filtres, on a reconnu que les divers germes faciles à caractériser (*Bacillus violaceus* (1), levures, *B. prodigiosus*, *B. coli*, *B. fluorescens liquef.* et *non liq.*) étaient susceptibles de traverser les filtres; néanmoins, il peut se produire un certain changement dans les proportions relatives de chaque espèce : c'est ainsi que, d'après Miquel et le Service micrographique de l'Observatoire municipal de Paris, l'eau de la Marne, qui renferme constamment le *B. coli*, ne contiendrait plus ce germe après passage sur les filtres de Saint-Maur que dans 26 à 56 p. 100 des échantillons examinés [l'examen étant fait sur 40 centimètres cubes (2)]. Ce fait a acquis une telle importance qu'actuellement on règle la distribution de l'eau filtrée à Paris d'après la présence du *B. coli* (3).

(1) C. Frænkel et Piefke, *Zeitsch. f. Hyg.*, 1890.

(2) *Annales de l'Observatoire de Montsouris*, t. VI, 1905, Paris.

(3) A. — Règles pour le fonctionnement des filtres de la ville de Paris à Ivry et à Saint-Maur.

« 1° L'eau des bassins filtrants ne doit être mise en service privé que lorsqu'elle ne donne pas de bacille du colon depuis cinq jours consécutifs.

« 2° Lorque l'eau d'un bassin filtrant, mise dans le service privé, renferme deux jours de suite des *Bacillus coli*, ce bassin filtrant doit être abandonné, c'est-à-dire mis en décharge, et il ne doit être remis en service privé que lorsque les conditions ci-dessus sont remplies.

« Les laboratoires procèdent aux travaux suivants :

« 1° Tous les jours, recherche du *Bacillus coli* dans les eaux filtrées par les précédents filtres en service ou en maturation;

« 2° Tous les jours, numération des bactéries dans l'eau filtrée du réservoir collecteur;

« 3° Quand les eaux sont envoyées dans le service privé, recherche du bacille d'Eberth deux à trois fois par semaine.

« 4° Tous les jours, détermination de l'oxygène dissous et de la matière organique dans l'eau brute et dans l'eau de deux filtres au moins. »

On voit par ce règlement que la présence du *B. coli* est considérée comme la preuve suffisante de la mauvaise marche d'un filtre. Dans ces conditions, le fonctionnement des filtres devient assez onéreux : aux dépenses ordinaires d'entretien s'ajoutent les frais d'élévation d'eaux qui ne sont pas utilisées.

B. — Voici les règles fixées en Allemagne par le *Kaiserlicher Gesundheitsamt*, pour la filtration par le sable (1894, 1899).

§ 1. — *a*) L'effet d'un filtre peut être regardé comme satisfaisant, lorsqu'il réduit le nombre des germes au minimum, sans dépasser la limite que l'expérience a montré pouvoir être atteinte par l'ouvrage considéré. On prendra pour règle générale que *le produit d'un filtre ne devra pas contenir plus de 100 germes environ par centimètre cube.*

b) L'eau filtrée doit être aussi claire que possible, et en ce qui regarde la couleur, le goût, la température et la composition chimique, ne doit pas être plus mauvaise qu'avant la filtration.

§ 2. — Pour contrôler constamment l'efficacité bactériologique de la filtration, on doit analyser *tous les jours* le produit de chaque filtre isolément : tout accroissement brusque du nombre des bactéries doit faire soupçonner et rechercher une cause de perturbation.

Cet examen journalier est surtout nécessaire.

a) Après la réfection complète d'un filtre, jusqu'à sa maturité;

b) Après chaque nettoyage partiel et au moins deux jours après;

c) Quand la perte de charge arrive aux deux tiers du maximum qu'on s'est fixé;

d) Lorsque la pression vient brusquement à manquer;

e) En toutes circonstances exceptionnelles et notamment en temps de crues.

§ 3. — Pour permettre les recherches bactériologiques mentionnées au § 1,

Voici quelques chiffres concernant les filtres de la Ville de Paris :

Filtration de la Marne à Saint-Maur (Ville de Paris).

	1897	1898	1899	1900	1901	1902	1903
Eau brute......	29.020	21 380	27.445	79.010	91.245	40.800	41.185
— filtrée.....	. 410	305	410	630	3.180	570	305

chaque filtre doit être construit de façon qu'on puisse à tout instant prélever un échantillon de l'eau qu'il fournit.

§ 4. — Pour assurer l'uniformité de méthode des analyses bactériologiques, le procédé suivant est recommandé.

Le milieu nutritif sera la gélatine peptonifiée à l'extrait de viande (*Fleischwasser-Peptongelatine*) à 10 p. 100. On conservera les plaques aux environs de 20°, et on fera la numération des colonies à la loupe, quarante-huit heures après l'ensemencement.

Si l'on conserve les plaques à une température inférieure à 20°, le développement des colonies étant lent, la numération devra être plus tardive.

Si le nombre des bactéries par centimètre cube dépasse 100, la numération est facilitée par l'appareil Wolffhügel.

§ 5. — Les personnes auxquelles l'analyse bactériologique est confiée doivent fournir la preuve qu'elles possèdent les connaissances requises à cet effet. Elles appartiendront autant que possible au personnel normal de l'installation.

§ 6. — Lorsque l'eau d'un filtre n'est plus suffisamment pure, elle doit être rejetée de l'alimentation, jusqu'à ce que la cause du mauvais fonctionnement soit découverte et qu'on y ait porté remède.

§ 7. — Pour permettre de rejeter l'eau provenant d'un filtre lorsqu'elle ne répond plus aux conditions voulues (§ 6), chaque filtre doit être muni d'un dispositif capable de réaliser l'isolement et l'évacuation séparée du produit de ce filtre. Cette évacuation devra se faire notamment : 1° pendant un certain temps après qu'on a nettoyé la couche supérieure de sable; 2° après qu'on a renouvelé entièrement cette couche. Le directeur appréciera, d'après l'expérience que lui auront donnée les analyses bactériologiques, au bout de combien de temps après le nettoyage ou le renouvellement du sable, le filtre aura recouvré son efficacité et pourra être remis en service.

§ 8. — Une bonne installation doit comporter une surface filtrante largement calculée et une réserve suffisante, afin que la vitesse de filtration reste modérée et soit bien proportionnée aux conditions locales et à la qualité de l'eau brute.

§ 9. — Chaque filtre doit pouvoir se régler directement, et on doit pouvoir contrôler la qualité et les caractères de son produit, ainsi que sa perte de charge : il doit pouvoir être vidé seul complètement, et après un nettoyage, on doit pouvoir le remplir de bas en haut jusqu'au-dessus de la surface supérieure du sable.

§ 10. — La vitesse de filtration doit pouvoir être réglée convenablement et rendue uniforme pour chaque filtre : elle devra être à l'abri de toute variation ou interruption brusque. Dans ce but, des réservoirs d'eau filtrée répondront aux variations horaires de la consommation.

§ 11. — Les filtres seront établis de manière que leur fonctionnement ne puisse être influencé par les variations du niveau des puisards et réservoirs de distribution.

§ 12. — La pression (perte de charge) admissible sera déterminée dans chaque cas par l'expérience bactériologique. On ne la laissera jamais atteindre une valeur telle que la couche supérieure puisse se crevasser.

§ 13. — Les filtres seront construits de manière que tous les points travaillent uniformément.

§ 14. — Les parois et le fond des filtres seront étanches, et toute ouverture par

Filtration de l'eau de Seine à Ivry et de l'eau de la Marne à Saint-Maur,
d'après les travaux de l'Observatoire de Montsouris.

	Eau de Seine.			Eau de Marne.		
	Matière organique.	Bactéries par c. c.	Bacille (1) du côlon.	Matière organique.	Bactéries par c. c.	Bacille (1) du côlon.
Janvier 1905.						
Eau brute	»	40.816	»	1,6	»	»
— filtrée	»	204	38,4	1,0	»	56,0
Février 1905.						
Eau brute	»	37.181	»	1,35	»	»
— filtrée	»	299	24,77	1,20	»	61,6
Mars 1905.						
Eau brute	»	28.036	»	1,86	35.733	»
— filtrée	»	205	17,5	1,00	563	25,85
Avril 1905.						
Eau brute	»	28.313	»	1,7	9.000	»
— filtrée	»	56	20,5	0,85	485	17,0
Mai 1905.						
Eau brute	4,5	36.029	»	1,85	7.433	»
— filtrée	2,6	58	13,7	0,9	416	5,5
Juin 1905.						
Eau brute	4,3	57.498	»	»	»	»
— filtrée	2,7	720	17,0	»	»	»

(1) Les chiffres indiqués dans cette colonne expriment le nombre pour 100 des échantillons ayant donné le *B. coli* sur 40 cent. cubes d'eau.

Au point de vue chimique, on constate une réduction très irrégulière de la matière organique oxydable par le permanganate de potassium. Par exemple, nous avons relevé les chiffres suivants, obtenus dans des installations à l'étranger.

	Matière organique.
Zurich, avant filtration	3,76
— après filtration	3,04
Berlin, avant filtration	6,6
— après filtration	4,7

On peut se rendre compte de la variation de divers éléments d'après les déterminations de Percy Frankland sur l'eau de la rivière Ouse.

où l'eau extérieure pourrait s'introduire dans les canaux d'eau filtrée sera soigneusement fermée; les puits de visite et d'aérage d'eau filtrée seront bien étanches.

§ 15. — L'épaisseur de la couche de sable fin sera telle qu'elle ne descende jamais par suite des nettoyages au-dessous de 0m,30 et si possible de 0m,40.

§ 16. — Toute ville allemande ayant des filtres à sable est invitée à adresser au K. Gesundheitsamt des rapports trimestriels rendant compte, surtout au point de vue de l'efficacité bactériologique, des résultats obtenus ; une description de l'installation doit être jointe au premier rapport.

	Avant filtration. milligr.	Après filtration. milligr.
Matière solide totale	248,00	262,00
Carbone organique	1,23	1,19
Azote	0,25	0,22
Ammoniaque	0	0
Azote des nitrates et nitrites (1)	0,77 (1)	0,89 (1)
Azote total combiné (1)	1,02 (1)	1,11 (1)
Chlore	16,00	16,00

Les variations sont, comme on le voit, très minimes.

Voici encore d'autres chiffres extraits des travaux de la station expérimentale de Lawrence (Massachusetts) Les modifications sont plus accentuées.

	Eau brute.	Eau filtrée.
Matière organique	3,9	2,8
Ammoniaque libre	0,084	0,068
— albuminoïde	0,202	0,109
Nitrites en azote	0,140	0,310
Nitrates en azote	0,003	0,005

Les déterminations d'Albert Lévy sur les eaux filtrées de la Seine et de la Marne et de tous les analystes sur les différentes installations de filtres à sable donnent des résultats analogues.

En somme, la filtration modifie peu la composition chimique de l'eau : elle retient les corps en suspension, ne retient pas ou à peine les éléments chimiques solubles et laisse subsister dans l'eau une grande partie de la matière organique sans lui faire subir de modifications appréciables.

Enfin, au point de vue sanitaire, les opinions sur la valeur des filtres sont très partagées, et, pour s'en rendre compte, il suffit de lire les discussions qui ont eu lieu ces derniers temps, sur les eaux filtrées, à la Société d'hygiène publique (1904) (2). Les faits ont été généralement exagérés de part et d'autre, et à l'aide de statistiques différemment maniées, on a pu faire enregistrer à l'actif de la filtration des résultats très opposés.

Il y a lieu de ne pas plus exagérer la portée de l'exemple classique de la ville d'Altona, épargnée par le choléra grâce à la filtration de l'eau, que celui des villes de Cherbourg (3), de Castres (4), etc..., frappées de fièvre typhoïde, malgré l'usage d'eaux filtrées.

On ne saurait nier que, dans beaucoup de cas, la filtration lente sur sable d'eaux contaminées a grandement amélioré la situation sanitaire de diverses villes autrefois alimentées par les mêmes eaux non

(1) Les procédés de dosage ne permettent pas d'apprécier avec certitude la valeur de ces chiffres dans de telles limites.

(2) *Revue d'hygiène et de police sanitaire*, 1904.

(3) Vaillard, Fièvre typhoïde à Cherbourg. *Rec. des Trav. du Comité consult. d'hygiène*, t. XXIX, 1899, p. 16.

(4) Chantemesse, Fièvre typhoïde à Castres. *Ibid.*, t. XXVIII, 1898, p. 181.

filtrées (1) : mais il serait exagéré de croire que la filtration seule suffira toujours — dans les conditions où fonctionnent actuellement les filtres ordinaires — à garantir ces villes des épidémies d'origine hydrique. La filtration bien conduite diminue fortement le nombre des germes pathogènes, — et c'est un résultat très important, — mais elle ne les arrête pas tous, et le petit nombre de ceux qui restent peut devenir considérable en peu de temps, par suite de leur prolifération dans les réservoirs et conduites. Il ne faut donc pas voir, dans la filtration, une barrière infranchissable aux maladies transmissibles par l'eau de boisson. Ce procédé d'épuration est évidemment recommandable dans les cas où l'on ne peut se procurer que des eaux superficielles, troubles et contaminées, et lorsqu'il est impossible de procéder à une véritable stérilisation.

Bien des points sont encore obscurs dans le mécanisme de la filtration, et la question reste à l'étude.

Puits filtrants, système Lefort. — Les puits filtrants préconisés par Lefort sont des appareils qui peuvent être rapprochés des filtres à sable. Ils ont été proposés pour l'alimentation de la ville de Nantes en eau de Loire filtrée (1889).

Un puits d'essai a été établi à la pointe orientale de l'île Beaulieu, où le courant de la Loire est assez fort. Le sol est formé par une alluvion sableuse, très pure, reposant sur un dépôt de « jalle » (vase compacte) qui constitue le lit du fleuve. Ce puits avait 2 mètres de diamètre et 7 mètres de profondeur. La maçonnerie en chaux hydraulique était percée sur toute sa hauteur de barbacanes disposées en rangs horizontaux espacés de $0^{m},50$, pouvant s'ouvrir et se fermer à volonté. Le puits donnait 1500 mètres cubes par jour d'eau de Loire, claire et privée de limon : la qualité des eaux était différente suivant le rang des barbacanes où on la recueillait ; les plus rapprochées de la jalle, donnant des eaux ferrugineuses et peu propres aux usages domestiques. Au point de vue bactériologique, les résultats ont été de l'ordre de ceux que donnerait une filtration artificielle médiocre (2).

A la suite de ces essais, Lefort a proposé d'établir au milieu d'un bras de la Loire un massif filtrant, constitué par un îlot de sables rapportés, s'élevant de $0^{m},36$ au-dessus des plus hautes eaux de la Loire, et encadré dans des digues d'enrochement. Ces digues devaient être reliées transversalement par des cordons en débris de carrières, de manière à former treize fosses de 30 mètres de longueur et de 23 mètres de largeur moyenne, complètement indépendantes. Au milieu des fosses on devait établir un puits pour écouler l'eau du massif. Chaque puits, de 3 mètres de diamètre intérieur, et formé d'une enveloppe en tôle galvanisée renforcée par une maçonnerie de briques

(1) CHABAL, Fièvre typhoïde et filtres à sable, *Revue d'hygiène*, avril 1901.
(2) *Recueil des trav. du Comité consult. d'hygiène*, t. XXII, 1852, p. 466.

et mortier de ciment, devait être pourvu de 18 rangées horizontales d'orifices d'écoulement distantes de 0 m, 50.

Chaque rangée comprenait huit barbacanes mobiles, formées d'un cylindre en métal s'adaptant à une gaine faisant partie intégrante du puits.

Les eaux devaient être recueillies dans un collecteur circulaire. Chaque arrivée d'eau pouvait être isolée.

La filtration devait s'exercer à travers une épaisseur de 11 mètres de sable. — Ce projet n'a pas été exécuté (1).

Filtres rapides. — Filtres américains. — En dehors des filtres à faible débit, tels qu'ils sont ordinairement employés en Europe, il existe un grand nombre d'installations filtrantes où l'on cherche à éviter la formation de la membrane biologique, de manière à obtenir un débit plus considérable.

Ces sortes de filtres rapides ont été surtout employés aux États-Unis ; on les désigne quelquefois sous le nom de « filtres américains » ou « filtres rapides », le nom de « filtres anglais » étant ordinairement appliqué aux filtres lents.

La nécessité d'obtenir, soit pour la boisson, soit pour les usages industriels, une eau parfaitement limpide avec des eaux de fleuve souvent souillées de matières en suspension très ténues que les filtres ordinaires ne réussissent pas toujours à arrêter, a conduit à purifier l'eau, avant le filtrage, par des agents chimiques coagulants, comme l'alun ou le sulfate d'alumine. Les dépôts floconneux qui se forment par l'emploi de ces substances ont pour effet d'entraîner les matières minérales en suspension, et aussi dans une certaine mesure les microorganismes. La filtration consécutive sur le sable a pour but de retenir ces dépôts floconneux ; elle peut être conduite très rapidement ; la surface du filtre est nettoyée à des intervalles rapprochés, dès que la couche devient trop épaisse et que le débit commence à se ralentir.

L'avantage principal des filtres rapides est d'occuper une surface beaucoup moindre que les filtres lents ; l'économie réalisée de ce chef est d'ailleurs compensée par la complication plus grande des appareils, la main-d'œuvre plus élevée, la dépense des produits chimiques ajoutés : en sorte que le prix de revient du mètre cube est à peu près le même dans les deux systèmes.

Un autre avantage des filtres rapides est d'éviter, pendant la saison froide, la production de glace, très gênante sur les filtres lents à ciel ouvert : il est facile, en effet, vu la petite dimension des appareils, de les couvrir, et de les installer dans des locaux fermés et au besoin chauffés.

(1) Jacquot, Système de filtration d'eau de rivière dit système Lefort. *Rec. des Trav. du Comité consult. d'hygiène*, 1896, t. XXVI, p. 7 ; et G. Pouchet, *Ibid.*, 1891, t. XXI, p. 196.

Il n'entre pas dans notre plan de décrire les nombreuses installations de filtres rapides qui existent aux États-Unis et ailleurs (par exemple Alexandrie, Trieste, York, Wolverhampton, Nijni-Novgorod, Moscou, etc.). Nous nous contenterons d'indiquer les traits essentiels de ces appareils et les résultats obtenus.

Les filtres rapides (fig. 65) sont souvent précédés d'un bassin de décantation, où l'eau abandonne, par gravité, ses impuretés les plus grossières. — Elle passe ensuite dans un récipient où se fait le mélange avec le réactif chimique coagulant, qui est presque toujours le sulfate d'alumine. La quantité de réactif doit être parfaitement déterminée, selon la composition de l'eau à traiter. Des appareils ingénieux ont été imaginés pour obtenir une distribution régulière du coagulant et assurer son mélange intime avec l'eau.

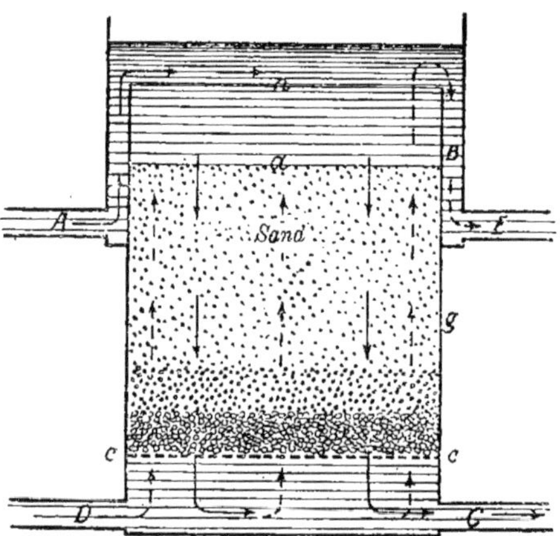

Fig. 65. — Coupe schématique d'un filtre rapide.

A, B, arrivée de l'eau; a, couche de sable; c, graviers; C, sortie de l'eau; BDE, entrée et sortie de l'eau pour le nettoyage.

La matière filtrante est ordinairement du sable fin, en grains de $0^{mm},3$ à $0^{mm},5$ de diamètre. L'épaisseur de la couche varie de $0^{m},60$ à $1^{m},50$. Ce sable repose sur un fond perforé de nombreux orifices très petits.

Le récipient est en tôle, bois, béton, ou ciment armé.

Certains appareils fonctionnent sans pression ; d'autres sont fermés et fonctionnent avec pression. Le lavage de la surface du filtre se fait de la manière la plus simple, par renversement du sens d'arrivée de l'eau, et évacuation des boues accumulées à la surface : il est naturellement préférable d'opérer ce lavage avec de l'eau déjà filtrée. Des engins mécaniques de diverses formes facilitent l'agitation de la couche supérieure du sable et l'élimination des boues. Quelquefois l'agitation est produite par une insufflation d'air.

Un nettoyage plus complet de la matière filtrante est nécessaire, à des intervalles plus ou moins rapprochés, selon la nature de l'eau traitée ; par exemple une ou deux fois par an avec les eaux ordinaires, et plus souvent lorsque l'eau abandonne des matières grasses.

Ce nettoyage se fait avec du carbonate de soude, que l'on place à la surface du filtre (celui-ci étant recouvert d'un peu d'eau), à raison d'environ $2^{kg},500$ par mètre carré. Le sel se dissout, reste en contact pendant plusieurs heures avec le sable ; on procède ensuite à un nettoyage ordinaire. — Il est préférable d'opérer à chaud, en faisant arriver un courant de vapeur sous pression; on lave ensuite et on laisse perdre une certaine quantité des premières eaux de filtrage, jusqu'à élimination complète du carbonate de soude.

Un organe important des filtres rapides est le *controller*, ou régulateur automatique chargé d'assurer la constance du débit. Citons par exemple le *controller* du filtre Jewell, l'un des plus employés; c'est un récipient de fonte divisé par des cloisons intérieures formant une sorte de siphon; un flotteur sphérique en cuivre commande la valve d'entrée, et maintient la constance du niveau et du débit.

Parmi les filtres nombreux appliqués aux États-Unis, mentionnons, sans les décrire, le *New-York filter*, le *Warren filter*, le *Riddell filter*, le *Torrent filter*, les filtres *Gerson*, *Cummings*, *Weaver*, *Manhattan*, *Loomis-Manning*, etc.

Résultats obtenus avec les filtres rapides. — De nombreuses expériences méthodiques ont été faites en Amérique sur le fonctionnement et l'efficacité des filtres rapides. Citons, par exemple, les essais entrepris en 1897-1898, par Allen Hazen, à Pittsburg. — L'eau utilisée dans cette ville est celle du fleuve Allegheny : elle est fortement souillée de matières organiques; elle est parfois très trouble et exhale une odeur de pétrole. — Des expériences comparatives ont été effectuées avec deux bassins de sable à filtration lente, ou filtres anglais, et avec des filtres rapides, systèmes Warren, Jewell et Fischer.

Avec les filtres anglais, fonctionnant à raison de 3 mètres cubes par jour et par mètre carré, on obtint de très bons résultats au point de vue bactériologique, la diminution des microorganismes atteignant 99 p. 100. La composition chimique était peu modifiée. L'azote albuminoïde était réduit de 47 p. 100; le fer, de 65 p. 100. Il a été reconnu qu'un bassin de décantation était tout à fait utile. Cependant les filtres anglais ne parvenaient pas à clarifier complètement l'eau, lorsque celle-ci tenait en suspension des matériaux argileux très ténus.

Les filtres rapides Warren et Jewell ont fonctionné à raison de 90 à 120 mètres cubes par jour. Tous deux ont un bassin de sédimentation. Dans le premier de ces filtres, l'épaisseur du sable est de $0^m,69$; la grosseur des grains $0^{mm},6$; dans le Jewell, les grains sont plus petits et l'épaisseur plus grande ($1^m,42$). La dose de sulfate d'alumine ajoutée était en moyenne de 1 grain 28 par gallon ($0^{gr},018$ par litre).

L'effet du sulfate d'alumine est double : il permet d'obtenir une eau parfaitement limpide, et il agit puissamment pour emprisonner et retenir les bactéries. La diminution est jusqu'à un certain point proportionnelle à la dose du sulfate d'alumine : avec une vitesse de filtration de 52 mètres cubes par mètre carré et par jour, l'addition de 0 grain 56 par gallon ($0^{gr},0079$ par litre) amena une diminution de 93,2 p. 100. Avec la même vitesse, et une dose de sulfate d'alumine de 1 grain 36 par gallon ($0^{gr},019$ par litre), on put obtenir une réduction de près de 99 p. 100. — Sans sulfate d'alumine, la filtration dans ces appareils n'élimine guère que la moitié des germes. Après l'addition du coagulant, il se passe quelque temps avant que le filtre ait toute son efficacité, et il convient de rejeter les premières eaux. L'azote albuminoïde diminue de 53 à 57 p. 100.

Des résultats analogues ont été obtenus par Fuller (expériences pour les filtres de Cincinnati ; eaux de l'Ohio; traitement de 300 000 à 400 000 mètres cubes par jour), par Bitter et Gotschlich (filtres destinés à la ville d'Alexandrie; eau du Nil prise dans le canal Mahmoudich), etc. (1).

En résumé, des essais déjà très nombreux ont montré la possibilité d'épurer les eaux d'une manière satisfaisante par l'emploi de filtres à sable rapides, combiné avec l'addition de produits dits coagulants, comme le sulfate d'alumine. Ces appareils pourront évidemment rendre de grands services : leur supériorité sur les filtres à sable ordinaire est certaine lorsqu'il s'agit d'épurer et de clarifier des eaux tenant en suspension de fines particules argileuses.

Les partisans des filtres lents objecteront sans doute que le trouble produit par ces matériaux très ténus est sans importance pour la santé publique : il n'en est pas moins vrai qu'il est utile de distribuer des eaux, non seulement saines, mais encore séduisantes par tous leurs caractères organoleptiques, agréables à boire et aussi à voir : la limpidité d'une eau est un élément essentiel du plaisir avec lequel on la consomme.

En ce qui concerne l'épuration bactérienne, il semble que l'avantage reste plutôt du côté des filtres lents.

Le prix de revient de l'épuration n'est pas très différent dans les deux genres d'appareils; il est d'ailleurs sujet à de larges variations selon la nature de l'eau à épurer et les diverses conditions locales.

Nous n'avons pas connaissance de faits montrant que le sulfate d'alumine judicieusement employé dans les filtres rapides ait eu une action fâcheuse sur la santé des consommateurs.

Filtres rapides divers. — Parmi les filtres rapides français, nous pouvons citer les appareils suivants :

Le *filtre Dervaux*, appareil à gros débit, dont la caractéristique est un siphon qui s'amorce au moment où le colmatage rend le nettoyage nécessaire : ce siphon enlève les boues de la surface et aspire l'eau filtrée qui s'est amassée au fond de l'appareil : le sable étant ainsi nettoyé, le siphon se désamorce et l'appareil reprend sa marche.

(1) Nomblot, Filtration des eaux potables par les procédés américains. *Thèse de Lyon*, 1904. — L. Lacomb, L'épuration des eaux par les filtres à sable dits américains. *Revue d'hygiène*, janvier 1905.

Le *filtre Desrumaux* est formé de couches de silex concassé supportées par une plaque métallique, au-dessous de laquelle est un réservoir en forme de tronc de cône renversé. L'eau brute arrive par un tube central et se distribue sur toute la surface du silex ; l'eau filtrée s'accumule à la partie inférieure, et remonte ensuite au-dessus du plan de l'arrivée de l'eau. Lorsque la hauteur d'eau filtrée atteint une certaine limite, un flotteur se soulève et ferme l'arrivée de l'eau brute : à ce moment la couche de silex est colmatée, et il convient de la nettoyer ; ce qui se fait en renversant le sens d'arrivée de l'eau, pendant qu'un disque tournant muni d'armatures secoue la surface supérieure du silex. Les impuretés sont drainées par un robinet de vidange placé un peu au-dessus de la première couche de silex.

Dans le filtre *Delhotel* et *Moride*, l'eau arrive sur du sable quartzeux par l'intermédiaire d'ajutages courbes qui déterminent une certaine agitation de la surface ; on retarde ainsi le colmatage du filtre ; mais il est très probable aussi que les résultats sont médiocres quant à l'élimination des bactéries.

Ces appareils, et plusieurs autres analogues, doivent être considérés plutôt comme des dégrossisseurs que comme de véritables filtres.

Procédé Anderson. — A côté des filtres rapides, nous dirons quelques mots du *Procédé Anderson*, dans lequel des composés ferriques jouent un rôle analogue à celui du sulfate d'alumine dans les filtres américains.

L'emploi du fer spongieux pour la purification des eaux, proposé vers 1870, par Bishof (Voy. p. 403), a été appliqué en 1880, à Anvers, par Easton et Anderson (traitement des eaux de la Nèthe). Le colmatage des bassins filtrants fut rapide et le procédé dut être abandonné.

L'invention du « purificateur rotatif Anderson », ou « revolver », a rendu plus pratique l'emploi du fer pour la purification des eaux (1), et une application a été faite avec un certain succès à Waelhem, en 1885. Le principe du système consiste à mettre en contact intime le fer et l'eau à purifier, en faisant passer celle-ci dans un cylindre horizontal tournant lentement autour de son axe et contenant des fragments de fonte. Le contact de l'eau et du fer dure de quatre à cinq minutes. Une certaine quantité de métal entre en dissolution (de 500 grammes à 3 kilogrammes pour 1 000 mètres cubes d'eau). Les matières organiques, et l'acide carbonique dissous dans l'eau, attaquent le fer métallique et le transforment en carbonate ferreux et composés organo-métalliques solubles. L'eau étant aérée à la sortie du revolver, ces combinaisons sont détruites par oxydation (quatre à six heures) ; il se forme des composés ferriques insolubles, qui se précipitent en entraînant par une

(1) E. Devonshire, La purification des eaux par le fer métallique. Purificateur rotatif Anderson, traduit par Kemna, Gand, 1889.

sorte de collage, les substances argileuses et organiques, ainsi qu'une grande proportion des germes. L'eau est alors éclaircie ; il reste à la filtrer rapidement sur du sable.

Outre les essais d'Anvers, l'appareil Anderson a été appliqué à Gouda (Hollande), 1886 ; à Doordrecht, sur l'eau de la Merwede, 1887 ; à Ostende, sur l'eau du canal de Bruges, 1887; à Paris, sur l'eau de Seine prise au quai de Grenelle ; à Berlin, sur l'eau de la Sprée. La Compagnie générale des eaux en a fait des installations à Boulogne-sur-Seine pour le traitement de 5 000 mètres cubes par jour d'eau de Seine (1890-1892), puis dans les usines de Choisy-le-Roi (80 000 mètres cubes), de Neuilly-sur-Marne (70 000 mètres cubes), de Nogent-sur-Marne (10 000 mètres cubes); enfin, à Villefranche-sur-Mer (15 000 mètres cubes).

A Choisy-le-Roi, les revolvers Anderson sont constitués par des cylindres de tôles d'acier de 7 mètres de longueur sur $1^{m},70$ de diamètre, faisant un tour en trois minutes. Ces cylindres renferment 3 500 kilogrammes de fragments de fonte neuve, que l'on recharge à raison de 300 kilogrammes environ par mois.

L'aération et le collage s'effectuent dans des bassins de décantation constitués par des couloirs de plus en plus larges que l'eau parcourt sur une longueur de 300 mètres. On filtre ensuite sur sable, à une vitesse de 4 mètres (Choisy) et même 8 mètres (Villefranche).

Le procédé Anderson améliore notablement les eaux, au point de vue de la matière organique.

Le nombre des germes diminue aussi dans une forte proportion. Mais on n'obtient pas une véritable stérilisation, et des germes pathogènes peuvent subsister dans l'eau épurée (1).

PURIFICATION DES EAUX PAR FILTRATION SUR DES SUBSTANCES POREUSES

De très nombreuses substances poreuses ont été appliquées à la purification des eaux par filtration. Parmi ces matières les unes agissent mécaniquement, c'est-à-dire retiennent les impuretés en suspension et aussi les bactéries, en raison de la finesse de leurs pores ; telles sont le grès, la porcelaine, l'amiante, etc. — D'autres agissent en vertu d'actions physiques ou chimiques, tel le charbon.

La plupart de ces appareils sont des appareils domestiques, et ne se prêtent pas facilement au traitement des grands volumes d'eau destinés à l'alimentation des villes.

Nous signalerons rapidement quelques-uns de ces procédés.

(1) Voy. Du Mesnil, Banlieue de Paris. Alimentation en eau de Seine. Procédé de filtrage Anderson (*Rec. des trav. du Comité consult. d'hyg.*, 1894, t. XXIV, p. 17) ; et Du Mesnil, *Rec. des trav. du Comité consult. d'hyg.*, 1890, t. XX, p. 598 et 608.

Fontaines de grès. — L'ancienne fontaine filtrante, si souvent utilisée autrefois à Paris, aux temps où l'eau potable n'était pas amenée par des conduites dans les maisons, constituait un système de filtrage assez efficace. Elle se composait d'un réservoir de grès, fermé à peu de distance de sa base par une pierre poreuse (pierre lithographique) soigneusement jointoyée aux parois à l'aide d'un ciment particulier. L'eau passant à travers les pores très fins de la pierre s'accumulait dans un petit réservoir inférieur, d'où on pouvait l'extraire par un robinet. Lorsque la surface supérieure de la pierre poreuse était trop fortement colmatée, on la nettoyait par raclage ou brossage, et en la lavant avec un peu d'acide chlorhydrique étendu. — Ces fontaines donnaient de bons résultats à la condition que les joints au ciment fussent parfaitement étanches. Mais très souvent les variations de température déterminaient des cassures dans ces joints et la filtration devenait alors illusoire.

Le filtre décrit par Nadaud de Buffon (1) était formé d'un ensemble de tubes poreux que l'eau traversait de l'intérieur à l'extérieur : le principe de cet appareil est déjà celui des filtres à bougies poreuses actuellement en usage. A. Gautier a fait construire en 1884 des filtres en porcelaine, ou en faïence de Creil, propres à réaliser complètement dans certaines conditions la stérilisation de l'eau, ou des liquides de cultures dans les expériences bactériologiques (2).

Filtres à bougies de porcelaine, terres siliceuses, etc. — ***Filtre Chamberland.*** — Parmi les filtres à bougies de porcelaine, le plus connu et le plus employé en France est le filtre Chamberland, appelé souvent aussi filtre Pasteur.

La matière filtrante (fig. 66 et 67) est un cylindre de porcelaine poreuse A, fermé à l'une de ses extrémités, terminé à l'autre par un ajutage non poreux B par où s'écoule l'eau purifiée. — Dans les anciens appareils, la filtration se faisait de dedans en dehors, disposition défectueuse. Actuellement l'eau arrive dans un cylindre métallique D entourant la bougie et traverse celle-ci de dehors en dedans : la pression de l'eau arrivant à l'extérieur ne peut que tendre à resserrer les pores. L'eau arrive par un robinet E.

Le débit de ces appareils est toujours assez faible, et il se ralentit graduellement à mesure que la surface s'encrasse. Au début l'eau qui s'en écoule possède un goût terreux peu agréable, qui disparaît peu à peu.

Quant à l'efficacité au point de vue de la stérilisation, on reconnaît généralement que les filtres dont il s'agit sont capables de retenir, *au moins pendant un certain temps*, tous les microbes de l'eau qui les traverse. C'est à ce titre qu'ils sont couramment employés

(1) Nadaud de Buffon, *Comptes rendus*, t. XLIV, p. 474, 1862.
(2) *Bull. Acad. méd.*, t. XI, p. 344 et 352; *Bull. Soc. Chim.*, 1884, t. XLVII, p. 146.

dans les laboratoires bactériologiques pour séparer les microbes des milieux de culture liquides où ils ont vécu.

Ces résultats ne sont obtenus que si les bougies sont de qualité parfaite, exemptes de trous et de fêlures dans la pâte : condition qui n'est pas toujours réalisée : l'expérience a montré que 20 à 25 p. 100 des bougies sont défectueuses et doivent être rejetées, bien qu'à l'œil nu elles ne présentent aucun vice apparent. Il est donc très important que chacune des bougies mises en circulation soit vérifiée, ce qui est d'ailleurs très facile; il suffit de plonger les bougies dans l'eau pendant quelques minutes, de manière à imbiber toute la partie poreuse; l'eau qui a passé à l'intérieur est vidée, et la bougie replacée dans l'eau; on fait alors arriver de l'air sous une pression de 1 kilogramme environ par l'extrémité ouverte : si la pâte présente quelque défectuosité, fêlures ou trous, on voit l'air s'échapper sous forme de bulles plus ou moins fines, à travers l'eau extérieure : la bougie doit être alors rejetée.

Nous avons dit plus haut que la stérilisation de l'eau par un filtre Chamberland était limitée : la durée du fonctionnement parfait est très variable, de quelques heures à quelques jours. On comprend assez bien la raison de ces différences : les bactéries ne traversent pas directement les parois de la bougie; mais elles se multiplient de proche en proche, au contact des pores, et finissent par arriver de l'autre côté de la paroi. A ce moment l'eau qui passe contient des bactéries ; il arrive parfois qu'elle en contient beaucoup plus que l'eau initiale. Toutes les conditions qui tendent à favoriser

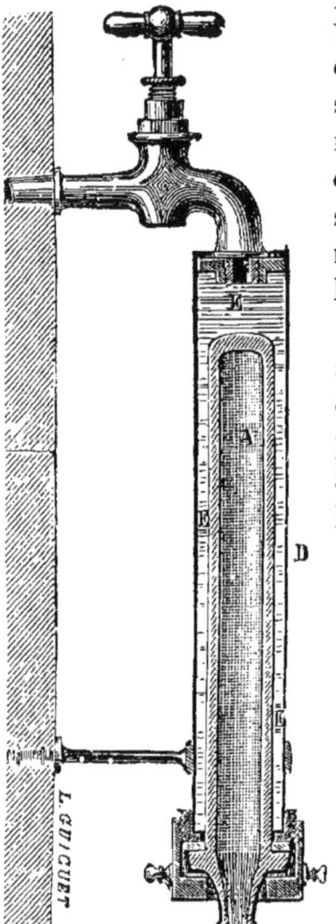

Fig. 66. — Filtre Chamberland.

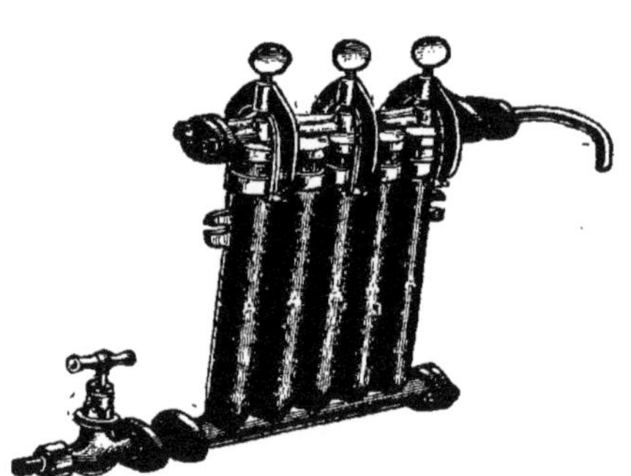

Fig. 67. — Nouveau type de filtre-batterie à bougies Chamberland.

le développement des germes, — température trop élevée de l'eau et du filtre, composition de l'eau (trop de matières organiques formant un milieu de culture favorable), — toutes ces conditions, disons-nous, auront pour effet d'abréger la durée efficace de l'appareil. Enfin la finesse plus ou moins grande de la pâte poreuse est d'une grande importance. Si l'on cherche à augmenter outre mesure le débit, en employant des bougies à pâte peu serrée, on facilite le passage progressif des bactéries, ou même leur passage direct à travers les pores.

Il est donc nécessaire de nettoyer fréquemment les bougies, au moins une fois par semaine. A cet effet, on frotte la surface poreuse avec une brosse, et on plonge la bougie dans l'eau bouillante pendant quelques minutes. Divers appareils ont été imaginés pour le nettoyage des bougies [système André, brosses tournantes, facilitant l'entretien des appareils à bougies multiples, et n'exigeant pas de démontage, introduction de corps poreux (Kieselghür) (1)].

Pour certaines eaux, ayant un mauvais goût même après filtration, par suite de la présence de matières organiques, on peut combiner la filtration sur bougies et la purification par le charbon. On introduit dans la bougie un tube métallique fermé par un tamis fin et contenant du charbon, que l'eau filtrée est obligée de traverser dans toute sa longueur.

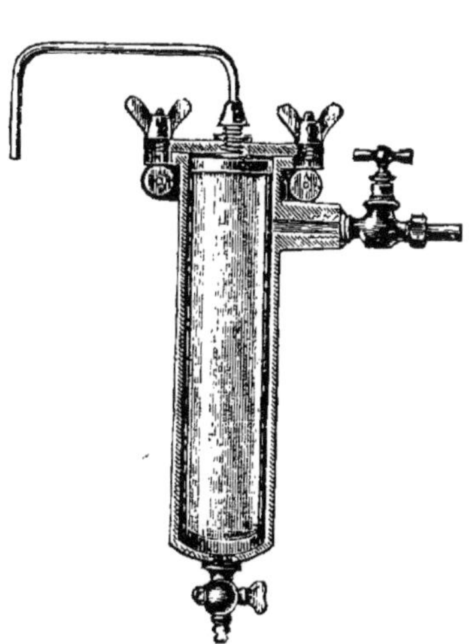
Fig. 68. — Bougie Berkefeld.

En résumé, le filtre Chamberland peut donner d'excellents résultats, lorsqu'il est soigneusement surveillé, régulièrement nettoyé et stérilisé à des intervalles rapprochés. Il est probable que dans la pratique ces précautions ne sont pas toujours prises et que beaucoup de ces appareils, — ainsi que tous les autres analogues, — fournissent souvent des eaux très riches en bactéries.

Bougie Berkefeld. — Le filtre *Berkefeld* (fig. 68), très employé en Allemagne, est une bougie en terre d'infusoires (*Kieselgühr*), placée dans un cylindre métallique. L'eau filtrée sort par la partie supérieure. La bougie doit être fréquemment brossée, avec un appareil spécial. Il faut aussi de temps à autre la stériliser dans l'eau bouillante.

Différents expérimentateurs ont affirmé que la terre d'infusoires

(1) Voy. Netter, Appareil André pour le fonctionnement et l'entretien du filtre Chamberland. *Rec. des trav. du Comité consult. d'hyg.*, 1891, t. XXI, p. 85.

arrête réellement les bactéries ; mais la stérilisation n'est bonne que pendant un temps assez court, trois à cinq jours ; sous ce rapport, la bougie Berkefeld est inférieure au filtre Chamberland, et exige des nettoyages plus fréquents. Mais elle a l'avantage d'un débit bien supérieur : une seule bougie peut débiter deux litres par minute lorsqu'elle est neuve, et après vingt-quatre heures elle donne encore environ un demi-litre.

D'après d'autres observations, la bougie Berkefeld à fort débit ne fournirait pas de l'eau réellement stérile (E. Bonjean).

Filtres en porcelaine d'amiante. — La porcelaine d'amiante (Garros) a été appliquée à la construction des filtres de diverses formes (sphères, bougies, filtre « Idéal ») ; l'Aérifiltre Maillié est construit avec des bougies de cette nature. D'après Miquel, Gautier, Girard, la stérilisation par la porcelaine d'amiante est efficace pendant quelques jours.

Robinet-filtre de Geneste-Herscher. — La construction de ce robinet-filtre est intéressante au point de vue du nettoyage ; c'est un appareil débitant à volonté de l'eau ordinaire et de l'eau stérilisée.

Une sphère métallique contient une seconde sphère de porcelaine poreuse, d'un diamètre un peu plus faible ; l'eau sous pression arrivant de la conduite, parcourt l'espace intermédiaire entre les deux sphères et sort par un gros robinet fixé en avant de la sphère extérieure, pour les usages domestiques : cette eau n'est pas filtrée. D'autre part la surface de la sphère intérieure laisse suinter l'eau à travers les pores, et l'eau stérilisée sort par un petit robinet inférieur. Grâce à cette disposition, l'eau ordinaire balayant la surface de la sphère poreuse chaque fois qu'on ouvre le robinet, entraîne les dépôts formés ; les nettoyages sont par là rendus moins fréquents. — Pour effectuer ces nettoyages, on ferme le robinet d'arrêt de la conduite, on ouvre les deux robinets pour vider l'appareil, on les referme, et par un orifice percé dans la sphère extérieure, on verse une solution de permanganate de potasse ou de chaux à 1 p. 100. On revisse ensuite le bouchon de cet orifice, et on ouvre le robinet d'arrêt. La pression fait passer la solution à travers les pores : l'opération est terminée quand l'eau coule incolore par le petit robinet inférieur. Selon la nature de l'eau, ces nettoyages doivent être plus ou moins fréquents, tous les huit ou quinze jours par exemple. A des intervalles plus espacés, si les pores de la sphère s'obstruent, il est bon de la nettoyer avec une solution de carbonate de soude. On peut aussi la dévisser de temps à autre et la chauffer dans l'eau bouillante pendant une demi-heure.

Signalons encore, dans le même ordre d'idées, le *filtre siliceux*, d'Howatson, dit « filtre silica », en forme de bougie, construit avec de la terre d'infusoires. Le filtre en *Kieselgühr* de Langumier et

Buchet est en forme de rondelle. Le filtre hongrois de Delphin est construit en syénite (granite).

Filtre Kurka. — Le filtre Kurka (fig. 69) est formé de tubes en pierre poreuse spéciale, fermés à leur base ; on dispose une série de batteries de ces filtres, chaque batterie formée de seize tubes, occupant un mètre carré et placée dans une chambre en béton étanche, dont le fond est incliné vers un couloir central. L'eau, qui arrive par le fond des chambres, est obligée de traverser les parois des tubes poreux qu'elle remplit, et s'écoule par le haut vers un réservoir Pour nettoyer les tubes, on cesse de faire arriver l'eau brute; l'eau filtrée qui les remplit traverse alors la paroi poreuse en sens inverse et est expulsée avec les impuretés de la surface des tubes. Ce nettoyage doit se faire environ quatre fois par jour, sinon le débit baisse très rapidement.

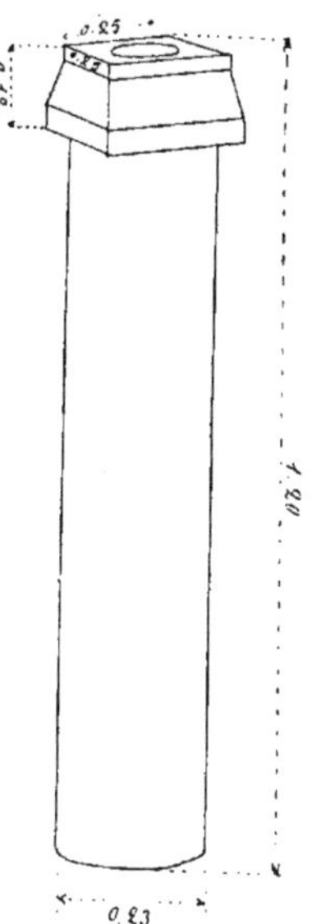

Fig. 69. — Élément du filtre Kurka.

Dans les conditions normales, ce débit est de 2 litres par tube et par minute : un grand filtre ainsi aménagé, fournirait pour une surface donnée plus d'eau qu'un filtre à sable ordinaire. — L'appareil ayant été proposé comme « dégrossisseur » précédant un filtre à sable ordinaire, il y a lieu de croire que la séparation des microorganismes n'y est pas très complète. On doit craindre surtout que les joints en ciment qui réunissent les bougies ne soient pas rigoureusement étanches, et que des fêlures ne laissent passer de l'eau non filtrée.

Filtres de cellulose. — Les filtres à base de cellulose comprimée, imaginés par Grandjean, sont actuellement assez nombreux. Ils ont l'avantage de permettre le remplacement facile de l'élément filtrant, lorsqu'il est contaminé.

Le *filtre Grandjean* utilise des plaques épaisses de cellulose; *l'Eden-filtre*, est formé par des coquilles de papier reposant sur des lentilles de charbon.

Les filtres Rojat (*Simplex*, *Terminus*) sont des filtres à cellulose en pâte.

On a utilisé, il y a quelques années, la pâte de papier mélangée de noir animal lavé aux acides. Cette pâte était desséchée et transformée en feuilles épaisses que l'eau devait traverser.

On a associé la cellulose à l'amiante (Möller et Holberg).

Dans le filtre *Dame, Pottevin et Pial*, la membrane filtrante, désignée sous le nom de *porcelaine de cellulose*, s'obtient par le délayage de fibres très fines de lin ou de chanvre, qu'on additionne de terre d'infusoires : par le dépôt et la dessiccation, ce mélange fournit des plaques dont les pores sont assez fins pour arrêter, au moins pendant quelque temps, les microbes. En exagérant la proportion de terre d'infusoires, on obtient un débit plus rapide, mais aux dépens de la stérilisation. — La plaque de porcelaine de cellulose est serrée entre deux calottes métalliques ; par l'une arrive l'eau brute, par l'autre sort l'eau filtrée.

Ces filtres, désignés parfois sous le nom de *filtres pasteurisants*, peuvent être réunis en batterie : quatorze éléments ainsi accouplés arrivent à donner de 2300 à 4000 litres par jour, selon la pression (10 à 20 mètres).

Dans le « *Terminus* » l'eau traverse un cylindre de charbon, puis de la pâte de cellulose contenue dans des paniers concentriques. L'appareil est monté au milieu d'un autoclave, dans lequel on peut le stériliser complètement, s'il est nécessaire.

La cellulose convenablement préparée constitue donc une matière filtrante capable de retenir les bactéries ; elle est comparable sous ce rapport aux porcelaines poreuses. Mais cette efficacité n'est pas de longue durée. Au bout de peu de temps les meilleurs de ces filtres laissent passer les bactéries, et il faut changer les membranes ; d'ailleurs le débit diminue très vite. D'après des expériences de Macé, le changement devrait être fait à peu près toutes les vingt-quatre heures. Des essais exécutés récemment au Laboratoire municipal de Paris ont conduit à des conclusions analogues (1).

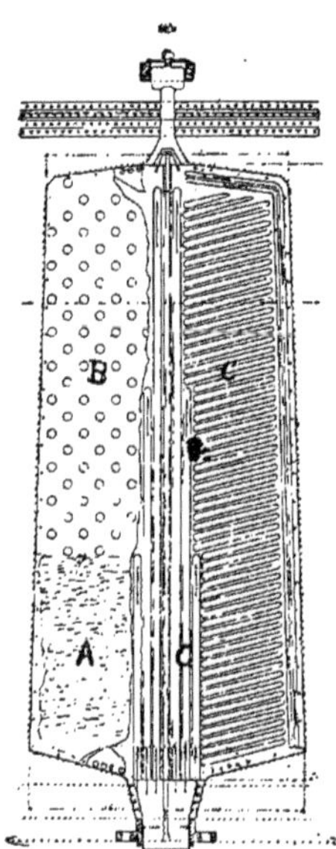

Fig. 70. — Élément du filtre Breyer.

Filtres d'amiante. — ***Filtre Breyer.*** — Le filtre de Friedrich Breyer est basé sur l'emploi de l'amiante obtenue en fibrilles extrêmement ténues. L'élément filtrant (fig. 70) est formé par un tissu de coton A, qui est solidement tendu sur des plaques métalliques perforées B, supportées elles-mêmes par une plaque cannelée C qui fait écouler l'eau filtrée vers la base de l'appareil. Une disposition spéciale permet de fixer fortement l'amiante très divisée sur le tissu.

Weichselbaum et Gruber ont étudié un filtre Breyer de grande

(1) Ed. Bonjean a remarqué que sous l'influence de germes spéciaux capables d'attaquer le papier, il se produit, par suite de la solubilisation des membranes filtrantes, un milieu de culture favorable au développement des bactéries, dont le nombre, à la sortie de certains appareils, atteint jusqu'à 100 000 par centimètre cube. La cellulose pure ne donne pas ces mauvais résultats.

dimension traitant l'eau du canal du Danube près de Nussdorf. D'après leurs conclusions, il est prouvé que la couche filtrante donne au début une eau complètement stérile, ou contenant un nombre très restreint de germes; pendant quarante-huit heures et plus, 99 p. 100 des germes de l'eau brute sont encore éliminés. Comparant ces résultats avec ceux des filtres à sable, les deux auteurs estiment que ces derniers livrent une eau de qualité bien inférieure à celle débitée par le filtre Breyer. — Un avantage de ce dernier est que la reconstitution de la membrane filtrante se fait très rapidement, tandis que la production de la membrane filtrante des filtres à sable est fort longue. Enfin, à égalité de surface filtrante, le débit du filtre Breyer est plus de huit fois supérieur à celui d'un filtre à sable.

Divers filtres (Kuhn, Jensen, Sonnenschein, Piefke, Maillié, etc.) sont construits avec des tissus d'amiante plus ou moins serrés, ou avec de l'amiante comprimé. Les résultats obtenus ne paraissent pas très satisfaisants.

Filtres au charbon. — Il existe de nombreux filtres domestiques où l'on utilise le charbon comme matière épurante. Le charbon est tantôt employé seul, tantôt associé à diverses matières : charbon et porcelaine (Chabrier), et pierre ponce (Defries), charbon et tissu d'amiante (Lipscombe, Buhring), charbon manganésé, charbon silicaté, charbon et sable. — Certaines espèces de charbon réalisent une notable purification de l'eau, enlèvent quelquefois les odeurs de vase et retiennent un peu de matière organique. — Au point de vue bactériologique, l'inefficacité de tous ces appareils a été constatée depuis longtemps. — Citons parmi ceux qui ont été préconisés en France, le filtre Maignen, basé sur l'emploi d'une poudre, dite *carbo-calcis*, composée de carbonate de soude, chaux et alun, avec filtration sur charbon animal et amiante. Ce filtre, au point de vue de l'élimination des microbes, a donné de très mauvais résultats (notamment à Cherbourg) (1).

Filtres au fer. Oxyde magnétique. Polarite. — Le filtre Bischoff, autrefois assez commun en Angleterre, était formé d'une poudre de fer très poreuse, produite par la réduction de l'hématite chauffée avec du charbon. L'eau traitée repassait sur du sable mélangé de bioxyde de manganèse qui fixait le fer entraîné. L'épuration bactérienne avec cet appareil était des plus médiocres.

Polarite. — Plusieurs appareils filtrants sont basés sur l'emploi de l'oxyde de fer magnétique.

La substance nommée *polarite*, qui a été utilisée dans plusieurs villes anglaises pour la purification des eaux d'égouts, a été appliquée aussi au traitement des eaux potables. Le polarite, produit par la

(1) Voy. Vaillard, Fièvre typhoïde à Cherbourg. *Rec. des trav. du Comité consultatif d'hyg. publ. de France*, 10 avril 1899.

calcination de certains minerais de fer, est une substance noire, riche en oxyde de fer magnétique (1).

Dans l'application aux eaux d'égouts (*International process*), la filtration sur polarite est précédée d'une précipitation de la plus grande partie des matières organiques, par le *ferozone* (mélange de sulfate d'alumine et de sulfate de fer). Pour l'eau potable, il n'est généralement pas utile de faire usage de précipitants chimiques; mais la purification par le polarite est accompagnée d'une filtration sur sable.

Dans l'installation de Reading que nous avons eu l'occasion d'étudier (2), l'eau très impure de la rivière Kennet passe successivement dans trois bassins rectangulaires divisés en deux compartiments inégaux : le plus grand de ces compartiments sert pour la décantation; l'eau traverse ensuite de haut en bas l'autre compartiment contenant une couche de coke de 1m,35 d'épaisseur; dans le second bassin, la matière filtrante est le polarite (épaisseur 0m,76), surmonté d'une couche de sable de 12 à 15 centimètres; le troisième bassin contient encore du polarite. La diminution du nombre des bactéries à la sortie du dernier bassin est assez notable, environ 80 p. 100. Mais les résultats sont en somme médiocres, probablement parce que le débit de ces appareils est trop grand.

Le *filtre Howatson* est formé d'un réservoir cylindrique, où l'eau arrivant par le haut traverse d'abord une couche de silex concassé très fin de 0m,10 d'épaisseur, puis une couche de polarite de 0m,40, puis enfin une couche de silex grossier de 0m,30. Pour le nettoyage de la couche supérieure de silex, on fait arriver l'eau en sens inverse et on brasse la surface avec un agitateur à palettes; on fait écouler ensuite l'eau chargée des impuretés de la couche supérieure.

Dans des expériences méthodiques faites à Paris, sur un appareil de ce genre, nous avons constaté une diminution de 73 à 78 p. 100 pour le chiffre des matières organiques, et de 99 p. 100 environ pour

(1) Voici deux analyses de ce produit :

Oxyde magnétique de fer	53,85
Silice	25,50
Chaux	2,01
Alumine	5,68
Magnésie	7,55
Carbonates, eau	5,41
Sesquioxyde de fer	53,93
Oxyde magnétique	19,19
Protoxyde de fer	7,25
Chaux	1,23
Silice	15,16
Carbone	1,80
Eau	1,44

(2) OGIER, *Rec. des trav. du Comité consult. d'hyg.*, t. XXVI, p. 255.

les bactéries, alors que la vitesse de filtration était de près de 6 mètres cubes par mètre carré et par jour (J. Ogier).

Le polarite est d'un prix assez élevé, mais ne s'use pas sensiblement; il perd peu à peu ses propriétés oxydantes, et les reprend par l'aération.

Filtre au « saprodapt » de Tillieux. — Ce filtre est basé sur l'emploi du « saprodapt », oxyde de fer magnétique analogue au polarite.

Carboferrite. Système Candy. — Une matière très analogue au polarite a été utilisée en ces derniers temps, en Angleterre, pour la filtration des eaux, sous le nom de *carboferrite;* le carboferrite est produit par la calcination du carbonate de fer; sa composition est assez variable : voici une analyse d'après Naylor :

Peroxyde de fer et oxyde magnétique	54,52
Alumine	6,21
Chaux	0,98
Magnésie	7,24
Silice	24,92
Eau	6,13

Des filtres à pression au carboferrite ont été installés à Hastings pour le traitement de 7000 mètres cubes d'eau par jour. L'eau brute contient jusqu'à 14 milligrammes d'oxyde de fer par litre. Les appareils comprennent 10 cylindres métalliques, répartis en 3 batteries; ils ont $2^m,44$ de diamètre, et $2^m,75$ de haut. Un mètre carré de surface filtrante débite 820 litres d'eau épurée à l'heure. L'eau arrive sous pression, en minces filets, au sommet des cylindres, tombe sur une couche de sable, puis sur des lits de carboferrite, répartis en plusieurs compartiments par des cloisons perforées; la hauteur totale de carboferrite est de $1^m,50$. Les filets d'eau traversant la matière en présence de l'air comprimé laissent déposer l'oxyde de fer et les bactéries. Celles-ci, au nombre de 110 dans les eaux brutes de Hastings, passeraient au chiffre de 2 ou 3 par centimètre cube, au sortir des appareils; le fer, l'ammoniaque n'existent plus qu'à l'état de traces. — Pour le nettoyage, on renverse le courant d'eau, et on élimine les boues ferrugineuses.

L'efficacité de ces appareils au point de vue de la destruction des bactéries ne semble pas bien certaine, puisque, pour le traitement d'eaux très riches en microorganismes, on indique que l'air comprimé pourrait être remplacé par un gaz stérilisateur tel que l'ozone; cette disposition serait sans doute excellente, mais rendrait peu utile l'emploi du carboferrite.

D'autres filtres à carboferrite fonctionnent sans pression; ce sont des bassins ouverts dont le mécanisme est analogue à celui des filtres à sable; l'usage du carboferrite permet de diminuer les surfaces. Nous avons signalé plus haut les appareils filtrants de Reading.

D'autres sont installés à Egham (eau de la Tamise, 6800 mètres cubes par jour) : il y a trois lits de graviers et de sables, remplissant le rôle de dégrossisseurs; puis trois lits de carboferrite, de $0^{m},75$ environ d'épaisseur, disposé sur une couche de gravier et recouvert de sable fin. Le débit de ces filtres est très rapide. Le nettoyage se fait tous les trois jours. — On constate par ce traitement une notable diminution de l'ammoniaque et des matières organiques.

PURIFICATION DES EAUX PAR LES AGENTS CHIMIQUES

De nombreux produits ont été appliqués à la stérilisation ou à la purification des eaux de boisson. La destruction des bactéries des eaux par divers agents chimiques n'est pas difficile à obtenir. Mais, à première vue, ces procédés inspirent une certaine défiance : on peut craindre, en effet, que l'emploi de produits chimiques laisse dans les eaux traitées des composés qui, même à l'état de traces, pourraient à la longue exercer une action nuisible. Cependant, nous verrons que plusieurs des méthodes imaginées peuvent être employées sans inconvénients.

Chlorure de chaux, chlore. — Parmi les agents stérilisants, le chlorure de chaux a été utilisé depuis assez longtemps déjà. Traube l'a indiqué comme propre à la stérilisation des eaux potables : la neutralisation de l'excès de chlore se fait au moyen du bisulfite de soude. Bassenge a trouvé que la stérilisation des microbes pathogènes se fait en dix minutes avec une dose de chlorure de chaux correspondant à $0^{gr},1$ de chlore par litre : il emploie du bisulfite de chaux pour détruire l'excès de chlore.

D'après Lode, 4 milligrammes de chlore libre par litre suffisent pour détruire, après trois à dix minutes, les principales bactéries pathogènes; avec 8 milligrammes, la stérilisation est complète après trente minutes.

Brome. — Dans le même ordre d'idées, on a proposé l'emploi du brome; il suffirait, pour rendre l'eau non nuisible au point de vue bactériologique, d'y ajouter, par litre, $0^{cc},2$ d'une solution contenant 20 grammes de brome et 20 grammes de bromure de potassium dissous dans 100 grammes d'eau; puis, au bout de cinq minutes, $0^{cc},2$ d'une solution d'ammoniaque à 9 p. 100. On considère comme inoffensive la petite quantité de bromate et de bromure d'ammonium formés (1).

L'action du brome a été bien étudiée par Testi (2) qui a constaté l'action très efficace et très rapide de cet agent sur les bactéries pathogènes non sporulées, et insiste sur la nécessité de filtrer l'eau grossièrement avant d'y ajouter le brome. Des appareils de campagne

(1) SCHUMBURG, *Deutsche Wochenschrift*, 1897.
(2) TESTI, *Giornale medico del R. Esercito*, 1901.

pour la purification par le brome ont été utilisés par les troupes italiennes.

Iode. — Les propriétés antiseptiques de l'iode ont été signalées depuis longtemps (Davaine, 1873; Koch, 1881; Werikoff, 1883; Wernitz, Miquel, etc.).

Allain a proposé l'emploi de l'iode pour la stérilisation des eaux (1). L'iode tue les germes des eaux dans un temps très court et à des doses très faibles. Une eau fortement polluée, traitée par 1/10000 d'iode, après un quart d'heure de contact, est privée de germes pathogènes. Pour enlever l'excès d'iode, qui communique à l'eau un goût métallique très désagréable, on ajoute de l'hyposulfite de soude, qui transforme l'iode en iodure de sodium et tétrathionate de soude; il reste dans l'eau environ 1 centigramme de ces deux corps par litre. Allain conseille de filtrer ensuite l'eau sur un charbon spécial, exempt de phosphates, préparé par calcination d'un mélange de goudron et de charbon de bois en poudre (lavé à l'acide chlorhydrique étendu).

Vaillard, pour la stérilisation rapide de l'eau par l'iode, recommande le dispositif suivant (2). On emploie trois séries de comprimés, dont voici les formules :

I. Iodure de potassium sec	10 grammes.
Iodate de soude sec	$1^{gr},560$
Bleu de méthylène	Q. S. pour colorer.
Pour 100 comprimés.	
II. Acide tartrique	10 grammes.
Sulfo de fuchsine	Q. S. pour colorer.
Pour 100 comprimés.	
III. Hyposulfite de soude	$11^{gr},60$
Faire fondre et couler en 100 comprimés.	

Si l'eau est trouble, on la filtre rapidement dans un seau de campement en toile dont le fond est garni de deux tamis contenant de la poudre d'amiante (c'est le filtre Schuking utilisé dans l'armée autrichienne). On prélève un quart de litre environ de l'eau filtrée, on y jette un comprimé n° 1, et dès qu'il est dissous, un comprimé n° 2; il se dégage de l'iode, qui donne au liquide une teinte brune. Ce liquide est alors versé dans 1 litre de l'eau filtrée. La stérilisation est obtenue après dix minutes. L'addition d'une pastille n° 3 transforme l'excès d'iode en iodure et tétrathionate. L'eau peut alors être consommée : observons cependant qu'elle renferme par litre environ $0^{gr},300$ de ces différents produits ($0^{gr},1$ d'iodure et d'iodate de potassium, $0^{gr},1$ d'acide tartrique, $0^{gr},1$ d'hyposulfite de soude). Il y a lieu de faire des réserves sur l'innocuité de l'usage prolongé d'une eau

(1) *Bull. de la Soc. industrielle de Marseille*, 1895, p. 113 et suiv.
(2) *Ann. d'hyg. et de méd. lég.*, 3e série, t. XLVIII, p. 460, et t. L, p. 158.

contenant des doses même très petites d'iodure de sodium et de tétrathionate de soude. Exceptionnellement, le traitement par l'iode est un moyen assez commode de rendre acceptable une eau suspecte.

Bisulfate de soude. — Citons, pour mémoire, parmi les agents stérilisants appliqués à l'eau potable, le bisulfate de soude dont l'emploi fut proposé par Parker et Rideal. L'action bactéricide de ce sel est réelle, mais seulement à des doses élevées ; il faudrait, pour obtenir un effet rapide, en employer jusqu'à 5 grammes par litre! L'eau ainsi traitée prend une saveur très acide qu'on corrige par addition de bicarbonate de soude. On a ainsi en définitive une eau contenant des proportions de sulfate de soude qui ne sauraient être considérées comme inoffensives, et qui communiquent à l'eau un goût fâcheux.

Eau oxygénée. — L'eau oxygénée a été proposée pour la purification des eaux potables. Voici les résultats obtenus par Ed. Bonjean (1) dans une étude relative à l'action de l'eau oxygénée sur les organismes des eaux :

	Solution commerciale d'eau oxygénée dite à 12 volumes.		dite à 20 volumes.
Quantité de solution commerciale par litre d'eau (eau de Seine)......................	3 c. c.	5 c. c.	10 c. c.
Quantité de H^2O^2 titrée dans un litre d'eau.	0gr,063	0gr,100	0gr,292
Nombre de germes par cent. cube :			
Eau traitée après 30 minutes.............	1316	960	496
— 1 heure................	558	480	371
— 2 heures..............	»	400	66
— 3 —	»	126	42
— 4 —	109	80	38
— 5 —	»	»	36
— 6 —	»	»	0
— 24 —	culture.	»	0

Il faudrait donc 0gr,292 de H^2O^2, c'est-à-dire 10 centimètres cubes de solution commerciale d'eau oxygénée dite à vingt volumes et un contact de six heures pour stériliser l'eau de Seine distribuée dans Paris. Ce chiffre est beaucoup plus fort que celui qui est généralement indiqué (5 centimètres cubes de solution commerciale, et contact de cinq minutes).

L'excès d'eau oxygénée peut être détruit par le permanganate de potassium qui produit un oxyde de manganèse floconneux clarifiant l'eau par un véritable collage : en faisant passer l'eau sur une colonne de coke on obtient une eau claire et potable.

L'eau oxygénée *à l'état naissant* est douée d'un pouvoir bactéricide beaucoup plus élevé que la solution commerciale, comme l'un de nous l'a établi (2) en démontrant dans une série d'expériences que des quantités six fois inférieures de peroxyde d'hydrogène à l'état nais-

(1) Ed. Bonjean, *Comptes rendus Ac. des Sciences*, janvier 1905.
(2) Ed. Bonjean, *Bull. Soc. thérapeutique*, 1905.

sant provenant du peroxyde de calcium jouissent d'un pouvoir bactéricide bien supérieur à celui du peroxyde d'hydrogène produit par la solution commerciale d'eau oxygénée.

	Quantités d'eau oxygénée à l'état naissant dans un litre d'eau.		
	0gr,060	0gr,070	0gr,053
Nombre de germes avant traitement..	3600	1920	2000
Eau traitée après 30 minutes..........	472	190	496
— 1 heure.............	104	42	371
— 2 heures...........	»	24	65
— 3 —	»	20	42
— 4 —	0	0	38
— 5 —	0	0	36
— 6 —	0	0	0
— 24 —	0	0	0

Procédé Freyssinge-Roche, au bicalcite ou peroxyde de calcium. — Ce procédé consiste à traiter l'eau suspecte par une poudre dénommée « bicalcite ». L'élément actif de cette poudre est le peroxyde de calcium. Il suffit de traiter l'eau par 0gr,3 à 0gr,5 de ce produit par litre. On agite, et lorsque le dépôt est effectué, on filtre sur une colonne garnie de bioxyde de manganèse. On obtient ainsi constamment de l'eau stérile et n'ayant subi que des modifications chimiques acceptables et parfois même favorables (par exemple la diminution du carbonate de chaux dans les eaux très calcaires). Le *bicalcite* est susceptible de se décomposer totalement dans les conditions employées pour son dosage (permanganate de potassium en solution sulfurique) en produisant une action oxydante équivalente à 20 de peroxyde d'hydrogène H^2O^2 pour 100 de produit. Cette détermination peut servir de contrôle à sa valeur.

Voici les conclusions que nous avons données à la suite de l'étude de ce procédé (1) :

Employer pour 1 litre d'eau de 0gr,300 à 0gr,500 de produit titrant 20 p. 100 de peroxyde d'hydrogène H^2O^2. Agiter et laisser en contact pendant deux à trois heures. Après ce temps, et suivant les besoins, filtrer sur du bioxyde de manganèse de telle façon que le peroxyde d'hydrogène soit totalement détruit.

L'action du bicalcite se manifeste progressivement ; le nombre des germes va très rapidement en diminuant.

A la dose de 0gr,5, le bacille coli, le bacille pyocyanique introduits en abondance dans les eaux sont tués en trois heures ainsi que les autres germes communs. Le bacille typhique est tué en deux heures.

Le pouvoir stérilisant du peroxyde F R ou bicalcite est de beaucoup supérieur à celui de quantités équivalentes de peroxyde d'hydrogène provenant des solutions commerciales d'eau oxygénée. Il est

(1) Ed. Bonjean, Épuration et stérilisation des eaux au moyen du peroxyde de calcium. *Bull. des Sciences pharm.*, n° 12, 1904.

très supérieur à celui de la chaux; cette activité antiseptique doit être attribuée, à notre avis, à l'état naissant du peroxyde d'hydrogène.

Les propriétés organoleptiques des eaux fortement souillées (odeur, couleur) sont améliorées par ce traitement.

Pour qu'on puisse faire usage de l'eau, le peroxyde d'hydrogène doit être entièrement décomposé ; il ne reste alors en solution aucun produit nuisible ou capable d'entraîner des troubles dans l'organisme.

Les seules variations chimiques résultant de ce mode de traitement concernent le carbonate de chaux, qui peut subir une légère augmentation dans les eaux peu minéralisées ou au contraire une diminution dans les eaux dures et très calcaires.

Permanganates de potassium et de calcium. — Le permanganate de potasse a été, depuis quelques années, proposé pour la purification bactérienne des eaux (1). Pour éviter l'absorption inutile de quantités même très faibles de sels de potasse, Girard et Bordas ont eu l'idée de remplacer le permanganate de potasse par le permanganate de chaux : la très légère augmentation de sels calcaires résultant de cette addition est sans aucune importance. On ajoute à l'eau brute une quantité de permanganate suffisante pour lui communiquer une teinte rouge bien manifeste : on fait ensuite passer cette eau sur un filtre de bioxyde de manganèse, en forme de bloc, qui élimine l'excès de permanganate. L'appareil désigné sour le nom de *filtre Lutèce* est basé sur ces principes et constitue un bon filtre domestique. Le pouvoir bactéricide du permanganate est considérable, même à des doses excessivement faibles. La coloration rouge que le réactif communique à l'eau traitée est un avantage précieux : elle permet de constater, à la simple vue, si l'eau filtrée est bonne pour la consommation, ou si au contraire elle contient encore un excès de réactif.

Dans le filtre Lapeyrère, on emploie un mélange, dit « permanganate alumino-calcaire », composé de :

Permanganate de potasse	3	grammes.
Alun de soude sec	10	—
Carbonate de soude sec	9	—
Chaux de marbre foisonnée	3	—

La quantité ci-dessus, soit 25 grammes de mélange, est suffisante pour stériliser 100 litres d'eau. Cependant on doit considérer que la dose à employer est un peu variable selon la richesse de l'eau en matières organiques : elle peut osciller entre 0,15 à 0,50 par litre. La stérilisation est obtenue en quatre à cinq minutes. Pour détruire l'excès de permanganate, on fait passer l'eau sur un filtre spécial

(1) Mlle SCHIPILOF, Stérilisation de l'eau par le permanganate de potasse. *Revue médicale de la Suisse Romande*, 1892.

formé de fibre de tourbe imprégnée d'oxyde brun de manganèse. Des appareils de ce genre ont été utilisés assez souvent par les troupes coloniales françaises.

Manganate de baryum. — Procédé Cambier (1). — Le manganate de baryum obtenu par la réaction d'un manganate alcalin sur un sel soluble de baryum est une poudre de coloration violet noir, très dense, insoluble dans l'eau distillée bouillie, mais un peu soluble dès que l'eau renferme des traces d'acide carbonique ou de bicarbonate, ce qui est le cas de toutes les eaux naturelles. Au contact de ce produit, l'eau se colore en rouge par suite de la transformation du manganate de baryum insoluble en permanganate soluble :

$$2MnO^4Ba + 2CO^2 + O + H^2 = Mn^2O^8Ba + (CO^3)^2BaH^2.$$

D'après Cambier, dans ces conditions, ce produit serait susceptible de stériliser immédiatement l'eau, dès que celle-ci est colorée. Le filtre est essentiellement constitué par un mélange de sable et de manganate de baryum. L'action oxydante du lit de manganate neuf n'est pas instantanée et demande douze à dix-huit heures pour s'établir régulièrement. 1 kilogramme de manganate serait capable de stériliser 180 mètres cubes d'eau : l'eau sortant des filtres oxydants est impropre à l'alimentation par suite de sa coloration rose et de la présence possible de sels de baryum. On la traite par une solution très étendue de sulfate ferreux et on sépare le précipité par une nouvelle filtration.

On peut encore chercher à éliminer les sels de baryum solubles en incorporant dans le premier lit oxydant du sulfate de strontium naturel ou célestine, ou en chargeant l'eau de sulfate de chaux par passage sur du gypse avant le filtre stérilisant. Pour décolorer ensuite l'eau, on la dirige sur une couche de fer ou mieux dans un cylindre rotatif rempli de ferraille. On filtre ensuite pour la débarrasser du précipité qu'elle tient en suspension.

D'après Cambier, « au moment où elle sort du lit oxydant insoluble, l'eau est stérilisée à peu près radicalement : on n'y trouve plus notamment le colibacille, presque toujours présent dans l'eau brute, et sa légère coloration rose persistante est un sûr garant de l'efficacité de la stérilisation et de la destruction totale de la matière organique. Après traitement par le sulfate de fer ou mieux par le fer métallique, tout à fait insoluble, et une filtration rapide sur une couche de sable, l'eau traitée est parfaitement incolore et limpide; sa composition chimique minérale ne diffère pas sensiblement de celle de l'eau brute, elle ne contient en solution aucune trace de substances toxiques; elle peut, en un mot, être utilisée pour l'alimentation. »

Stérilisation par les composés oxygénés du chlore. — Peroxyde de chlore. — Le peroxyde de chlore, agent oxydant

(1) Cambier, Contribution à l'étude des eaux alimentaires. Paris, 1904.

très énergique, a été appliqué par Henri Bergé et Albert Bergé, de Bruxelles, à la stérilisation des eaux potables.

On sait que le peroxyde de chlore, découvert par Davy, se produit lorsqu'on attaque le chlorate de potasse par l'acide sulfurique, selon la réaction :

$$3ClO^3K + 2SO^4H^2 = ClO^4K + 2SO^4HK + H^2O.$$

Lorsqu'on emploie l'acide sulfurique concentré, la réaction est très vive et non sans danger. On la modère en ajoutant à l'acide sulfurique une certaine quantité d'eau. — On obtient encore du peroxyde de chlore en chauffant à 70° un mélange de chlorate de potasse pulvérisé et d'acide oxalique (Calvert et Davies).

Le peroxyde de chlore est un gaz jaune verdâtre, assez soluble dans l'eau. C'est la solution aqueuse que l'on emploie comme agent stérilisateur dans le procédé Bergé.

Les premiers essais en grand de ce système ont été faits à Ostende et à Middelkerke. Ils ont été l'objet de nombreuses études de la part de divers savants en Belgique (Van Ermengen, Molinari, Petermann, Desguin, etc.). Il a été étudié en France par J. Ogier (1), dans des expériences de laboratoire, et sur une installation faite en vue de l'alimentation de la ville de Lectoure, au moyen de l'eau du Gers.

Pour la préparation du réactif stérilisant, c'est-à-dire de la solution aqueuse du peroxyde de chlore, il convient de proscrire absolument l'emploi de l'acide sulfurique concentré, qui donne lieu à un dégagement rapide, mais qui produit souvent des explosions accompagnées de projections dangereuses. A. Bergé conseille l'usage d'un acide un peu étendu, à 58° Baumé (densité : 1,67). Avec cet acide, qui ne doit être employé qu'après refroidissement, la décomposition du chlorate se fait lentement et régulièrement. On évite d'ailleurs toute accumulation de volumes importants de peroxyde de chlore gazeux en dirigeant dans le mélange un courant d'air qui entraîne le gaz formé. Pour les expériences de laboratoire, l'appareil se compose d'un petit flacon où l'on introduit la quantité convenable d'acide sulfurique à 58° et de chlorate pulvérisé (10 grammes par exemple) ; immédiatement on dirige sur le mélange un courant d'air à l'aide d'une soufflerie ou d'une trompe : le peroxyde dilué d'air traverse ensuite une série de quatre ou cinq flacons laveurs remplis d'eau ; celle-ci dissout le gaz en prenant une coloration jaune intense. On arrête l'opération lorsque la teinte du dernier flacon laveur cesse

(1) Stérilisation des eaux par le peroxyde de chlore. *Rec. des trav. du Comité consult. d'hyg.*, 1899, t. XXIX, p. 70 : et Alimentation de Lectoure en eau potable. *Ibid.*, p. 103.

de devenir plus foncée. Les contenus des divers flacons sont mélangés et constituent le réactif purificateur.

Un appareil pour la production industrielle du peroxyde de chlore a été ingénieusement combiné par A. Howatson ; il serait trop long d'en décrire ici le mécanisme; disons seulement que la réaction se fait dans un vase conique en plomb contenant de l'acide sulfurique étendu d'eau. La distribution du chlorate dans l'acide a lieu mécaniquement et d'une façon régulière ; elle est en rapport avec la quantité et la pureté de l'eau qui passe dans l'appareil : il est facile de modifier, selon les cas, la dimension du petit récipient où s'emmagasine la prise de chlorate qui tombe dans l'acide à intervalles réguliers, toutes les minutes. Cette prise de chlorate est toujours très petite, quelques décigrammes.

Dans le récipient de plomb contenant le mélange d'acide et de chlorate, on fait passer un courant d'air provenant d'un récipient spécial, où l'on emmagasine chaque jour, à l'aide d'une pompe, une provision suffisante d'air comprimé. Le gaz peroxyde de chlore produit par la réaction est entraîné par l'air sous pression. et se rend dans un saturateur, où il se dissout dans de l'eau qui tombe en cascades par quantités réglées, sur des plateaux de laiton disposés en chicanes ; pendant que le peroxyde se dissout, l'air en excès s'échappe à la partie supérieure du barboteur.

La solution aqueuse de peroxyde s'accumulant au bas du barboteur est conduite dans un récipient où elle se mélange à l'eau. La proportion de solution oxydante à ajouter à l'eau peut être réglée par la manœuvre du robinet mélangeur ; elle doit être surveillée, à la sortie de l'appareil, à l'aide du réactif amidon-iodure de potassium. Il faut que le peroxyde soit en léger excès, c'est-à-dire que le réactif, ajouté à l'eau placée dans une grande éprouvette d'un litre environ, doit lui communiquer une coloration franchement bleue, mais pas trop intense.

Le pouvoir colorant du peroxyde est considérable et les eaux contenant un excès de peroxyde de chlore ont au début une légère teinte jaune, appréciable par comparaison avec l'eau non traitée.

On peut connaître très rapidement la dose de peroxyde de chlore contenue dans la solution stérilisante, en ajoutant à un volume connu (500 centimètres cubes par exemple) un peu d'iodure de potassium, et en déterminant avec une solution titrée d'hyposulfite la quantité d'iode mise en liberté.

Actions chimiques du peroxyde de chlore. Modifications de la composition de l'eau traitée. — Une eau additionnée de peroxyde de chlore en léger excès, c'est-à-dire très faiblement colorée en jaune, se décolore assez vite, surtout à la lumière : elle conserve pendant quelque temps une odeur spéciale, analogue à celle de l'eau de Javel ; puis cette odeur disparait complètement. Au contact des matières organiques, le gaz chloré se décompose, d'où oxydation et diminution de ces matières organiques : cette diminution est variable selon la quantité de réactif employée : elle est souvent d'environ la moitié.

Le chlore du peroxyde disparaît à l'état de chlorure alcalin formé aux dépens des carbonates de l'eau : la dose des chlorures dans l'eau primitive est donc nécessairement augmentée. En fait, les dosages de chlore par les procédés ordinaires (liqueur titrée d'azotate d'argent) fournissent sensiblement les mêmes chiffres avant et après le traitement; il ne saurait en être autrement, car nous verrons que la stérilisation d'une eau de pureté moyenne peut être obtenue avec une dose de peroxyde correspondant à moins de 1 milligramme de chlore par litre d'eau. L'augmentation des chlorures dans l'eau est donc tout à fait négligeable.

Il est indispensable que l'eau traitée par le peroxyde de chlore ne soit pas livrée à la consommation avant que l'excès de réactif ait été entièrement détruit. Une eau contenant encore du peroxyde de chlore ne serait pas acceptée, à cause de son odeur et de sa saveur; mais surtout il y aurait de sérieux dangers à faire circuler dans des canalisations de plomb des eaux renfermant du peroxyde qui dissoudraient certainement des quantités notables de plomb.

La disparition du peroxyde en excès a lieu avec des vitesses différentes selon la pureté de l'eau mise en expérience; elle est beaucoup plus rapide lorsque les eaux sont assez riches en matière organique. Elle varie aussi avec la température et la lumière.

Un moyen commode pour amener la destruction immédiate de l'excès de peroxyde de chlore consiste à faire passer l'eau traitée sur du coke; il est facile de vérifier, à l'aide de l'iodure de potassium amidonné, si cette destruction est complète.

Comme agent bactéricide, le peroxyde de chlore est d'une efficacité incontestable. Dans des expériences faites avec une eau assez pure (eau de la Vanne) la stérilisation a été obtenue, au bout d'un temps très court, après l'addition d'une dose de peroxyde qui ne dépassait pas $0^{gr},0008$ par litre d'eau. Avec une eau impure (eau de Seine grossièrement filtrée sur du sable) il a fallu employer une plus grande quantité de réactif, de 2,5 à 3 milligrammes par litre d'eau; le nombre des bactéries passait alors de 192 000 à quelques unités. Les espèces bactériennes qui ont été reconnues sont des germes sporulés très résistants, tels que le *Bac. subtilis*, le *Bac. megaterium*, etc. : ce sont les mêmes espèces qui résistent aussi aux traitements chimiques par d'autres procédés (ferrochlore, ozone) : elles sont d'ailleurs inoffensives. Des essais spéciaux sur les eaux chargées de *colibacille* et de *bac. typhique*, ont montré que ces deux espèces sont facilement détruites par le peroxyde de chlore : l'addition de 0,00238 de ClO^2 par litre dans des eaux contenant, l'une 97000 colibacilles, et l'autre 40 000 bacilles typhiques par centimètre cube, a suffi pour amener la stérilisation complète en moins de trois heures (1).

Nous avons cru devoir traiter avec quelques détails cette question de l'épuration par le peroxyde de chlore, qui est, comme on vient de le voir, un agent bactéricide d'une extraordinaire énergie. — Ajoutons en terminant que l'exploitation de ces procédés paraît avoir donné lieu à quelques mécomptes.

Procédé Dimitri. — La réaction de l'acide chlorhydrique sur les chlorates alcalins :

$$ClO^3Na + 2\,HCl = NaCl + Cl + ClO^2 + H^2O,$$

réaction qui peut être effectuée sans danger, a été appliquée par Dimitri à la stérilisation des eaux potables. Des essais pratiqués dans les environs de Bilbao ont donné, d'après cet auteur, de bons résultats. — On fait un mélange d'acide chlorhydrique et de chlorate de sodium, dans des proportions constantes, et on en ajoute à l'eau des quantités variant selon la nature de cette eau : en général, 1 gramme de chlorate de soude et 10 centimètres cubes d'acide chlorhydrique produisent une stérilisation suffisante pour un mètre cube d'eau.

Procédé dit « ferrochlore ». — Les propriétés oxydantes et bactéricides des hypochlorites ont été appliquées récemment à la purification de grandes masses d'eau, sous une forme originale et qui a donné de très bons résultats. Nous voulons parler du procédé dit au « ferrochlore », imaginé par Duyk. Nous avons eu l'occasion d'étudier ce procédé, sur une installation faite par A. Howatson, à Paris, dans les bâtiments du réservoir de Montsouris. Nous donnons ci-après les résultats de cette étude (2).

Dans le procédé au « ferrochlore » on ajoute à l'eau traitée un mélange, en proportions convenables, de chlorure de chaux et de perchlorure de fer. La réaction qui se produit dans ces conditions est assez complexe : on obtient un précipité d'hydrate de peroxyde de fer et un dégagement d'oxydes de chlore où domine l'acide hypochloreux. Duyk estime, en outre, qu'une partie de l'acide hypochloreux, en présence de l'eau et d'un composé ferrique, cède à ce dernier son oxygène pour donner naissance à de l'anhydride ferrique, qui se retrouve sous forme de ferrates alcalins, corps doués de propriétés oxydantes énergiques.

Le mélange hypochlorite de chaux-perchlorure de fer, — auquel l'auteur attribue le nom de *ferrochlore*, — renferme donc vraisemblablement de l'acide hypochloreux, du peroxyde de fer et un ferrate.

(1) Ogier, *Rec. des travaux du Com. cons. d'hygiène*, t. XXIX, p. 76.

(2) Ogier et Bonjean, *Rec. des travaux du Comité consultatif d'hygiène*, 1904 ; *Annales d'hyg. et de méd. légale*, 4e série, t. III, avril 1905.

Ainsi qu'on va le voir, ce mélange (1), puissamment bactéricide, est capable de modifier heureusement la composition de certaines eaux suspectes et leurs caractères organoleptiques.

Des essais en grand (2) ont été pratiqués en Belgique en 1902, par Duyk, à l'usine des eaux de Middelkerke, ville de bains de mer du littoral belge, dont la population permanente est de 2044 habitants.

Les appareils, analogues à ceux que nous décrivons plus loin, consistaient essentiellement en un système distributeur du réactif, introduisant celui-ci d'une manière uniforme dans l'eau à épurer et réalisant le mélange intime des liquides ; puis un appareil de filtration, pour séparer l'eau épurée du précipité ferrugineux qui prend naissance au sein de celle-ci et qui entraîne avec lui les germes et matières nuisibles.

Les essais de Middelkerke ont été faits sur l'eau très impure du canal de Plasschendaele-Nieuport, à raison de 150 mètres cubes par jour. Duyk dit qu'aucun inconvénient n'est résulté de l'emploi de cette eau pour la boisson, que l'état sanitaire de la commune a été satisfaisant, que l'eau était toujours limpide et dépourvue de l'odeur marécageuse qu'elle avait à l'état brut. — Les essais bactériologiques ont été faits par le Dr Henseval, directeur de la station de la laiterie à Gembloux : les premiers résultats ne sont pas excellents ; il a fallu quelques tâtonnements pour fixer les doses de perchlorure de fer et de chlorure de chaux à employer; peut-être aussi les filtres, réservoirs et conduites, étaient-ils insuffisamment stérilisés. Quoi qu'il en soit, au troisième prélèvement, on voit le nombre des bactéries, primitivement de 5000 dans l'eau brute, tomber à 40 au sortir des filtres, à 18 au réservoir, à 12 à la conduite de distribution. Les résultats sont encore meilleurs dans les prélèvements ultérieurs.

Le *colibacille*, qui est constant dans l'eau du canal, n'a jamais été trouvé dans l'eau traitée. Nous reviendrons plus loin sur les modifications qu'apporte le traitement à la composition chimique de l'eau.

Dans les expériences de Middelkerke, on employait des doses assez considérables de réactif, correspondant à peu près à 0gr,005 de chlore actif par litre d'eau : elles sont peut-être les plus convenables pour l'eau de Middelkerke; mais il semble cependant qu'elles pourraient être réduites; c'est ce qu'indiquent les expériences dont nous allons maintenant parler.

(1) Ces réactions peuvent s'interpréter par les formules suivantes :

$$Fe^2Cl^6 + 6NaOCl = 6NaCl + Fe^2O^3 + 3Cl^2O$$

et

$$Fe^2Cl^6 + 6NaOCl + 3H^2O = Fe^2O^3 + 6NaCl + 6ClOH.$$

(2) On en trouvera le détail dans le journal *La Technologie sanitaire*, t. IX, no 3, p. 57, et dans les *Annales de chimie analytique*, t. VIII, p. 13, 53, 88 et 132.

L'appareil Duyk-Howatson (fig. 71) était construit pour le traitement de 100 mètres cubes d'eau par jour; il comprenait essentiellement un dispositif pour le mélange de l'eau avec les réactifs et deux filtres Howatson (filtres à silex concassé) placés côte à côte. Au sommet des deux filtres est un réservoir A où arrive l'eau brute et où l'on maintient un niveau constant: l'écoulement de l'eau est réglé par un orifice percé dans un bouchon placé près du fond : le débit de cet orifice est constant. — Les deux filtres *a* ont un diamètre de 1 mètre et une hauteur de 3m,30. — L'hypochlorite de chaux, ainsi que le perchlorure de fer, sont dissous dans les compartiments d'un bac supérieur *dd'* placé sur le bac à eau. Pour chaque compartiment, l'écoulement de la solution est réglé au moyen d'un dispositif spécial, de telle sorte que les proportions relatives des liquides restent invariables. — Les compartiments où se trouvent les réactifs sont recouverts intérieurement d'un enduit de gutta-percha : il en est de même pour les organes du mélangeur des réactifs ; les tuyauteries de réglage et de conduite des produits stérilisateurs sont en ébonite. — L'écoulement des solutions de perchlorure de fer et de chlorure de chaux amène les deux produits dans les deux cases d'un récipient, d'où, par deux tubes d'ébonite, ils sont amenés à la partie inférieure d'un entonnoir dans lequel ils se mélangent et réagissent l'un sur l'autre ; le produit de la réaction, le *ferrochlore*, se déverse par la partie supérieure de l'entonnoir et est ensuite, par un tube central, amené en contact intime avec l'eau à traiter, dont l'écoulement a été réglé à la sortie du bac supérieur. Le mélange des deux réactifs et de l'eau s'opère dans l'intérieur de l'appareil dit mélangeur; deux branchements répartissent alors le liquide,

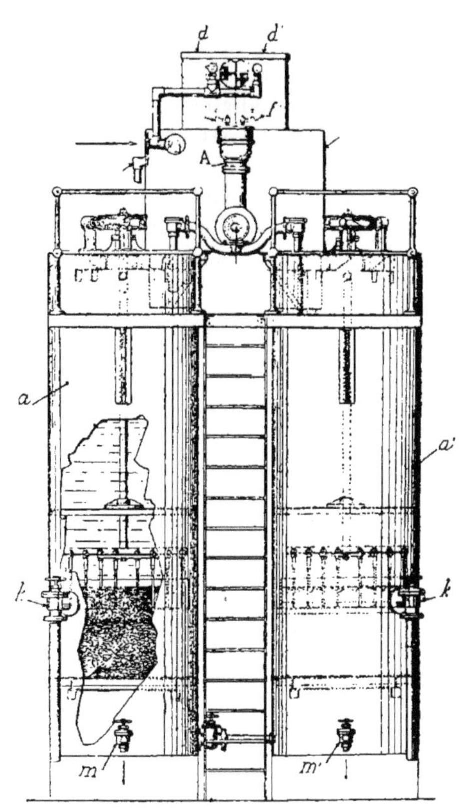

Fig. 71. — Appareil Howatson, pour le traitement des eaux au ferrochlore.

les gaz et le précipité de peroxyde de fer sur les deux filtres. Les flocons de peroxyde de fer agissent comme agglomérants sur les matières organiques en suspension et forment, par leur dépôt à la surface du silex concassé, une couche qui devient la partie la plus efficace du filtre.

Au bout de peu de temps, la filtration se ralentit, et il est nécessaire de procéder au nettoyage des filtres, c'est-à-dire de les débarrasser de la couche d'oxyde de fer déposée à la surface. A cet effet, on fait arriver l'eau stérilisée contenue dans l'un des filtres par le robinet inférieur *m* ou *m'*, de sorte que les matériaux filtrants sont traversés de bas en haut ; les silex concassés, assez denses, sont soulevés et retombent immédiatement, tandis que la couche d'oxyde de fer et les impuretés qu'elle retient sont entraînées et évacuées par un orifice *k* placé un peu au-dessus de la surface supérieure des couches filtrantes ; un râteau tournant, dont les dents raclent la surface, facilite cette évacuation. La durée d'un nettoyage est d'environ dix minutes. Selon l'impureté des eaux traitées, ces nettoyages se font toutes les vingt-quatre ou quarante-huit heures (1).

Les résultats des expériences (2) que nous avons effectuées ne diffèrent pas sensiblement de ceux qui avaient été obtenus précédemment par Miquel et Lévy.

Nous avons fait trois séries d'essais sur l'eau de Seine et trois séries sur l'eau de Vanne, en employant successivement, par mètre cube, pour l'eau de Seine :

1re série :	5 gr.	chlorure de chaux	30 gr.	perchlorure de fer.
2e —	4 gr.	—	25 gr.	—
3e —	3 gr.	—	15 gr.	—

et pour l'eau de la Vanne :

1re série :	1 gr.	chlorure de chaux	10 gr.	perchlorure de fer.
2e —	0,75	—	10 gr.	—
3e —	0,50	—	8 gr.	—

Au sortir du filtre, l'eau de Seine examinée à travers des tubes de fonte longs de 5 mètres et fermés aux extrémités par des glaces est parfaitement limpide : l'eau de Seine brute, sous une pareille épaisseur, est tout à fait opaque. Les différences de transparence sont moins appréciables avec l'eau de la Vanne, celle-ci étant par elle-même très limpide.

A chaque expérience on a vérifié si dans l'eau sortant des filtres et dans celle sortant du réservoir, il existait du chlore libre ou des hypo-

(1) Ajoutons à titre de renseignement, que, d'après Howatson, la dépense en réactifs, pour la stérilisation de 1 mètre cube d'eau, oscille entre 0 fr. 001 et 0 fr. 002, selon la pureté de l'eau à traiter.

(2) Les détails de ces expériences sont publiés dans le *Recueil des travaux du Comité consultatif d'hygiène publique*, 1904.

chlorites, au moyen de la réaction de l'iodure de potassium et de l'amidon en présence d'un acide; nous reviendrons plus loin sur ce point.

Au point de vue de la stérilisation de bons résultats ont été obtenus pour l'eau de Seine avec 5 grammes de chlorure de chaux (diminution des bactéries : de 1869 à moins de 1 par centimètre cube); — avec 4 grammes de chlorure de chaux, résultats un peu moins complets quoique bons encore (diminution des bactéries : de 1 428 à 4); — enfin, avec 3 grammes de chlorure de chaux [diminution de 2 120 à 10 (filtre) et 88 (réservoir)]. Dans aucun cas, on n'a trouvé de *colibacille* dans les eaux traitées.

La dose-limite de chlorure de chaux à employer par mètre cube d'eau de Seine était donc, dans ces expériences, de 4 à 5 grammes.

Pour l'eau de la Vanne, stérilisation complète avec 1 gramme et 0gr,75 de chlorure de chaux, le nombre des bactéries étant primitivement de 260 et 195. Avec 0gr,50 de chlorure de chaux, la stérilisation complète n'est pas obtenue (250 germes dans l'eau brute, 13 dans l'eau sortant du filtre, 67 dans l'eau du réservoir). Dans aucun cas on n'a observé le *colibacille* qui existait régulièrement dans l'eau de la Vanne brute.

En dehors de ces essais, nous avons recherché si les germes étaient définitivement détruits par ces doses faibles de chlore actif, ou si, au contraire, ils étaient seulement « assoupis », capables de retrouver à la longue leur vitalité. L'expérience a montré que les germes sont réellement tués et non susceptibles de cultiver, même quinze jours après le traitement au ferrochlore.

Il était également intéressant de savoir si le traitement ne laissait pas dans l'eau une substance antiseptique capable d'empêcher ultérieurement toute culture : il n'en est rien, car l'eau de Seine stérilisée par le ferrochlore, conservée dans un flacon bouché à l'émeri pendant vingt-quatre heures, additionnée de 1 p. 100 d'eau de Seine ordinaire, puis ensemencée dans du bouillon, a donné une culture abondante. Mêmes résultats avec l'eau de la Vanne.

On en tire cette conclusion, qui est assez importante, que dans les eaux ainsi traitées, il n'existe pas, après vingt-quatre heures, de substance capable d'exercer une action antiseptique vis-à-vis des germes qui existaient primitivement dans ces eaux.

Voici quelques indications sur les changements qu'apporte le ferrochlore à la composition chimique de l'eau traitée.

La dose des chlorures est augmentée; mais cette augmentation est sans inconvénient. Il existe du chlore actif (c'est-à-dire un produit colorant en bleu la solution d'iodure de potassium amidonné) dans l'eau au sortir des filtres; il n'en existe pas dans l'eau sortant du réservoir. — Les matières organiques sont généralement diminuées dans une notable proportion. L'oxygène dissous ne subit pas de variations importantes non plus que les titres hydrotimétriques et alcalimétriques. Les dosages des nitrates, des nitrites, des sels ammoniacaux ne donnent lieu à aucune observation intéressante.

Il reste à examiner la question du chlore actif existant dans l'eau à la sortie des filtres, sous forme soit de chlore, soit d'acide hypochloreux, soit d'hypochlorite alcalin, et dont la présence est constatée par l'essai à l'iodure de potassium amidonné en présence d'un acide, essai qui est des plus simples et se fait en quelques secondes.

Il est certain qu'on devrait éprouver quelque appréhension de l'emploi continu d'eaux renfermant des composés oxydants très énergiques, même à l'état de traces.

On pourrait se débarrasser de ces composés oxydants en ajoutant à l'eau de petites quantités de substances réductrices, telles que le sulfite de soude, ou en les faisant passer sur du charbon, ou du bioxyde de manganèse ou du fer; mais il est bien préférable d'éviter, si cela est possible, toute addition de nouveaux produits chimiques; et, en fait, l'expérience montre que ces agents réducteurs sont inutiles, que même ils ont l'inconvénient de céder à l'eau d'autres produits (fer, manganèse) et de favoriser la multiplication des germes.

En effet, la coloration bleue avec l'iodure de potassium amidonné, toujours visible quand on opère sur l'eau au sortir des filtres, ne l'est généralement pas dans l'eau sortant du réservoir, où elle a séjourné un certain temps. Dans des essais faits sur l'eau de Seine, nous avons constaté que l'eau prélevée au sortir des filtres, et donnant la réaction bleue bien nettement, ne la fournissait plus que faiblement après une heure et demie de séjour dans une bouteille fermée, et plus du tout après trois heures et demie. Mêmes résultats quand on opère dans des bouteilles placées à l'abri de la lumière. La disparition est un peu moins rapide avec l'eau de la Vanne, probablement parce que celle-ci contient moins de matières organiques. Ainsi les composés oxydants s'éliminent spontanément avec le temps.

Il n'est pas sans intérêt de faire remarquer que la réaction qui sert à constater ces composés oxydants est excessivement sensible. En opérant sur 1 litre d'eau, dans une éprouvette de 27 centimètres de haut et placée sur un fond blanc, la coloration bleue est visible nettement lorsqu'on ajoute à l'eau 1 centimètre cube d'une solution de chlorure de chaux contenant $0^{gr},0000002$ de chlore actif; elle est encore visible, mais plus difficilement, avec une dose dix fois moins forte ($0^{gr},00000002$).

Ces expériences montrent en résumé que :

1° Le procédé dit *ferrochlore* peut donner de bons résultats pour la purification et surtout pour la stérilisation des eaux destinées à l'alimentation.

2° Les doses de réactifs nécessaires, — perchlorure de fer et chlorure de chaux, — varient selon la nature des eaux à traiter; ces doses devront être déterminées soigneusement dans chaque cas particulier; pour une même eau, elles devront être modifiées si la composition de l'eau vient à subir des modifications notables. L'application du procédé nécessitera donc une surveillance attentive.

3° La principale critique à faire au procédé dont il s'agit est la suivante : il existe dans l'eau traitée, au sortir des appareils stérilisateurs, de très petites quantités de composés oxydants, chlore ou hypochlorites, dont l'ingestion continue ne serait pas sans inconvénients : mais l'expérience a démontré que ces traces de composés oxydants disparaissent spontanément, au bout de quelques heures.

De toute façon, une eau traitée par le ferrochlore ne devrait être livrée à la consommation qu'après la disparition totale de ces composés oxydants, disparition qui pourra être obtenue sans grandes difficultés et qu'il sera facile de vérifier par des expériences très simples.

Depuis ces expériences, le procédé a été appliqué avec succès en France par la Société d'assainissement des eaux, à la stérilisation de l'eau du Gers pour l'alimentation de la ville de Lectoure (400 mètres cubes par jour) (1).

STÉRILISATION PAR L'OZONE.

Divers essais ont été tentés, en ces dernières années, en vue d'appliquer l'électricité à la stérilisation des eaux. Citons pour mémoire le procédé de Leeds, où l'on détruisait les matières organiques par l'électrolyse de l'eau : ce procédé n'est pas entré dans la pratique.

Le système de Woolf, qui a été essayé à New-York, consistait à décomposer par l'électrolyse des solutions faibles de sel marin : le produit de cette opération était ajouté à l'eau brute dans la proportion de 1 p. 6000 environ. Comme la solution électrolysée contenait de l'hypochlorite de soude, on voit que le procédé se rapproche en somme d'autres systèmes basés sur l'emploi des composés oxygénés du chlore. — Rappelons que l'électrolyse de l'eau de mer a été appliquée par Hermite à la purification des eaux d'égout.

Dans le procédé de Webster, l'électrolyse de l'eau était réalisée avec des anodes en fer. Il se produisait ainsi des flocons d'oxyde de fer hydraté dont la précipitation amenait une certaine purification de l'eau traitée. On a essayé aussi l'électrolyse avec des anodes en aluminium de manière à produire des flocons d'hydrate d'alumine, purifiant de même l'eau par une sorte de « collage ».

(1) Le Gers est une rivière trouble et assez fortement contaminée. L'installation de Lectoure comprend les appareils de stérilisation et une turbine actionnant les pompes refoulantes. L'eau sort des filtres complètement épurée et d'une limpidité absolue. Le prix de revient serait de 3 à 5 millimes (Rapport de Francou, ingénieur, et Dubrouil, maire, 1905).

Aucun de ces procédés ne paraît recommandable.

Dans ces dernières années, de très intéressants résultats ont été obtenus, pour la stérilisation des eaux potables, par l'application de l'effluve électrique à l'ozonisation de grandes quantités d'air atmosphérique et par le mélange intime de cet air ozoné avec l'eau à purifier. Les procédés où l'on utilise l'ozone reposent donc en réalité sur l'emploi d'un agent chimique, que l'électricité seule permet de produire industriellement. Nous étudierons ci-après avec quelques détails les plus récents de ces procédés.

L'idée première de la stérilisation par l'ozone paraît appartenir à de Méritens (1886); en 1891 des expériences suivies ont été faites par Fröhlich, puis par Olhmüller, avec le concours de la maison Siemens et Halske.

La première installation industrielle de stérilisation des eaux par l'ozone fut réalisée par Tindal et son collaborateur Schneller.

Le procédé Tindal appliqué à la purification des eaux du Vieux-Rhin à Oudshoorn près de Leyde, en 1893, a été étudié par Van Ermengen (1) pour le Gouvernement belge, par Ogier pour le Gouvernement français; d'autres essais ont été faits à l'Exposition d'hygiène de Bruxelles (van Ermengen, Sugg, Léon Gérard); puis, en 1896, à l'Exposition d'hygiène de Paris, où ils furent étudiés par Roux, Marmier et Répin pour l'Institut Pasteur (2); enfin à l'usine des eaux de la Ville de Paris, en 1898 (Cornil et Besançon, Miquel et Lévy). — C'est en 1898 également que fut expérimenté à Lille, sur les eaux d'Emmerin, le procédé Marmier et Abraham, étudié par une commission qui comprenait Roux, Calmette, Staes-Brame, Buisine, Bouriez (3).

Il faut enfin citer, parmi les plus récentes applications de l'ozone, le système Otto (Compagnie française de l'ozone), et le système De Frise (Société Sanudor).

Procédés Siemens et Halske. — Les procédés Siemens et Halske sont exploités à Martinikenfeld, près de Berlin, depuis 1894, puis ont été essayés à Wiesbaden et à Paderborn. Les expériences ont été suivies et étudiées par divers savants : Ohlmuller et Prall (4), Schüder et Proskauer (5), Erlwein (6), etc. A Martinikenfeld, l'installation fonctionne pour 10 mètres cubes à l'heure ; l'eau traitée est celle de la Sprée, au sortir de Berlin ; elle est donc extrêmement impure. Avant le traitement, elle passe sur des filtres Brix, qui éliminent les

(1) *Annales de l'Institut Pasteur,* 25 septembre 1895.

(2) Répin, *Revue générale des sciences,* 12 juillet 1896.

(3) *Annales de l'Institut Pasteur,* 25 avril 1899.

(4) *Arbeiten aus dem Kaiserlichen Gesundheitsamte,* 1902, XVIII, 517.

(5) *Zeitschrift für Hygiene und Infections Krankheiten,* XLI, 227.

(6) Ueber Trinkwasserreinigung durch Ozon und Ozonwasserwerke, Leipzig, 1904.

corps en suspension (1). Au sortir des filtres, l'eau est conduite au haut d'une tour, remplie de graviers de petite taille. En ruisselant sur ces graviers, de haut en bas, elle rencontre le courant d'air ozoné qui circule en sens inverse, de bas en haut. Elle passe de là au réservoir.

L'appareil producteur d'ozone comprend :

1° Une pompe à air refoulante, pour comprimer l'air dans l'appareil à dessécher et dans les ozoniseurs;

2° Un dessiccateur, pour enlever l'humidité de l'air; dans les petites installations, l'agent desséchant est du chlorure de calcium ou de l'acide sulfurique ; pour une grande usine, on pourrait dessécher l'air par des machines à froid ;

3° Des ozoniseurs, composés de quatre plaques ; ils fonctionnent, dans des caisses fermées, sous des tensions de 15 000 volts. Un appareil formé de deux paires de plaques utilise une force d'un cheval et fournit par heure 30 grammes d'ozone.

L'eau traitée à Martinikenfeld contient au lieu de captage environ 200 000 germes par centimètre cube ; après l'ozonisation, elle est tantôt complètement stérile, tantôt contient de 20 à 50 germes par centimètre cube. Le traitement de l'eau par l'ozone détruit la plus grande partie des combinaisons ferrugineuses dissociables par l'oxydation.

Procédé Marmier et Abraham. — Les appareils Marmier et Abraham, après de nombreuses études de laboratoire, ont été appliqués à la stérilisation des eaux d'Emmerin (eaux alimentant la ville de Lille). Les renseignements qui suivent sont extraits d'un rapport présenté à la municipalité de Lille, au nom d'une commission composée de Roux, Staes-Bram, Bouriez, Buisine, et Calmette, rapporteur (2).

Les eaux d'Emmerin proviennent d'une série de sources jaillissant dans des marécages et des terres cultivées. La nappe qui les alimente a son origine dans la craie. En raison de leur profondeur moyenne, de leur mode de captage, de la disposition des points d'émergence, ces eaux sont riches en germes provenant des couches superficielles, principalement aux époques de grandes pluies.

L'installation, faite dans une usine contiguë à l'usine élévatoire des eaux de la ville de Lille, comprenait trois parties : production du courant électrique, production de l'ozone, stérilisation de l'eau.

1. Un alternateur, mû par un moteur à vapeur, fournit un courant, qui, passant dans un transformateur à haut potentiel, donne 40 000 volts et plus.

2. Entre les tiges d'un déflagrateur jaillit une série d'étincelles qui

(1) Nous extrayons ces détails du traité de E. Imbeaux, Alimentation en eau et assainissement des villes; ils sont empruntés à une description fournie par la maison Siemens et Halske.

(2) Voy. *Ann. de l'Institut Pasteur,* t. XIII, p. 344.

assurent entre les pôles de l'ozoneur un potentiel régulier. L'ozoneur lui-même (fig. 72) est formé d'une série d'électrodes métalliques D_1 recouvertes d'une glace P, séparées par un intervalle d'une autre glace P' recouvrant une électrode métallique D_2, etc. Les électrodes de rang pair sont reliées à l'un des pôles du transformateur, les électrodes de rang impair à l'autre pôle. Des précautions spéciales assurent l'isolement entre les deux séries d'électrodes pour des potentiels supérieurs à ceux habituellement employés.

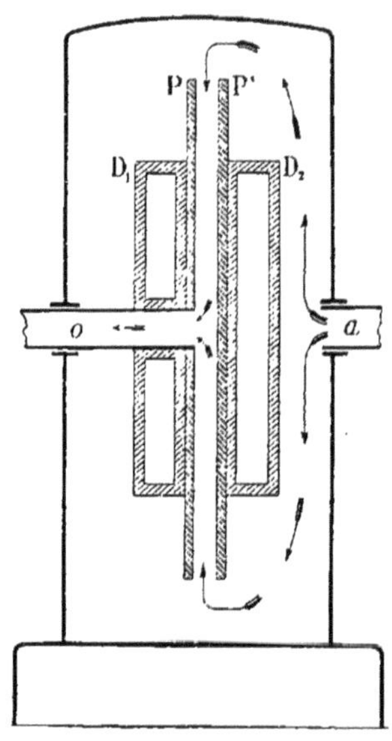

Fig. 72. — Ozoneur Marmier et Abraham.

Entre les glaces jaillit l'effluve, qui transforme en ozone l'oxygène de l'air : cet air ne peut sortir de l'appareil qu'après avoir traversé la zone d'effluves en suivant la direction *ao*.

Les électrodes de chaque série sont refroidies d'une façon continue, de telle sorte qu'il n'y ait jamais de court circuit dans l'appareil. L'isolement de l'eau est obtenu par des coupures de la colonne réfrigérante, au moyen d'appareils à égouttements, à l'entrée et à la sortie.

3. Le contact de l'eau et de l'air ozoné est réalisé dans une grande colonne pleine de graviers sur lesquels l'eau descend pendant que monte l'air ozoné.

Le procédé Marmier et Abraham emploie l'ozone à forte concentration (6 milligrammes). Nous n'avons pas de renseignements sur la quantité d'ozone employée par mètre cube d'eau.

Nous transcrivons ici les conclusions de la commission chargée d'étudier à Lille les appareils Marmier et Abraham :

« 1° Le procédé de stérilisation des eaux d'alimentation par l'ozone, basé sur l'emploi des appareils ozoneurs et de la colonne de stérilisation de Marmier et Abraham, est d'une efficacité incontestable et cette efficacité est supérieure à celle de tous les procédés de stérilisation actuellement connus, susceptibles d'être appliqués à de grandes quantités d'eau.

« 2° La disposition très simple de ces appareils, leur robustesse et la régularité de leur fonctionnement donnent toutes les garanties que l'on est en droit d'exiger d'appareils vraiment industriels.

« 3° Tous les microbes pathogènes ou saprophytes que l'on rencontre dans les eaux étudiées par nous, sont parfaitement détruits par le passage dans la colonne ozonatrice (1). Seuls quelques germes de *Bacillus subtilis* résistent.

(1) L'action de l'ozone sur le bacille typhique, en particulier, a été étudiée par

« 4° On compte environ un germe appartenant à cette espèce par 15 centimètres cubes d'eau traitée avec une concentration d'ozone égale à 6 milligrammes; le nombre des germes de *B. subtilis* revivifiables par la culture en bouillon s'abaisse à moins de 1 p. 25 centimètres cubes d'eau traitée.

« Il importe d'observer que le *B. subtilis* (microbe du foin) est tout à fait inoffensif pour l'homme et pour les animaux; et d'ailleurs, les germes de ce microbe résistent à la plupart des moyens de destruction, tels que le chauffage à la vapeur sous pression à 110°. Il n'est donc pas utile d'exiger sa disparition complète des eaux destinées à la consommation, et nous considérons comme très suffisante la stérilisation obtenue par l'air ozonisé, dans les conditions où se placent Marmier et Abraham.

« L'ozonisation de l'eau n'apporte dans celle-ci aucun élément étranger préjudiciable à la santé des personnes destinées à en faire usage. Au contraire, par suite de la non-augmentation de la teneur en nitrates, et de la diminution considérable de la teneur en matières organiques, les eaux soumises au traitement par l'ozone sont moins sujettes aux pollutions ultérieures et sont, par suite, beaucoup moins altérables. Enfin l'ozone n'étant autre chose qu'un état moléculaire particulier de l'oxygène, l'emploi de ce corps présente l'avantage d'aérer énergiquement l'eau et de la rendre plus saine et plus agréable pour la consommation, sans lui enlever aucun de ses éléments minéraux utiles.

« 5° En ce qui concerne la ville de Lille..., etc. » (1).

Procédé de la Société française de l'ozone. Système Otto (2). — Le système Otto, dans les conditions où nous avons eu l'occasion d'étudier son fonctionnement, comprend d'abord une dynamo produisant un courant alternatif à 500 périodes et à 110 volts environ. D'après l'inventeur, cette haute fréquence aurait pour effet d'augmenter le rendement en ozone, ce rendement étant, dans de certaines limites, proportionnel au nombre de périodes du courant alternatif employé pour actionner l'ozoneur; de plus, on évite ainsi l'emploi des déflagrateurs et des capacités additionnelles que l'on utilise généralement avec les courants à petite fréquence.

Le courant, par l'intermédiaire d'un transformateur à haute tension, est transformé dans le circuit secondaire à une tension de 15000 à 20000 volts. — L'un des pôles du secondaire est à la terre.

Le générateur d'ozone est formé de deux glaces carrées de 5 milli-

Rietsch et Gavard, à Marseille, à l'aide d'un appareil qui était une réduction de l'appareil Marmier et Abraham. Les auteurs concluent à l'efficacité absolue de l'ozone pour la destruction du bacille typhique (*Marseille-médical*, n° 15, 1904).

(1) Le procédé Marmier et Abraham est actuellement en cours d'application pour la stérilisation des eaux de la Loire à Cosne.

(2) Voy. Ogier et Bonjean, *Rec. des trav. du Comité cons. d'hyg. publ*, 1905, et *Ann. d'hyg.* — Otto, Conférence à la Sorbonne, Paris, 1897.

mètres d'épaisseur, séparées par un intervalle de 1 millimètre. Les électrodes en étain appliquées sur ces glaces sont reliées, l'une à la terre, l'autre à l'un des pôles du transformateur. L'électrode à la terre est refroidie par un courant d'eau relié à la terre par la canalisation elle-même.

La nappe d'effluves produite entre les deux glaces est traversée de la périphérie au centre par un courant d'air aspiré dans une trompe à eau, dénommée « *émulseur* » et alimentée par l'eau à stériliser. Un tampon de coton filtre l'air ozoné qui se dirige vers l'appareil de stérilisation. Celui-ci est formé d'un récipient cylindrique de 3 mètres de haut, sur $0^m,15$ de diamètre, et rempli intérieurement de galets ronds de 28 millimètres de diamètre permettant le ruissellement de l'eau et réalisant un contact intime et prolongé de l'eau et de l'ozone.

Des joints hydrauliques protègent l'intérieur de la colonne contre les souillures extérieures, régularisent la pression et maintiennent la totalité de l'air ozoné dont l'excès ne peut s'échapper qu'avec l'eau elle-même.

Le dosage de l'ozone se fait par la réaction de Bunsen, dans les conditions que nous indiquons plus loin (p. 435). Il a été vérifié que l'appareil peut donner jusqu'à 30 milligrammes d'ozone par litre d'air.

Dans les essais auxquels nous avons pris part, on a opéré successivement sur l'eau de l'Avre et sur l'eau de Seine; les prélèvements ont été faits à la sortie de l'émulseur et à la sortie de la colonne. Les concentrations en ozone ont varié de 2 à 22 milligrammes par litre.

En sortant de l'émulseur ou de la colonne, l'eau traitée dégage une forte odeur d'ozone : elle donne directement la réaction bleue avec l'iodure de potassium et l'amidon. Cette réaction persiste quelques heures lorsque l'eau est immédiatement recueillie et conservée dans des flacons bouchés à l'émeri. Elle persiste beaucoup plus longtemps dans l'eau de l'Avre que dans l'eau de la Seine, en raison de la plus grande quantité de matière organique contenue dans celle-ci.

Au libre contact de l'air, l'ozone disparaît rapidement : la réaction bleue n'a plus lieu après quelques minutes.

Nous rappellerons (1) que l'eau chargée d'air ozoné comme celle sortant de l'émulseur ou de la colonne acquiert pendant quelques secondes une luminosité violette, qui s'accentue par agitation. L'eau distillée pure ne donnerait pas de luminosité même avec de fortes concentrations d'ozone (2). Otto attribue ce phénomène à la présence des matières organiques.

Voici le résumé de deux de nos expériences :

(1) Otto, *C. R. de l'Académie des sciences*, 1896, t. CXXIII, p. 1005.
(2) Otto, Recherches sur l'ozone, Thèse Faculté des sciences, 1897, p. 63.

Expérience I. — *Eau de l'Avre.*

Débit de l'eau = 396 litres à l'heure.
Débit de l'air ozoné = 285 litres à l'heure.
Forte concentration = 15 milligrammes d'ozone par litre.
Faible concentration = 3mgr,5.
Résultats. — Pas de variations appréciables au point de vue chimique.
Au point de vue bactériologique, il y a 675 germes dans l'eau brute; moins de 1 dans l'eau traitée par l'ozone (par centimètre cube) (*B. subtilis*).
B. coli et bactéries putrides avant traitement; il n'y en a plus dans l'eau traitée (sur 100 centimètres cubes).

Expérience II. — *Eau de Seine.*

Débit de l'eau = 386 litres à l'heure.
Débit de l'air ozoné = 285 litres à l'heure.
Forte concentration = 15 milligrammes d'ozone par litre.
Résultats. — Pas de variations chimiques appréciables.
Bactériologie. — Il y a 2080 germes dans l'eau brute, moins de 1 par centimètre cube après traitement par l'ozone (*B. mesentericus*).
B. coli et bactéries putrides avant traitement; on n'en retrouve plus après traitement, dans 100 centimètres cubes.

Au point de vue chimique, les modifications ne sont pas importantes, et nous pensons que celles qui ont été signalées pour d'autres procédés analogues, notamment en ce qui concerne la diminution notable des matières organiques, ont été un peu exagérées, ou, en tout cas, doivent être attribuées à d'autres causes qu'à l'action de l'ozone. La matière organique des eaux est généralement assez stable, celle qui persiste a déjà résisté à l'action oxydante de l'air, et ce n'est pas la quantité relativement petite d'ozone, agissant quelques secondes à la température ordinaire, qui peut brûler une grande partie de cette matière organique. Les résultats de nos déterminations chimiques confirment cette manière de voir. — Néanmoins, par son apport de traces d'oxygène l'ozone donne plutôt des modifications chimiques favorables.

Les modifications organoleptiques sont également dans un sens favorable.

Il a été constaté que 1 mètre cube de l'eau de Seine distribuée dans Paris est rendue stérile par le contact de 719 litres d'air ozoné renfermant 3mgr,5 d'ozone par litre, soit 2gr,518 d'ozone par mètre cube d'eau. Certaines expériences semblent indiquer qu'on pourrait obtenir de bons résultats, pour l'eau de l'Avre, avec des quantités encore moindres d'ozone. — L'émulseur réalise à lui seul une grande partie de la stérilisation. Otto attribue l'efficacité de cet appareil à la pression et au contact intime que l'eau et l'air ozoné subissent dans les parties étroites des ajutages.

Les germes qui résistent, sont, comme dans tous les appareils analogues, des microbes sporulés très résistants, tels que le *B. subtilis*, le *B. mesentericus*. Le *colibacille*, les *bactéries putrides* ont été régulièrement détruits; on n'a pas trouvé de germes pathogènes ou suspects dans l'eau traitée.

Des expériences spéciales ont montré que les germes sont bien tués, que l'eau stérilisée reste stérile même après plusieurs jours. — Il ne subsiste dans l'eau traitée aucune matière antiseptique; ensemencée avec de petites quantités d'eau ordinaire, une heure, quarante-huit heures, huit jours après le traitement, l'eau se montre propre au développement des bactéries.

En résumé, le procédé Otto, tel que nous l'avons vu fonctionner, a donné des résultats heureux.

Les expériences ci-dessus ont porté, comme on l'a dit plus haut, sur un ozoneur à diélectriques : ces appareils paraissent présenter une certaine fragilité, les glaces risquant d'être brisées sous l'influence des courants à très haute tension, utilisés pour la production de l'ozone.

Dans les appareils sans diélectriques l'inconvénient à redouter est la production d'étincelles et d'arcs par suite des variations de la force électromotrice. — Otto est l'inventeur d'appareils sans diélectriques, ou ozoneurs rotatifs à électrodes mobiles, dans lesquels il s'est proposé d'éteindre les arcs et d'interrompre les courts circuits aussitôt qu'ils se produisent. Le principe de ces appareils est le suivant : considérons deux éléments respectivement en relation avec les deux pôles d'une source à haut potentiel et séparés par une distance telle que l'effluve ne puisse jaillir : si on les rapproche l'un de l'autre, la décharge se produira; si on augmente graduellement la distance la décharge s'éteindra; et si un arc s'était formé accidentellement pendant la production de l'effluve, cet arc serait coupé. Divers dispositifs permettent de réaliser ces conditions. — L'ozoneur rotatif Otto est constitué par une cuve cylindrique en fonte, horizontale, évidée à sa partie inférieure; à l'intérieur de la cuve, sur un axe entraîné par une poulie isolante sont fixés un grand nombre de disques en tôle d'acier à bords tranchants. Ces disques sont en partie évidés; ils sont légèrement décalés l'un par rapport à l'autre; les évidements se présentent ainsi sous la forme d'une large rainure hélicoïdale. Les extrémités de la cuve sont fermées par des glaces. L'arbre est relié à un des fils d'un transformateur à haute tension. La distance entre les bords des disques et la surface interne de la cuve est généralement de 30 millimètres. Cette distance est convenable pour l'emploi des courants de 25 000 volts. L'air à ozoner traverse tout l'appareil. Le courant électrique étant lancé, et l'axe tournant à grande vitesse, des effluves jaillissent entre les bords des disques et la surface interne du cylindre. La partie évidée du disque reste inactive. Si une étincelle ou un arc viennent à se produire, la rupture se fera presque aussitôt au moment où l'évidement passera devant la partie ajourée du cylindre. Tout danger se trouve ainsi immédiatement écarté.

D'autres appareils dits « ozoneurs rotatifs à amorceurs ou interrupteurs d'effluves » ont été imaginés par Otto. Nous renverrons le lecteur à la description qu'il en a donnée (1).

Le système Otto (appareils à diélectriques) est en cours d'application pour le traitement des eaux de la ville de Nice, à l'usine de Bon-Voyage. Dans la partie de l'installation aujourd'hui terminée, on emploie le courant triphasé à 10 000 volts et 25 périodes, que l'on transforme à 200 volts et 500 périodes. Les résultats observés jusqu'ici par la Commission chargée de l'étude de ces appareils, dans des expériences où l'on atteignait le débit de 100 mètres cubes d'eau à l'heure, paraissent démontrer qu'une quantité d'ozone inférieure à 1 gramme par mètre cube d'eau est suffisante pour une stérilisation efficace et que les émulseurs effectuent à eux seuls presque tout le travail de destruction des germes (2).

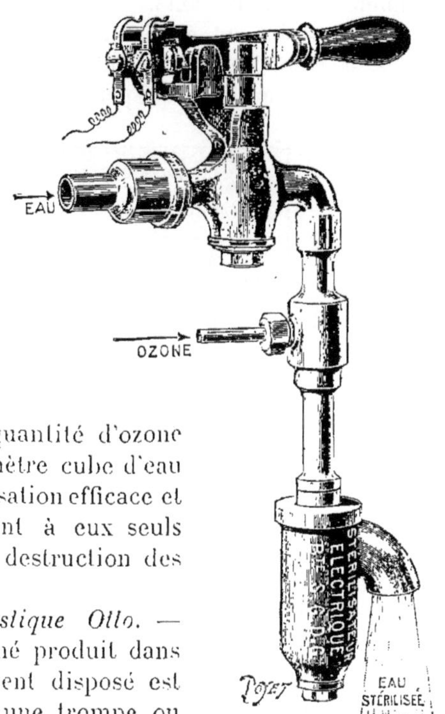

Fig. 73. — Appareil Otto — Robinet porte-émulseur de l'appareil électro-stérilisateur domestique.

Électro-stérilisateur domestique Otto. — Dans cet appareil, l'air ozoné produit dans un diélectrique ingénieusement disposé est aspiré par l'eau traversant une trompe ou émulseur. L'appareil est branché sur les conduites électriques urbaines, et le robinet d'eau sert de commutateur. L'eau ozonée peut être recueillie directement à la sortie du robinet (fig. 73) ou après avoir traversé une colonne de Gay-Lussac garnie de gros galets ou de grosses billes de verre. L'électro-stérilisateur Otto construit par la « Compagnie pour la fabrication des compteurs et matériel d'usine à gaz » est établi pour débiter 200 à 250 litres d'eau à l'heure dans les conditions ordinaires de pression : la dépense serait de 50 à 60 watts. On fabrique différents types d'appareils suivant le courant dont on dispose. Pour le courant

(1) Otto, *Mémoires de la Société des ingénieurs civils*, février 1900.

(2) Rapport sur l'application du procédé Otto à la stérilisation par l'ozone des eaux d'alimentation de la ville de Nice, par Barbet, Beunat et Pilatte, Nice, 1905. Voy. aussi Pilatte, *Revue scient.* t. V, p. 37, 1906 ; Ogier et Bonjean, *Rec. des trav. du Comité consult. d'hyg.*, 1906.

alternatif l'appareil ordinaire fonctionne avec 100 à 125 volts et 40 fréquences et au-dessus; pour le courant continu il faut y adjoindre un « inverseur » de courant.

Procédé de la Société Sanudor. Système De Frise. — Le système De Frise dérive des procédés Tindal, et réalise plusieurs perfectionnements intéressants.

Des appareils ont été installés, à l'usine des eaux de la Ville de Paris, à Saint-Maur. Ce sont, disons-le tout d'abord, de véritables appareils industriels, qui peuvent traiter par heure jusqu'à 150 et

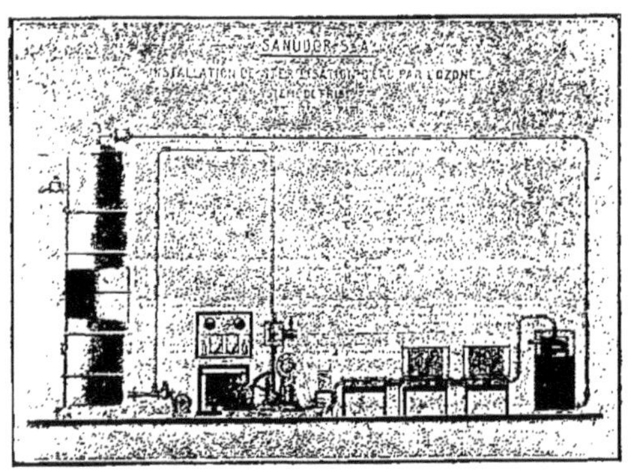

Fig. 74. — Appareil De Frise. — Schémad de l'installation.

200 mètres cubes : à raison de 100 litres par jour et par habitant, une semblable installation permettrait d'alimenter une ville de 40 000 à 50 000 âmes. Nous avons pu étudier avec détails cette installation, en 1904 (1).

L'eau traitée est tantôt l'eau de Marne brute, tantôt l'eau de Marne filtrée sur les filtres à sable de la Ville de Paris.

Les appareils (fig. 74) comprennent essentiellement :

Une dynamo, qui fournit un courant monophasé de 100 volts ;

Deux dessiccateurs de forme rectangulaire dans lesquels l'air à ozoniser perd son humidité en passant sur des grilles recouvertes de chlorure de calcium;

Deux compresseurs d'air (dont un servant de réserve), verticaux, à double action ;

Des ozoneurs ;

Des stérilisateurs.

Ozoneurs. — L'appareil producteur d'ozone (fig. 75) est une sorte d'auge horizontale, demi-cylindrique, en laiton ; elle est munie d'une enveloppe où circule un courant d'eau qui empêche l'échauffe-

(1) Ogier et Bonjean, *Rec. des travaux du Com. cons. d'hygiène publique*, 1904.

ment; l'auge est reliée à la terre et constitue l'une des électrodes. Les secondes électrodes ont la forme de demi-disques en lame de laiton de 52 millimètres de diamètre; leur circonférence est dentelée. Ces demi-disques sont placés verticalement, à des intervalles réguliers, dans l'auge demi-cylindrique; leur rayon est plus petit que celui de l'auge, de telle sorte qu'il reste un espace de 6 centimètres entre un point quelconque de leur circonférence et la surface intérieure de

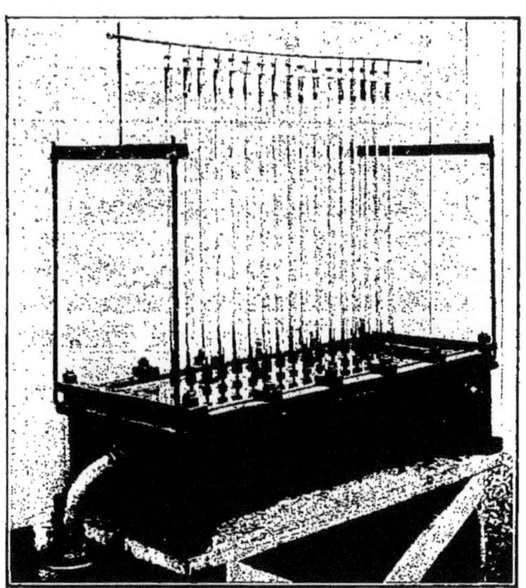

Fig. 75. — Appareil De Frise. — Ozoneur.

l'auge. Une glace horizontale ferme le demi-cylindre que constituent l'auge et les demi-disques. C'est dans cet espace que circulera l'air à ozoniser.

Chacun des demi-disques reçoit le courant par l'intermédiaire d'une résistance qui est formée d'un tube contenant un liquide de hauteur variable; il y a un tube de ce genre pour chaque électrode demi-circulaire. Ces résistances font office de régulateurs et ont pour effet d'éviter la formation de courts circuits sous forme d'arcs ou d'étincelles.

On peut faire varier le nombre des électrodes demi-circulaires : dans certaines de nos expériences, ce nombre a atteint 900. On a également mis en service des ozoneurs de même nature que les précédents, mais de plus grandes dimensions (diamètre des demi-disques, 290 millimètres).

Les ozoneurs sont installés dans une chambre obscure; les appareils étant en marche, il est facile de voir que tout l'espace entre les demi-disques et les auges est rempli d'effluves violettes (fig. 76).

C'est dans cet espace que circule l'air qui doit être ozoné. Pendant son passage, il subit un échauffement assez considérable, que l'on modère par le courant d'eau circulant autour des auges ; de plus, on a installé entre les éléments de chaque série d'auges des réfrigérants spéciaux qui permettent d'éviter une élévation de température trop considérable. (Dans nos expériences, l'air sortait des ozoneurs à des températures variant entre 24 et 30°. D'après Rideal, la température la plus favorable pour la production de l'ozone est + 24°.)

L'eau et l'air ozoné, aspirés par des injecteurs (genre Giffard), où ils subissent déjà un contact intime, passent sous pression dans les

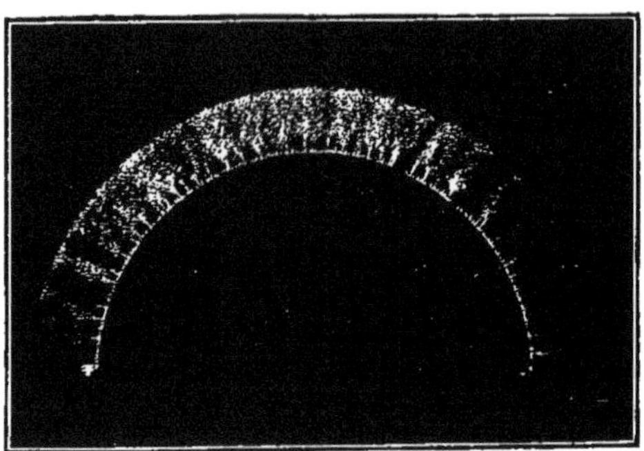

Fig. 76. – Appareil De Frise. — Photographie de l'effluve dans l'ozoneur.

stérilisateurs. Ceux-ci sont des cylindres verticaux en fonte émaillée à l'intérieur. L'eau et l'ozone y pénètrent par le bas et sortent par le haut. La hauteur totale de la colonne est de 8 mètres pour chaque stérilisateur. A l'installation de Saint-Maur, ces appareils sont au nombre de trois. Les cylindres sont divisés en sections de 50 centimètres de hauteur par des cloisons horizontales en celluloïd, où sont percés de très nombreux trous de $0^{mm},7$ de diamètre ; c'est pendant leur passage à travers ces petits orifices que l'air ozoné et l'eau se trouvent en contact intime : la pression maintenue dans l'appareil facilite l'action de l'ozone sur l'eau. Des regards en verre permettent d'observer si le barbotage s'effectue régulièrement.

A la sortie des stérilisateurs, l'eau ozonée est dirigée dans un petit bassin à trois compartiments, muni d'un déversoir à nappe libre, et où l'on peut mesurer le débit.

Des dispositions spéciales permettent de récupérer l'air encore ozoné qui sort du stérilisateur et de le renvoyer aux ozoneurs.

A ces appareils est annexé un filtre à grand débit, qui est fermé et fonctionne sous une pression équivalente à celle d'une colonne d'eau de 2 à 3 mètres. La matière filtrante est du silex concassé. Il y a en réalité trois filtres superposés : l'eau qui arrive par le haut tombe sur le premier étage de silex ; l'excès se déverse par un tube central sur la deuxième couche, puis sur la troisième. Des dispositions faciles à imaginer permettent d'opérer le nettoyage des filtres par renversement du courant d'eau. — Cet appareil, dont le débit est très rapide, est plutôt un dégrossisseur qu'un véritable filtre : son utilité est cependant réelle.

Nous avons fait sur ces appareils diverses expériences dont on tire les conclusions suivantes (1).

(1) Voici le résumé succinct de trois de ces expériences :

Eau de Marne filtrée sur les filtres à sable de la Ville de Paris.

Éléments en fonction : 450; mesures électriques : volts = 76; ampères = 63; volts au secondaire = 38000.

Volume d'eau traitée par heure = 30 mètres cubes.

Volume d'air ozoné mis en contact avec l'eau = 41^{mc},55.

Poids d'ozone par mètre cube d'air = 1^{gr},6.

Volume d'air ozoné par mètre cube d'eau = 1^{mc},383.

Poids d'ozone par mètre cube d'eau = 2^{gr},216.

Résultats. — Avant traitement par l'ozone, cette eau renferme 800 germes par centimètre cube; après l'ozone, il y a 2 germes par centimètre cube à la sortie du stérilisateur; 4 germes par centimètre cube au bassin de sortie (*B. mesentericus*, *B. subtilis;* levures; *Mucor mucedo*).

Absence de *B. coli* et de bactéries putrides dans 150 centimètres cubes d'eau.

Variations chimiques insignifiantes.

Eau de Marne filtrée dans le filtre rapide attenant aux appareils ozoneurs.

Éléments en fonction : 450; mesures électriques 75 volts; 63 ampères; environ 38000 volts au secondaire.

Volume d'eau traitée = 20 mètres cubes à l'heure.

Volume d'air ozoné mis en contact avec l'eau = 41^{mc},55 à l'heure.

Poids d'ozone par mètre cube d'air = 0^{gr},98.

Volume d'air ozoné par mètre cube d'eau = 2^{mc},077.

Poids d'ozone par mètre cube d'eau = 2^{gr},035.

Résultats. — Avant traitement, il y 2682 germes par centimètre cube dans l'eau de Marne brute ; 250 dans la même eau filtrée sur le filtre rapide, dont le *B. coli* et les bactéries putrides sur 1 centimètre cube.

Après traitement, il reste 3 germes par centimètre cube (*B. subtilis, B. mesentericus ruber*). Absence de *B. coli* et de bactéries putrides sur 100 centimètres cubes.

Variations chimiques insignifiantes.

Eau de Marne filtrée par les filtres à sable de la Ville de Paris.

Éléments en fonction : 430 + 17 plus grands.

Mesures électriques = 75 volts; 81 ampères.

Volume d'eau traitée par heure = 50 mètres cubes, puis 90 à 105 mètres cubes.

Volume d'air ozoné par heure = 41^{mc},55.

Poids d'ozone par mètre cube d'air = 1^{gr},43.

Volume d'air ozoné par mètre cube d'eau = 831 litres.

Poids d'ozone par mètre cube d'eau = 1^{gr},188.

PREMIÈRE PARTIE (50 mètres cubes à l'heure).

Résultats. — Dans l'eau avant traitement, il y a 145 germes par centimètre cube (*B. fluor. non liq.*, *B. flavus*, *Coccus aquatilis*, *B. subtilis*, *B. mesentericus*, *vulgatus* et *ruber*, levures et mucédinées, *Coccus aurantiacus*, *B. coli*).

Après traitement : 2 germes par centimètre cube au stérilisateur; 1 au bassin de sortie (*C. aurantiacus*, levure brune, *B. subtilis*).

DEUXIÈME PARTIE (90 à 105 mètres cubes à l'heure).

Après traitement : 3 germes par centimètre cube (*B. subtilis*, *B. mesentericus*).

Les résultats des analyses chimiques montrent que l'ozonisation n'apporte pas de modifications bien appréciables à la composition de l'eau traitée. Observons qu'on ne voit pas apparaître de nitrites, que les nitrates ne sont pas augmentés ; c'est un indice du bon fonctionnement des appareils et de la non-production de courts circuits sous formes d'étincelles ou d'arcs, lesquels donneraient lieu à la formation de peroxyde d'azote et par suite augmenteraient les nitrites et nitrates.

Malgré le brassage énergique de l'eau en présence de l'air ozoné, l'oxygène dissous ne subit pas d'augmentation sensible : il est possible qu'avec des eaux plus impures et moins aérées que celles traitées dans nos expériences l'augmentation soit plus notable.

On ne trouve dans nos analyses qu'une diminution très faible de la matière organique, résultats qui concordent avec ceux que nous avions observés précédemment (Voy. p. 427). Il ne faudrait pas conclure de ces résultats qu'il est indifférent d'opérer sur des eaux pauvres ou riches en matière organique : l'expérience a montré que l'ozonisation est plus efficace quand elle agit sur des eaux pures, et qu'il y a avantage, — même au point de vue économique, — à ne traiter que des eaux préalablement purifiées par filtration. Il en est de même d'ailleurs pour les autres procédés de stérilisation chimique étudiés jusqu'ici (peroxyde de chlore, ferrochlore, etc.).

Les résultats de l'examen bactériologique sont en général très satisfaisants, et tout à fait comparables à ceux qui ont été déjà obtenus à l'aide d'autres appareils producteurs d'ozone fonctionnant dans de bonnes conditions ; la proportion des germes détruits a le plus souvent dépassé 99 p. 100 ; les germes qui persistent sont des espèces sporulées très résistantes, telles que *B. subtilis*, *B. mesentericus*, *B. megaterium*, et des levures.

Au point de vue de l'hygiène, la présence de ce très petit nombre de germes est sans importance.

Nous avons recherché spécialement (et sur d'assez grandes quantités d'eau, 1 centimètre cube et 100 centimètres cubes) le *B. coli*, qui existait toujours dans les eaux brutes et dans les eaux filtrées, et qui a régulièrement disparu après ozonisation.

En dehors de l'importance particulière, — peut-être discutable, — que certains hygiénistes attachent à la présence de ce germe dans les eaux, la recherche du *B. coli* est intéressante parce que sa résistance est assez considérable et supérieure à celle de la plupart des germes non sporulés qui se rencontrent habituellement dans les eaux impures.

Les concentrations en ozone ont varié dans des limites assez étendues, de $0^{gr},88$ à $1^{gr},6$ d'ozone par mètre cube d'air. Les quantités d'ozone mises en contact avec 1 mètre cube d'eau dépendent de la concentration en ozone et du volume d'air ozoné employé. La stérilisation a été obtenue, pour 1 mètre cube d'*eau de Marne brute*, avec 1 537 litres d'air contenant en tout 1gr,16 d'ozone. La stérilisation de 1 mètre cube d'*eau de Marne filtrée*, plus pure que la précédente, a été réalisée dans une autre expérience avec 831 litres d'air contenant 1gr,18 d'ozone dans la première partie de l'expérience, et avec 0gr,56 d'ozone seulement dans la seconde partie (débit d'environ 100 mètres cubes à l'heure).

Nos expériences n'ont pas été assez nombreuses pour que nous puissions dire si ces chiffres d'ozone sont des limites au-dessous desquelles on ne pourrait pas descendre. On voit qu'en général une bonne stérilisation est réalisée, pour des eaux moyennement contaminées, comme celles de la Marne, avec des doses d'ozone voisines de 1 gramme par mètre cube.

Ces proportions d'ozone par mètre cube sont bien plus faibles que celles employées dans d'autres appareils ozoneurs. Mais les poids d'ozone utilisé restent à peu près les mêmes ; ainsi, dans d'autres expériences, nous avons vu que 1 mètre cube de l'eau de Seine distribuée à Paris était rendue stérile par le contact de 719 litres d'air ozoné à 3gr,5 par mètre cube, soit 2gr,518 d'ozone par mètre cube d'eau. En somme, la stérilisation peut se faire également lorsqu'on emploie peu d'air contenant beaucoup d'ozone, ou beaucoup d'air contenant peu d'ozone : la condition essentielle est que le mélange de l'eau avec l'air ozoné soit aussi parfait que possible. Sous ce rapport, les stérilisateurs de l'appareil De Frise ont donné de bons résultats.

Nos essais ont été confirmés par Miquel qui a procédé à cinq séries d'expériences du 9 janvier au 4 mars 1905 sur de l'eau de Marne filtrée, sur de l'eau provenant de filtres neufs, et aussi sur de l'eau dégrossie mêlée d'eau de Marne brute.

Nous ne reviendrons pas ici sur diverses questions accessoires qui ont été abordées précédemment, telles que : les propriétés organoleptiques des eaux ozonées ; la non-existence dans ces eaux, une fois l'ozone disparu, de substances douées d'un pouvoir bactéricide ; la destruction complète et définitive des germes atteints par l'ozone, etc. Les observations qui ont été présentées sur ces divers points s'appliquent à tous les procédés de stérilisation par l'ozone (Voy. p. 427 et 428).

Le prix de revient de l'ozonisation est sujet à varier beaucoup, selon la nature de l'eau à traiter, le prix de la force motrice, etc.

Dosage de l'ozone. — Pour déterminer la quantité d'ozone produite dans les appareils, on a généralement recours au dosage de l'iode mis en liberté dans une solution d'iodure de potassium traversée par un volume connu d'air ozoné :

$$H^2O + O^3 + 2KI = 2KOH + 2O.$$

On dose l'iode libre au moyen de l'hyposulfite de soude, ou la potasse par un titrage alcalimétrique.

Cette réaction, appliquée par Houzeau au titrage de l'ozone (1), est simple en apparence, mais complexe en réalité : dès qu'une bulle d'air ozoné traverse la solution, l'iode mis en liberté réagit sur la potasse et donne des composés divers, iodites, hypoiodites, iodates, periodates (et même, la réaction étant limitée, on régénère une certaine quantité de l'iodure primitif), qui influencent les dosages de telle manière que ceux-ci n'ont plus qu'une valeur relative, mais donnent néanmoins des résultats comparables lorsqu'ils sont faits dans certaines conditions bien déterminées.

Ces réactions secondaires sont réduites au minimum lorsque l'on ajoute à la solution d'iodure de potassium un volume de solution étendue d'acide sulfurique titré correspondant au maximum de sulfate acide de potasse qui peut être formé par la potasse mise en liberté dans la réaction :

$$H^2O + 2KI + O^3 + 2SO^4H^2 = 2SO^4KH + I^2 + O^2 + 2H^2O.$$

Il convient aussi d'empêcher l'élévation de température et de mener l'opération aussi rapidement que possible.

Selon la concentration probable, on emploie des volumes d'air plus ou moins grands, de deux à vingt-cinq litres par exemple; cet air est aspiré dans une série de trois flacons laveurs, dont le premier, d'une capacité double des deux autres, renferme un plus fort volume de solution d'iodure, dans le but d'éviter une trop forte concentration d'iode libre. Le volume total de solution titrée d'iodure de potassium (16gr,6 par litre) et d'acide sulfurique (9gr,8 par litre) employé dans chaque essai est d'environ 500 centimètres cubes. On titre l'iode mis en liberté sur une partie aliquote de la solution totale contenue dans les laveurs après le passage du volume déterminé d'air ozoné, au moyen d'une solution d'hyposulfite de soude.

On a vu par ce qui précède que la question de la stérilisation des eaux potables par l'ozone est aujourd'hui bien étudiée, qu'il existe des appareils capables de traiter de grands volumes d'eau, et de pourvoir à l'alimentation de villes importantes dans des conditions réellement industrielles et à des prix relativement peu élevés.

Les modifications qu'apporte l'ozone à la composition chimique des eaux traitées sont, comme nous l'avons dit, de peu d'importance.

L'efficacité de l'ozonisation pour la destruction des germes bactériens est indiscutable : tantôt ces germes sont détruits en totalité, tantôt on voit survivre seulement un très petit nombre de microbes sporulés particulièrement résistants, et inoffensifs pour l'homme. Les

(1) *Comptes rendus Acad. sc.*, 1860, t. LXV, p. 893. — *Ann. de chim. et de phys.*, 1863, t. LXVII, p. 466.

germes pathogènes habituels de l'eau sont régulièrement détruits. Il importe, pour que cette destruction ait lieu, qu'un contact très intime soit établi entre les particules d'eau et l'air ozoné. Les appareils où se produit ce contact demandent donc une surveillance très attentive.

L'ozone présente l'avantage incontestable de n'introduire dans l'eau traitée aucune substance étrangère pouvant être à la longue préjudiciable à la santé du consommateur.

Bien qu'il n'y ait encore que peu de distributions très importantes d'eau ozonée, des expériences déjà nombreuses ont montré l'innocuité des eaux ainsi traitées.

En résumé, parmi les divers procédés étudiés pour la stérilisation des eaux potables, l'ozonisation semble actuellement le plus pratique et le plus recommandable.

Purification de l'eau par le procédé dit « atomisation ». — Ce procédé a été tout récemment proposé par J. Jean et Salarnier. Ces inventeurs font remarquer que, pour obtenir le mélange intime de l'eau, ou, en général, d'un réactif liquide avec un réactif gazeux, les procédés employés actuellement, tours de Glover, de Gay-Lussac ou Strubber, ne sont efficaces que si l'on arrive à diviser à l'infini le réactif gazeux et le liquide, ce qui s'obtient en multipliant les matériaux de division (silex, coke, briques, boulets, chicanes, etc.); mais à mesure qu'on améliore ainsi le contact des corps gazeux et liquide mis en présence, la force consommée augmente dans des proportions considérables.

Dans le procédé dit *atomisation*, ce contact intime est réalisé par la pulvérisation du liquide en présence du gaz, en gouttes aussi fines que possible. Cette division est obtenue dans une turbine de ventilateur à force centrifuge : on sait en effet qu'un liquide injecté dans l'ouïe d'aspiration d'un ventilateur est pulvérisé : la pulvérisation se fait à l'arête de chaque lame ou ailette de la turbine; la division est en raison directe de la vitesse à la périphérie de la turbine, et pratiquement, cette vitesse peut être d'environ 30 mètres par seconde : au delà, la force absorbée croît trop rapidement. — De plus, la pulvérisation, se faisant à l'arête des lames, sera d'autant plus complète que le nombre de ces lames sera plus grand. — L'eau injectée dans un *atomiseur* établi sur ces données se transforme en brouillard et entre donc en contact parfait avec l'air aspiré en même temps. Le brouillard et l'excès de gaz sont entraînés dans une chambre de condensation, où les particules d'eau se séparent à l'état liquide et tombent dans un réservoir.

Quelles sont les modifications subies par une eau ordinaire traversant un appareil de ce genre? Elles portent, comme on pouvait s'y attendre, sur l'oxygène dissous et sur la matière organique. D'après des documents qui nous sont communiqués par les inventeurs, l'augmentation de l'oxygène dissous (pour une eau de qualité ordinaire) atteindrait 30 p. 100, et la proportion des matières organiques brûlées par l'oxygène de l'air serait de 90 p. 100.

Nous ne savons pas quel est l'effet produit par l'*atomisation* sur le nombre des bactéries; mais il est évident que cette opération seule n'amènerait pas l'élimination des germes. Pour parvenir à ce résultat, les inventeurs ajoutent à l'eau une substance antiseptique, l'éther nitreux, à la dose de 2 grammes par mètre cube d'eau. Cet éther nitreux disparaît complètemnnt pendant la pulvérisation de l'eau dans la turbine (1). Dans une expérience sur de l'eau qui contenait au début 21 400 bactéries par centimètre cube, les auteurs n'ont trouvé que 13 colonies (moisissures) après le traitement par l'éther nitreux et l'atomisation. — Voici encore une analyse d'une eau potable ordinaire additionnée de 30 p. 100 d'eau d'égout, avant et après le traitement.

	Eau brute.	Eau traitée par l'éther nitreux et l'atomisation.
Mat. organiques en oxygène..	0,00072 (?)	0,00032
Nitrates....................	traces.	traces.
Nitrites....................	0	0
Ammoniaque..................	traces sensibles.	traces très faibles.
Hydrogène sulfuré...........	0,0034	0
Oxygène dissous.............	0,0144	0,0184
Bactéries par cent. cube.....	158.000	24 (moisissures).

Nous indiquons sous réserves ces résultats, que nous n'avons pas encore eu l'occasion de contrôler.

L'atomisation a été appliquée à d'autres opérations, par exemple à la condensation des fumées ; le traitement des eaux d'égout dans ces appareils donne des résultats fort curieux.

En résumé, on a vu, d'après ce qui précède, qu'il existe des moyens efficaces de purification chimique et de stérilisation des eaux potables. Plusieurs des agents chimiques proposés semblent très capables de donner de bons résultats, et pourraient être employés sans inconvénients pour l'hygiène : parmi ces agents, l'ozone tient, croyons-nous, le premier rang. Il faut citer, aussi, les procédés au ferrochlore, au peroxyde de chlore. Nous ne parlons ici que des procédés applicables au traitement de grandes masses d'eau, propres à assurer l'alimentation de villes importantes. Ces procédés ont été l'objet d'études assez approfondies pour qu'on puisse actuellement les appliquer pour le plus grand bénéfice des agglomérations alimentées par des eaux dangereuses.

(1) L'éther nitreux bout à + 17°, et est fort peu soluble dans l'eau. Dans un essai auquel nous avons assisté, l'odeur de l'éther nitreux était immédiatement perceptible dans l'air de la salle, dès que l'eau passait dans l'atomiseur.

STÉRILISATION PAR LA CHALEUR

Le moyen le plus certain de faire disparaître d'une eau potable les germes qu'elle contient, est de la chauffer à une température de 115-120°. La température de 100°, maintenue pendant quelque temps, suffit même généralement à amener la destruction de tous les germes. Rappelons à ce propos les expériences de Miquel et Wada, relatives à l'action de la température sur les bactéries des eaux : en opérant sur de l'eau de l'Ourcq contenant au début 460800 bactéries par centimètre cube, ils ont obtenu les résultats suivants :

Eau à 14°	460.800	par cent. cube.
Eau chauffée à 50°, 10 minutes.........	600	—
— 60°, 10 —	60	—
— 70°, 10 —	88,8	—
— 80°, 10 —	62,4	—
— 90°, 10 —	26,4	—
— 100°, 10 —	0,5	—
— 100°, 20 —	0,0	—

Il est donc établi, par des expériences fort nombreuses, qu'en faisant bouillir l'eau pendant dix ou vingt minutes, ou en la portant à 115-120° pendant un temps beaucoup plus court, on la rend inoffensive au point de vue bactérien.

En tout cas, les germes qui peuvent résister à des températures comprises en 100 et 115° appartiennent à des espèces jusqu'ici considérées comme inoffensives : ce sont ces mêmes espèces sporulées, très résistantes, en particulier le *B. subtilis*, que l'on retrouve aussi, en petit nombre, dans les eaux stérilisées par divers agents chimiques (peroxyde de chlore, ferrochlore, ozone, etc.).

Les avantages de la stérilisation par la chaleur sont indiscutables, mais ses inconvénients sont nombreux aussi : l'eau, plus ou moins privée de gaz, paraît souvent fade et désagréable à boire; elle prend parfois un goût métallique assez prononcé, au contact des appareils de chauffage. Enfin le prix de revient de la stérilisation par la chaleur est beaucoup plus élevé que celui de la stérilisation par les agents chimiques.

Il est juste de reconnaître que certains appareils récents évitent la plupart des inconvénients signalés ci-dessus. Nous en décrirons quelques-uns, choisis parmi ceux qui ont été proposés en France, en ces dernières années.

Citons pour mémoire, parmi les appareils déjà anciens, celui de Siemens, qui était établi pour fournir un débit de 20 à 30 litres par heure. L'eau ne restait à la température de l'ébullition que pendant six ou sept minutes, et par suite n'était jamais complètement stérile. Un refroidisseur ramenait l'eau bouillie à une température d'environ + 20°. La dépense de combustible était fort élevée.

Dans tous les appareils récents, l'eau est chauffée sous pression : des *échangeurs* permettent d'échauffer l'eau qui va pénétrer dans l'appareil, à l'aide de l'eau stérilisée qui sort chaude et doit être refroidie : de là une notable économie de combustible.

Appareil Rouart, Geneste et Herscher. — Cet appareil se compose essentiellement : 1° d'une chaudière où se fait le chauffage de l'eau ; 2° d'un ou plusieurs échangeurs de température ; 3° d'un ou plusieurs clarificateurs destinés à arrêter les matières en suspension.

L'eau à stériliser traverse d'abord un filtre dégrossisseur en sable moyen ; elle se sépare ensuite en deux courants traversant chacun successivement de bas en haut un *échangeur à serpentins*, et un *échangeur capillaire* ; les deux courants atteignent par simple échange une température de 100° ; ils passent ensuite dans un appareil nommé *réchauffeur*, qui porte l'eau à la température de 120° ou 125°.

Dans le réchauffeur, l'eau circule de bas en haut en traversant un faisceau de tubes chauffés (s'il est possible de les chauffer avec de la vapeur empruntée à des générateurs, on réalise une forte économie de combustible). A la sortie du réchauffeur, où elle séjourne environ dix minutes, l'eau se sépare de nouveau en deux courants de sens inverse qui parcourent successivement un échangeur à serpentins, un complément d'échangeurs et un clarificateur.

L'*échangeur capillaire* dont il est question plus haut est formé de tubes concentriques entre lesquels circulent d'une part l'eau stérilisée chaude, d'autre part l'eau à stériliser déjà échauffée par son passage à travers les échangeurs à serpentins.

Les *échangeurs à serpentins* fonctionnent d'une manière analogue : l'eau stérilisée déjà tiède qui y pénètre continue à se refroidir au contact de l'eau froide non stérilisée sortant du filtre dégrossisseur.

Le *complément d'échangeur* est un appareil du même genre où l'eau stérilisée achève de se refroidir en passant dans des serpentins entourés d'eau froide prise dans la conduite d'alimentation.

L'eau stérilisée traverse enfin un *clarificateur* (filtre à silex concassé).

Ces appareils ont donné de bons résultats au point de vue de la stérilisation. Mais le prix de revient du mètre cube d'eau stérilisée est assez élevé.

Pouchet et Bonjean (1) en 1890 ont examiné les conditions de fonctionnement efficace de ces premiers appareils : les résultats ont été confirmés par Miquel et Charrin en 1891.

L'appareil de la société « la *Force motrice gratuite* » est analogue aux précédents : la chaudière est du genre Field, c'est-à-dire à tubes, ainsi que l'échangeur (2).

(1) G. Pouchet, Épuration des eaux. *Recueil des travaux du Comité consultatif d'hygiène publique de France*, t. XXI, p. 70, année 1891. — *Ibid.*, t. XX p. 609.
(2) Ogier, *Ibid.*, t. XXIV, p. 91.

Appareil Vaillard et Desmaroux. — Les organes essentiels de l'appareil Vaillard et Desmaroux consistent en : 1° un caléfacteur, 2° deux échangeurs de température, 3° un régulateur de température, 4° deux régulateurs de pression.

Caléfacteur. — Le *caléfacteur* est formé d'un petit générateur tubulaire, avec une colonne de rechargement qui permet à l'appareil de fonctionner automatiquement sans interruption. Un registre ferme l'admission de l'air dans le foyer, quand, pour une raison quelconque, la température s'élève au delà de la limite fixée ; ce registre s'ouvre au contraire en grand lorsque la température baisse. L'entretien de l'appareil est donc des plus simples et se borne au rechargement de la colonne en combustible, et au nettoyage du cendrier. — Le serpentin qui fait corps avec la chaudière se compose d'une série de tubes, se superposant les uns aux autres dans un plan horizontal : chaque tube traverse les deux parois opposées de la chaudière ; extérieurement les tubes sont reliés entre eux par des organes appelés *boîtes d'intercommunication.* L'eau arrive par l'un des tubes de la rangée inférieure et s'élève progressivement d'un mouvement uniforme jusqu'aux tubes de la rangée supérieure où s'effectue la sortie. Un thermomètre placé à l'orifice de sortie indique la température.

Échangeurs de température. — Les *échangeurs récupérateurs*, au nombre de deux, sont identiques. Ils sont formés de lames métalliques enroulées concentriquement, laissant entre elles des espaces de 40 centimètres de haut sur 5 millimètres de large ; ces espaces sont répartis en deux canalisations distinctes, l'une amenant l'eau froide vers le caléfacteur, l'autre emmenant l'eau chaude qui sort du serpentin. L'un des courants liquides marche de la périphérie au centre, l'autre du centre à la périphérie, chacun d'eux poursuivant sa route dans un espace interposé entre deux espaces où la circulation se fait en sens inverse. Ainsi se produit dans le premier, puis dans le second échangeur, l'échange progressif et presque intégral de température entre l'eau chauffée et l'eau qui va entrer dans l'appareil de chauffe. La disposition spéciale de ces échangeurs a pour but d'obtenir une surface considérable sous un faible volume : cette surface atteint dans certains appareils 50 mètres carrés pour l'eau froide, et 50 mètres carrés pour l'eau chaude. C'est ainsi qu'on arrive à élever au-dessus de 100° la température de l'eau qui pénètre dans le caléfacteur, condition très importante au point de vue de la dépense de combustible.

Régulateur de température. — Ce *régulateur* est disposé de telle sorte que l'eau ne puisse arriver au stérilisateur qu'au moment où le liquide à stériliser est porté à la température de stérilisation. A cet effet la conduite d'amenée, avant de pénétrer dans l'appareil, est fermée par un clapet interrompant la continuité entre l'eau du stérilisateur et l'eau de la canalisation. L'ouverture et la fermeture de ce clapet sont commandées par un tube plissé rempli d'huile de pétrole et plongé dans un manchon en communication avec le caléfacteur. Sous l'influence de la température, le tube se dilatant vient à un moment donné soulever le clapet et permettre l'arrivée de l'eau. Il est facile, au moyen d'une tige dont on augmente ou diminue la longueur, de règler l'appareil de telle sorte que l'arrivée de l'eau n'ait lieu qu'au moment où la température de stérilisation est atteinte. Inversement, si la température baisse, le clapet reprend sa position primitive.

Régulateur de pression. — Un régulateur de pression est placé à l'entrée de l'appareil ; il maintient automatiquement une pression de 8 ou 10 mètres. Un second régulateur est placé à la sortie : il a pour

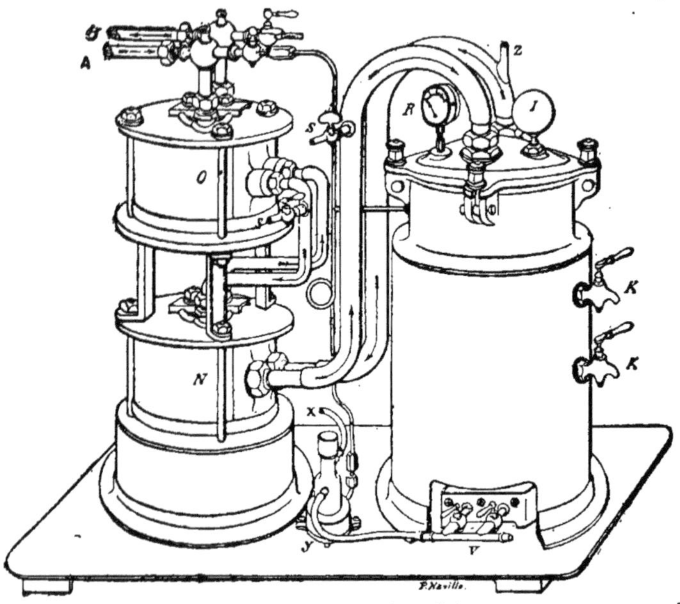

Fig. 77. — Stérilisateur d'eau Salvator.

A, arrivée de l'eau souillée; B, sortie de l'eau stérilisée; I, soupape; K, robinets de vidange; N, 1er récupérateur; O, 2e récupérateur; R, manomètre; S, robinets de prise d'eau chaude; V, brûleur à gaz; X, arrivée du gaz au régulateur; Y, régulateur à gaz; Z, gaine du thermomètre de sortie.

but de conserver dans l'ensemble de l'appareil une résistance antagoniste des tensions de vapeur qui se produisent dans le caléfacteur (1, 2, 3, 4, 5 mètres de charge, selon la température à laquelle on stérilise).

Un filtrage grossier est nécessaire, avant l'entrée de l'eau, si celle-ci n'est pas limpide ou contient des corps en suspension. La température de l'eau débitée est très voisine de la température originelle; l'excès peut atteindre environ 1°,5. La sapidité n'est pas sensiblement modifiée. La consommation en combustible serait de 1 à 2 kilos de charbon par mètre cube d'eau traitée.

Indépendamment de l'appareil type que nous venons de décrire, et qui est destiné à un débit de 1000 litres à l'heure, il existe plusieurs instruments analogues, de petites dimensions, chauffés au gaz ou au pétrole et pouvant être appliqués aux usages domestiques. La figure 77 représente un appareil de ce genre, dit *Salvator*.

Par l'accouplement d'un nombre convenable de grands appareils on peut obtenir un débit suffisant pour l'alimentation d'une ville : la

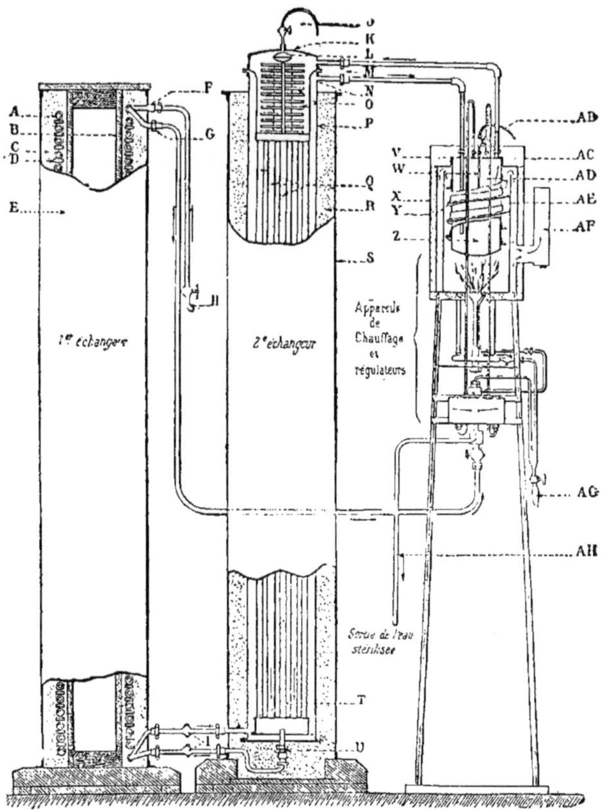

Fig. 78. — Stérilisateur Maiche.

A, tubes concentriques en étain ; G, conduite de sortie de l'eau stérilisée ; H, conduite d'arrivée de l'eau impure ; L, purgeur automatique ; M, conduite d'entrée de l'eau stérilisée dans l'échangeur ; N, conduite de sortie de l'eau impure ; Q, faisceaux de tubes verticaux de l'échangeur ; T, conduite d'eau impure ; U, conduite d'eau impure stérilisée ; Z, chaudière.

ville de Tzaritzine (Oural), qui a 5000 habitants, est, dit-on, ainsi approvisionnée par un ensemble d'appareils fournissant 500 000 litres par jour.

Appareil Maiche. — Le stérilisateur Maiche est un des meilleurs appareils de stérilisation par la chaleur ; il comprend (fig. 78) :

1° Un *réchauffeur* ou *calorisateur*, composé d'une chaudière de cuivre rouge étamé, chauffée à sa partie inférieure par un bec Bunsen réglé automatiquement;

2° Un ou plusieurs échangeurs de température;

3° Un régulateur commandant automatiquement le débit du gaz et maintenant l'eau du réchauffeur à la température constante de + 110°. Des organes spéciaux, que nous ne pouvons décrire ici, augmentent ou diminuent le débit de l'eau proportionnellement à la dépense du gaz, et inversement règlent le débit du gaz selon les variations possibles du débit de l'eau.

L'eau circule dans l'appareil comme il suit : elle arrive dans l'espace annulaire de l'échangeur hélicoïdal en étain, et s'échauffe en cheminant vers le réchauffeur ; elle entre dans la partie annulaire du faisceau tubulaire du deuxième échangeur, atteint le réchauffeur et s'y stérilise à + 110°; elle abandonne les sels insolubles sur un *détartreur*, descend dans le faisceau de tubes parallèles, et continue à perdre sa chaleur en circulant dans le premier échangeur d'où elle sort par un robinet que commande le régulateur.

L'appareil peut fonctionner à peu près sans surveillance : si, pour une cause quelconque, l'eau d'arrivée ou le gaz viennent à être arrêtés, le régulateur ferme les clapets de distribution, en sorte que, dans aucun cas, l'eau ne peut sortir non stérilisée.

La dépense de gaz est minime. La perte d'oxygène dissous est moindre que dans d'autres appareils analogues (17 p. 100). L'eau à la sortie des appareils est bactériologiquement pure.

Un certain nombre de ces appareils, après des études approfondies d'une commission du ministère de la Guerre, ont été installés dans diverses casernes et ont donné des résultats satisfaisants.

Une application a été faite récemment à Paris pour distribuer l'eau stérilisée à l'aide des appareils Maiche, légèrement modifiés, à tous les étages d'une maison (Compagnie des eaux potables stérilisées).

Stérilisateurs Lepage (appareils Forbes). — Ce sont des appareils domestiques dans lesquels on stérilise l'eau par la chaleur sans pression (fig. 79). L'eau venant de la conduite remplit le réservoir A, où un flotteur maintient son niveau constant; elle descend par le tube B, remplit le compartiment C, et le petit bouilleur D jusqu'à un niveau X égal à celui de l'eau dans le réservoir A. C'est en D que l'eau est chauffée, généralement au gaz. Lorsqu'elle atteint l'ébullition, un mélange d'eau bouillante et de vapeur monte dans le tube E, et se déverse en F, puis dans le compartiment G où elle se condense en totalité; elle s'écoule enfin par le tube H. A mesure que l'écoulement se fait, une nouvelle quantité d'eau arrive dans le réservoir; l'appareil est donc d'un fonctionnement continu.

La différence de niveau entre l'eau du réservoir et le sommet du tube E est calculée de telle sorte que l'eau ne puisse franchir le tube que sous le coup d'une ébullition légèrement tumultueuse, de sorte que la température de 100° est sûrement atteinte.

Les compartiments C et G fonctionnent à la manière des *échangeurs*, dont nous avons déjà cité plusieurs exemples; c'est-à-dire que l'eau montante s'échauffe graduellement avant d'arriver au bouilleur, tandis que l'eau descendante se refroidit peu à peu. Le refroidissement sera d'autant plus complet que l'appareil marchera plus lentement : quand il fonctionne, par exemple, à raison de 20 litres à l'heure, la température de l'eau stérilisée peut être de 4 à 5 degrés supérieure à celle de l'eau brute. En réglant le débit à 10 litres seulement, cette différence devient beaucoup plus faible.

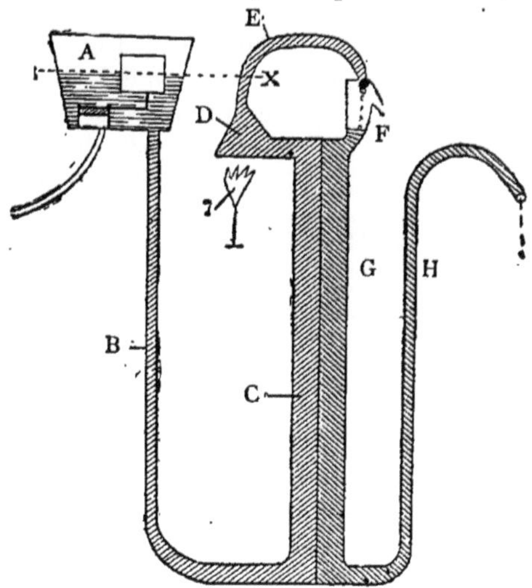

Fig. 79. — Stérilisateur Lepage.

Divers essais ont montré que les bactéries pathogènes, telles que le *colibacille*, le *bacille typhique*, le *bacille pyocyanique*, sont réellement détruites; seuls résistent quelques germes sporulés inoffensifs, comme le *Bacillus subtilis*.

L'eau sortant du stérilisateur contient souvent du carbonate de chaux précipité. En adjoignant à l'appareil un filtre quelconque, ou un simple filtre en papier que l'on devrait changer journellement, on lui rend sa limpidité (Ed. Bonjean).

Stérilhydre de F. Dehaître. — Parmi les autres appareils de stérilisation par la chaleur, on peut citer encore le *stérilhydre* de F. Dehaître, composé d'une marmite chauffée au pétrole, ou par tout autre procédé : cette marmite est fermée par un couvercle hermétique, qui porte un robinet par où s'échappe la vapeur, et un tube qui plonge jusqu'au fond de l'eau contenue dans la marmite. L'eau est introduite par une ouverture ménagée dans le couvercle; on ouvre le robinet d'échappement et on porte à l'ébullition pendant quinze minutes; la vapeur, l'air et les gaz dissous s'échappent par le robinet. On cesse de chauffer, on ferme le robinet; par refroidissement le vide se fait dans l'appareil et détermine une aspiration d'air par le tube plongeant : cet air, filtré sur un tampon d'ouate, barbote dans l'eau jusqu'à refroidissement.

Stérilisateur. — L'appareil dit *Stérilisateur*, de la Société de la Force motrice gratuite, consiste essentiellement en une petite chaudière où l'on peut chauffer l'eau sous pression jusqu'à 135°, à l'aide d'un fourneau à gaz. La température voulue étant atteinte, une soupape de sûreté fait agir un levier de déclenchement qui ferme le robinet d'arrivée du gaz, et actionne en même temps une sonnerie. — Après quatre ou cinq minutes, on ouvre doucement un robinet placé au sommet de la chaudière et communiquant par un tube avec un cylindre en tôle servant de réservoir; l'eau passe, par sa propre pression, dans ce réservoir, s'y clarifie sur un filtre et s'y refroidit. Un second cylindre métallique entoure le premier : l'espace annulaire entre les deux contient l'eau brute, qui après avoir aidé au refroidissement de l'eau stérilisée, sera introduite dans la chaudière pour une nouvelle opération.

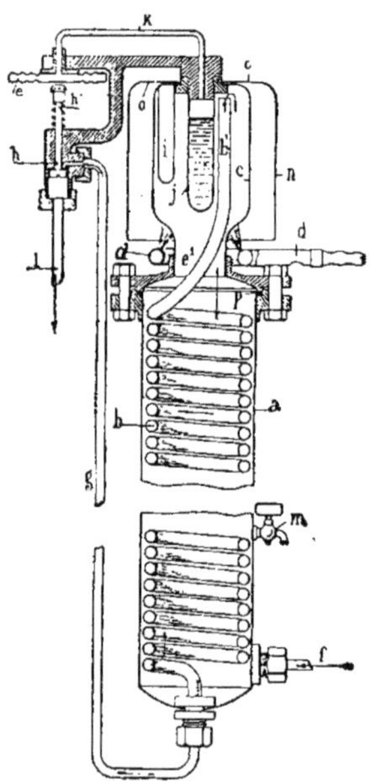

Fig. 80. — Stérilisateur Cartault.

Stérilisateur Cartault. — Le *stérilisateur Cartault* (fig. 80), ressemble par certains points aux grands appareils à échangeurs dont nous avons donné quelques exemples (p. 440 à 443). Il se compose d'un corps cylindrique *a* renfermant un serpentin *b* et surmonté d'une chaudière *c* laquelle est chauffée par un brûleur à gaz, à alcool, etc.

Le réglage et la distribution de l'eau stérilisée sont obtenus automatiquement au moyen d'une membrane métallique souple *e* actionnant un clapet distributeur *h*, comme on le verra plus loin.

L'eau impure venant d'une canalisation d'eau ou d'un réservoir placé en élévation, entre par le conduit *f* et pénètre dans le corps *a* où elle monte en baignant extérieurement le serpentin *b*, empruntant la chaleur de l'eau qui s'écoule stérilisée dans le serpentin.

L'eau impure, ayant atteint une haute température par suite de l'échange, gagne le sommet de l'appareil et pénètre dans la chaudière *c*, où, chauffée par le brûleur *d*, elle est portée à la température pour laquelle l'appareil a été réglé, et, stérilisée, s'écoule dans l'intérieur du serpentin *b* où elle se refroidit pendant son parcours, pour ensuite gagner, par le tube *g*, l'orifice de sortie *l* en passant par le clapet régulateur *h*. La chaudière renferme à sa partie supérieure (outre une cavité pouvant contenir un thermomètre de contrôle), une ampoule thermométrique communiquant par le tube *k* avec une membrane métallique ondulée *e*, laquelle en se gonflant ouvre le clapet régulateur *h*.

Quand la température de stérilisation est atteinte, la pression de l'ampoule agissant sur la membrane ouvre le clapet et l'eau s'écoule par le tube de distribution *l*; ainsi donc, si pour une cause quelconque la température donnée par le brûleur vient à augmenter, la membrane variant son gonflement augmente le débit de l'eau; si au contraire la température diminue, le clapet se referme graduellement pour se clore tout à fait si le brûleur était éteint. Pour mettre le stérilisateur en marche, il n'y a donc que le brûleur à allumer. Quand la température de stérilisation est atteinte, l'eau se met à couler. Quand on éteint le brûleur l'écoulement s'arrête.

La pression nécessaire à la bonne marche de l'appareil doit être, au minimum, de 8 à 10 mètres d'eau.

Ces deux derniers appareils, et d'autres analogues, fonctionnant sous pression sont certes capables de donner de bons résultats au point de vue de la stérilisation. Bien que les manipulations soient réduites à un minimum, le fait même qu'ils fonctionnent sous pression peut inspirer quelque inquiétude, ces appareils domestiques étant destinés à être mis le plus souvent entre des mains inexpérimentées.

AMÉLIORATION DES QUALITÉS PHYSIQUES ET CHIMIQUES DES EAUX POTABLES

Amélioration de la température. — Il serait très utile de pouvoir toujours distribuer les eaux destinées à l'alimentation, dans un état de fraîcheur convenable, de 9 à 13° par exemple. Le refroidissement de grandes masses d'eau par les machines frigorifiques actuelles est une opération coûteuse, qui sera rarement réalisée. De même, le réchauffement des eaux trop froides, par exemple des eaux filtrées l'hiver sur des bassins découverts, entraînerait à des dépenses trop élevées.

Il faut au moins s'efforcer de conserver aux eaux de sources leur fraîcheur naturelle; c'est à quoi l'on parvient assez bien par l'établissement de conduites souterraines à une profondeur suffisante, par la construction de réservoirs recouverts de terre et de gazons, bien préférables sous ce rapport aux réservoirs aériens auxquels on est souvent obligé d'avoir recours pour augmenter la pression. — De même il est utile de protéger les grands aqueducs, dans leurs parties aériennes, par des revêtements convenables. Citons les aqueducs et réservoirs qui amènent et emmagasinent à Paris l'eau des sources de la Vanne, dont la température au point de distribution n'est guère différente de celle des émergences et se maintient à peu près constante été comme hiver.

Pour les usages domestiques, le refroidissement de l'eau de boisson au moyen de la glace n'est admissible que si cette glace est fabriquée avec une eau réellement pure. L'addition de glace dans les boissons mêmes a l'inconvénient d'abaisser trop la température; il est préférable de refroidir les vases contenant l'eau ou les boissons dans des glacières, où l'on peut alors employer même de la glace provenant d'une eau impure. De même les eaux très fraîches des puits, si généralement contaminées dans les villes, pourront être utilisées pour le refroidissement des eaux de boisson.

Correction des eaux trop calcaires ou séléniteuses. — Lorsque la dureté de l'eau est due à la présence d'un excès de chaux à l'état de bicarbonate, il est facile d'en diminuer la proportion. — On sait que le carbonate de chaux neutre est extrêmement peu soluble dans l'eau (1 p. se dissout dans 99500 p. d'eau à + 8°,7, dans 80040 p. d'eau à + 23°,8); la solubilité de ce même carbonate est beaucoup plus grande quand l'eau contient de l'acide carbonique, c'est-à-dire quand le sel neutre se transforme en bicarbonate (1 litre d'eau chargée d'acide carbonique à la pression de 1 atmosphère dissout 1079 milligrammes de carbonate de chaux). — Lorsque l'eau perd son acide carbonique, par exemple par l'aération, il se dépose donc une partie du carbonate de chaux : des eaux calcaires destinées à la boisson pourraient ainsi être amenées à une minéralisation plus faible par l'exposition à l'air, l'étalage en larges surfaces, ou la division mécanique.

On arrive plus facilement au même résultat par addition d'un lait de chaux, qui sature l'acide carbonique en excès, et transforme le bicarbonate en carbonate qui se précipite :

$$CaCO^3.CO^2 + CaO = 2CO^3Ca.$$

La proportion de chaux à ajouter doit être calculée très exactement.

Ce procédé est sans action sur le sulfate de chaux, dont l'excès dans les eaux d'alimentation est beaucoup plus gênant que l'excès de bicarbonate : le sulfate de chaux rend en effet l'eau moins digestive, et lui communique une saveur peu agréable. — Pour éliminer l'excès de sulfate de chaux, on peut avoir recours à une addition de carbonate alcalin, en particulier de carbonate de soude :

$$SO^4Ca + CO^3Na = SO^4Na + CO^3Ca.$$

Le sulfate de chaux est donc précipité; mais il reste dans l'eau traitée du sulfate de soude dissous. La présence de ce sulfate de soude, bien que probablement sans grande importance pour l'hygiène, modifie cependant d'une manière assez profonde la nature de l'eau pour que le procédé ne paraisse guère recommandable.

Beaucoup d'autres composés chimiques ont été employés pour modifier la dureté des eaux (silicates, aluminates alcalins, tanin, tannates alcalins, etc.). C'est surtout pour les usages industriels, et en particulier pour l'eau des chaudières de machines, qu'on cherche à diminuer par divers moyens la proportion des sels calcaires. Il n'entre pas dans notre plan d'étudier ce côté de la question, et nous ne dirons rien ici des innombrables mélanges qui ont été proposés pour empêcher les dépôts calcaires dans les chaudières.

L'addition de carbonate de soude aux eaux trop séléniteuses, dans le but de faciliter la cuisson de certains légumes, tels que les pois et les haricots, est une pratique courante et très utile.

En résumé, la décalcification au moyen de la chaux donne de bons résultats, et l'eau ainsi traitée est certainement inoffensive, si la chaux a été employée dans de justes proportions. — Ce mode de traitement est peu répandu en France, pour les eaux d'alimentation. Parmi les installations étrangères, on cite celle de Southampton, où l'on traite par la chaux près de 20000 mètres cubes par jour ; le traitement entraîne nécessairement une filtration consécutive.

Élimination du fer. — Les eaux contenant des quantités notables de sels de fer, — par exemple un milligramme, et même moins, d'oxyde de fer par litre, acquièrent une couleur jaune ou brunâtre, et un goût peu agréable. — Dans ces eaux, les *Crenothrix* se développent avec grande facilité, au point d'amener souvent l'obstruction des conduites.

Des traitements spéciaux s'imposent donc pour l'élimination du fer dans les eaux de cette catégorie. Le métal étant à l'état de sel ferreux dissous par un excès de gaz carbonique, ou encore à l'état de phosphate, les procédés à employer consistent en somme dans une oxydation à l'air qui amène le fer à l'état de sesquioxyde en flocons qui se déposent ou que l'on sépare par filtration. La *déferrisation* est une opération assez fréquente en Allemagne, où les eaux ferrugineuses sont nombreuses (Berlin, Oranienburg, Kiel, Brunswick, Charlottenburg, etc.).

Dans le filtre de Piefke, l'eau divisée en pluie traverse une colonne de coke, puis elle est conduite sur un fitre à sable. Les fragments de coke se recouvrent assez promptement d'une couche de sesquioxyde de fer, que l'on doit éliminer de temps à autre par un lavage avec un courant d'eau. — Il est utile de réserver un bassin de sédimentation entre la colonne de coke et le filtre ; on rend ainsi moins fréquents les nettoyages du filtre.

Les couches de coke sont quelquefois remplacées par des couches successives de mâchefer, séparées les unes des autres par des intervalles vides.

La *déferrisation* est assez bien réalisée par le *polarite* (Voy. p. 403).

Dans d'autres appareils, on supprime les couches de coke ou autres matériaux, et on se contente de mettre l'eau en contact avec l'air, en la faisant tomber d'une assez grande hauteur en fines gouttelettes (Oesten), puis en la conduisant sur un filtre de gravier. On a remarqué qu'il est bon de ne pas filtrer immédiatement, parce que l'action oxydante de l'air n'est complète qu'après un certain temps.

Divers agents chimiques ont été essayés pour l'élimination du fer : le plus actif serait évidemment l'ozone ; le procédé serait sans doute coûteux et peu recommandable, s'il ne s'agissait que d'obtenir l'élimination du fer ; mais il aurait l'avantage de fournir une eau parfaitement épurée au point de vue bactériologique.

Très probablement les appareils d'*atomisation* de J. Jean, dont nous donnons le principe page 437, fourniraient aussi un bon moyen d'oxydation des sels ferreux.

Clarification des eaux. — La clarification des eaux s'effectue par divers procédés (décantation, filtration sur sable ou sur matières poreuses). Ces moyens sont quelquefois insuffisants, notamment pour les eaux qui tiennent en suspension de fines particules argileuses. Divers agents coagulants ont été proposés pour rendre à l'eau sa limpidité. Le plus commode et le plus employé est le sulfate d'alumine, qui, en présence des carbonates alcalins ou terreux dissous, fournit des sulfates et des flocons d'alumine hydratée : ceux-ci se déposent en englobant, par « collage », les matières en suspension, et aussi un grand nombre de bactéries. — L'alun a été aussi employé dans le même but, mais moins avantageusement.

L'addition du sulfate d'alumine paraît être sans inconvénient pour l'hygiène, à condition que la dose soit convenablement mesurée : on remarquera que si l'eau est très pauvre en carbonates alcalins, le sulfate d'alumine pourrait se trouver en excès : la consommation d'eaux contenant du sulfate d'alumine libre serait sans doute nuisible.

Les doses nécessaires sont donc très variables et doivent être déterminées avec soin. Indiquons seulement que des eaux de composition moyenne sont clarifiées et épurées convenablement avec 20 grammes de sulfate d'alumine par mètre cube. (Voy. l'emploi du sulfate d'alumine dans les *filtres américains*, p. 391.)

Destruction des algues, infusoires et autres organismes, par le sulfate de cuivre. — Les eaux des étangs, barrages, réservoirs sont parfois envahies par un développement exagéré d'algues, infusoires, et autres microorganismes. Ces eaux acquièrent ainsi des odeurs désagréables qui les rendent inutilisables (odeur de moisi, odeur de poisson, de concombre, d'herbe, etc.). La purification de ces eaux a été surtout étudiée aux États-Unis, où les alimentations par les lacs, étangs, barrages, sont très fréquentes. L'agent qui a donné les meilleurs résultats est le sulfate de cuivre (1).

Des expériences nombreuses ont été pratiquées pour déterminer

(1) Voy. : *Copper as an algicide and disinfectant in water supplies*, par G. T. Moore et Karl F. Kellermann, publications du *U. S. Department of Agriculture*. Washington, 1905.

quelle dose de sulfate de cuivre il convient d'ajouter à l'eau pour détruire telle ou telle espèce.

Voici quelques chiffres extraits d'un tableau très détaillé relatif à cette question : les chiffres indiquent le nombre de parties d'eau qu'une partie de sulfate de cuivre rend stérile vis-à-vis des espèces indiquées :

Anabœma circinalis	10.000.000
Beggiatoa	100.000
Cladophora	1.000.000
Crenothrix	1.000.000
Desmidium	450.000
Volvox	4.000.000

Le sulfate de cuivre a été employé avec succès notamment à Winchester, Ky, pour la destruction de *Anabœma circinalis* ; à Baltimore (lacs Clifton et Montebello, infestés de *Anabœma circinalis*, de 10 000 à 50 000 par centimètre cube); à Cincinnati-Ohio ; à Butte (*Anabœma*, *Asterionella*) ; à Glencove, Long Island, N. Y. (*Volvox globator*, et *Phacus microcystis*); à Greenwich, Conn. (*Anabœma Chlamydonomas*); à Middletown, N. Y. (microorganismes divers) ; à Newtown, Pa. (*Scenedesmus caudatus*); à Springfield, M. (*Spirogyra*), etc.

L'addition du sulfate de cuivre, à des doses qui doivent être soigneusement déterminées selon la nature des organismes à détruire, s'exécute généralement à l'aide d'un bateau qu'on fait aller et venir à la surface de l'étang ou réservoir, en laissant tremper à l'avant un sac de toile grossière contenant le sel solide. Assez souvent, au début l'odeur mauvaise de l'eau devient plus forte, à mesure que les organismes morts montent à la surface, puis l'odeur disparaît ; l'eau reprend sa transparence et sa couleur normales. — La dépense est minime.

Des expériences faites pour étudier l'action du sulfate de cuivre sur les bactéries pathogènes dans de grandes masses d'eau ont montré que l'addition de 1/100000 de sel de cuivre suffirait pour détruire le bacille typhique et le spirille du choléra : la destruction n'est pas immédiate (trois ou quatre heures à 15° ou 20°, vingt-quatre heures à 5°). En somme, pour la destruction des bactéries, le sulfate de cuivre semble beaucoup moins efficace que pour la destruction des algues, et ne doit être aucunement recommandé.

L'emploi du sulfate de cuivre pour ces opérations n'a pas jusqu'ici présenté d'inconvénient pour l'hygiène. On remarquera que les doses utilisées sont très faibles, que la plus grande partie du cuivre, sinon la totalité, reste fixée sur les matières organiques mortes, et qu'au surplus ces traitements par le sulfate de cuivre ne se font qu'à des intervalles éloignés.

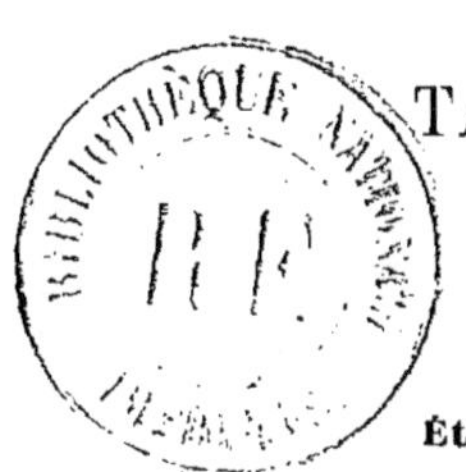

TABLE DES MATIÈRES

LE SOL

Étude géologique, par L. De Launay.

LE SOL

Étude chimique, bactériologique. Son rôle en hygiène,

par Edmond Bonjean.

L'EAU

Étude hydrologique, par E.-A. Martel.

L'EAU

Étude microbiologique et chimique, par J. Ogier et Ed. Bonjean.

4652-05. — CORBEIL. Imprimerie ÉD. CRÉTÉ.

LES ACTUALITÉS MÉDICALES

Collection de volumes in-16 de 96 pages et figures, cartonné à 1 fr. 50

Moustiques et Fièvre jaune, par Chantemesse et Borel. 1 vol..... 1 fr. 50
Mouches et Choléra, par Chantemesse et Borel. 1 vol. in-16........ 1 fr. 50
La Déchloruration, par le Dr F. Widal. 1 vol. in-16................ 1 fr. 50
Trachéobronchoscopie et Œsophagoscopie, par le Dr Guisez. 1 vol. in-16........ 1 fr. 50
Exploration du Tube digestif, par le Dr Gaultier. 1 vol. in-16... 1 fr. 50
Les Traitements des Entérites, par le Dr Jouaust. 1 vol. in-16.... 1 fr. 50
Les États Neurasthéniques, par le Dr Gilles de la Tourette. 1 vol. 1 fr. 50
Traitement de l'Epilepsie, par le Dr Gilles de la Tourette. 1 vol. in-16 1 fr. 50
Les Myélites syphilitiques, par le Dr Gilles de la Tourette. 1 vol. 1 fr. 50
Traitement de la Syphilis, par le Dr Emery. 1 vol. in-16.......... 1 fr. 50
La Grippe, par le Dr L. Gailliard. 1 vol. in-16.................... 1 fr. 50
La Diphtérie, par H. Barbier et G. Ulmann. 1 vol. in-16............ 1 fr. 50
Le Rhume des foins, par le Dr Garel. 1 vol. in-16.................. 1 fr. 50
Cancer et Tuberculose, par le Dr Claude. 1 vol. in-16.............. 1 fr. 50
Les Rayons de Röntgen et la Tuberculose, par le Dr Béclère. 1 vol. 1 fr. 50
Les Rayons de Röntgen et les Affections Thoraciques, par le Dr Béclère, 1 vol........ 1 fr. 50
Les Rayons de Röntgen et les Maladies internes, par Béclère. 1 v. 1 fr. 50
La Radiographie et la Radioscopie cliniques, par le Dr Régnier. 1 v. 1 fr. 50
La Mécanothérapie, par le Dr Régnier. 1 vol. in-16.................. 1 fr. 50
Le Diabète et ses complications, par le Dr R. Lépine. 2 vol. in-16, chaque 1 fr. 50
Les Albuminuries curables, par le Dr J. Teissier. 1 vol. in-16..... 1 fr. 50
Les Glycosuries non diabétiques, par le Dr Roque. 1 vol. in-16.... 1 fr. 50
Le Tétanos, par les Drs J. Courmont et M. Doyon. 1 vol. in-16........ 1 fr. 50
Le Pneumocoque, par le Dr Lippmann. 1 vol. in-16.................... 1 fr. 50
Le Rhumatisme articulaire aigu, par les Drs Triboulet et Coyon. 1 vol. 1 fr. 50
Les Régénérations d'organes, par le Dr P. Carnot. 1 vol. in-16... 1 fr. 50
La Fatigue oculaire, par le Dr Dor. 1 vol. in-16.................... 1 fr. 50
Thérapeutique oculaire, par le Dr Terrien. 1 vol. in-16............ 1 fr. 50
L'Appendicite, par le Dr Broca. 1 vol. in-16........................ 1 fr. 50
Diagnostic de l'Appendicite, par le Dr Auvray. 1 vol. in-16........ 1 fr. 50
Traitement chirurgical des néphrites, par le Dr Pousson. 1 vol.. 1 fr. 50
Chirurgie des Voies biliaires, par le Dr Pauchet. 1 vol. in-16...... 1 fr. 50
La Gastrostomie, par le Dr Braquehaye. 1 vol. in-16................ 1 fr. 50
Les Auto-Intoxications de la grossesse, par B. de Saint-Blaise. 1 vol. 1 fr. 50
Traitement des névralgies et névrites, par le Dr Plicque. 1 vol. in-16. 1 fr. 50
Psychologie du Rêve, par Vaschide et Piéron. 1 vol. in-16.......... 1 fr. 50
Radiothérapie et Photothérapie, par le Dr Régnier. 1 vol. in-16.. 1 fr. 50
Les Enfants Retardataires, par le Dr Apert. 1 vol. in-16........... 1 fr. 50
La Goutte, par le Dr Apert. 1 vol. in-16............................ 1 fr. 50
Les Oxydations de l'organisme, par Enriquez et Sicard 1 vol..... 1 fr. 50
Les Maladies du Cuir chevelu, par le Dr Gastou. 1 vol. in-16. ... 1 fr. 50
Les Dilatations de l'Estomac, par le Dr Soupault. 1 vol. in-16..... 1 fr. 50
Le Sang, par le Dr Marcel Labbé. 1 vol. in-16........................ 1 fr. 50
Le Cytodiagnostic, par le Dr Marcel Labbé. 1 vol. in-16............ 1 fr. 50
La Démence précoce, par les Drs Deny et Roy. 1 vol. in-16.......... 1 fr. 50
Chirurgie intestinale d'urgence, par le Dr Mouchet. 1 vol. in-16.. 1 fr. 50
Le Canal vagino-péritonéal, par le Dr Villemin. 1 vol. in-16..... 1 fr. 50
Chirurgie nerveuse d'urgence, par le Dr Chipault. 1 vol. in-16... 1 fr. 50
L'Odorat et ses troubles, par le Dr Collet. 1 vol. in-16........... 1 fr. 50
Les Accidents du travail, par le Dr Brouardel. 1 vol. in-16........ 1 fr. 50
Le Cloisonnement vésical, par le Dr Cathelin. 1 vol. in-16.......... 1 fr. 50
La Protection de la santé publique, par le Dr Mosny. 1 vol. in-16.. 1 fr. 50
La Médication phosphorée, par H. Labbé. 1 vol. in-16............... 1 fr. 50
La Médication surrénale, par Oppenheim et Lœper. 1 vol. in-16.... 1 fr. 50
Les Médications préventives, par le Dr Nattan-Larrier. 1 vol. in-16 1 fr. 50
Les Rayons N et les Rayons N', par le Dr Bordier. 1 vol. in-16.... 1 fr. 50
Le Traitement de la Surdité, par le Dr Chavanne. 1 vol. in-16...... 1 fr. 50

www.ingramcontent.com/pod-product-compliance
Ingram Content Group UK Ltd.
Pitfield, Milton Keynes, MK11 3LW, UK
UKHW022322190726
13856UKWH00001B/149